"十四五"职业教育河南省规划教材

全国中医药行业高等职业教育"十四五"创新教材

内科护理

（供护理、助产专业用）

主编　秦淑英　赵淑艳

全国百佳图书出版单位

中国中医药出版社

·北 京·

图书在版编目（CIP）数据

内科护理 / 秦淑英，赵淑艳主编.—北京：中国中医药出版社，
2023.1（2025.9 重印）

全国中医药行业高等职业教育"十四五"创新教材

ISBN 978-7-5132-7143-1

Ⅰ.①内… Ⅱ.①秦… ②赵… Ⅲ.①内科学—护理学—
高等职业教育—教材 Ⅳ.①R473.5

中国版本图书馆 CIP 数据核字（2021）第 169256 号

免费使用本书数字资源步骤说明

本书为融合出版物，相关数字化资源（如图片、视频等）在全国中医药行业教育云平台"医开讲"
发布。

资源访问说明

扫描二维码下载"医开讲"APP 或到"医开讲网站"（www.e-lesson.cn）注册
登录，在搜索框内输入书名，点击"立即购买"，选择"全部"，点击"选择
支付"（0.00 元），显示支付成功。

点击 APP 首页下方"书架"-"我的订单"，找到本书，即可阅读并使用数字
资源。或点击 APP 首页"扫图"，扫描书中二维码，即可阅读对应数字资源。

中国中医药出版社出版

北京经济技术开发区科创十三街 31 号院二区 8 号楼

邮政编码 100176

传真 010-64405721

北京盛通印刷股份有限公司印刷

各地新华书店经销

开本 787×1092 1/16 印张 27 字数 603 千字

2023 年 1 月第 1 版 2025 年 9 月第 2 次印刷

书号 ISBN 978-7-5132-7143-1

定价 108.00 元

网址 www.cptcm.com

服 务 热 线 010-64405510 微信服务号 zgzyycbs

购 书 热 线 010-89535836 微商城网址 https://kdt.im/LIdUGr

维 权 打 假 010-64405753 天猫旗舰店网址 https://zgzyycbs.tmall.com

如有印装质量问题请与本社出版部联系（010-64405510）

"十四五"职业教育河南省规划教材
全国中医药行业高等职业教育"十四五"创新教材

《内科护理》编委会

主　编　秦淑英（安阳职业技术学院）
　　　　赵淑艳（安阳职业技术学院）

副主编

　　　　杨留艳（安阳职业技术学院）
　　　　武香丽（安阳职业技术学院）
　　　　郑　雪（安阳职业技术学院）
　　　　姚兴梅（安阳职业技术学院）
　　　　王艾青（河南护理职业学院）

编　委　（以姓氏笔画为序）

　　　　王　波（濮阳市安阳地区医院）
　　　　李小英（安阳职业技术学院）
　　　　李颖敏（安阳职业技术学院）
　　　　张星星（安阳职业技术学院）
　　　　周　鑫（安阳职业技术学院）
　　　　南桂英（沧州医学高等专科学校）
　　　　秦　芳（安阳职业技术学院）
　　　　郭　丹（安阳职业技术学院）
　　　　彭寅旭（安钢总医院）
　　　　董俊平（安阳市中医院）

编写说明

为深入贯彻全国职业教育大会和全国教材工作会议精神，依据教育部《"十四五"职业教育规划教材建设实施方案》要求，结合高等职业教育护理专业的育人目标，深度挖掘提炼专业知识体系中所蕴含的思想价值和精神内涵，组织护理系教师与临床护理专家共同编写了本教材。本教材共分为九个项目，项目一为绪论，项目二至项目九阐述呼吸系统疾病、循环系统疾病、消化系统疾病、泌尿系统疾病、血液系统疾病、内分泌与代谢性疾病、风湿性疾病、神经系统疾病患者的护理。为提高学生实践能力，书后附有心电监护、末梢血糖监测技术等 9 个实训项目。

本教材编写思路：

教材定位力求符合高职高专护理专业人才培养目标，依据职业教育国家教学标准，对接职业标准和岗位能力要求，以培育和践行社会主义核心价值观为指导，全面落实课程思政要求，将知识、能力和正确价值观的培养有机结合，内容上体现课程的知识性、人文性，提升引领性、时代性和开放性。适当增加健康指导中疾病预防和家庭/社区慢病管理的内容，体现护理专业实践在各级医院、社区、家庭等场所中的整体性、连续性与延伸性。突出护理学专业特色，以人的健康为中心，以护理程序为框架，设计案例导入创设模拟情景，以任务驱动模式引导学生发现问题、解决问题，增加了教材的新颖性与趣味性，有利于培养学生科学的临床思维和工作方法，注重学生综合素质和创新能力的培养。

本教材编写特色：

1.体现数字化融合创新。本教材顺应"互联网+"的发展趋势，结合线上线下混合式教学需求，充分利用现代化信息技术，在纸质资源基础上增加了动画、视频、音频、微课等多种形式的数字资源，充分实现纸质教材与富媒体资源的融合，实现可听、可视、可练、可互动的效果。学生通过扫描教材随文二维码，随时随地参与线上线下的联动，使学习形式多样化，可提高学生学习的便捷性、自主性、开放性。

2. 体现"岗课赛证"融通。通过案例引入典型工作任务，将岗位技能要求、职业技能竞赛、职业技能等级证书标准有关内容有机融入教材。每一个疾病的护理包括"学习目标""知识链接"和"考纲摘要"，使教材内容更好地与临床护理岗位对接，与护士资格考试对接，提高学生的学习兴趣，更便于教与学，便于教师了解和检测学生的知识和技能掌握情况。

3. 落实课程思政要求。在学习目标里除了知识、能力目标外，素质目标中强调正确价值观的引领，融入劳动教育与职业素养。在复习思考中设立了思政映射题目，使教材在具有新颖性和趣味性的同时，突出了课程思政的特征。

4. 配强编写人员队伍。编写人员由高级职称的专业带头人、学校中青年骨干教师、医院资深护理专家组成，通过共同研讨教材编写大纲及内容设计，使本教材的知识点和技能点更能满足内科护理岗位需要。

5. 重视岗位技能培养。本教材为了培养学生的技能操作，对接临床护理新进展，融入新技术、新规范、新标准，编写了内科护理岗位技能实训。

本教材编写分工如下：项目一由秦淑英编写；项目二由姚兴梅、郭丹编写；项目三由郑雪、张星星编写，项目四由李小英、周鑫编写，项目五由武香丽编写；项目六由杨留艳编写；项目七由李颖敏、南桂英编写；项目八由秦芳、王艾青编写；项目九由赵淑艳编写；附录实训由彭寅旭、董俊平、王波编写。

在编写过程中，参考借鉴了许多相关教材和文献资料，同时得到了各临床护理专家的指导和大力支持，在此一并表示衷心感谢。

由于编者水平有限，本教材难免存在不足之处，真诚欢迎同行、专家在使用中提出宝贵意见，以便再版时修订提高。

《内科护理》编委会

2022 年 9 月

目 录

项目一 绪论 ▷▷▷▷

【学习目标】

1. 知识目标 解释内科护理的概念，明确内科护理的内容及特色。

2. 能力目标 能运用基本理论知识，按照护理程序的方法对常见病患者实施整体护理。

3. 素质目标 培养关心、爱护、尊重患者的行为意识，对患者具有高度责任心、同情心和爱心；养成端正的学习态度，严谨求实的工作作风，团结协作的团队精神，稳定良好的心理素质和创新意识，在学习和实践中培养良好的敬业精神和职业道德。

内科护理是护理专业一门奠基性的临床专业课程，也是临床护理专业课程的基础，其阐述的内容在临床护理所有学科中具有普遍意义。随着医学科学的发展和边缘学科的崛起，内科护理学愈来愈显出它作为临床护理的核心学科的重要性。

码 1-1-1 白衣天使的足迹

一、内科护理的内容与结构

内科护理是建立在基础医学、临床医学和人文社会科学基础上，是关于认识疾病及其预防和治疗、护理患者、促进康复、增进健康的科学。内科护理的服务对象是从青少年（年龄 14 岁以上）、中年、老年直至高龄老人的人群，研究的内容包括各系统疾病患者的生理、心理和社会等方面健康问题的发生、发展规律及运用护理程序的方法进行护理评估提出护理诊断，实施护理措施等。通过实施疾病的预防、诊治和护理，以减轻患者的痛苦，达到促进和保持患者健康的目的。内科护理知识体系整体性强，涉及的临床领域宽广，其理论知识来源于护理实践，涉及各系统、各脏器的疾病护理。本教材内容涵盖了呼吸系统、循环系统、消化系统、泌尿系统、血液及造血系统、内分泌与代谢疾病、风湿性疾病、神经系统疾病患者的护理，通过概述、护理评估、治疗要点、护理诊断及合作性问题、护理措施、考点提示、案例等内容，使学生对各系统的常见病、多发病的整体护理知识按教学要求有所了解、理解和掌握。随着生物－心理－社会医学模式的转变和医学健康观念的改变和发展，近年来，"以人的健康为中心"的整体护理理念促进了临床护理迅速走上了整体化、系统化、科学化的轨道，内科护理实践的范畴正在从患者向所有的人，从个体向群体，从医院向社区扩展，因而对护士的综合素质、专业水平和实践能力提出了新的更高的要求。

二、内科护理的学习目的与要求

码 1-1-2　绪论视频

（一）学习目的

内科护理的学习目的是通过学习，在毕业时，学生能较为全面和系统地获得内科常见病、多发病防治和护理的基础理论、基本知识和基本技能，具备一定的对内科患者实施整体护理的能力以及对内科常见危重急症的配合抢救能力，并通过国家护士执业资格考试，获得护士执业资格证书经注册成为合格的注册护士从事护理专业工作。

（二）学习内科护理的基本要求

1. 深刻理解"以人为本，救死扶伤"的含义　要懂得作为一名医护人员的责任有多重，要树立全心全意为人民服务的思想，立志学好专业，服务于民。

2. 提供最佳护理　要求护士以现代护理观为指导，以护理程序为方法，针对人们不同的身心需要、社会文化需要给予患者生理、心理和社会、文化等全方位的最佳护理。

3. 临床联系　内科护理作为一门重要的临床护理课程，在学习过程中既不能离开基础学科知识的铺垫，也不能脱离临床实践的环节。因此在学习内科护理学每个疾病时，应及时复习该系统器官的解剖生理特点，在学习发病机制时联系病理生理等相关基础学科的有关知识。在理解临床表现时，从临床病理表现着手更易于理解和记忆。在掌握护理知识时，应注意结合护理学基础、护理心理学的相关知识。这样能从根本上提高内科护理的学习质量，做到知识的融会贯通，并能举一反三。

4. 理论联系实际　护理学是一门实践性很强的学科，离开实践，就不能获得解决患者实际问题的技能。技术操作的熟练程度直接影响护理和抢救的效果。《内科护理》的知识只是医学专家对疾病及其护理的基本规律的总结，面对每一个患者，由于种族、年龄、性别、民族、所处的环境、社会地位及遗传因素不同，疾病的临床发展过程也千变万化。没有一个患者是完全按照书本上所讲的疾病特征患病的，所以要重视现实，在实践中勤于思考、善于总结，不断积累护理患者的经验，才能将内科护理的知识学到位。所以内科护理课程的教学除理论课程外，还包括实践课和毕业实习。理论学习指按照教学大纲所规定的课堂讲授内容，实践课程是指在实训室进行的护理技能操作和配合课堂教学进行的临床见习及毕业实习，特别是毕业实习，学生一定要在临床教师指导下，实施对内科患者的整体护理，要将从书本上所学的理论、知识和技能运用于实践之中，来解决护理实践中的实际问题，同时从实践中验证书本知识并给予科学的发展与创新。经过实践－认识－再实践－再认识的过程，不断总结经验教训，从而进一步提高自己的知识水平，以及发现问题、分析问题和解决问题的能力。

三、内科护理的专业特色

内科护理以整体护理的理念为指导，在编写体例上以护理程序为框架，反映了护理学的专业特色。

（一）整体护理观

整体护理观是与生物－心理－社会医学模式相适应的护理理念或概念模式。为了从学校教育开始，培养学生的整体护理理念，本教材在课程体系、教材结构和内容上，力求反映整体护理的思想。首先，为了避免不必要的重复，《内科护理》着重于临床疾病观察和护理部分的阐述。学习时需要将各学科知识相互联系和互动，才能全面把握内科护理的内容。其次，树立"人"的整体观念，将护理服务的对象——人，视为生物、心理、社会、文化和发展的统一整体，与周围环境保持平衡与协调，人体各局部病变实际上是整体病变的局部表现，在学习疾病护理时不仅要着眼于局部病变，还要更多地考虑其与身体其他系统及外部环境的关系。然后，树立整体护理观，即护理不仅要关注疾病，而且要对人的整个生命过程、健康疾病全过程及整个人群提供服务。因为从某种角度说，护理工作就是要满足、维护患者的各种合理健康需要，并促进其完整性。所以，学习时应树立为人类健康服务的远大理想与信念，为患者提供全方位的整体护理。

（二）护理程序

护理学专业作为健康相关专业之一，应该有一套科学的工作方法。护理程序就是一种体现整体护理观的临床思维和工作方法，也是各学科、各专业通用的科学方法和解决问题方法在护理学专业实践中的应用。在临床护理实践中，要求护士全面细致地观察和监测患者的病情并能及时识别病情变化、实施护理措施后能观察和评价其效果；能全面评估和综合考虑患者生理、心理、社会等各层面的需求，并积极地采取适当的干预。这些既要求护士具有扎实的理论知识和过硬的实践技能，也要求护士在工作中有更积极、更主动的思维过程。护士在临床工作中，要应用护理程序去思考患者的问题，做出评估、判断和决策，制定计划、实施并记录护理活动，进而总结、评价护理工作的效果，这一过程有利于促使护士不断地提高业务能力，积极、主动地开展护理工作。护士在应用护理程序中，随着经验的积累，应能够做到无须有意识地逐个步骤地刻板依照，也能自然而然地根据患者的具体情况加以应用。例如面对急性大出血的患者，护士必须在迅速评估病情的同时，采取急救护理措施和执行医嘱的抢救措施，并评价处理的效果，亦即几乎是在同一时间完成护理程序的全部步骤，以挽救患者生命。简而言之，对护理程序的熟练应用，意味着使之融入护理工作之中，成为护士工作过程中无法分割的组成成分；意味着使这种概念框架内化为护士的思维习惯，再外化为工作的方法。

（三）循证护理

循证护理是循证医学在近30余年蓬勃发展下建立的一个分支，是指护士在计划其护理活动过程中，慎重、准确、明智地将研究证据与临床经验以及患者愿望相结合，获取最佳证据作为临床护理决策的依据的过程。循证护理可贯穿于护理程序实践中的各环节，强调证据的建立和运用。依据证据级别形成的临床实践指南，有助于指导医护人员在临床实践过程中采用高质量的证据为患者提供个体化的照护。循证护理的理念也促进了临床护理科研的开展，丰富了内科护理的知识。例如各种专科护理技术的创新及应用、慢性病管理与康复护理、患者的健康自我管理、出院患者延续性护理等，有助于提高临床专科护理技术水平和护理质量并促进临床护理模式的转变。

四、内科护理人员的角色作用

随着医学模式的改变，护理人员不仅是患者的直接护理者，还是患者康复的协作者、教育者、代言者、管理者、研究者。

（一）护理者

护理是护士的基本职责。护理者的角色要求护士富有爱心，具有扎实的人文社会科学、基础医学和临床医学理论知识和护理技能，能准确地完成各项治疗性措施又能重视患者病情的观察和判断。重视生活护理、心理护理和健康指导。护理的过程，就是护理者把爱心、知识和技能转化为对服务对象的关爱和照护的过程。

（二）协作者

在临床工作中，往往需要医生、护士、营养师、康复治疗师、心理咨询师等人员共同协力合作，才能对患者提供全面、协调、高质量的服务。护士既需要独立地对患者进行评估、计划和实施护理，又需要和其他学科专业的人员有效沟通、协调合作，为达到共同的目标一起努力工作。

（三）教育者

护士作为健康教育者的作用越来越受到重视。由于内科疾病多为慢性病，在出院计划中，应指导患者和家属如何出院后继续治疗和定期随访，如何自我护理以保持病情稳定及病情变化及时就诊。健康教育方式可以是专门安排讲座、出院指导，也可以贯穿在护理患者的日常工作中同时进行。

（四）代言者

患者或家属往往对卫生保健的内容不是很了解，护士应该尊重和维护他们的知情权，帮助他们了解相关的合法权益。从宏观的层面上，护理界应该积极参与我国医疗体制改革，为提高医疗服务质量，提出建设性的意见和建议。

（五）管理者

无论在医院还是在社区，护理工作都包含着对患者的管理，其次护理管理还包括对时间、资源、环境、人员的管理。管理岗位的护士应学习和应用管理学的理论与技巧，营造有利于护理实践的工作环境，以有利于维护护士的身心健康，提高护士的工作成就感和满意度，进而提高护理服务质量和患者的满意度。

（六）研究者

护理学是一门实践性和科学性很强的专业，科学研究是护理实践中很重要的一部分，在临床实践中，护士应注重对经验的总结和归纳，增强科研意识，将科研成果用于临床指导和改进临床实践。

五、内科护理与护理专业实践的发展

（一）医学发展对内科护理的影响

近年来，分子生物技术，尤其是基因组测序技术的日臻成熟和广泛应用，生物信息学以及大数据、互联网＋等技术的交叉应用，使疾病的诊断、治疗及照护技术跨入更加精确化、个体化的时代。

1. 检查和诊断技术方面 心、肺、脑的电子监护系统用于持续的病情监测，能连续记录并显示各项监测指标的读数和形态，有利于及时发现和处理病情变化，大大提高了危重患者的抢救成功率；内镜技术的发展为疾病的诊断和治疗带来了革命性的改变；影像诊断技术的改进得以精确了解人体结构与生理功能状况及病理变化。

2. 治疗技术方面 机械通气辅助技术有助于改善患者的通气和氧合；血液净化设备和技术的不断改进，使慢性肾衰竭患者的长期生存率和生存质量明显提高；经导管介入治疗已成为冠心病血运重建的主要方式。

以上这些基础和临床医学的进展所带来的临床上诊断和治疗的变革，无不促进了内科护理的发展，而内科护理的发展又促进了临床诊疗技术的进步。

（二）内科护理的发展趋势

社会需求的增加，现代医学的进步，护理工作的场所从医院扩展到社区和家庭，是内科护理的一个重要发展趋势。出现这一发展趋势的主要原因，一方面是随着社会发展、疾病谱的变化和人口老龄化，人们对卫生服务的需求日趋增长；另一方面是医疗费用增长过快，使国家、社会和群众经济负担过重。价 - 效医学（cost-effect medicine），即用最少的钱最有效的治疗疾病，已成为医疗改革的重要内容。从节省卫生资源和方便服务对象出发，许多健康问题并不一定需要住院治疗或长期在大医院治疗。随着卫生保健和医疗体制的改革，医疗保险制度的逐步成熟和完善，缩短患者住院时间以节省费用是必然趋势，这就需要大量的家庭护理、社区护理作为患者出院后的后续服务，保证患者虽离开医院但不影响治疗和康复的进程，保证治疗护理的连续性和协调性，减少患者再次住院率。内科疾病中慢性病居多，患者出院后的治疗和护理的连续性显得更为重要。同时，内科护理的发展也将面临更大的挑战。

1. 体现人文性 比如在护理的过程中善于与患者、患者家属、医生、管理人员等进行沟通，创建和谐的康复治疗环境，运用心理护理的技巧和科学管理的方法去护理每一位患者。

2.突破局限性　随着医学模式的改变，使得护理从医院走向社区、家庭、从疾病护理走向疾病预防，从救护生命到注重生命质量。开展社区和家庭护理将最具有发展前景，他们的任务是进行卫生宣教和家庭访视，为治疗和护理提供一些资料。作为社区护理人员，不仅要有熟练的护理技术，而且还要具备独立的思考能力，包括判断性思维、健康评估、健康指导、独立决策等方面能力。

3.强化教育性　健康教育是内科护理的重要内容之一，是一种增进健康的有计划、有组织、有系统的社会教育活动，提高人群对健康的认识，使他们懂得一些基础的卫生保健知识（基本的内容和实施方法），养成科学、文明、健康的生活习惯。健康教育方法包括宣传栏、在社区组织健康教育会议等。护理专业的学生应努力学习，从思想、知识、素质和能力上，为本学科和专业的发展，为服务于人们健康事业做好准备。

【复习思考】

1.2020 年 5 月 12 日是第 109 个国际护士节，武汉市表彰了 210 名抗疫杰出护士和护理管理者。请查阅资料分享他们不负重托、英勇无畏、冲锋抗疫一线、点亮患者生命之光的感人故事，学习他们"敬佑生命、救死扶伤、甘于奉献、大爱无疆"的职业精神。

2.小组讨论：分享中国的南丁格尔奖获得者的先进事迹，了解他们为护理事业做出的贡献。思考作为一名护理专业的学生，如何在未来的工作岗位上传播理念、志愿护理，让"南丁格尔"精神走遍家家户户？

（秦淑英）

码 1-1-3　绪论 PPT

码 1-1-4　平凡的工作　不平凡的你们

项目二　呼吸系统疾病患者的护理 ▷▷▷▷

【学习目标】

1.知识目标　明确常见呼吸系统疾病的病因、临床表现、护理措施及健康指导。

2.能力目标　可以根据患者病情制定出相关护理措施。

3.素质目标　培养内科护士的同理心和爱伤观念，养成端正的学习态度，严谨求实的工作作风。

任务一　概述

呼吸系统疾病是我国的常见病、多发病。2017 年中国居民死亡的十大原因统计结果显示，呼吸系统疾病（不包括呼吸系统癌症）在中国居民的死亡原因中居第四位，仅次于中风、缺血性心脏病、呼吸系统癌症。工业化程度的加剧、汽车的普及，导致空气质量恶化，以及人口老龄化等因素的影响，疾病谱和流行病学发生了改变，肺癌、支气管哮喘、慢性阻塞性肺疾病、弥漫性肺间质纤维化等疾病的发病率明显增加。近年来暴发的传染性非典型肺炎（严重急性呼吸综合征，SARS）、新型冠状病毒肺炎，严重危害着人们的健康。因此，呼吸系统疾病的防治任务仍很艰巨。

一、呼吸系统的解剖和生理

（一）呼吸系统的解剖结构

呼吸系统由呼吸道、肺和胸膜组成（图 2-1）。呼吸道以环状软骨为界分为上呼吸道和下呼吸道。

码 2-1-1　带你认识呼吸系统视频

1.上呼吸道　由鼻、咽、喉组成。鼻除作为气体通道外，鼻腔对吸入气体还有湿化、加温和过滤的作用；咽是呼吸道和消化道的共同通路，会厌软骨位于食管和气管处，吞咽时会厌软骨盖住气管，呼吸时会厌软骨盖住食管；喉是发声的主要器官，由甲状软骨和环状软骨（内含声带）等构成，环甲膜连接甲状软骨和环状软骨。会厌、声门、声带具有保护性反射作用，在发音、吞咽时防止口腔分泌物和食物进入下呼吸道。

2.下呼吸道　包括气管、支气管。气管在隆凸处（相当于胸骨角或第 5 胸椎水平）分叉为左右主支气管。右主支气管较左主支气管粗、短，与气管的夹角比左侧陡直，因此气管插管、误吸物易进入右侧支气管。临床上将吸气状态内径 < 2mm 的细支气管称为小气道，由于小气道管壁无软骨支持、气流速度慢、易堵塞，是呼吸系统患病常见部位。

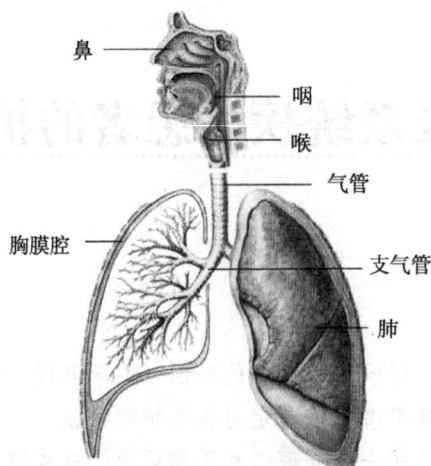

图 2-1 呼吸系统组成

3.肺 肺位于胸腔内纵隔的两侧，左、右各一个。左肺分上下两叶，右肺有上、中、下三叶。每肺叶按支气管分为肺段，右肺共分为 10 个肺段，左肺分为 8 个肺段。

（1）肺泡 气体交换的场所，总面积可达 $100m^2$，具有巨大的呼吸储备力。平静状态下只有 1/20 的肺泡进行气体交换。

（2）肺泡上皮细胞 包括Ⅰ型细胞、Ⅱ型细胞和巨噬细胞。Ⅰ型细胞与毛细血管内皮细胞紧密相连，两者的基底膜融合而成肺泡 – 毛细血管膜（呼吸膜），是气体交换的场所。Ⅱ型细胞产生表面活性物质，降低肺泡表面张力，减小肺泡的回缩力，防止肺泡萎陷。急性呼吸窘迫综合征发病与肺泡表面活性物质缺乏有关。肺泡巨噬细胞是由血液内单核细胞迁移至肺泡间隔后演变而来，其作用是能吞噬进入肺泡的微生物和尘粒，还可生成和释放多种细胞因子，在肺部疾病的发病过程中起重要作用。

（3）肺间质 指肺泡细胞基底膜与肺泡毛细血管周围的间隙及其中的结缔组织等，在肺内起着十分重要的支撑作用。疾病如累及肺间质，可形成肺纤维化。

4.胸膜及胸膜腔 胸膜分脏层和壁层。脏层胸膜覆盖在肺的表面，无痛觉神经；壁层胸膜覆盖在胸壁内面，有感觉神经末梢分布，发生病变或刺激可引起胸部疼痛；胸膜腔是由脏层胸膜和壁层胸膜构成的密闭潜在腔隙，在正常情况下仅有少量浆液起润滑作用。

（二）生理功能

1.肺的呼吸功能 肺具有通气和换气功能。

（1）肺通气 指肺与外界环境之间的气体交换过程。实现肺通气的器官包括呼吸道、肺泡和胸廓等，通过呼吸运动引起的胸腔容积的改变能使气体有效地进入或排出肺泡。肺通气的阻力包括肺和胸廓的弹性阻力及非弹性阻力，通气阻力增大是临床上肺通气障碍最常见的原因。常用每分通气量、肺泡通气量等指标来衡量肺的通气功能。

（2）肺换气 指肺泡与肺毛细血管血液之间的气体交换过程。正常的肺换气功能有赖于呼吸膜的厚度和面积、呼吸膜两侧的气体分压差、通气/血流比值等因素的影响。通气/血流比值异常是造成肺换气功能障碍的常见原因，肺换气功能障碍是造成低氧血症的常见原因。

2. 肺的血液供应　肺有双重血液供应，即肺循环和支气管循环。

（1）肺循环　肺循环的特点为高容量、低阻力、低压力。血液自右心室→肺动脉及其分支→肺泡毛细血管网→肺静脉→左心房，在肺泡毛细血管网进行气体交换。肺动脉、肺静脉均有交感神经分布。缺氧能使肺动脉收缩，形成肺动脉高压，是发生慢性肺源性心脏病的重要机制之一。

（2）支气管循环　支气管循环由支气管动脉、毛细血管网和支气管静脉组成，是体循环的组成部分。支气管循环营养各级支气管和肺。支气管循环在支气管扩张等疾病时可形成动静脉分流，曲张的静脉破裂会引起大咯血。支气管静脉血液最后经上腔静脉回流右心房。

3. 呼吸系统的防御、免疫功能　呼吸系统具有防止有害物质入侵的防御功能。通过上呼吸道的加温、湿化和过滤作用，调节和净化吸入的空气；呼吸道黏膜和黏液纤毛运载系统，参与净化空气和清除异物；咳嗽反射、喷嚏和支气管收缩等反射性防御功能可避免吸入异物；肺泡巨噬细胞为主的防御力量，对各种吸入性尘粒、微生物等有吞噬或中和解毒作用；呼吸道分泌的免疫球蛋白（B 细胞分泌 IgA、IgM 等）、溶菌酶等在抵御呼吸道感染方面起着重要作用。当各种原因引起防御功能下降或外界的刺激过度时，均可引起呼吸系统损伤和病变。

4. 呼吸运动的调节　主要通过呼吸中枢、神经反射和化学性调节来实现。延髓是呼吸中枢所在部位；肺牵张反射是神经反射调节呼吸的主要形式；血液中 O_2、CO_2、H^+ 是调节呼吸运动的化学因子，其中 CO_2 是最重要的体液调节因素，CO_2 主要通过中枢化学感受器发挥作用。血液中一定浓度的 CO_2 是维持呼吸中枢正常兴奋性所必需的生理刺激，但在特殊情况下低氧刺激有重要意义，如肺部疾病导致长时间的 CO_2 潴留时，可使中枢化学感受器对 CO_2 的刺激产生适应，在这种情况下，低氧对外周化学感受器的刺激就成为驱动呼吸运动的主要刺激因素。因此，慢性阻塞性肺疾病患者要避免高流量、高浓度吸氧。H^+ 主要通过刺激外周化学感受器发挥作用，血液中 H^+ 浓度升高可兴奋呼吸，反之则呼吸减弱。酸中毒时呼吸加深加快。

【考纲摘要】
上、下呼吸道的分界；左右主支气管分叉的部位。

码 2-1-2　咳嗽、咳痰视频

二、呼吸系统疾病常见症状及体征的护理

（一）咳嗽与咳痰

咳嗽（cough）是机体的一种反射性保护动作，借以清除气道分泌物或异物，是呼吸系统疾病最常见的症状。故一旦咳嗽反射减弱或消失可引起肺不张和肺部感染，甚至因窒息而死亡。但若出现频繁、剧烈的咳嗽可消耗体力、诱发咯血和影响休息，还可

使肺泡内压力升高，加重呼吸、循环的负担等，对机体极为不利。咳痰（expectoration）是借助支气管黏膜上皮细胞的纤毛运动、支气管平滑肌的收缩及咳嗽反射，将呼吸道分泌物从口腔排出体外的动作。咳嗽可分为干性咳嗽和湿性咳嗽两类，前者为无痰或痰液量很少的咳嗽，后者为伴有咳痰的咳嗽。

【病因】

1. 呼吸道疾病　如急慢性咽炎、急慢性支气管炎、支气管扩张、肺结核等；呼吸道感染是引起咳嗽、咳痰最常见的原因。

2. 肺、胸膜疾病　如肺炎、肺脓肿、胸膜炎、自发性气胸、肺水肿、肺间质性疾病等。

3. 其他疾病　如胃食管反流性疾病、颅内病变刺激咳嗽中枢、精神性咳嗽、心血管疾病如风湿性心脏瓣膜病、高血压心脏病等。

4. 某些药物　如β受体阻滞剂、血管紧张素转换酶抑制剂等。

【特点】

1. 咳嗽

（1）咳嗽的时间　突发性咳嗽，多见于吸入刺激性气体或异物；长期慢性咳嗽，多见于慢性支气管炎、支气管扩张、肺结核等，夜间咳嗽常见于左心衰竭；慢性支气管炎、支气管扩张的咳嗽常于晨起或夜间刚躺下时加剧，且排痰量较多。

（2）咳嗽的性质　突发的干性或刺激性咳嗽多为急性呼吸道感染初期的表现；比较重的干咳常见于变异型哮喘、气管异物、胸膜炎、支气管肿瘤、服用血管紧张素转换酶抑制剂、胃食管反流病等；湿性咳嗽常见于慢性支气管炎、支气管扩张、肺脓肿、肺炎等。

（3）咳嗽的音色　鸡鸣样咳嗽见于会厌、喉部疾患或气管受压患者；金属音咳嗽见于纵隔肿瘤、主动脉瘤或支气管肺癌压迫气管患者；嘶哑性咳嗽多见于声带炎、喉炎、喉癌和喉返神经麻痹等患者。

2. 痰液

（1）痰量　每日痰量＞100mL为大量痰，多见于支气管扩张或肺脓肿。痰量的增减一般反应炎症的加重或减轻，若痰量减少而全身情况不改善，提示支气管阻塞。

（2）痰的性状　黏液痰，呈白色或灰白色，见于急性支气管炎、支气管哮喘发作后期或肺泡细胞癌；浆液性痰，呈稀薄透明而带泡沫，见于肺淤血、肺水肿；血性痰，呈红色或红棕色，见于肺结核、肺癌、肺梗死等出血时。铁锈色痰多见于肺炎链球菌肺炎；红褐色或巧克力色痰多见于阿米巴肺脓肿；粉红色泡沫痰为急性肺水肿的表现；砖红色胶冻样痰或带血液痰常见于克雷白杆菌肺炎。痰有恶臭味提示厌氧菌感染。

【护理诊断】

1. 清理呼吸道无效　与呼吸道分泌物过多、黏稠，或患者疲乏、胸痛、意识障碍导致咳嗽无效有关。

2. 睡眠形态紊乱　与夜间咳嗽、咳痰有关。

【护理措施】

1. 一般护理

（1）环境　病室注意通风，保持室内空气新鲜、洁净，避免灰尘、烟雾刺激，维持合适的室温（18～20℃）和湿度（50%～60%），以充分发挥呼吸道的自然防御功能。注意保暖，避免受凉。

（2）饮食　应给予高蛋白、高维生素、足够热量的清淡饮食，避免油腻、辛辣刺激食物。若患者病情允许，鼓励每日饮水1500mL以上，足够的水分可以保证呼吸道黏膜的湿润和病变黏膜的修复，利于痰液稀释和排除。

2. 病情观察　观察患者咳嗽的性质和音色，痰的性状、颜色和痰量，是否伴发热、呼吸困难、疼痛、晕厥等症状。

3. 协助排痰

（1）指导患者深呼吸和有效咳嗽　适用于神志清醒、一般状况良好、能够配合的患者。患者尽可能采取坐位，身体前倾，可在腹部放置软枕，或用手按压上腹部。先进行5～6次深而慢的腹式呼吸，于深吸气末屏气3～5秒，继而收缩腹肌的同时，进行2～3次短促有力的咳嗽，使痰到咽部附近，再用力咳嗽将痰排出，经常变换体位有利于痰液咳出。

（2）胸部叩击　适用于久病体弱、长期卧床、排痰无力者。禁用于未经引流的气胸、肋骨骨折、有病理性骨折史、咯血、低血压及肺水肿等患者。方法为患者取侧卧位或在他人协助下取坐位，叩击者手指弯曲并拢，手背隆起，使手掌呈杯状（图2-2），以手腕力量，从肺底自下而上、由外向内迅速而有节律地叩击胸壁，震动气道，同时鼓励患者咳嗽，促进痰液排出。叩击时发出一种空而深的拍击音则表明手法正确。每侧胸部反复叩击1～3分钟，每分钟120～180次。

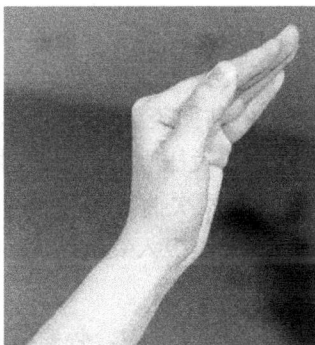

图2-2　胸部叩击手法

注意事项：①叩击前听诊肺部有无呼吸音异常及干、湿啰音，明确病变部位。②叩击时避开骨骼突出部位、乳房、心脏及衣服拉链、纽扣等。③叩击力量适中，以患者不感到疼痛为宜，应安排在餐后2小时或餐前30分钟完成，以避免治疗中发生呕吐。④操作过程中应密切注意患者的反应。⑤操作后让患者休息，协助做好口腔护理，去除痰液气味；观察生命体征、肺部呼吸音及啰音变化。

知识拓展

　　体外排痰机根据胸部物理治疗原理在身体表面产生特定方向周期变化的治疗力，其中垂直方向的治疗力产生的叩击、震颤可促使呼吸道黏膜表面黏液和代谢物松动和液化；水平方向治疗力帮助已液化的痰也按照选择的方向排出体外，从而保持呼吸道的通畅，预防窒息、呼吸道感染和其他并发症的发生。

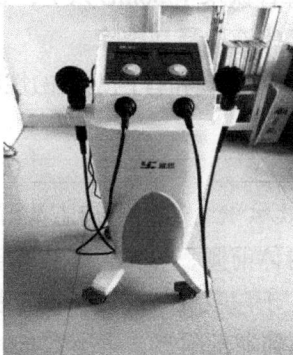

图 2-3　体外排痰机

　　（3）体位引流　适用于肺脓肿、支气管扩张等有大量痰液排出不畅时。详见本项目任务四"支气管扩张患者的护理"。

　　（4）湿化气道　适用于痰液黏稠和排痰困难者。常用湿化方法有雾化吸入法和气管内滴液等，临床常用雾化吸入法，气管内滴液仅适用于昏迷或气管切开的患者。常用的湿化液有蒸馏水、生理盐水，可在湿化液中加入某些药物，如痰溶解剂、抗生素、平喘药等，达到治疗疾病、改善症状的目的。雾化的药液量不宜过多，一般每次雾化吸入时间以 15 ～ 20 分钟为宜。

　　（5）机械吸痰　适用于无力咳出黏稠痰液、意识不清或排痰困难者。可经患者的口、鼻腔、气管插管或气管切开处进行负压吸痰。吸痰时注意负压不宜过大，以免损伤呼吸道黏膜，每次吸引时间 < 15 秒，两次抽吸间隔时间在 3 分钟以上。避免吸痰引起低氧血症，应在吸痰前、中、后适当提高吸入氧的浓度。严格无菌操作，避免呼吸道交叉感染。

　　4. 用药护理　遵医嘱给予止咳、祛痰药物，必要时应用抗生素，观察药物疗效和不良反应。注意痰液较多及排痰困难者慎用强力镇咳药，如可待因等，以免抑制咳嗽反射，加重痰液积聚。

　　5. 心理护理　向患者介绍病情，给予鼓励和安慰，缓解其紧张焦虑情绪。

【考纲摘要】

1. 特征性咳嗽、咳痰的临床意义。

2. 协助排痰的主要方法及其注意事项。

（二）肺源性呼吸困难

肺源性呼吸困难是由于呼吸系统疾病引起通气和（或）换气功能障碍，发生缺氧和（或）二氧化碳潴留，导致患者主观感觉空气不足、呼吸费力，客观上出现呼吸频率、节律与深度的异常。严重者出现端坐呼吸、口唇发绀、鼻翼扇动、张口耸肩、辅助呼吸肌参与呼吸运动等。

码 2-1-3　肺源性呼吸困难视频

【病因】

1. 呼吸道阻塞　如喉、气管与支气管的炎症、水肿、肿瘤或异物所致狭窄或梗阻，以及支气管哮喘、慢性阻塞性肺疾病等。

2. 肺部疾病　如肺炎、肺脓肿、肺水肿、肺不张、肺栓塞等。

3. 胸膜、胸廓疾患　如气胸、大量胸腔积液、严重胸廓畸形等。

4. 神经肌肉疾病　如重症肌无力、急性多发性神经炎等。

5. 膈肌运动受限　如膈麻痹、大量腹水、腹腔内巨大肿瘤等。

常见的诱因有感染、劳累、接触过敏原、屏气、精神因素等。

【特点】

1. 肺源性呼吸困难分类　根据呼吸困难的特点，临床上肺源性呼吸困难分三种类型。

（1）吸气性呼吸困难　吸气时费力，吸气时间延长，重者出现"三凹征"，即吸气时胸骨上窝、锁骨上窝和肋间隙明显凹陷，常伴干咳及高调吸气性喉鸣音。其发生与大气道狭窄梗阻有关。见于喉头水肿、喉头痉挛、气管异物、气管及大支气管炎症等。

（2）呼气性呼吸困难　呼气时费力，呼气时间延长，常伴有哮鸣音。多见于支气管哮喘、COPD 等小气道痉挛、狭窄的病变。

（3）混合性呼吸困难　吸气与呼气均感费力，呼吸频率增快、变浅，常伴有呼吸音减弱或消失。这是由于肺部病变广泛，呼吸面积减少，影响换气功能所致。常见于重症肺炎、重症肺结核、特发性肺纤维化、大量胸腔积液和气胸等肺部广泛病变。

2. 伴随症状　有无发热、咳嗽咳痰、胸痛、咯血、神志改变、发绀等。

3. 体征

（1）意识状态　由于严重缺氧或二氧化碳潴留，常可出现烦躁不安、意识模糊、昏睡甚至昏迷等神志改变。

（2）面容与表情　是否有痛苦表情、鼻翼扇动、张口呼吸或点头呼吸。

（3）呼吸型态　呼吸频率、深度和节律是否异常。

（4）胸部体征　有无三凹征，是否出现呼吸音异常，有无哮鸣音、湿啰音等。

【护理诊断】

1. 气体交换受损　与呼吸道痉挛、呼吸面积减少、换气功能障碍有关。

2. 活动无耐力　与呼吸功能受损导致机体缺氧有关。

3. 睡眠形态紊乱　与呼吸困难影响睡眠有关。

4. 焦虑或恐惧 与呼吸困难有关。

【护理措施】

1. 一般护理

（1）环境 提供安静、温湿度适宜、空气清净的环境。

（2）体位 根据病情取舒适体位，严重呼吸困难者取半卧位或端坐位，必要时设立跨床小桌，以便患者伏桌休息。

（3）休息与活动 严重呼吸困难者，尽量减少活动；病情许可时，有计划地增加运动量，如室内走动、室外活动、散步、快走、慢跑、打太极拳、做体操等有氧活动。

（4）饮食 给予高热量、高蛋白、高维生素、高纤维素、清淡、易消化的饮食。避免摄入过多产气的食物，如汽水、啤酒、豆类、马铃薯、红薯等，防止腹胀使膈肌抬高，加重呼吸困难。无心功能不全者鼓励多饮水，多食高纤维素食物，保持大便通畅，防止便秘。

2. 病情观察 观察患者呼吸情况，判断呼吸困难类型及严重程度；观察皮肤黏膜有无发绀，判断缺氧的程度；必要时监测患者动脉血气分析，及时发现和处理患者病情变化。

3. 保持呼吸道通畅 根据病情选择合适的排痰方法，及时清除呼吸道分泌物及异物，具体措施见本节"咳嗽与咳痰"部分。遵医嘱正确使用支气管舒张剂，必要时可行气管插管或气管切开等，保持气道通畅。

4. 合理氧疗 氧疗是纠正缺氧、缓解呼吸困难最有效的方法。根据病情和血气分析结果合理用氧。

（1）严重缺氧而无二氧化碳潴留 用面罩给予较高浓度（35%）吸氧，尽快纠正缺氧。

（2）缺氧伴二氧化碳潴留 应采用鼻导管或鼻塞，持续低流量（1～2L/min）、低浓度（25%～29%）给氧，防止缺氧纠正过快而减弱呼吸中枢兴奋性，加重二氧化碳潴留。

5. 呼吸功能训练 指导呼吸困难患者进行缓慢缩唇呼吸、腹式呼吸等训练呼吸肌，具体方法详见本项目任务七"慢性阻塞性肺疾病"。

6. 用药护理 遵医嘱应用抗炎、解痉平喘、镇咳祛痰、呼吸兴奋剂等药物，观察药物疗效和不良反应。

7. 心理护理 呼吸困难可引起患者烦躁不安、恐惧，而不良情绪反应可进一步加重呼吸困难。因此，医护人员应陪伴在患者身边，向患者解释疾病的相关知识，安慰患者，使其保持情绪稳定，并在发现异常时及时采取相应的处理措施，增强安全感。

【考纲摘要】

呼吸困难的三种类型及其各自特点。

根据呼吸困难的类型选择合适的氧疗方法。

（三）咯血

咯血（hemoptysis）是指喉及其以下呼吸道或肺组织出血经口咳出。大咯血是呼吸系统常见的急症之一。

【病因】

1.呼吸系统疾病 肺结核、支气管扩张、肺癌、肺炎等。

2.心血管疾病 风湿性心瓣膜病二尖瓣狭窄、左心衰竭、急性肺水肿等。

3.全身性疾病 血液病、急性传染病、子宫内膜异位症等。

4.医源性因素 反复经气管吸痰损伤下呼吸道，气管插管或气管切开等。

在我国，肺结核是引起咯血最常见的原因。

【特点】

1.咯血先兆及伴随症状 常有咯血的先兆，如咳嗽、喉痒、胸闷等。评估患者有无咳嗽咳痰、发热、呼吸困难、发绀、胸痛、神志改变等伴随症状。

2.咯血与呕血的鉴别 见表 2-1。

表 2-1 咯血与呕血的区别

项目	咯血	呕血
病因	肺结核、支气管扩张、支气管肺癌、风湿性心瓣膜病二尖瓣狭窄	消化性溃疡、肝硬化食管胃底静脉曲张
出血前症状	喉部痒感、胸闷、咳嗽等	上腹部不适、恶心、呕吐
出血方式	咯出	呕出，可为喷射状
血中混有物	痰、泡沫	食物残渣、胃液
pH 值	呈碱性	呈酸性
黑便	无，如咽下可有	有，呕血停止后仍持续数日

3.分度 咯血量的多少与病因和病变范围有关，但与疾病严重程度不完全一致。根据咯血量，临床将咯血分为痰中带血、少量咯血（< 100mL/d）、中等量咯血（50 ~ 100mL/d）、大量咯血（> 500mL/d，或 1 次 > 300mL）。

4.并发症 窒息、失血性休克、肺不张、肺部感染等。而窒息是咯血患者主要的死亡原因。如大咯血过程中出现咯血量突然减少、气促、胸闷、烦躁不安、紧张，则为窒息先兆；如出现张口瞪目的恐惧表情、双手乱抓、大汗淋漓、颜面青紫、意识丧失，则为窒息的表现。窒息易发生于急性大咯血，极度衰弱无力咳嗽，应用镇静、镇咳药物及精神极度紧张的患者。

【护理诊断】

1.有窒息的危险 与大量咯血阻塞气道、喉头痉挛有关。

2.焦虑或恐惧 与突然大咯血或反复咯血不止有关。

3.潜在并发症 失血性休克。

【护理措施】

1. 一般护理

（1）休息与体位　保持病室安静、舒适，患者卧床休息，避免不必要的交谈，以减少肺活动。一般静卧可使少量咯血自行停止；大量咯血应绝对卧床休息，协助患者取患侧卧位，防止血液流入健侧影响通气，并防止病灶向健侧扩散；病变部位不明确者可取平卧位，头偏向一侧，防止血块阻塞呼吸道。

（2）饮食　大量咯血者暂禁食；少量咯血者宜进温凉流质饮食；避免刺激性食物或饮料，如辛辣食物、浓茶、咖啡；多饮水，多食富含纤维的食物，以保持大便通畅。防止用力大便时腹压增加而加重咯血。

（3）口腔护理　及时用清水漱口或行口腔护理；保持口腔清洁、舒适、防止口腔异味刺激引起再度咯血。

2. 病情观察　观察咯血的量、次数、性质；定期监测生命体征及尿量，密切观察患者有无窒息或窒息先兆，有无肺不张、继发感染、失血性休克的表现。

3. 窒息的预防及处理

（1）预防　①指导患者勿屏气，轻轻将血块咳出。②禁用呼吸抑制剂、中枢镇咳剂，以免抑制咳嗽反射及呼吸中枢，使血块不能咳出而发生窒息。③准备好抢救用品如吸痰器、鼻导管、气管插管和气管切开包等。④观察大咯血患者有无胸闷、气促、发绀、烦躁、神色紧张、面色苍白、出冷汗、呼吸不畅等窒息前异常表现，一旦出现，应立即报告医生。

（2）处理　立即置患者于头低足高位或倒立位，轻拍其背部以利血块排出。立即用手指套上纱布将咽喉部分泌物和血块清除，必要时行气管插管或支气管镜直视下吸取血块。气道通畅后，给予高流量吸氧或遵医嘱应用呼吸中枢兴奋剂。若患者自主呼吸未恢复，应行人工呼吸。监测血气分析和咯血情况，警惕再窒息的发生。

4. 用药护理

（1）促凝血药　氨基己酸、氨甲环酸（止血环酸）等适用于小量至中等量咯血的患者，可口服或静脉给药。氨基己酸口服者应注意恶心、呕吐等消化道反应，静脉注射可出现低血压，偶可致变态反应。氨甲环酸偶致头痛、头晕、嗜睡等，有心肌梗死倾向者慎用。

（2）垂体后叶素　适用于咯血量较大者。常用垂体后叶素 5～10U 加入 25% 葡萄糖液 40mL 中，缓慢静脉推注，一般为 15～20 分钟，然后将垂体后叶素加入 5% 葡萄糖液按 0.1U/（kg·h）速度静脉滴注。静脉注射时速度不能过快，以免引起恶心、心悸、面色苍白、有便意等不良反应。垂体后叶素有收缩小动脉的作用，从而减少肺血流量，减轻咯血，同时此药有收缩血管和子宫平滑肌的作用，故高血压、冠心病、妊娠者禁用。

（3）镇咳药　咳嗽剧烈者，遵医嘱予小剂量止咳剂。年老体弱、肺功能不全者慎用，以免抑制咳嗽反射和呼吸中枢，使血块不能咯出而发生窒息。

5. 心理护理　向患者及家属解释咯血的原因及诱因，安慰患者，使之有安全感，放松身心、配合治疗，增强治疗信心；及时清理和更换被血污染的衣服，消除一切不良刺激。

【考纲摘要】

1.咯血与呕血的鉴别要点。

2.咯血的分度。

（四）胸痛

胸痛是各种刺激因素如缺氧、炎症、肌张力改变、肿瘤浸润、组织坏死及物理、化学因子等，刺激胸部的感觉神经而引起的局部疼痛。

【病因】

1.呼吸系统疾病 如胸膜炎、自发性气胸、肺炎、支气管肺癌、胸膜肿瘤等。

2.胸壁疾病 如带状疱疹、肋间神经炎、肋软骨炎及胸壁外伤等。

3.心脏与大血管疾病 如心绞痛、急性心肌梗死、主动脉夹层、肺梗死等。

4.纵隔及其他疾病 如食管炎、纵隔肿瘤、膈下脓肿等。

【特点】

1.胸痛的特点

表 2-2 不同疾病有各自的胸痛特点

疾病	疼痛部位	疼痛性质	疼痛缓解或加重因素
干性胸膜炎	患侧胸部、腋下	尖锐刺痛、钝痛	深呼吸或咳嗽时加重
肺癌	胸膜或胸壁	持续、固定、剧烈	深呼吸或咳嗽时加重
自发性气胸	患侧胸部	撕裂样疼痛	深呼吸或咳嗽时加重
心绞痛	胸骨后或心前区	压榨样痛、窒息感	短暂，休息或硝酸甘油缓解
心肌梗死	胸骨后或心前区	压榨样痛、濒死感	持续时间长，休息或硝酸甘油不易缓解
肋间神经痛	沿肋间神经呈带状分布	刀割样、触电样灼痛	服用止痛药可暂时缓解
食管疾病	胸骨后	隐痛、烧灼痛	进食时发作或加剧

2.伴随症状 可伴随发热、咳嗽、咯血、呼吸困难、发绀、休克等。

【护理诊断】

胸痛 与病变累及壁层胸膜、胸壁组织或心肌缺血、缺氧有关。

【护理措施】

1.休息与体位 一般胸痛患者可适当活动；如有发热、咯血、气胸、则应卧床休息；协助患者采取舒适的体位，一般采用舒适的半卧位或坐位；胸膜炎、肺炎患者可取患侧卧位，以减轻疼痛。

2.病情观察 注意观察胸痛的部位、性质、时间、加重和缓解因素，注意生命体征，观察患者有无发绀、呼吸困难、咳嗽、心悸等。

3.缓解疼痛

（1）放松疗法 欣赏音乐、看电视、局部按摩、穴位按压等，以分散其对疼痛的注意力。

（2）制动止痛　胸部活动引起疼痛加剧者，限制疼痛部位的呼吸活动。可用 15cm 宽的胶布，在患者深呼气末固定疼痛部位，前后均超过中线；在咳嗽、深呼吸、活动时，用手按压疼痛部位以制动。

（3）药物止痛　疼痛剧烈或持续而影响休息时可按医嘱用肋间神经封闭疗法止痛，也可适当应用镇痛药物或镇静药物。

（4）心血管疾病引起的胸痛　绝对卧床休息，吸氧，心绞痛者给予硝酸甘油含服止痛。

4. 心理护理　及时向患者说明胸痛的原因及处理措施，减轻患者不良情绪，消除顾虑，配合治疗。

【复习思考】

1. 咳嗽、咳痰患者可采取哪些护理措施进行排痰？

2. 大咯血患者窒息的表现是什么及如何进行抢救？

3. 肺源性呼吸困难可分为哪几种类型？各自特点是什么？常见于哪些疾病？

4. 环境污染已成为引发全球健康问题的原因之一，由于空气污染导致的健康问题，尤其是呼吸道疾病问题愈发严重，作为当代大学生，我们可采取哪些措施，从自身做起，保护环境，减轻污染？

（姚兴梅）

码 2-1-5　概述 PPT

任务二　急性气管 – 支气管炎患者的护理

【学习目标】

1. 知识目标　明确急性气管 – 支气管炎的临床表现、护理措施。

2. 能力目标　能针对患者的各种不适症状提供有效的护理措施。

3. 素质目标　培养严谨求实、慎独的工作作风。

【案例导入】

患者，女，50 岁，咳嗽胸闷两天。患者两天前受凉后出现咳嗽，呈阵发性咳嗽，无发热、畏寒、气促等症状。查体：体温 36.5℃，呼吸 22 次 / 分，脉搏 80 次 / 分，血压 130/80mmHg。呼吸平稳，胸廓对称无畸形，语颤正常，叩诊清音，双肺呼吸音粗，无干湿啰音及哮鸣音。

请思考：

1. 该患者最可能的诊断是什么？
2. 如何对该患者进行护理？

急性气管 – 支气管炎（acute trachea-bronchitis）是气管、支气管黏膜的急性炎症，也可以由急性上呼吸道感染迁延而来。主要表现为咳嗽和咳痰。多见于寒冷季节和气候突变时。

【病因与发病机制】

1. 感染　是最主要的病因，由病毒、细菌直接感染或急性上呼吸道病毒、细菌感染迁延而来，也可在病毒感染后继发细菌感染，也可为衣原体和支原体感染。

2. 物理化学刺激　过冷空气、粉尘、刺激性气体或烟雾的吸入使气管 – 支气管黏膜受到急性刺激和损伤，引起炎症反应。

3. 过敏反应　吸入花粉、有机粉尘、真菌孢子等致敏原；钩虫、蛔虫的幼虫移行至肺；或对细菌蛋白质过敏，均可引起气管 – 支气管炎症反应。

上述因素刺激使气管、支气管黏膜充血和水肿、纤毛上皮细胞损伤和脱落、腺体肥大、分泌物增加，并有淋巴细胞和中性粒细胞浸润。

【临床表现】

1. 症状　起病较急，常先有上呼吸道感染的表现，全身症状一般较轻，可伴有发热，体温 38℃ 左右，多经 3～5 天降至正常。咳嗽、咳痰为最常见的症状，先为干咳或少量黏液性痰，随后可转为黏液脓性或脓性痰液，痰量增多，咳嗽加剧，可有痰中带血。咳嗽、咳痰可延续 2～3 周，如迁延不愈，则可演变为慢性支气管炎。

2. 体征　胸部听诊呼吸音正常或增粗，并有散在干、湿啰音。咳嗽后啰音部位、性质改变或消失。支气管痉挛时可闻及哮鸣音。

【辅助检查】

1. 血常规检查　病毒感染者白细胞正常或偏低，淋巴细胞比例升高；细菌感染者白细胞计数和中性粒细胞增高，可有核左移。

2. 病原学检查　可做病毒分离和病毒抗原的血清学检查，确定病毒类型；做细菌培养和药物敏感试验，可判断细菌类型和指导临床用药。

3.X 线检查　多无异常或仅有肺纹理增粗。

【治疗要点】

1. 对症治疗　干咳者选用右美沙芬、喷托维林（咳必清）；咳嗽有痰可选用复方氯化铵合剂、溴己新（必嗽平）或雾化祛痰。咽痛者可含服喉片或草珊瑚片等；气喘者可用平喘药，如特布他林、氨茶碱等。

2. 抗病毒药物　早期应用抗病毒药有一定疗效，可选用利巴韦林、奥斯他韦、金刚烷胺、吗啉胍和抗病毒中成药。

3. 抗菌药物　有细菌感染者，根据药物敏感试验选择有效抗菌药物治疗或根据经验选用大环内酯类、青霉素类及头孢菌素类。

【护理诊断】

1.清理呼吸道无效 与呼吸道感染、痰液黏稠有关。

2.气体交换受损 与过敏引起支气管痉挛有关。

3.体温过高 与呼吸道炎症有关。

【护理措施】

1.一般护理 保持室内空气新鲜、流通，调节适宜的温度（18～22℃）、湿度（50%～60%）。

2.保持呼吸道通畅 鼓励咳嗽、咳痰，多应用化痰药物治疗以稀释痰液，便于咳出，禁用或慎用镇咳药，以防抑制呼吸中枢，引起呼吸抑制。加强体位护理，勤翻身、叩背或用其他物理排痰法。

3.对症护理 发热患者由于唾液腺分泌减少，口腔黏膜干燥，机体抵抗能力下降，易引起口腔黏膜损伤或口腔感染。应鼓励多漱口，保持口腔湿润和舒适，口唇干裂时可涂护唇油保护；退热时，患者常有大汗淋漓，要及时擦干汗液，更换清洁、干燥的衣服和被褥；对年老体弱的患者，应注意观察脉搏、血压变化，防止患者发生虚脱。

【健康指导】

1.疾病知识指导 指导患者和家属了解引起疾病的诱发因素及本病的有关知识。机体抵抗力低，易咳嗽、咳痰的患者，在寒冷季节或气候骤然变化时，应注意保暖，外出时可戴口罩，避免寒冷空气对气管、支气管的刺激。积极预防和治疗上呼吸道感染，症状改变和加重时应及时就诊。

2.生活指导 平时应加强耐寒锻炼，增强体质，提高机体免疫力；生活要有规律，避免过度劳累；保持室内空气清新、阳光充足；少去人员密集的公共场所；戒烟、酒。

【考纲摘要】

1.急性气管–支气管炎患者的临床表现。

2.急性气管–支气管炎患者痰液黏稠时首要的护理问题。

3.急性气管–支气管炎患者的护理措施。

【复习思考】

1.急性气管–支气管炎的临床表现有哪些？

2.急性气管–支气管炎患者痰液黏稠时该如何护理？

3.咳嗽是急性气管–支气管炎以及其他呼吸系统疾病的主要症状，在公共场所咳嗽，会使体内病菌扩散到空气中，影响人们的健康，甚至会为他人带来严重后果。注意咳嗽礼仪，既能很好地体现个人素质，也是对他人的健康负责，你知道日常生活中要怎么做才能更好地体现咳嗽礼仪吗？

码 2-2-1　急性气管–支气管炎 PPT

（郭丹）

任务三　肺炎患者的护理

【学习目标】

1. 知识目标　明确肺炎球菌肺炎的临床表现、治疗原则和护理措施。

2. 能力目标　能够正确对休克型肺炎的患者实施抢救措施。

3. 素质目标　培养学生爱国情怀，树立无私奉献的情怀，做最美白衣天使。

【案例导入】

患者，男，36 岁，三天前淋雨后突发寒战、高热、头疼、全身酸痛、右侧胸痛明显，第二天出现剧烈咳嗽、咳痰，痰液为铁锈色，黏稠，不易咳出，收治入院。体检：体温 39.5℃，脉搏 136 次/分，呼吸 34 次/分，血压 122/76mmHg，急性病容，神志清楚，无紫绀，心律规则，心搏有力。患者气管居中，右侧胸部呼吸运动减弱，右下肺语颤增强，双侧呼吸音粗糙，右侧肺可闻及少量细湿啰音。

请思考：

1. 该患者最可能的诊断是什么？

2. 如何对该患者进行护理？

一、概述

肺炎（pneumonia）是指包括终末气道、肺泡和肺间质的炎症，可由多种病原体、理化因素、过敏因素引起，其中以感染因素最为常见。肺炎为呼吸系统常见病，在各种致病死因中居第 5 位，老年人或免疫功能低下者并发肺炎时病死率高。

码 2-3-1 "白衣执甲，逆行而上"

【病因与分类】

1. 按病因分类

（1）细菌性肺炎　是最常见的肺炎，约占肺炎的 80%，如肺炎链球菌、金黄色葡萄球菌、甲型溶血性链球菌、肺炎克雷伯杆菌、流感嗜血杆菌、铜绿假单胞菌等，以肺炎链球菌为最常见致病菌。

（2）病毒性肺炎　如冠状病毒、腺病毒、呼吸道合胞病毒、流感病毒、单纯疱疹病毒等。

（3）非典型病原体所致的肺炎　如军团菌、支原体、衣原体等。

（4）真菌性肺炎　如白色念珠菌、曲霉菌、放线菌等。

（5）其他病原体所致的肺炎　如立克次体、弓形虫、原虫和寄生虫等。

（6）理化因素所致的肺炎　如放射性、化学性肺炎等。

2. 按患病环境分类

（1）社区获得性肺炎（community acquired pneumonia，CAP）　指在医院外罹患的

感染性肺实质炎症，包括具有明确潜伏期的病原体感染而在入院后平均潜伏期内发生的肺炎。CAP 的致病菌中肺炎链球菌仍为主要的病原体。

（2）医院获得性肺炎（hospital acquired pneumonia，HAP）　指患者在入院时既不存在、也不处于潜伏期，而是入院 48 小时后在医院内发生的，也包括出院后 48 小时内发生的肺炎。其中以呼吸机相关性肺炎最多见。致病菌以革兰阴性杆菌（大肠杆菌、肺炎杆菌、绿脓杆菌等）和金黄色葡萄球菌、肺炎链球菌、表皮葡萄球菌最常见，多为混合感染，耐药病株多，病死率高。

3. 按解剖部位分类

（1）大叶性（肺泡性）肺炎　炎症始于肺泡，经肺泡间孔（Cohn 孔）向其他肺泡扩散，致使部分或整个肺段、肺叶发生炎症改变。主要表现为肺实质炎症，通常不累及支气管。以肺炎链球菌感染最常见。

（2）小叶性（支气管）肺炎　病原体经支气管入侵，引起细支气管、终末细支气管及肺泡的炎症。由于支气管腔内有分泌物，常可闻及湿啰音。常继发于其他疾病，由细菌、病毒、支原体等引起。

（3）间质性肺炎　以肺间质的炎症为主，包括支气管壁、支气管周围间质组织及肺泡壁的炎症。由于病变在肺间质，呼吸道症状较轻，异常体征较少。由病毒、支原体、衣原体、细菌或肺孢子菌等引起。

【考纲摘要】

肺炎的分类方法及特点。

【发病机制】

正常的呼吸道免疫防御机制可使气管隆凸以下的呼吸道保持无菌。病原体侵入下呼吸道是否发生肺炎取决于两个因素：病原体和宿主。当病原体数量较多、毒力强和（或）宿主呼吸道局部和全身免疫功能低下时即可发生肺炎。病原体入侵下呼吸道后，在肺泡内繁殖，导致肺泡毛细血管充血、水肿，肺泡内纤维蛋白渗出和炎性细胞浸

码 2-3-2　肺炎的临床表现视频

润，从而产生不同程度的临床症状和体征。除金黄色葡萄球菌、铜绿假单胞菌和肺炎克雷白杆菌等可引起肺组织坏死形成空洞外，其余肺炎治愈后多不遗留瘢痕，肺的结构功能均可恢复正常。

【临床表现】

1. 症状　取决于宿主和病原体的情况，可轻可重。常见症状有发热、咳嗽、咳痰，伴或不伴胸痛，病变范围大者可有呼吸困难。

2. 体征　早期肺部无明显体征，严重时可有呼吸增快、鼻翼扇动、发绀。肺实变时可出现语颤增强，叩诊呈浊音或实音，肺泡呼吸音减弱或消失，可闻及支气管呼吸音或湿性啰音。部分并发胸腔积液者，可有语颤减弱、患侧叩诊浊音、呼吸音减弱等。

【辅助检查】

1. 血常规检查　细菌感染时白细胞计数及中性粒细胞升高，可有核左移或中毒颗粒。年老体弱、酗酒、免疫功能低下者白细胞计数可不增高，但中性粒细胞比例仍高。

2. X线胸片检查 大叶性肺炎呈肺叶、段分布的均匀致密影；小叶性肺炎呈沿肺纹理分布的不规则斑片状阴影，肺下叶常见；间质性肺炎表现为一侧或双侧肺下部的不规则条索状影，从肺门向外伸展，可呈网状，其间可有小片的肺不张阴影。

3. 病原学检查 痰涂片镜检和细菌培养是确定病原体最常用的方法。疑有败血症时应做血培养，尽可能在抗菌药应用之前采血，需多次采血，成人每次采血量至少10mL。

4. 血清学检查 如补体结合试验适用于衣原体感染；间接免疫荧光抗体检查多用于军团菌肺炎等。

5. 血气分析 重症肺炎可有 PaO_2 下降 $PaCO_2$ 升高。

【治疗要点】

1. 抗感染治疗 是肺炎治疗最主要的环节，即对病原体给予针对性治疗。根据病原学诊断结合药敏试验结果，选择敏感抗生素。

2. 对症支持治疗 降温、吸氧、祛痰、改善营养、维持水电解质平衡等。

3. 防治并发症 休克型肺炎除早期使用足量有效抗生素外，需采取多项抗休克措施，如补充血容量、纠正酸中毒、使用血管活性物质、糖皮质激素等。并发胸膜炎、呼吸衰竭等采取相应措施。

【护理诊断】

1. 气体交换受损 与通气和换气功能障碍有关。

2. 清理呼吸道无效 与气道分泌物多、胸痛、痰液黏稠、疲乏等有关。

3. 体温过高 与致病菌引起感染有关。

4. 潜在并发症 感染性休克。

【护理措施】

1. 一般护理

（1）环境和休息 保持病室安静、舒适、室温 18 ～ 20℃，湿度为 50%～ 60%；发热患者卧床休息，减少耗氧量，缓解头痛、肌肉酸痛等症状。胸痛患者可采取患侧卧位。

码 2-3-3 肺炎的护理视频

（2）饮食护理 发热患者应给予高热量、高蛋白质、富含维生素、易消化的流质或半流质饮食。补充足量水分（2 ～ 3L/d），失水明显或不能进食者，可静脉补液，但心脏病患者或老年人应注意补液速度。

（3）口腔护理 高热患者因唾液分泌减少，口腔黏膜干燥，应鼓励患者经常漱口，保持口腔清洁；口唇疱疹者局部涂液状石蜡或抗病毒软膏，防止继发感染。

2. 病情观察 监测患者生命体征、皮肤黏膜颜色和意识状态，做好记录；重点监测有无呼吸困难、发绀及感染性休克的表现。观察痰液颜色、性质、气味和量，如肺炎链球菌肺炎呈铁锈色痰，克雷白杆菌肺炎典型痰液为砖红色胶冻状，厌氧菌感染者痰液多有恶臭味等。

3. 对症护理

（1）保持呼吸道通畅　咳嗽、咳痰患者应指导其有效咳嗽，协助排痰，痰液黏稠不易咳出者，可给予翻身、拍背、雾化吸入等措施，遵医嘱应用祛痰剂。

（2）氧气吸入　气急伴发绀者，应给予流量 2～4L/min 的氧疗。

（3）保暖与降温　寒战时注意保暖，适当增加被褥。高热时采用物理降温或遵医嘱给予小剂量退热剂。退热时需补充液体，以防虚脱。

4. 用药护理　遵医嘱使用抗生素，观察疗效和不良反应。48～72 小时应对病情进行评价，治疗有效的表现为症状改善、体温下降、白细胞逐渐下降或恢复正常，但病灶吸收较慢故胸片可无变化。应用青霉素类和头孢类要防止过敏反应；喹诺酮类药可影响骨骼的发育，因此儿童不宜应用，偶见皮疹、恶心，极少数患者可诱发精神症状；氨基糖苷类抗生素有肾、耳毒性，老年人或肾功能减退者应特别注意观察是否有尿量减少或蛋白尿，是否有耳鸣、头昏、唇舌发麻等不良反应出现。

5. 感染性休克的抢救与护理

（1）病情观察　密切监测患者生命体征及意识状态、皮肤黏膜情况、出入液量等；观察咳嗽、咳痰的变化；若发现患者出现面色苍白、唇指发绀、大汗淋漓、四肢厥冷、脉搏细速、血压下降、体温不升或过高、烦躁不安、神志模糊等，提示出现了休克，应立即通知医生，并备好物品配合抢救。

（2）抢救配合　①体位：患者取仰卧中凹位，头胸部抬高 20°，下肢抬高 30°，有利于呼吸和静脉回流。②吸氧：给予高流量吸氧，维持 $PaO_2 > 60mmHg$。③补充血容量：为最重要的措施。迅速建立两条静脉通道，遵医嘱给予右旋糖酐或平衡盐以维持有效血容量。监测中心静脉压，作为调整补液速度的指标。当患者出现口唇红润、肢端温暖、收缩压 > 90mmHg、脉压 > 30mmHg、尿量 > 30mL/h、脉率 < 100 次/分，提示血容量已补足。④纠正酸中毒：有明显酸中毒时应用 5% 碳酸氢钠静滴，因其配伍禁忌较多，宜单独输入。⑤应用血管活性药物：在扩充血容量和纠正酸中毒后，末梢循环仍无改善时可遵医嘱输入多巴胺、间羟胺（阿拉明）等血管活性药物，应单独一路静脉输入，根据血压调整滴速，维持收缩压在 90～100mmHg。注意防止液体溢出血管外，引起局部组织坏死和影响疗效。⑥控制感染：联合使用有效广谱抗生素，注意观察药物疗效和不良反应。⑦糖皮质激素的应用：大剂量糖皮质激素可解除血管痉挛，改善微循环，稳定溶酶体膜以防止酶的释放，从而达到抗休克的作用。常用氢化可的松或地塞米松加入葡萄糖液中静脉滴注。

6. 心理护理　多与患者沟通，耐心向患者讲解疾病相关知识，解释各种检查、治疗和护理的目的，消除患者紧张、焦虑等不良情绪，促进疾病的康复。

【考纲摘要】

1. 根据痰液颜色、性状判断感染的病原菌。

2. 休克型肺炎的抢救配合。

【健康指导】

1. 疾病知识指导　向患者介绍有关肺炎的基本知识，有皮肤感染灶应及时治疗。向患者解释有关药物的疗效及不良反应，嘱患者不能自行停药或减量，定期复查。

2. 日常生活指导 加强营养，保证充足的休息与睡眠，劳逸结合，适度锻炼身体，特别要加强防寒锻炼；避免受凉、酗酒、吸烟等诱因，防治上呼吸道感染，必要时进行预防接种。

二、肺炎链球菌肺炎

肺炎链球菌肺炎（streptococcus pneumonia）是由肺炎链球菌（又称肺炎球菌）引起的急性肺部感染，是社区获得性肺炎中最常见的一种。典型表现为起病急骤、寒战、高热、咳嗽、咳铁锈色痰、胸痛。近年由于抗生素及时有效的应用，典型的大叶性肺炎已少见。本病以冬季及初春高发，多见于无基础疾病的青壮年人、老年人、婴幼儿，男性较多见。

【病因与发病机制】

肺炎链球菌是革兰染色阳性球菌，其毒力大小与其荚膜中多糖结构及含量有关。肺炎球菌经阳光直射或加热至50℃、10分钟即可杀死，但在干燥痰液中可存活数月。肺炎链球菌是寄居在上呼吸道的正常菌群，当机体免疫功能受损或下降时，毒力较强的细菌入侵下呼吸道，繁殖滋长，引起肺泡壁水肿，白细胞和红细胞渗出，渗出液含有细菌，经 Cohn 孔向肺的中央部分蔓延，累及整个肺叶或肺段而致肺炎，并易累及胸膜而致渗出性胸膜炎。老年人和婴幼儿可经支气管播散形成支气管肺炎。典型病理分期有充血期、红色肝变期、灰色肝变期和消散期，因抗生素的广泛使用，目前典型分期较少见。

【临床表现】

1. 症状 发病前常有受凉、淋雨、醉酒、疲劳、精神刺激、上呼吸道感染。典型表现为起病急骤，寒战、高热，体温在数小时内升到 39～40℃，呈稽留热，可伴头痛、全身肌肉酸痛、气促等，患侧胸痛明显，咳嗽时加剧。初期为干咳，之后出现黏液性脓痰，典型者在发病 24～48 小时咯铁锈色痰。偶有恶心、呕吐、腹胀、腹泻等症状，可被误诊为急腹症。

2. 体征 急性病容，面颊潮红，鼻翼扇动，呼吸浅快，口角和鼻周可有单纯疱疹。早期肺部无明显异常体征，随着病情进展出现肺实变体征，患侧呼吸运动减弱，语颤增强，叩诊浊音或实音，听诊出现支气管呼吸音或湿啰音，累及胸膜时，可闻及胸膜摩擦音。

【辅助检查】

1. 血常规检查 细菌感染时，白细胞计数升高到（10～30）×10⁹/L，中性粒细胞比例增多（＞80%），伴核左移和（或）细胞内中毒颗粒。免疫功能低下者仅有中性粒细胞增多。

2. 胸部 X 射线检查 早期肺纹理增多或受累肺段肺叶稍模糊。随着病情发展，肺段或肺叶出现淡薄、均匀阴影，实变期可见大片均匀致密的阴影。消散期，炎性浸润逐渐吸收，可有片状区域吸收较快而呈"假空洞"征，一般起病 3～4 周后才完全消散。

3. 病原学检查 痰涂片如发现革兰阳性带荚膜的双球菌或链球菌，可做出初步诊断。痰培养 24 ～ 48 小时可确定病原体。高热患者应做血培养。聚合酶链反应（PCR）检测和荧光标记抗体检测可提高病原学诊断水平。

【治疗要点】

1. 抗菌药物治疗 一旦确诊立即用抗生素治疗。首选青霉素 G，用药剂量和途径视病情而定。对青霉素过敏或耐药者，可用喹诺酮类抗生素、头孢菌素类抗生素等。如抗生素治疗有效，24 ～ 72 小时后体温即可恢复正常，抗生素疗程一般为 7 日，或在热退后 3 日停药，或由静脉用药改为口服，维持数日。

2. 对症支持疗法 充分休息，补充营养，多饮水；发热者给予物理降温，慎用退热药；腹胀明显者可用腹部热敷和肛管排气；烦躁不安、谵妄、失眠者遵医嘱给予地西泮 5mg 肌内注射或水合氯醛 1 ～ 1.5g 保留灌肠，禁用抑制呼吸的镇静药；发绀、呼吸困难者应吸氧；有感染性休克时应及时补充血容量、抗感染、吸氧、纠正酸中毒和使用血管活性药物。

【考纲摘要】

1. 肺炎链球菌肺炎的病理分期、临床表现。

2. 肺炎链球菌肺炎的首选药物及使用疗程。

三、葡萄球菌肺炎

葡萄球菌肺炎（staphylococcal pneumonia）是指葡萄球菌引起的急性化脓性肺部炎症。常发生于有基础疾病的患者，如糖尿病、血液病、慢性肝病、获得性免疫缺陷综合征及其他慢性消耗性疾病患者，长期应用糖皮质激素、抗肿瘤药物和其他免疫抑制剂者，长期应用广谱抗生素而致体内菌群失调者及静脉应用毒品者均为易感人群。本病起病急骤、病情较重，细菌耐药率高，若治疗不及时或不当，死亡率较高。

【病因与发病机制】

葡萄球菌为革兰染色阳性球菌，致病物质主要是毒素和酶，具有溶血、坏死、杀白细胞和致血管痉挛等作用。其中金黄色葡萄球菌（简称金葡菌）的致病力最强，为化脓性感染的主要病菌。葡萄球菌的感染途径主要有两种：一种为继发于呼吸道感染，常见于儿童流感或麻疹后；另一种为血源性感染，是来自皮肤感染灶（痈、疖、伤口感染、蜂窝织炎）或静脉导管置入污染，葡萄球菌经血液循环到肺部，引起肺炎、组织坏死并形成单个或多发肺脓肿。医院获得性肺炎中葡萄球菌感染所占的比例较高，由耐甲氧西林金黄色葡萄球菌（MRSA）导致者在治疗上较为困难。

【临床表现】

1. 症状 多数起病急，寒战，高热，体温高达 39 ～ 40℃，呈稽留热，胸痛，咳嗽，咳脓痰、量多、呈脓性或脓血状。通常全身中毒症状突出，表现为衰弱、乏力、大汗、全身关节肌肉酸痛。病情严重者可早期出现周围循环衰竭。血源性感染者、老年人、伴有慢性病者及医院获得性肺炎患者临床表现多不典型，起病较隐匿，体温逐渐上升，咳少量脓痰。

2. 体征 早期可无明显体征，随后肺部可出现散在湿啰音；如病变较大或融合时可有肺实变体征。

【辅助检查】

外周血白细胞计数增高，中性粒细胞比例增加，有核左移及中毒颗粒。最好在使用抗生素前采集血或痰培养以明确诊断。胸部 X 射线检查表现为胸部多发性浸润病变，常有空洞和液平面，另外，病灶存在易变性，表现为一处炎症浸润消失而在另一处出现新病灶，或很小的单一病灶发展为大片阴影。

【治疗要点】

治疗原则是早期清除原发灶及抗菌治疗。

1. 抗菌治疗 参考药敏试验结果选择敏感抗生素治疗。首选耐青霉素酶的半合成青霉素或头孢霉素，如苯唑西林钠、头孢夫辛钠等，联合氨基糖苷类抗生素如阿米卡星可增强疗效。耐甲氧西林黄色葡萄球菌感染可选用万古霉素静脉滴注。本病抗生素治疗总疗程较其他肺炎长，常采取早期、联合、足量、静脉给药，不宜频繁更换抗生素。

2. 支持疗法 卧床休息，饮食富含足够热量和蛋白质，多饮水。有发绀者给予吸氧，对气胸或脓气胸者应尽早引流治疗。

四、革兰阴性杆菌肺炎

革兰阴性杆菌是医院获得性肺炎常见的致病菌。常见细菌有肺炎杆菌（又称克雷白杆菌）、绿脓杆菌、流感嗜血杆菌、大肠杆菌等，其中克雷白杆菌是主要致病菌。革兰阴性杆菌肺炎的共同点为肺实变或病变融合，容易形成多发性脓肿，常双侧的肺下叶均受累；若波及胸膜，可引起胸膜渗液或脓胸；在机体免疫力降低时易于发病，多见于中老年人和全身衰竭者。

起病急，可有畏寒、发热、胸痛、精神萎靡，伴咳嗽、咳痰。咳绿色脓痰者见于绿脓杆菌感染；砖红棕色胶冻样痰见于克雷白杆菌感染；咳暗灰色痰、有粪臭味为大肠杆菌感染。中毒症状重者，早期可出现休克、肺脓肿、心包炎等并发症。

外周血白细胞计数升高或不升高，中性粒细胞比例增加，伴核左移。痰培养可检出病原菌。胸部 X 射线检查可呈多样性，包括大片实变、多发性蜂窝状肺脓肿、叶间隙下坠等，对肺炎杆菌感染有诊断意义。

及早使用有效抗生素是治疗的关键。患者在未明确致病菌前，可试用氨基糖苷类抗生素加半合成青霉素或第二、三代头孢菌素类抗生素。一旦确诊应立即根据药敏试验给予治疗，宜大剂量、长疗程、联合用药、静脉滴注为主。绿脓杆菌肺炎一般用半合成青霉素加氨基糖苷类抗生素。流感嗜血杆菌肺炎首选氨苄西林。

五、肺炎支原体肺炎

肺炎支原体肺炎（mycoplasmal pneumonia）是由肺炎支原体引起的呼吸道和肺部的急性炎症，常伴有咽炎、支气管炎和肺炎。占非细菌性肺炎的 1/3 以上。秋冬季节发病较多，好发于儿童及青年人，主要通过飞沫传播。

起病缓慢，潜伏期 2 ～ 3 周。表现为乏力、低热、咽痛、头痛、肌痛等，干咳为最突出的症状，呈阵发性刺激性呛咳，进行性加剧，夜间更为明显，可咳出少量黏液或血丝痰，持续咳嗽者可有胸痛。肺部体征很少，与肺部病变程度常不相称。

血白细胞计数多正常或稍高，中性粒细胞比例增加，发病 2 周后冷凝集反应多阳性，血清支原体 IgM 抗体的测定有助于诊断。直接检测标本中肺炎支原体抗原，适于临床早期快速诊断。胸部 X 射线检查显示形态多样化的浸润影，节段性分布，以下肺野多见，3 ～ 4 周后自行消散。

治疗的首选药物为大环内酯类抗生素，如红霉素、罗红霉素和阿奇霉素；喹诺酮类、四环素也用于支原体肺炎的治疗。青霉素或头孢菌素类抗生素无效。

六、病毒性肺炎

病毒性肺炎（viral pneumonia）是上呼吸道病毒感染向下蔓延所致的肺部炎症。多发生于冬春季，婴幼儿、老年人、原有慢性心肺疾病等免疫力差者易发病，且病情严重，可导致死亡。常见病毒有：流感病毒、腺病毒、副流感病毒、冠状病毒、呼吸道合胞病毒等。病毒性肺炎为吸入性感染，病毒可通过飞沫和直接接触感染，传播广泛而迅速，可呈爆发或散发流行。

起病较急，但症状通常较轻，鼻塞、咽痛、发热、头痛、全身肌肉酸痛等上呼吸道感染症状较突出，累及肺部时出现干咳、少痰、胸痛等。免疫缺损的患者，病情比较严重，表现为呼吸困难、发绀、嗜睡、精神萎靡，甚至发生休克、心力衰竭和呼吸衰竭等并发症。本病体征不明显，病情严重者可有呼吸浅快、心率增快、发绀、局限性呼吸音减弱和少量湿啰音。

白细胞计数正常、稍高或偏低。痰涂片见白细胞，以单核细胞为主。痰培养常无致病细菌生长。胸部 X 射线检查见肺纹理增多，小片状或广泛浸润，严重时见两肺弥漫性结节性浸润。免疫学检查、病毒分离及抗原检测是确诊依据，但对早期诊断作用有限。

目前尚无特效抗病毒药物，主要以对症治疗为主，卧床休息，消毒隔离，避免交叉感染。给予高蛋白、高维生素软食，少量多餐，多饮水，必要时输液和吸氧。指导患者有效咳嗽，保持呼吸道通畅。一般选用有效的病毒抑制剂，如利巴韦林（病毒唑）、阿昔洛韦（无环鸟苷）、奥司他韦、阿糖腺苷等。可辅以中草药和生物制剂治疗。合并细菌感染者，应及时选择有效的抗生素。本病多数预后良好。

【复习思考】

1. 肺炎的分类方法有哪些？

2. 休克型肺炎患者进行抢救时，血容量补足的表现有哪些？

3. 肺炎球菌肺炎的典型临床表现有哪些？

4. 休克型肺炎的患者如何进行抢救护理？

5. 支原体肺炎治疗首选的抗生素是什么？

6. 新型冠状肺炎期间，各地的医务工作者、党员干部们，组成一支支志愿者队伍，离"小家"，为"大家"，奔赴充满艰辛与危险的疫情重灾区，为生命而战，为"初心"

而战。作为未来的白衣天使，你认为他们身上哪些精神值得我们学习发扬？

（姚兴梅）

码 2-3-4 肺炎患者
的护理 PPT

任务四 支气管扩张患者的护理

【学习目标】

1. 知识目标 明确支气管扩张患者的病因和临床表现。

2. 能力目标 能对支气管扩张患者制定护理措施。

3. 素质目标 培养学生的职业素养和高度的责任心。增强学生的职业认同感。

【案例导入】

患者，男性，23 岁。慢性咳嗽、咳大量脓痰 10 余年，近半月因感冒后症状加剧，并出现反复咯血，昨晚咯血约 300mL 而入院。患者于童年时经常患支气管肺炎，且迁延不愈，以后伴有反复发作的下呼吸道感染，继而出现慢性咳嗽，大量脓痰，痰量与体位改变有关，晨起或夜间卧床转动体位时咳嗽、咳痰量增加，每日痰量可达数百毫升，静置后可分层，痰和呼吸有臭味。体检：体温 38.6℃，呼吸 24 次／分，神软乏力，消瘦贫血貌；左下胸部可闻及固定、持久的粗湿啰音，呼吸音减低。心率 96 次／分，律齐，未闻及病理性杂音。轻度杵状指。胸部 X 线提示左下肺可见沿支气管分布的卷发状阴影。

请思考：

1. 该患者的临床诊断是什么？

2. 提出主要的护理诊断及措施。

支气管扩张（bronchiectasis）是由支气管及其周围肺组织的慢性炎症损坏管壁，导致支气管管腔扩张或变形的慢性化脓性疾病。多见于儿童及青年，男性多于女性。临床表现以慢性咳嗽伴大量脓痰和反复咯血为主要特征；迁延不愈的支气管炎、支气管肺炎可引发该病。近年来随着呼吸道感染的合理治疗及麻疹、百日咳疫苗的预防接种，本病发病率呈下降趋势。

【病因与发病机制】

1. 病因

（1）支气管–肺组织感染和支气管阻塞 婴幼儿期的麻疹、百日咳、支气管肺炎是导致支气管扩张最常见的原因。

由于婴幼儿时期支气管尚处于发育阶段，管腔较细狭，管壁较薄弱，易阻塞。反复感染破坏支气管壁各层组织，致使支气管变形扩张，在咳嗽时管腔内压力增高，呼吸时胸腔内压牵引，逐渐形成支气管扩张；当异物、肿瘤、增大淋巴结等阻塞或压迫支气管引起肺不张时，更有助于支气管扩张的形成。

（2）肺结核　支气管内膜结核引起管腔狭窄和阻塞，引起支气管扩张。

（3）先天性发育缺损和遗传因素及机体免疫功能失调　可能与软骨发育不全或弹性纤维不足，导致局部管壁薄弱或弹性较差有关。部分遗传性 a1- 抗胰蛋白酶缺乏者也可伴有支气管扩张。

（4）其他全身性疾病　目前已发现类风湿关节炎、克罗恩病、溃疡性结肠炎、系统性红斑狼疮，人免疫缺陷病毒（HIV）感染等疾病可同时伴有支气管扩张。肺叶切除术后解剖移位，也可引起支气管扩张。

2. 发病机制　支气管扩张的发病基础为支气管壁的炎性损伤和支气管的阻塞。感染使支气管黏膜充血、水肿，分泌物阻塞管腔，引流不畅加重感染。肺结核纤维组织增生、异物、感染、肿瘤可引起支气管管腔内阻塞，支气管周围肿大淋巴结或肿瘤压迫等引起的管腔狭窄、阻塞。

【临床表现】

1. 症状

（1）慢性咳嗽伴大量脓痰　与体位改变有关，晨起和或夜间卧床改变体位时，积于支气管扩张部位的分泌物随体位改变而移动，刺激支气管黏膜引起咳嗽咳痰明显。按痰量估计其严重程度，轻度：< 10mL/d；中度：10 ～ 150mL/d；重度：> 150mL/d。急性感染发作时黄绿色脓痰明显增多，每日可达数百毫升。痰液静置后出现分层现象：上层为泡沫，下悬脓性成分；中层为混浊黏液；底层为坏死组织沉淀物。合并厌氧菌感染时，痰液呈恶臭味。

码 2-4-1　支气管扩张临床表现视频

（2）反复咯血　病变部位常伴毛细血管扩张或血管瘤，当患者剧烈咳嗽时，小支气管动脉破裂，血液急速喷出，导致咯血。大多患者有反复咯血，量不等，可为痰中带血、小量或大量咯血。咯血量与病情严重程度及病变范围可呈不一致性。部分患者仅有反复咯血症状，临床上称为"干性支气管扩张"，病变多位于引流良好的肺上叶支气管，且不易感染。

（3）反复肺部感染　由于痰液引流不畅，排痰困难使肺部同一部位反复感染。可有全身中毒症状，如发热、盗汗、食欲减退、乏力消瘦、贫血等，且咳嗽加剧，痰量增多，大量排出脓痰后，症状有明显改善。

2. 体征　早期干性支气管扩张无明显异常体征，病变严重或继发感染时可在下胸部、背部闻及持久固定的局限性粗湿啰音，有时可闻及哮鸣音，部分慢性支气管扩张者可有杵状指（趾）。

【辅助检查】

1. 痰液检查　痰涂片或细菌培养可发现致病菌，痰涂片染色及痰细菌培养可指导抗

生素治疗。

2. 血常规检查 继发急性感染时，白细胞计数和中性粒细胞增多。反复咯血可致贫血。

3.X 线检查 早期无明显改变，典型病变为卷发样阴影，可表现为肺部纹理粗乱，其中有多个不规则的蜂窝状透亮阴影，感染时阴影内可见液平面。

4. 支气管造影 现多已被 CT 检查取代。

5. CT 检查 可显示支气管呈柱状、囊状或串珠状扩张。高分辨 CT（HRCT）可明确支扩累及的部位、范围和病变性质，已取代支气管造影为成为确诊支气管扩张的主要诊断方法。

6. 纤维支气管镜检查 适用于咯血部位不明确者，可鉴别管腔内出血、扩张或阻塞部位。还可局部灌洗，取灌洗液进行细菌学和细胞学检查。

【治疗要点】

治疗原则以控制感染，促进排痰，处理咯血为主，必要时手术治疗。

1. 控制感染 应根据痰培养和药敏试验结果选择有效的抗生素。细菌学检查结果未出来前，先予经验治疗，如氨苄西林、阿莫西林、头孢克洛等；铜绿假单胞菌感染时，可选用喹诺酮类、氨基糖苷类、第三代或第四代头孢菌素类抗生素；厌氧菌混合感染者，应联合使用甲硝唑或替硝唑。

2. 保持呼吸道引流通畅 遵医嘱使用祛痰药、支气管舒张剂、体位引流、雾化吸入、拍背等方法促进痰液排出。

（1）祛痰药物治疗 可选溴己新或盐酸氨溴索，结合雾化吸入，稀释痰液促进排痰。

（2）支气管舒张药 支气管痉挛者，选用 β_2 受体激动药喷雾吸入或口服氨茶碱。

（3）体位引流 为支气管扩张症的重要护理手段，根据病变部位采取有效的体位进行引流。

（4）纤维支气管镜吸痰 严重排痰困难的患者，通过纤维支气管镜吸痰并注入抗生素，解除呼吸道阻塞。

3. 咯血的处理 详见本项目任务一"咯血"。

4. 支持治疗 对大量咳痰、咯血者给予营养素、输血等治疗。

5. 手术治疗 经内科治疗疗效差者，可考虑手术治疗。

【护理诊断】

1. 清理呼吸道无效 与呼吸道大量黏稠脓痰排出困难有关。

2. 有窒息的危险 与痰液黏稠、大咯血有关。

3. 营养失调：低于机体需要量 与消耗增多有关。

4. 焦虑 与疾病迁延、个体健康受损有关。

【护理措施】

1. 一般护理

（1）环境 保持病房安静、室内空气流通，维持适宜温、湿度，避免在空气污染的场所滞留，注意保暖，避免受凉。

（2）饮食护理　多饮水，每天 1500mL 以上，以利于痰液稀释；提供高热量、高蛋白、高维生素饮食，以增强机体抵抗力；避免辛辣刺激的食物；餐前、咯血或大量咳痰后，清洁口腔，增进食欲，减少呼吸道感染的机会。

（3）活动与休息　急性期应注意休息，缓解期可做呼吸操和适当的全身体育锻炼，增强机体抵抗力。

2. 病情观察　根据病情按需监测生命体征；观察记录痰液性质，包括痰液颜色、量、有无臭味，痰液静置后有无分层现象。观察咯血的颜色、量和性质，有无窒息或窒息先兆，应及时发现、早期处理，防患于未然。

3. 体位引流　体位引流是利用重力作用使肺、支气管内分泌物排出体外，又称重力引流。原则是患肺处于高位，引流支气管开口向下，有利于潴留的分泌物随重力作用流入支气管和气管排出。

（1）引流前准备　向患者解释引流目的、过程和注意事项，监测生命体征和肺部听诊，明确病变部位。引流前 15 分钟遵医嘱给予支气管扩张药或给予雾化吸入。备好排痰容器，用后弃去。

（2）引流体位　引流体位的选择取决于分泌物潴留的部位和患者的耐受程度。首先引流上叶，然后引流下叶后基底段。根据原则选择引流体位（图 2-4）。如果患者不能耐受，应及时调整姿势。患有高血压、严重心力衰竭、近期大咯血者及年老体弱不能耐受者禁止体位引流。

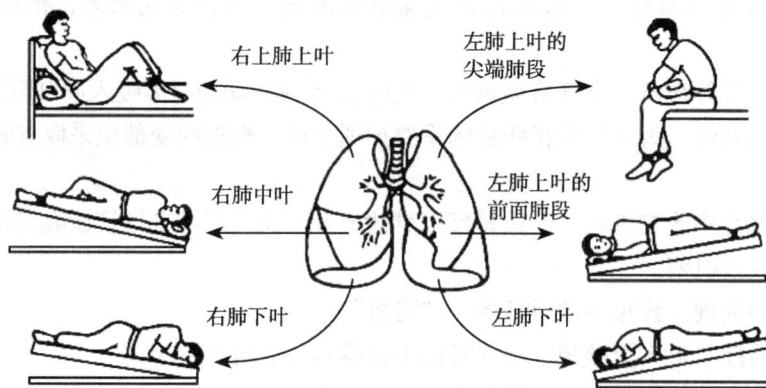

图 2-4　体位引流

（3）引流时间　根据病变部位、病情和患者状况，每天 1～3 次，每次 15～20 分钟。一般于饭前 1 小时，饭后或鼻饲后 1～2 小时进行。

（4）引流期间的护理　引流时应有护士或家人协助，观察患者有无出汗、脉搏细弱、头晕、疲劳、面色苍白等症状，评估患者对体位引流的耐受程度，如患者出现心率＞120 次/分、心律失常、高血压、低血压、眩晕或发绀，应立即停止引流并通知医师。为提高引流效果，引流过程中指导患者进行有效咳嗽，辅以胸部叩击或震荡等措施。

（5）引流后的护理　帮助患者采取舒适体位，弃去污物。给予清水或漱口液漱口，保持口腔清洁，减少呼吸道感染的机会。观察患者咳痰的情况，如性质、量及颜色，并记录。听诊肺部呼吸音的改变，评价体位引流的效果。

4. 咯血的护理　见本模块项目一"咯血"的护理。

5. 心理护理　多与患者交流，尤其在患者大量咳痰或大量咯血时，医护人员多给予陪伴及指导，缓解患者紧张、恐惧情绪。

【健康指导】

1. 疾病知识教育　向患者及其家属说明防治呼吸道感染的重要性；及时清除上呼吸道慢性病灶，如龋齿、扁桃体炎、鼻窦炎；避免受凉，减少刺激性气体吸入。劝告患者戒烟。

2. 自我护理指导　指导患者通过痰的颜色、量、气味判断病情，掌握体位引流雾化吸入和有效排痰的方法。加强全身锻炼，减少急性发作，增加营养，保证适当的休息，以增强机体的抗病能力。

【考纲摘要】

1. 支气管扩张最常见的病因。

2. 支气管扩张的三大典型症状、体征。

3. 典型的支气管扩张的好发部位。

4. 体位引流的原则、注意事项。

【复习思考】

1. 什么叫作干性支气管扩张？好发于哪个部位？

2. 支气管扩张患者痰液放置后有什么特点？

3. 哪些人群不适宜做体位引流？

4. 人类护理事业的创始人南丁格尔说：作为护士就应有一颗同情心和一双愿意工作的手。这句话，道出了人文护理的内涵，即在护理工作中以要人为本，尊重患者、关爱患者。在为支气管扩张患者实施体位引流时，该如何体现出护理工作中的人文关怀？

（姚兴梅）

码2-4-2　支气管扩张患者的护理PPT

任务五　肺脓肿患者的护理

【学习目标】

1. 知识目标　明确肺脓肿的临床表现、护理措施及健康指导。

2. 能力目标　能采取有效的护理措施帮助患者有效排痰，保持呼吸道通畅。

3.素质目标　培养学生对护理专业的职业认同感及同理心。

【案例导入】

患者，女，55岁，发热十余天，咳脓血痰2天入院。患者十天前开始出现无明显诱因畏寒、发热，自行在家吃药治疗，用药后发热可缓解数小时后再次升高。相继出现干咳，右下胸吸气时针刺样疼痛。近2天咳嗽、咳痰加剧，痰量逐渐增多，为脓血痰。体温38.3℃，脉搏96次/分，呼吸22次/分，血压96/58mmHg。营养差，右下肺叩诊呈浊音，可闻及中、大湿啰音。胸部X线检查：右下肺大片浓密模糊浸润阴影，其中可见圆形透亮区及液平面。血常规检查：白细胞$18.6×10^9$/L，中性粒细胞比例90%，核明显左移。

请思考：

1.该患者最可能的诊断是什么？

2.如何对该患者进行健康指导？

肺脓肿（lung abscess）是由多种病原菌感染引起的肺部化脓性炎症，早期为肺组织的炎性改变，继而坏死、液化，由肉芽组织包绕形成脓肿。临床特征为高热、咳嗽，脓肿破溃进入支气管后咳出大量脓臭痰。男性发病比例高于女性。抗生素的广泛应用使本病的发病率明显降低。常见的病原菌有葡萄球菌、链球菌、肺炎双球菌和梭形杆菌等，按感染途径可分为：吸入性肺脓肿、继发性肺脓肿和血源性肺脓肿。

【病因及发病机制】

上呼吸道与口腔定植菌感染，90%为厌氧菌感染。根据感染途径，肺脓肿可分为以下类型：

1.吸入性肺脓肿　机体免疫力和气道防御清除系统功能降低，均可使病原菌由口咽部误吸入呼吸道而致病，如熟睡、意识障碍或极度疲劳时，鼻窦炎、牙槽脓肿等发病部位的脓性分泌物误吸入肺。多好发于肺上叶后段、下叶背段或基底段。

2.继发性肺脓肿　可继发于细菌性肺炎、支气管扩张、支气管肺癌等肺部疾病；其次为邻近脏器化脓性病变蔓延，如膈下脓肿、肾周围脓肿穿破至肺可形成肺脓肿，阿米巴肝脓肿穿破膈肌至右肺下叶形成阿米巴肺脓肿；小儿肺脓肿常继发于支气管异物阻塞。

3.血源性肺脓肿　皮肤外伤感染、痈疖、骨髓炎、产后盆腔感染、亚急性细菌性心内膜炎等所致的败血症，菌栓经血行传播至肺形成肺脓肿。常为两肺外部的多发性病变。常见致病菌为金黄色葡萄球菌、表皮葡萄球菌和链球菌。

【临床表现】

1.症状　多数患者起病急骤，表现为突发性高热、体温高达39～40℃，多为弛张热，呼吸困难、炎症累及壁层胸膜可有胸痛，咳嗽频繁，咳黏液或黏液脓痰。若感染不能及时控制，可于发病的10～14天，突然咳出大量黄脓腥臭痰和坏死组织，每日痰量多达300～500mL，静置后分层，腥臭痰多为厌氧菌感染所致。约1/3的患者有不同程度的咯血，以脓血痰为主，偶有中、大量咯血引起窒息死亡。患者咳出大量脓痰后全身症状随之改善，多数患者可在数周内恢复正常。

血源性肺脓肿患者多数先有原发性病灶引起的寒战、高热等全身脓毒血症表现，数日或数周后才出现咳嗽、咳痰症状，痰量不多，极少咯血。慢性肺脓肿患者常有咳嗽、咳脓痰、反复发热和咯血，持续数周或数月，伴随贫血、消瘦等全身表现。

2. 体征 疾病体征与肺脓肿的部位和大小有关，发病初期不明显。病变表浅而大者，可有实变体征，胸部叩诊呈浊音，听诊闻及支气管呼吸音。病变累及胸膜，可有胸膜摩擦音或胸腔积液体征。慢性肺脓肿常有杵状指（趾）。

3. 并发症

（1）脓胸 肺脓肿破溃穿透性病变，化脓菌或真菌进入胸腔，引起突发性发热、胸痛、气急，可闻及胸膜摩擦音，又称化脓性胸膜炎。

（2）脓气胸 患者同时具备脓胸和气胸的症状、体征，X线检查表现为胸膜增厚、有不同程度的肺压缩和胸腔积液。

【辅助检查】

1. 血常规检查 急性肺脓肿患者白细胞计数及中性粒细胞显著增加，总数可达（20～30）×10⁹/L，中性粒细胞在80%～90%以上，核明显左移。慢性肺脓肿患者白细胞无明显改变，红细胞和血红蛋白减少。

2. 细菌学检查 深部气管痰培养有厌氧菌和（或）需氧菌存在。血源性肺脓肿患者血培养可发现致病菌。

3. X 线检查 早期征象为大片浓密模糊浸润阴影，边缘不清，分布在一个或数个肺段。脓肿形成，脓液排出后，大片浓密炎性阴影中出现圆形透亮区及液平面。消散期脓腔周围炎症逐渐吸收，脓腔缩小，最终残留少许纤维条索状阴影。慢性肺脓肿患者则显示脓腔壁增厚，内壁不规则伴纤维组织增生，邻近胸膜增厚，纵隔可向患侧移位。血源性肺脓肿可有散在小片状炎症阴影或边缘较整齐的球形病灶，中央可见脓腔及液平面。炎症吸收后可遗留局灶性纤维化或小气囊。

4. 纤维支气管镜检查 有助于发现病因和治疗。可在直视下获取活检标本，通过细菌培养和病理检查明确病因，并可通过纤维镜吸引脓液和注入抗生素，提高疗效。

【治疗要点】

治疗原则是抗感染和痰液引流。

1. 抗生素治疗 厌氧菌感染首选青霉素，对青霉素不敏感者，可使用林可霉素、克林霉素或甲硝唑。患者体温一般可在治疗后3～10天降至正常。疗效不佳者，应根据细菌培养和药物敏感试验结果选用适当药物。抗生素疗程一般为8～12周，或至临床症状完全消失，X线胸片显示脓腔及炎性病变完全消散，或仅残留条索状纤维阴影。可结合局部治疗用药如环甲膜穿刺、鼻导管气管内或纤维支气管内镜滴药等。

2. 痰液引流 酌情给予体位引流。有明显痰液阻塞征象，可经纤维支气管镜冲洗并吸引治疗。痰液黏稠者使用祛痰药或超声雾化吸入促进痰液排出。

3. 外科手术治疗 慢性肺脓肿经正规、合理的内科治疗3个月疗效不佳者；支气管阻塞疑有癌变者；并发脓胸、支气管胸膜瘘者；大咯血危及生命等均须考虑手术治疗。

4. 处理原发性病灶 血源性肺脓肿应尽早处理原发病灶。

【护理诊断】

1. 体温过高 与肺组织炎性坏死有关。

2. 清理呼吸道无效 与痰液黏稠、脓痰聚积有关。

3. 营养失调：低于机体需要量 与肺部感染导致机体消耗增加有关。

4. 知识缺乏 缺乏有关预防、治疗等方面的知识。

【护理措施】

1. 一般护理 急性期卧床休息，恢复期根据患者的耐受力可适当活动。厌氧菌感染的患者，痰液有臭味，应及时倾倒，痰杯内放消毒液、加盖并每日清洗消毒。定时进行空气消毒，及时排除痰液腥臭味，保持空气新鲜，尽可能给患者安排单人病房。室温保持在 18 ～ 22℃，湿度以 55% ～ 65% 为宜。

2. 高热护理 按高热常规护理。

3. 饮食护理 肺脓肿为消耗性疾病，应给予高热量、高蛋白质、丰富维生素、易消化饮食，少量多餐。鼓励患者多饮水，促进降温及毒素的排泄，利于痰液的排出。协助做好口腔护理，清除口臭，促进食欲，防止口腔炎和黏膜溃疡的发生。遵医嘱给予输血、补液。

4. 病情观察 观察和记录痰液颜色、气味、24 小时排痰量和静置后是否分层，大量排痰时，注意观察患者咳痰是否顺畅，咳嗽是否有力，避免脓痰窒息。观察患者中毒症状有无好转，若痰量减少，中毒症状加重，提示痰液引流不畅。观察患者有无血痰、血量如何并及时报告医师。及时发现咯血先兆，做好应急准备，防止大咯血和窒息的发生。

5. 痰液引流的护理 鼓励患者有效咳痰，超声雾化吸入湿化呼吸道，指导患者掌握咳痰技巧。可行体位引流，年老体弱或高热、咯血期间不宜体位引流。必要时应用负压吸引器经口腔吸痰或支气管镜引流吸痰。

6. 心理护理 痰液恶臭使人产生不良情绪，医护人员应重视患者感受，妥善安置床位，做好各种容器的消毒，定时通风，减少空气中异味的刺激。

【健康指导】

1. 培养良好的生活习惯 避免过度劳累、酗酒，戒烟等，及时治疗口咽部感染，多饮水，保持口腔清洁，积极参加体育锻炼，提高机体免疫力。

2. 加强对昏迷、全麻手术患者的护理 及时清除呼吸道分泌物，保持呼吸道通畅，预防肺部感染。

3. 积极治疗皮肤疖、痈和其他部位的化脓性感染 不挤压疖、痈，防止血源性肺脓肿的发生。

4. 抗生素使用 要足量，治疗要彻底，防止复发。

【考纲摘要】

1. 肺脓肿的病因。

2.肺脓肿的典型临床表现。

3.肺脓肿的主要护理诊断和护理措施。

【复习思考】

1.肺脓肿的典型临床表现有哪些？

2.肺脓肿的主要护理问题有哪些？

3.马克思在生命的最后五年里，饱受很多疾病的痛苦，其中包括肺脓肿，长期高强度的工作和艰苦的生活条件，极大地摧残了马克思与他的家人的身体健康。请大家查阅相关资料，给大家讲讲马克思的故事。

（郭丹）

码 2-5-1　肺脓肿患者的护理 PPT

任务六　肺结核患者的护理

【学习目标】

1.知识目标　明确肺结核患者的临床表现、护理措施。

2.能力目标　能够采取正确措施预防肺结核的传播。

3.素质目标　增强学生爱国爱党情怀，树立正确人生观、价值观，养成良好的个人生活习惯。

【案例导入】

患者，男，26岁。因反复咳嗽、咳痰6个月、咯血1天入院。患者6个月前无明显诱因出现咳嗽，多为干咳，咳少许白色泡沫痰，偶有黄痰，易咳出，伴活动后气促、夜间盗汗。在当地医院治疗效果不佳，且近期消瘦明显，体重下降5kg左右，于1天前咯血，为鲜红色，量约80mL。入院时自行步入病房，体质消瘦，神志清楚，呼吸规则。查体：体温36.6℃，脉搏88次/分，呼吸20次/分，血压134/85mmHg。口唇轻度发绀，两肺呼吸音粗，痰结核杆菌涂片（＋）。

请思考：

1.该患者最可能的诊断是什么？主要治疗方法有哪些？

2.本病有哪些护理诊断？怎样护理？

3.如何对该患者进行健康指导？

码 2-6-1　90岁"最美防痨人"马玙

肺结核（pulmonary　tuberculosis）是由结核分枝杆菌感染引起的肺部慢性传染性疾病。排菌患者为重要传染源，病原菌通过呼吸道传播感染，当机体抵抗力降低时发病。可累及全身多个脏器，以肺部感染最为常见。发病以青壮年居多，男性多于女性。结核病为全球流行的传染病之一，为传染疾病的主要死因。结核病在我国仍属于需要高度重视的公共卫生问题。

【病因及发病机制】

1. 结核菌　结核病的致病菌为结核分枝杆菌，又称抗酸杆菌。可分为人型、牛型、非洲型和鼠型 4 类，引起人类感染的为人型结核分枝杆菌，少数为牛型菌感染。结核菌抵抗力强，在阴湿处能生存 5 个月以上，但在烈日暴晒下 2 小时，5%～12% 甲酚（来苏水）接触 2～12 小时，70% 乙醇接触 2 分钟，或煮沸 1 分钟，即被杀死。该病原菌有较强的耐药性，最简单灭菌方法是将痰吐在纸上直接焚烧。

2. 感染途径　肺结核主要通过呼吸道传染，患者随地吐痰，痰液干燥后随尘埃飞扬；病原菌也可通过飞沫传播，免疫力低下者吸入传染源喷出的带菌飞沫可发病。少数患者可经饮用未消毒的带菌牛奶引起消化道传染。其他感染途径少见。

3. 人体反应性　机体对入侵结核菌的反应有两种。

（1）免疫力　机体对结核菌的免疫力分非特异性和特异性免疫力两种。后者通过接种卡介苗或感染结核菌后获得免疫力。机体免疫力强可不发病或病情较轻，免疫力低下者易感染发病，或引发原病灶重新发病。

（2）变态反应　结核菌入侵 4～8 周后，机体针对致病菌及其代谢产物所发生的变态反应，属Ⅳ型（迟发型）变态反应。

4. 结核感染及肺结核的发生发展

（1）原发性结核　初次感染结核，病菌毒力强、机体抵抗力弱，病原菌在体内存活并大量繁殖引起局部炎性病变，称原发病灶。

（2）继发性结核　一种是原发病灶遗留的结核分枝杆菌重新活动引起结核病，属内源性感染；另一种是由结核分枝杆菌再次感染而发病，称外源性感染。由于机体具备特异性免疫力，一般不引起局部淋巴结肿大和全身播散，但可导致空洞形成和干酪性坏死。

【临床表现】

1. 症状

（1）全身症状　起病缓慢，病程长。常有午后低热、面颊潮红、乏力、食欲减退、体重减轻、盗汗等结核毒性症状。当肺部病灶急剧进展播散时，可出现持续高热。妇女可有月经失调、结节性红斑。

（2）呼吸系统症状　干咳或有少量黏液痰。继发感染时，痰呈黏液性或脓性。痰中偶有干酪样物，约 1/3 患者有痰血或不同程度咯血。少数患者可出现大量咯血。胸痛、干酪样肺炎或大量胸腔积液者，可有发绀和渐进性呼吸困难。

2. 体征　病灶范围大而表浅者可有实变体征，叩诊呈浊音。大量胸腔积液时局部叩诊浊音或实音。锁骨上下及肩胛间区可闻及湿啰音。慢性纤维空洞型肺结核及胸膜增厚者可有胸廓内陷、肋间变窄、气管偏移等。

3. 临床类型

（1）Ⅰ型肺结核（原发性肺结核） 多发生于儿童或边远山区、农村初次进入城市的成人。初次感染肺结核即发病，以上叶底部、中叶或下叶上部多见，X线典型征象为哑铃形阴影，即原发病灶、引流淋巴管炎和肿大的肺门淋巴结形成典型的原发综合征。通常病灶逐渐自行吸收或钙化。

码 2-6-2 肺结核患者的临床表现视频

（2）Ⅱ型肺结核（血行播散型肺结核） 分急性、亚急性和慢性血行播散型肺结核。成人多见，结核病灶破溃，致病菌短时间内大量进入血循环可引起肺内广泛播散引起急性病征，X线显示肺内病灶细如粟米、均匀散布于两肺。若机体免疫力强，少量致病菌经血分批侵入肺部，形成亚急性或慢性血行播散型肺结核。

（3）Ⅲ型肺结核（浸润型肺结核） 包括干酪性肺炎和结核球两种特殊类型。以成人多见，抵抗力降低时，原发病灶重新活动，引起渗出和细胞浸润，是最常见的继发性肺结核。病灶多位于上肺野，X线显示渗出和浸润征象，可有不同程度的干酪样病变和空洞形成。

（4）Ⅳ型肺结核（慢性纤维空洞型肺结核） 为各种原因使肺结核迁延不愈，症状起伏所致，属于肺结核晚期，痰中常有结核菌，为结核病的重要传染源。X线显示单侧或双侧肺有厚壁空洞，伴明显胸膜肥厚。由于肺组织纤维收缩，肺门向上牵拉，肺纹理呈垂柳状阴影，纵隔向患侧移位，健侧呈代偿性肺气肿。

（5）Ⅴ型肺结核（结核性胸膜炎） 多见于青少年，结核菌累及胸膜引起渗出性胸膜炎。X线显示病变部位有均匀致密阴影，可随体位变换而改变。

4. 并发症 可并发自发性气胸、脓气胸、支气管扩张、慢性肺源性心脏病等。

【辅助检查】

1. 血常规检查 活动性肺结核有轻度白细胞计数升高，红细胞沉降率增快，急性粟粒型肺结核时白细胞计数可减少，有时出现类白血病反应的血象。

码 2-6-3 肺结核患者的辅助检查视频

2. 结核菌检查 痰中查到结核菌是确诊肺结核的主要依据。涂片抗酸染色镜检快捷方便。痰菌量较少可用集菌法。痰培养、聚合酶链反应（polymerase chain reaction，PCR）检查更为敏感。痰菌检查阳性，提示病灶为开放性，有传染性。

3. 影像学检查 胸部X线检查可早期发现肺结核。常见肺结核X线检查表现：有纤维钙化的硬结病灶者呈高密度、边缘清晰的斑点、条索或结节；浸润性病灶则呈现出低密度、边缘模糊的云雾状阴影；X线征象呈现出较高密度、浓淡不一，有环形边界的透光空洞者，提示干酪样病灶。胸部CT检查可发现微小、隐蔽性病变。

4. 结核菌素（简称结素）试验 用于测定人体是否感染过结核菌。目前WHO、国际防痨和肺部联合会推荐使用的结核菌素为纯蛋白衍化物（purified protein derivative，PPD），方法为：取0.1mL（5IU）结核菌素，常规消毒后于左前臂屈侧行皮内注射，48～72小时后观察皮肤硬结的直径，≤4mm为阴性，5～9mm为弱阳性，

10～19mm 为阳性反应，≥20mm 或虽＜20mm 但局部发生水疱与坏死者为强阳性反应。

成人结素试验阳性表示曾感染过结核菌或接种过卡介苗，并不一定患病，反之，则提示未感染过结核菌，或感染初期机体变态反应尚未建立。机体免疫功能低下或受抑制，可显示结素试验阴性。结核菌素试验对婴幼儿的诊断价值大于成人，因年龄越小，自然感染率越低。3 岁以下强阳性反应者，应视为有新近感染的活动性结核。

5. 其他检查　纤维支气管镜对诊断有重要价值，常用于支气管结核和淋巴结支气管瘘的诊断。

【治疗要点】

治疗原则为监督患者全程化疗，加强支持疗法，根治病灶，达痊愈目的。

1. 抗结核化学药物治疗（简称化疗）　化疗对疾病控制起关键作用，凡为活动性肺结核患者均需化疗。

化疗原则：早期、规律、全程、联合和适量用药。即肺结核一经确诊立即给予化疗，根据病情及药物特点，联合使用两种以上的药物，以增强疗效，减少耐药性的产生。严格遵医嘱按时按量用药，指导患者执行治疗方案，途中无遗漏或间断，坚持完成规定疗程，以达彻底杀菌和减少疾病复发的目的。

2. 对症治疗

（1）毒性症状　轻度结核毒性症状会在有效治疗 1～3 周消退，重症者可酌情加用肾上腺糖皮质激素对症治疗。

（2）咯血　咯血处置要注意镇静、止血，患侧卧位，预防和抢救因咯血所致的窒息并防止肺结核播散。一般少量咯血，多以安慰患者、消除紧张、卧床休息为主，可用止血药物止血。大咯血时可用垂体后叶素止血或采用支气管动脉栓塞法。

（3）胸腔积液　胸腔积液过多引起呼吸困难者，可行胸腔穿刺抽液，每次抽液量不超过 1L，抽液速度不宜过快，操作中患者出现头晕、心悸、四肢发凉等胸膜反应时，应立即停止操作，让患者平卧，密切观察血压变化，必要时皮下注射肾上腺素，防止休克。

3. 手术治疗　肺结核以内科治疗为主，手术适用于合理化疗无效，多重耐药的厚壁空洞、大块干酪灶、支气管胸膜瘘和大咯血非手术治疗无效者。

【护理诊断】

1. 知识缺乏　与缺乏疾病预防及化疗方面的知识。

2. 营养失调：低于机体需要量　与长期低热消耗增多及摄入不足有关。

3. 活动无耐力　与长期低热、咳嗽，体重逐渐下降有关。

4. 社交孤立　与呼吸道隔离沟通受限及健康状况改变有关。

【护理措施】

1. 一般护理　肺结核活动期有咯血、高热等重症者，应卧床休息，症状轻者适当增加户外活动，保证充足的睡眠，做到劳逸结合。室内保持良好的空气流通。盗汗者及时擦汗和更衣，避免受凉。

码 2-6-4　肺结核患者的护理视频

2. 饮食护理　给予高热量、高蛋白、高维生素、富含钙质饮食，促进机体康复。成人每天蛋白质为 1.5 ～ 2.0g/kg，以优质蛋白为主。适量补充矿物质和水分，如铁、钾、钠和水分。注意饮食调配，患者不需忌口，食物应多样化，荤素搭配，色、香、味俱全，刺激患者食欲。患者在化疗期间尤其注意营养的补充。每周测量体重 1 次。

3. 用药护理　常用抗结核药物包括杀菌剂和抑菌剂，杀菌剂有异烟肼、利福平、链霉素、吡嗪酰胺，抑菌剂有乙胺丁醇、对氨基水杨酸钠等。强调早期、联合、适量、规律、全程化学治疗的重要性，使患者理解规范治疗的重要意义，提高用药的依从性。督促患者按时按量用药，告知并密切观察药物疗效及药物不良反应，如有不适、应及时与医师沟通，不可擅自停药。常用抗结核药成人用法、用量、剂量及不良反应见表 2-3。

表 2-3　常用抗结核药物成人剂量、用法及不良反应

药名	成人每日剂量及用法	间歇疗法一日剂量及用法	主要不良反应
异烟肼（H，INH）	0.3 ～ 0.4g，空腹顿服	0.6 ～ 0.8g，顿服，2 ～ 3 次/周	偶有周围神经炎、中毒性肝炎、皮疹
利福平（R，RFP）	0.45 ～ 0.6g，空腹顿服	0.6 ～ 0.9g，顿服，2 ～ 3 次/周	黄疸、氨基转移酶一过性升高、胃肠道不适
链霉素（S，SM）	0.75 ～ 1.0g，一次肌内注射	0.75 ～ 1.0g，肌内注射，2 次/周	听神经损害及肾脏毒性作用、听力减退、口周麻木
吡嗪酰胺（Z，PZA）	1.5 ～ 2.0g，顿服	2.0 ～ 3.0g，顿服，2 ～ 3 次/周	偶有肝脏损害、高尿酸血症
乙胺丁醇（E，EMB）	0.75 ～ 1.0g，顿服	1.5 ～ 2.0g，顿服，2 ～ 3 次/周	球后视神经炎、偶有变态反应
对氨基水杨酸钠（P，PAS）	8.0 ～ 12.0g，顿服	10.0 ～ 12.0g，顿服，3 次/周	胃肠道刺激征、恶心、呕吐、变态反应

4. 咯血的护理　患者大咯血出现窒息征象时，立即协助其取头低足高位，头偏向一侧，快速清除气道和口咽部血块，及时解除呼吸道阻塞。必要时气管插管、气管切开或气管镜直视下吸出血凝块。

5. 消毒隔离　痰涂片阳性的肺结核患者住院治疗期间须进行呼吸道隔离，要求病室光线充足，通风良好，定时进行空气消毒。患者衣被要经常清洗，被褥、书籍在烈日下暴晒 6 小时以上。餐具要专用，经煮沸或消毒液浸泡消毒，剩下饭菜应煮沸后弃掉。注意个人卫生，打喷嚏时应用纸巾遮掩口鼻，纸巾焚烧处理；不要随地吐痰，痰液吐在有盖容器中，患者的排泄物、分泌物应消毒后排放。减少探视，避免患者与健康人频繁接触，探视者应戴口罩。患者外出应戴口罩，口罩要每天煮沸清洗。医护人员与患者接触可戴呼吸面罩、接触患者应穿隔离衣、戴手套。处置前、后应洗手。传染性消失应及时解除隔离措施。

6. 心理护理　结核病是慢性传染病，病程长，恢复慢，在工作、生活等方面对患者乃至整个家庭产生不良影响，患者情绪变化呈多样性，护士及家属应主动了解患者的心理状态，应给予良好的心理支持，督促患者按要求用药，告知不规则用药的后果，使患者树立战胜疾病的信心，安心休息，积极配合治疗。一般情况下，痰涂片阴性和经有效抗结核治疗 4 周以上，无传染性或仅有极低传染性者，鼓励患者回归家庭和社会，以消除隔离感。

【健康教育】

1. 加强疾病传播知识的宣教 普及新生儿接种卡介苗制度，疾病的高危人群应定期到医院体检或进行相应预防性处理。

2. 培养良好的卫生习惯 不随地吐痰和凌空打喷嚏，同桌共餐应使用公筷。

3. 注意营养，增强体质 忌烟酒，避免疲劳，预防呼吸道感染。

4. 隔离 处于传染活动期的患者，应进行隔离。

5. 全程督导结核患者坚持化学治疗 避免复发，定期复查肝功能和胸片。

【考纲摘要】

1. 肺结核咯血窒息的表现及护理，结核菌素试验阳性判断标准。

2. 肺结核的化疗原则，常用化疗药物的不良反应。

3. 肺结核传播的预防。

【复习思考】

1. 肺结核的临床表现有哪些？

2. 肺结核的主要护理措施有哪些？

3. 世界结核日（World Tuberculosis Day，或译世界防治结核病日）定于每年的 3 月 24 日，是纪念 1882 年德国微生物学家罗伯特·科霍向一群德国柏林医生发表他对结核病病原菌的发现。世界卫生组织于 1993 年在英国伦敦召开的第 46 届世界卫生大会通过了"全球结核病紧急状态宣言"并积极宣传此病防治的重要性。1996 年 2 月 8 日中国卫生部发文，要积极响应世界卫生组织的建议，积极开展"3.24 世界防治结核病日"的宣传活动。请你查找资料分享历年世界结核日的"中国主题"。

（郭丹）

码 2-6-5　肺结核患者的护理 PPT

任务七　慢性支气管炎和慢性阻塞性肺疾病患者的护理

【学习目标】

1. 知识目标 明确慢性阻塞性肺疾病患者的身体状况、护理措施。

2. 能力目标 能运用护理程序对慢性阻塞性肺疾病患者进行护理。

3. 素质目标 培养内科护士应该具备的知识素养，养成端正的学习态度，严谨求实的工作作风，团结协作的团队精神。

【案例导入】

张某，男，66 岁。反复咳嗽、咳痰，喘息 18 年，心悸、气急 3 年，加重伴发热 1 周。吸烟史 40 年，每日 20 支。发病以来纳差，睡眠欠佳。查体：体温 37.5℃、脉搏 98 次 / 分、呼吸 28 次 / 分、血压 120/80mmHg；神志清，口唇稍发绀，桶状胸，肋间隙增宽，呼吸运动减弱，叩诊过清音，双肺呼吸音粗，双下肺可闻及少量湿啰音。血气分析：PaO_2 63mmHg，$PaCO_2$ 40mmHg。

请思考：

1. 该患者最可能的诊断是什么？

2. 确诊需要进一步做何种检查？

3. 如何指导该患者进行呼吸功能锻炼？

一、慢性支气管炎

慢性支气管炎（chronic bronchitis）简称慢支，是气管、支气管黏膜及其周围组织的慢性非特异性炎症。临床上以咳嗽、咳痰和 / 或伴有喘息为主要症状，每年发病持续 3 个月，连续 2 年或 2 年以上，并排除具有咳嗽、咳痰症状的其他疾病即可诊断。长期反复发作可并发阻塞性肺气肿，甚至肺动脉高压、肺源性心脏病。

【病因与发病机制】

本病的病因及发病机制尚未完全清楚，可能与下列因素有关。

1. 吸烟　国内外研究证明吸烟与慢支的发生有密切关系。吸烟时间越长、吸烟量越大患病率越高。烟草中的焦油、尼古丁等物质可损伤呼吸道上皮细胞，使纤毛运动减退，巨噬细胞吞噬能力降低，使气道净化功能下降；同时刺激黏膜下感受器，使副交感神经功能亢进，支气管平滑肌收缩，腺体分泌亢进，气道阻力增加。戒烟后可使症状减轻或消失，病情缓解，甚至痊愈。

2. 感染因素　病毒、细菌等感染是慢支发生发展的重要因素。感染造成气管 - 支气管黏膜的损伤和慢性炎症。

3. 理化因素　如刺激性烟雾、粉尘、大气污染（如二氧化硫、二氧化氮、氯气、臭氧等）的慢性刺激及气候寒冷、环境温度剧变等，均可致气管防御功能下降，为细菌、病毒侵入创造条件。

4. 过敏因素　与喘息型慢支关系密切，在患者痰液中嗜酸性粒细胞数量与组胺含量均有增高倾向。尘埃、尘螨、细菌、真菌、寄生虫、花粉及化学气体等，都可以成为过敏因素而致病。

5. 其他因素　如自主神经功能失调、营养失调、气候寒冷、年龄增加、遗传等因素均与本病发生有关。

【临床表现】

1. 症状　多数起病缓慢，病程长，反复发作而使病情加重。急性加重的主要原因是呼吸道感染。

（1）咳嗽　长期、反复、逐渐加重的咳嗽是慢支最突出的表现。一般晨间咳嗽较重，白天较轻，晚间睡前有阵咳或排痰。

（2）咳痰　痰液一般为白色黏液或浆液泡沫状痰，偶带血丝。清晨排痰较多，起床后或体位变动可刺激排痰。伴细菌感染时，变为黏液脓性痰，痰量增多。

（3）喘息或气急　喘息型慢支有支气管痉挛，可引起喘息，常伴有哮鸣音。慢支早期一般无气急现象。反复发作并发阻塞性肺气肿时，可伴有轻重程度不等的气急。

2. 体征　早期可无任何异常体征。急性发作期可在背部及肺底听到散在的干、湿啰音，咳嗽后可减少或消失。喘息型慢支者可闻及哮鸣音和呼气延长。

3. 分型　可分为单纯型和喘息型。单纯型慢支主要表现为咳嗽、咳痰；喘息型慢支除有咳嗽、咳痰外还有喘息，并伴有哮鸣音。

4. 分期　按病情进展可分为三期。

（1）急性发作期　指1周内出现脓性或黏液脓性痰，痰量明显增加，或伴有发热等炎症表现；或1周内"咳""痰""喘"等症状任何一项明显加剧。

（2）慢性迁延期　指有不同程度的"咳""痰""喘"症状迁延1个月以上者。

（3）临床缓解期　指经治疗或临床缓解，症状基本消失或偶有轻微咳嗽和少量痰液，保持2个月以上者。

【辅助检查】

1. 血常规检查　急性发作期或并发肺部感染时，可见白细胞计数或中性粒细胞比例均增高。喘息型患者嗜酸性粒细胞增多。

2. 痰液检查　痰涂片或培养可检测到致病菌。喘息型慢支常见较多的嗜酸性粒细胞。

3. 胸部 X 射线检查　早期可无异常。反复发作者，可见两肺纹理增粗、紊乱，呈网状或条索状、斑点状阴影，以下肺野较明显。

4. 呼吸功能检查　早期无异常。如有小气道阻塞时，最大呼气流速－容量曲线在末期容量时流量明显降低。

【治疗要点】

1. 急性发作期的治疗

（1）控制感染　常用青霉素类、大环内酯类、氨基糖苷类、喹诺酮类、头孢菌素类抗生素。如培养出致病菌，根据药敏试验结果选择敏感抗菌药物。

（2）镇咳祛痰　可根据病情选用祛痰药溴己新（必嗽平）、乙酰半胱氨酸（痰易净）、盐酸氨溴索（沐舒坦）等。对于年老体弱无力咳痰者或痰量较多者，应以祛痰为主，协助排痰，保持呼吸道通畅。应避免应用强镇咳剂，如可卡因等，以免抑制呼吸中枢及加重呼吸道阻塞和炎症，导致病情恶化。

（3）解痉平喘　β_2 受体激动剂、抗胆碱能药、茶碱类药，可以缓解气管痉挛，改善症状。若使用气管舒张剂后气道仍有持续阻塞，可使用糖皮质激素。详见本项目任务八"支气管哮喘患者的护理"。

2. 慢性迁延期的治疗　同上。应遵医嘱坚持用药，减轻不适。

3.临床缓解期的治疗　宜加强锻炼，增强体质，预防感染，提高机体抵抗力。

【护理诊断】

1.清理呼吸道无效　与无力咳嗽、痰液黏稠有关。

2.焦虑　与呼吸困难、病程迁延难愈有关。

3.潜在并发症　阻塞性肺气肿、支气管肺炎、支气管扩张。

【护理措施】

1.一般护理

（1）环境和休息　环境要安静、舒适，保持室内空气流通、新鲜，冬季注意保暖。注意休息，采取舒适体位。

（2）饮食护理　给予高热量、高蛋白、高维生素、清淡、易消化食物。心、肾功能正常者鼓励其每日饮水量不少于 1500mL。避免刺激性食物，忌烟、酒。

2.保持呼吸道通畅　根据病情指导患者采取适当的排痰措施，详见本章任务一"咳嗽与咳痰"。

3.用药护理　遵医嘱使用抗生素、祛痰止咳药、解痉平喘药等，密切观察药物疗效和不良反应。

4.心理护理　指导患者与家属了解疾病的相关知识，积极配合治疗。急性发作时，护理人员应保持镇静以减轻患者的焦虑情绪。

【健康教育】

1.疾病知识指导　向患者和家属解释疾病相关知识，告知患者治疗是一个长期的过程，使其积极配合治疗。

2.日常生活指导　保持室内适宜的温、湿度，注意保暖；保证充足睡眠；饮食清淡、易消化、富有营养，多饮水；避免接触发病诱因，如避免烟雾、粉尘和刺激性气体的吸入；避免接触变应原，避免去空气污染、人多的公共场所；积极治疗原发病，如鼻窦炎、扁桃体炎等易诱发慢性支气管炎急性发作。吸烟者应戒烟，缓解期锻炼身体，增强体质。

二、慢性阻塞性肺疾病

慢性阻塞性肺疾病（chronic obstructive pulmonary diseases ，COPD）简称慢阻肺，是一种以不完全可逆气流受限为特征，呈进行性发展的慢性肺部疾病。COPD 是呼吸系统疾病中的常见病和多发病，老年人多见，男性患病率高于女性。COPD 患病率和病死率均居高不下。世界卫生组织资料显示，COPD 的死亡率居所有死因的第 4 位，且有逐年增加的趋势。近年来对我国 7 个地区 20245 名成年人进行调查，COPD 的患病率占 40 岁以上人群的 8.2%。因肺功能进行性减退，患者需长期卧床，严重影响劳动力和生活质量，造成巨大的社会和经济负担。世界卫生组织将每年 11 月第三周的周三定为世界慢阻肺日，宗旨是帮助人们提高对慢阻肺的认识，改善慢阻肺诊断不足和治疗不力的现状。

COPD 与慢性支气管炎和慢性阻塞性肺气肿密切相关。肺气肿是指终末细支气管远端（呼吸性细支气管、肺泡管、肺泡囊和肺泡）的气道弹性减退、过度膨胀、充气和肺容积增大，并伴有气管壁破坏的病理状态，常由慢性支气管炎发展而来。当慢支和（或）肺气肿患者肺功能检查出现气流受限且不能完全可逆时为 COPD。

【病因与发病机制】

1. 病因

（1）吸烟　是 COPD 的重要发病因素。吸烟与 COPD 累计发病率密切相关，并使 COPD 患者症状加重。

（2）呼吸道感染　是 COPD 发生、发展的重要因素，感染可造成气管–支气管黏膜的损伤和慢性炎症。

（3）理化因素　职业粉尘及化学物质，如烟雾、变应原、工业废气；室内外空气污染，如大气中的二氧化硫、二氧化氮、氯气等有害气体等。另外，冷空气也可能成为 COPD 的诱发因素。

（4）遗传因素　患者体内 a_1–抗胰蛋白酶（a_1–AT）不足是常见的遗传危险因素，与肺气肿的发生密切相关。

（5）其他　如年老、营养不良、自主神经功能失调等都可能成为 COPD 疾病的发展诱因。

2. 发病机制　多种致病因素作用于支气管，引起气道黏膜水肿、黏膜下腺体分泌增多、平滑肌痉挛，导致管腔狭窄。支气管炎症反复发作，引起气管壁结构的破坏和增生，气管结构重塑、胶原含量增加及瘢痕形成，导致气流受限。炎症沿气道向下播散至细支气管（直径 < 2mm）时，因细支气管管壁薄、无软骨支撑、与周围肺泡结构紧

码 2-7-1　慢性阻塞性肺疾病临床表现视频

密相连，吸气时，随着肺泡的扩张，细支气管受周围弹性组织牵拉、口径变大、管道伸长，呼气时，随胸膜腔内压的增高，小气道很快缩短、变窄、阻塞，气体排出受阻，肺泡内残留气体增多，肺泡腔扩大、壁变薄，甚至破裂形成大疱，弹性下降。随着肺泡内压升高，肺泡表面毛细血管内血流量减少，影响气血交换，最终导致肺心病或呼吸衰竭。

【临床表现】

1. 症状　起病缓慢、病程较长，反复急性发作使病情逐渐加重。一般均有慢性咳嗽、咳痰等慢支的症状，但也有少数患者无咳嗽症状。

慢性阻塞性肺气肿的主要症状是在患者咳嗽、咳痰的基础上逐渐出现加重的呼吸困难。可并发慢性肺源性心脏病和 II 型呼吸衰竭。

COPD 的标志性症状是气促或呼吸困难。早期在体力活动时出现，后逐渐加重，以致在日常活动甚至休息时也感到气短。

部分患者特别是重度患者或急性加重期患者可出现喘息和胸闷。COPD 晚期患者可出现食欲减退、体重下降、外周肌肉萎缩和功能障碍、精神抑郁和焦虑等。

2. 体征　早期体征可无异常，随疾病进展出现肺气肿体征。①视诊：胸廓形态异常，呈桶状胸，肋间隙增宽，呼吸运动减弱。②触诊：双侧语颤减弱。③叩诊：肺部过

清音，心浊音界缩小，肺下界和肝浊音界下降。④听诊：两肺呼吸音减弱，呼气延长，合并感染时可闻及湿啰音和（或）干啰音。

3. COPD 病程分期

（1）急性加重期（慢性阻塞性肺疾病急性加重）　指在疾病过程中，短期内咳嗽、咳痰、气短和（或）喘息加重、痰量增多，呈脓性或黏液脓性，可伴发热等症状。

（2）稳定期　指患者咳嗽、咳痰、气短等症状稳定或症状轻微。

4. 并发症　本病可并发呼吸衰竭、自发性气胸、慢性肺源性心脏病等。

【考纲摘要】

1. 慢性阻塞性肺疾病的病因。

2. 慢性阻塞性肺疾病的肺部体征。

【辅助检查】

1. 肺功能检查　又称呼吸功能检查，是判断气流受限的主要客观指标，对 COPD 诊断有重要意义。

（1）第 1 秒钟用力呼气容积占用力肺活量百分比（FEV_1/FVC）是评价气流受限的一项敏感指标。第 1 秒钟用力呼气容积占预计值百分比（FEV_1% 预计值）是评估 COPD 严重程度的良好指标，其变异性小，易于操作。吸入支气管扩张药后 FEV_1/FVC < 70% 及 FEV_1 < 80% 预计值者，可确定为持续性气流受限。

（2）肺总量（TLC）、功能残气量（FRC）和残气量（RV）增高，肺活量（VC）减低，表明肺过度充气，有参考价值。由于 TLC 增加不及 RV 增高程度大，故 RV/TLC 增高。

（3）一氧化碳弥散量（DLco）与肺泡通气量（VA）比值（DLco/VA）下降，该项指标供诊断参考。

2. 胸部 X 射线检查　COPD 早期胸片可无变化，后期可出现肺纹理增粗、紊乱，两下肺较明显。肺气肿时，两肺透亮度增加，肋间隙增宽。

3. 血气分析　阻塞性肺气肿感染加重时，可出现动脉血氧分压（PaO_2）降低，动脉二氧化碳分压（$PaCO_2$）正常或升高；当出现代偿性呼吸性酸中毒时，pH 值降低。

4. 血常规检查　COPD 合并细菌感染时，外周血白细胞增高，核左移及中性粒细胞比例增多。喘息型患者可有嗜酸性粒细胞增高。

5. 痰液检查　痰培养可能查出病原菌，常见病原菌为肺炎链球菌、流感嗜血杆菌、肺炎克雷白杆菌等。

【治疗要点】

1. 稳定期治疗

（1）避免诱发因素　劝导患者戒烟，加强锻炼、增强体质。

（2）药物治疗　①支气管舒张药是 COPD 患者稳定期最主要的治疗药物。可酌情使用 β_2 肾上腺素受体激动剂如沙丁胺醇、特布他林、沙美特罗、福莫特罗等；抗胆碱药如异丙托溴铵、噻托溴铵等；茶碱类如氨茶碱缓释片、氨茶碱等。②祛痰剂适用于年老体弱、无力咳嗽或痰量较多者，常用药物如盐酸氨溴索；N-乙酰半胱氨酸等。③糖皮质激素适用于重度、极重度患者（III级和IV级）和反复加重的患者，目前常用糖皮质激素剂型有沙美特罗＋氟替卡松、福莫特罗＋布地奈德。口服泼尼松龙，也可静脉输入甲泼尼龙。吸入糖皮质激素与长效 β_2 受体激动剂联合使用，可增加运动量，减少急性发作频率，提高生存质量。

（3）长期家庭氧疗（LTOT）　不但可改善缺氧症状，还可延缓肺心病进展，延长患者生存期，提高生活质量。

LTOT指征：① $PaO_2 \leqslant 55mmHg$ 或 SaO_2（血氧饱和度）$\leqslant 80\%$，伴或不伴高碳酸血症。② PaO_2 55～70mmHg，或 $SaO_2 < 89\%$，并有肺动脉高压、心力衰竭或红细胞增多症。LTOT一般用鼻导管吸氧，氧流量为 1～2L/分钟，吸氧时间 ≥ 15 小时/天。目的是使患者静息状态下，达到 $PaO_2 \geqslant 60mmHg$ 和（或）SaO_2 升至 90%。对部分严重夜间低氧血症的患者可实施夜间无创机械通气。

2. 急性加重期治疗

（1）控制感染　当患者呼吸困难加重，咳嗽伴痰量增加、有脓性痰时，应根据患者致病菌的性质及药物敏感情况积极选用抗生素治疗。如给予 β 内酰胺类/β 内酰胺酶抑制剂；第二代头孢菌素、大环内酯类或喹诺酮类。

（2）解痉平喘　严重喘息症状者可给予较大剂量支气管舒张药物雾化吸入治疗，可给予静滴氨茶碱。

（3）糖皮质激素　对COPD急性加重期住院患者可考虑短期使用。

（4）保持气道通畅　合理补液、指导患者有效咳嗽、给予翻身、叩背、雾化吸入等促进痰液排出；必要时使用祛痰剂。

（5）合理氧疗　根据血气分析，调整吸氧方式和氧浓度。一般给予鼻导管低流量（1～2L/min）低浓度（25%～29%）持续吸氧，应避免吸入氧浓度过高引起二氧化碳潴留。氧疗目标为血气分析 $PaO_2 > 60mmHg$ 或 $SaO_2 \geqslant 89\%$。

【护理诊断】

1. 气体交换受损　与肺组织弹性降低、通气功能障碍、残气量增加有关。

2. 活动无耐力　与肺功能下降引起慢性缺氧、活动时供氧不足有关。

3. 清理呼吸道无效　与痰液黏稠、咳嗽无力、支气管痉挛有关。

4. 营养失调：低于机体需要量　与呼吸道感染致能量消耗增加而摄入不足有关。

5. 潜在并发症　自发性气胸、肺部感染、呼吸衰竭。

【护理措施】

1. 一般护理

（1）环境　保持室内清洁、温湿度适宜，避免吸入冷空气及刺激性气体。

（2）休息与活动　中度以上COPD急性加重期的患者应以卧床休息为主，采取舒适体位，呼吸困难明显者取半卧位或端坐位，必要时设置跨床小桌，以便患者伏桌休息，减轻呼吸困难；根据病情安排适当的活动，以不加重症状、不感到疲劳为度。

码2-7-2　慢性阻塞性肺疾病护理视频

（3）**饮食** 给予高蛋白、高热量、高维生素、易消化食物，经常变换食谱以刺激食欲。多食含有高膳食纤维的蔬菜和水果，以利于排便。少量多餐，避免食用产气食物如碳酸饮料、豆类等；无禁忌者饮水量应在 1.5 ～ 2L/d，保证足够的饮水量，有助于痰液的稀释。

2. 病情观察 密切观察咳嗽、咳痰的情况及呼吸困难程度及有无并发症。监测患者生命体征、动脉血气分析及水、电解质、酸碱平衡情况。

3. 对症护理

（1）**协助排痰** 及时清除呼吸道分泌物，根据患者病情，采取翻身、叩背、雾化吸入等措施协助排痰，必要时给予吸痰。

（2）**吸氧** 根据血气分析结果，遵医嘱给予氧气吸入。一般采用鼻导管持续低流量（1 ～ 2L/min）、低浓度（25% ～ 29%）给氧，避免吸入高浓度的氧气引起二氧化碳潴留和呼吸抑制。观察氧疗效果及不良反应，施行氧疗30分钟后，需复查动脉血气以了解氧疗效果，同时严密观察患者用氧后病情变化，如果患者呼吸困难、发绀程度减轻，呼吸频率、心率减慢，活动耐力增加表示氧疗有效。如果出现胸骨后不适（刺激或烧灼感）伴轻度干咳，面部肌肉抽搐等提示氧中毒，需要减量或立即终止。

4. 呼吸功能锻炼

（1）**缩唇呼吸** 缩唇呼吸是通过缩唇形成的阻力来延长呼气时间，提高气道压力，延缓小气道过早塌陷，利于肺内气体的排出。指导患者经鼻吸气，然后缩唇（吹口哨样）缓慢呼气（图2-5），吸气与呼气时间比为 1∶2 或 1∶3。缩唇大小程度与呼气流量以能使距口唇15 ～ 20cm处与口唇等高水平的蜡烛火焰随气流倾斜又不至于熄灭为宜。

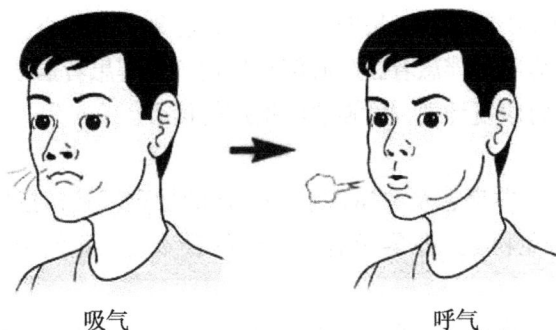

吸气　　　　　　　呼气

图2-5 缩唇呼吸

（2）**腹式呼吸** 指导患者可取立位、平卧位或半卧位，使腹肌和全身肌肉放松，两手分别置于前胸部和上腹部。用鼻缓慢吸气，膈肌最大程度下降，腹肌松弛，腹部凸出，手感腹部向上抬起。呼气时用口呼出，腹肌收缩，膈肌松弛，膈肌随腹腔内压增加而上抬，推动肺部气体排出，手感腹部下降。呼吸时应使胸廓保持最小活动度（图2-6）。

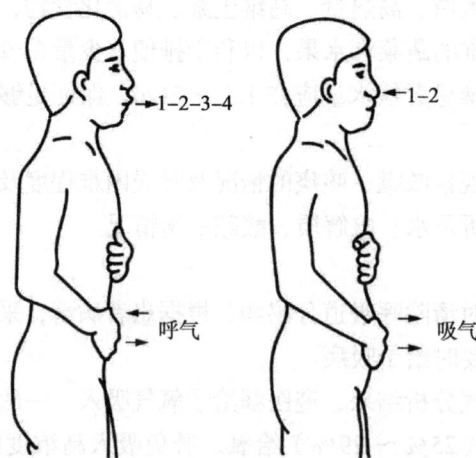

图 2-6 腹式呼吸

缩唇呼吸和腹式呼吸可联合练习。缩唇呼吸和腹式呼吸每日训练 3 ~ 4 次，每次训练 10 ~ 20 分钟。两者均应选择在患者疾病恢复期进行训练。

5. 用药护理 遵医嘱使用抗生素、支气管舒张剂、祛痰药、糖皮质激素，注意观察药物疗效和不良反应。

6. 自发性气胸的防治 嘱患者避免一切可能诱发自发性气胸的诱因，如剧烈咳嗽、便秘、抬举重物用力过猛、大笑等；若患者出现剧烈胸痛、畏寒、发热、呼吸困难、咳嗽咳痰及神志改变，叩诊胸部呈鼓音，听诊呼吸音减弱或消失，应警惕自发性气胸的发生。小量气胸患者应严格卧床休息，遵医嘱给予高浓度吸氧，以加快胸腔内气体的吸收。若气胸量大，呼吸困难严重，应立即排气减压或胸腔闭式引流。

7. 心理护理 COPD 患者由于长期呼吸困难，容易丧失信心，多有焦虑、抑郁等心理障碍，护士应多安慰、陪伴患者，耐心解释病情，缓解患者紧张不安情绪，疏导心理压力。与患者一起制订康复计划，增强战胜疾病的信心。

【健康指导】

1. 疾病知识教育 向患者及家属讲解 COPD 的加重因素，指导患者避免上呼吸道感染、督促戒烟、避免粉尘、烟雾及有害气体的吸入，注意保暖；加强营养，合理饮食，增强机体抵抗力。

2. 坚持全身锻炼、呼吸肌锻炼 在护士和医生的指导下制订个体化的锻炼计划，选择空气清新、安静的环境，进行步行、慢跑、气功体操等体育锻炼。注意活动时心率、呼吸变化，尽可能在平喘药发挥最大作用时进行活动。坚持进行有效的腹式呼吸、缩唇呼吸肌肉运动锻炼，改善呼吸功能。

3. 长期家庭氧疗（LTOT） 家庭氧疗前应告知患者及家属氧疗的目的、必要性及用氧注意事项，氧疗装置应定期更换、清洁、消毒。提倡每天持续低流量（1 ~ 2L/min）吸氧，每日吸氧时间在 15 小时以上，尤其在夜间睡眠时不宜间断吸氧。

【考纲摘要】

1.呼吸功能锻炼的方法和要点。

2.家庭氧疗的要点，氧疗有效的指征。

【复习思考】

1.慢性阻塞性肺疾病的发病因素是什么？加重和复发的常见原因是什么？

2.COPD 的标志性症状是什么？

3.COPD 患者判断气流受限的主要客观指标是什么？

4.慢性支气管炎、阻塞性肺气肿与慢性阻塞性肺疾病有什么关系？

5.吸烟是慢性支气管炎与慢性阻塞性肺疾病的主要病因。制作宣传抽烟危害的海报，在校园进行宣传张贴，劝导有此不良嗜好的同学尽早戒烟，理解健康不仅是自己的财富，也是社会资产，维护健康更是一种社会责任，树立健康的价值观。

（姚兴梅）

码 2-7-3　慢性支气管炎和慢性阻塞性肺疾病患者的护理 PPT

任务八　支气管哮喘患者的护理

【学习目标】

1.学习目标　明确支气管哮喘患者的身体状况，熟悉支气管哮喘的病因。

2.能力目标　能够提出支气管哮喘的护理诊断并实施措施。

3.素质目标　培养护生正确的人生观、价值观和应具备的素质修养，严谨求实的工作作风。

【案例导入】

患者，女，58 岁，十年前于季节交换时反复出现气喘，伴有咳嗽、咳白或黄痰、量较多。此次因外出春游后出现咳嗽、咳白黏痰伴喘息 1 小时入院。入院时患者体温 36.8℃，脉搏 94 次 / 分，呼吸 32 次 / 分，血压 110/80mmHg。患者端坐呼吸，呈喘息貌，大汗淋漓，口唇明显发绀，肺部广泛闻及哮鸣音，精神紧张，表情恐惧，诉濒死感。痰涂片检查：嗜酸性粒细胞增多。

请思考：

1.该患者最可能的诊断是什么？

2.该患者发病的诱因可能是什么？

3.如何对该患者进行健康指导？

支气管哮喘（bronchial asthma）简称哮喘，是一种以嗜酸性粒细胞和肥大细胞反应为主的气道变应性炎症和气道高反应性特征的疾病。具有不同程度的可逆性气道阻塞是本病的特点。典型临床表现为反复发作的呼气性呼吸困难伴哮鸣音，常在夜间或清晨发作，可自行或经治疗后缓解。我国哮喘的患病率在 $1\% \sim 4\%$，半数在 12 岁以前发病，约 40% 的患者有家族史，男女患病比例大致相同。

【病因与发病机制】

1. 病因　哮喘的病因十分复杂，大多认为与多基因遗传有关，受遗传因素和环境因素的双重影响。

（1）遗传因素　现认为哮喘是一种有明显家族聚集倾向的多基因遗传病，且亲缘关系越近、病情越严重，其亲属患病率也越高。

（2）环境因素　环境因素是哮喘的激发因素，具有哮喘易感基因的人群是否发病受环境因素的影响较大。包括：①吸入性变应原：最常见，如尘螨、花粉、真菌、动物毛屑、二氧化硫、氨气等。②感染：尤其是上呼吸道感染，是哮喘发作最常见的诱因，如细菌、病毒、原虫、寄生虫等感染。③食物：如鱼、虾、蟹、蛋类、牛奶等高蛋白食物。④药物：如普萘洛尔（心得安）、阿可匹林等。⑤其他：如气候变化、运动、妊娠、情绪波动大等因素。

2. 发病机制　目前认为哮喘发病是一系列复杂的病理生理过程，主要与变态反应、气道炎症、气道高反应性及神经因素等相互作用有关。

（1）变态反应　目前公认的主要为 I 型变态反应。当外界过敏原初次进入机体后，在 T 淋巴细胞作用下促使 B 淋巴细胞分化增殖发展成浆细胞，产生大量相应的特异性抗体 IgE（亲细胞抗体）。IgE 吸附在支气管黏膜下层肥大细胞和血液中嗜酸性粒细胞表面，使这些细胞致敏。当患者再次接触同一类抗原时，抗原抗体在致敏细胞上结合发生作用，导致肥大细胞发生破裂，释放生物活性物质，如组胺、缓激肽、前列腺素、白三烯、血小板活化因子，引起支气管平滑肌立即发生痉挛，导致速发型哮喘反应，出现哮喘症状。

（2）气道慢性炎症　是哮喘发病的本质，是由多种细胞特别是肥大细胞、嗜酸性粒细胞和 T 淋巴细胞参与，50 多种炎症介质和 25 种以上的细胞因子相互作用的一种慢性非特异性炎症。

（3）气道高反应性　是指气道对正常不引起或仅引起轻度应答反应的刺激物出现过度的收缩反应，是哮喘的重要特征。气道炎症引起气道上皮和上皮内神经损害，导致气道高反应性。气道高反应性常有家族倾向，受遗传因素影响。

（4）神经因素　哮喘与 β 肾上腺素受体功能低下和迷走神经张力亢进有关，并可能存在 α 肾上腺素能神经的反应性增加。

【临床表现】

1. 症状　发作前有先兆症状，如干咳、打喷嚏、流涕、胸闷等。典型表现为反复发作的呼气性呼吸困难或发作性胸闷和咳嗽，伴有哮鸣音，严重时出现端坐呼吸，干咳或咳大量白色泡沫痰，甚至发绀等。在夜间及凌晨发作和加重是哮喘的特征之一。哮喘症状可在数分

码 2-8-1　支气管哮喘临床表现视频

钟内发作，持续数小时至数天，自行或使用支气管舒张剂缓解，缓解期无任何症状。部分患者以发作性咳嗽为唯一表现称为咳嗽变异型哮喘；部分青少年可表现为运动性哮喘即在运动时出现胸闷、咳嗽和呼吸困难。哮喘发作持续24小时经一般支气管舒张剂不能缓解称哮喘持续状态（重症哮喘），表现为极度呼吸困难、发绀、端坐呼吸、大汗淋漓，甚至出现呼吸、循环衰竭。

知识拓展

哮喘反应的分型　根据变应原吸入后哮喘发生的时间，可分为速发型哮喘反应（IAR）、迟发型哮喘反应（LAR）和双相型哮喘反应（OAR）。IAR几乎在吸入变应原的同时立即发生反应，15～30分钟达高峰，2小时后逐渐恢复正常。LAR约在患者接触变应原后6小时左右发病，持续时间长，可达数天，而且临床症状重，常呈持续性哮喘表现。LAR是气道慢性炎症反应所致。

2. 体征　哮喘发作时胸廓饱满，胸部叩诊呈过清音，听诊双肺可闻及广泛性哮鸣音，呼气延长，合并感染时可闻及湿啰音。但在轻度哮喘或非常严重哮喘发作时，哮鸣音可不出现，后者称为寂静胸。严重哮喘发作时患者可出现发绀、奇脉、心率增快、胸腹反常运动等。缓解期可无任何体征。

3. 分期和分级　根据临床表现哮喘分为急性发作期、慢性持续期和缓解期。

（1）急性发作期　是指气促、咳嗽、胸闷等症状突然发生，常有呼吸困难，以呼气流量减低为特征，常因接触变应原或治疗不当引起。哮喘急性发作严重程度评估，见表2-4。

表2-4　支气管哮喘急性发作期严重程度分期

病情程度	临床表现	血气分析	血氧饱和度	支气管舒张药
轻度	对日常生活影响不大，可平卧，说话连续成句，步行上楼时有气短。呼吸频率轻度增加，呼吸末期散在哮鸣音。脉率<100次/分。可有焦虑。	PaO₂正常 PaCO₂<45mmHg	>95%	能被控制
中度	日常活动受限，稍事活动便有喘息，喜坐位，讲话常有中断。呼吸频率增加，哮鸣音响亮而弥漫。脉率100～120次/分，有焦虑和烦躁。	PaO₂60～80mmHg PaCO₂≤45mmHg	91%～95%	仅有部分缓解
重度	日常生活受限，喘息持续发作，只能单字讲话，端坐呼吸，大汗淋漓。呼吸频率>30/min，哮鸣音响亮而弥漫。脉率>120次/分，常有焦虑和烦躁。	PaO₂<60mmHg PaCO₂>45mmHg	≤90%	无效
危重	患者不能讲话，出现嗜睡、意识模糊，哮鸣音明显减弱或消失。脉率>120次/分或变慢和不规则。	PaO₂<60mmHg PaCO₂>45mmHg	<90%	无效

PaO₂：动脉血氧分压；PaCO₂：动脉血二氧化碳分压

（2）**慢性持续期** 指每周均不同程度和（或）不同频度地出现症状（喘息、咳嗽、胸闷等），肺通气功能下降。

（3）**缓解期** 指经过或未经治疗，症状、体征消失，肺功能恢复到急性发作前水平并持续 4 周以上。

4.并发症

急性发作时可并发气胸、纵隔气肿、肺不张。长期反复发作和继发感染可并发慢性支气管炎、阻塞性肺气肿、肺源性心脏病。

【考纲摘要】

1.哮喘的病因、常见诱因。

2.哮喘的典型症状、肺部体征、呼吸困难的类型。

【辅助检查】

1.血常规检查 哮喘发作时，血嗜酸性粒细胞增高；合并感染时，血液白细胞总数及中性粒细胞增高。

2.痰液检查 涂片可见大量嗜酸性粒细胞。

3.动脉血气分析 哮喘发作时可有不同程度的 PaO_2 降低，缺氧可引起反射性肺泡通气过度导致 $PaCO_2$ 降低，pH 值上升，表现为呼吸性碱中毒；若 PaO_2 降低的同时伴有 $PaCO_2$ 升高，提示气道阻塞，病情危重。重症哮喘，可出现呼吸性酸中毒或合并代谢性酸中毒。

4.胸部 X 线检查 肺透亮度增加，呈过度充气状态，缓解期无明显异常。合并感染时，可见肺纹理增粗及炎症的表现。

5.肺功能检查

（1）**通气功能检测** 哮喘发作时呈阻塞性通气功能障碍，与呼气流速有关的指标如 FEV_1、$FEV_1/FVC\%$、呼气峰流速（PEF）均降低，缓解期上述指标逐渐恢复。但反复发作、病情迁延者，其通气功能可逐渐下降。

（2）**支气管激发试验** 用以测定气道的反应性。吸入激发剂（醋甲胆碱、组胺）后 FEV_1 下降 ≥ 20%，为激发试验阳性。

（3）**支气管舒张试验** 用以测定气道的可逆性。吸入支气管舒张剂（沙丁胺醇、特布他林等）后 FEV_1 较用药前增加 ≥ 12%，且 FEV_1 增加绝对值 ≥ 200mL，提示存在可逆性的气道阻塞。

（4）**呼气峰值流速（PEF）及其变异率测定** 可反映气道通气功能的变化。若 PEF 昼夜（或 2 周）变异率 ≥ 20%，则符合气道可逆性改变的特点。

6.特异性变应原检测 特异性变应原的检测有助于病因诊断和脱离致敏因素。

【治疗要点】

支气管哮喘需终身防治，目前尚无根治的方法，但长期规范化的治疗可使哮喘的控制率达到 80%。避免上呼吸道感染，避免接触变应原是主要的预防措施，及时控制发作，合理用药是控制病情的关键。

1.急性发作期 应尽快缓解症状，改善肺功能，预防哮喘复发，主要使用支气管扩张剂或抗炎药，合并感染还须使用抗生素。

2. 慢性持续期　须根据患者病情制定长期治疗方案，基本组合是 β_2 受体激动剂和糖皮质激素（吸入为主），随病情加重可用茶碱、白三烯等。

3. 缓解期　进行病因治疗，参加体育锻炼，增强体质，预防感冒。亦可采用脱敏治疗。

【护理诊断】

1. 低效性呼吸型态　与支气管平滑肌痉挛、气道炎症、阻塞和气道高反应性有关。

2. 清理呼吸道无效　与支气管平滑肌痉挛、痰液黏稠、无效咳嗽、疲乏无力有关。

3. 焦虑或恐惧　与哮喘发作时呼吸困难、濒死感及反复发作有关。

4. 潜在并发症　自发性气胸、肺气肿、支气管扩张、肺源性心脏病。

【护理措施】

1. 一般护理

（1）环境　保持病室适宜的温湿度，避免接触一切可疑的变应原，室内避免放置花草、地毯、皮毛、羽绒制品，不养宠物，整理物品时应防止尘埃飞扬，床单位采用湿式打扫，以免患者吸入尘埃而诱发或加重哮喘。变应原明确者，应尽快脱离变应原。

码 2-8-2　支气管哮喘的护理视频

（2）休息与活动　急性发作期应卧床休息，协助患者采取舒适体位，可取坐位、半卧位或在床上放置小桌作支撑，减轻体力消耗；缓解期注意劳逸结合，可从事适当的体力劳动和锻炼，如散步、打太极拳以及适量的家务劳动等，但要避免剧烈运动。

（3）饮食　给予清淡、易消化、高热量、高维生素的饮食，忌食易过敏的食物，如鱼、虾、蟹、蛋类、乳制品等；避免刺激性食物，如胡椒、生姜、辣椒、洋葱、浓茶、咖啡、酒等；鼓励患者多饮水，无心、肾功能不全者，每日饮水 2500 ~ 3000mL；或遵医嘱静脉补液，以补充丢失的水分及稀释痰液。

（4）口腔与皮肤护理　保持口腔清洁，咳痰后协助患者用温水漱口；哮喘发作时，患者会大量出汗，每日温水擦浴，及时更换汗湿的衣、被、床单，保持皮肤的干燥与清洁。

2. 病情观察　哮喘常在夜间及凌晨发作，故护士应加强夜间及凌晨巡视与观察。注意观察患者的神志、呼吸困难、发绀、肺部呼吸音、哮鸣音及动脉血气分析情况；对重度哮喘患者应专人护理，每隔 10 ~ 20 分钟监测血压、脉搏、呼吸 1 次。监测实验室检查结果，观察有无电解质紊乱。

3. 保持呼吸道通畅　指导患者有效咳嗽，协助翻身、拍背；鼓励患者多饮水；对痰液黏稠不易咳出者，可雾化吸入，湿化气道，促进排痰。哮喘患者不宜用超声雾化吸入，因颗粒过小，较多的雾滴易进入肺泡或过饱和的雾液进入支气管作为异物刺激，引起支气管痉挛导致哮喘症状加重。无效者可进行负压吸痰。

4. 氧疗护理　大多数患者有缺氧，可采用鼻导管或面罩吸氧，流量一般为 2 ~ 4L/min，伴有高碳酸血症者应低流量（1 ~ 2L/min）鼻导管吸氧。吸氧时应注意湿

化、保暖、避免气道干燥和寒冷气流刺激而导致气道痉挛。观察氧疗效果，必要时进行机械通气。

5. 用药护理

（1）支气管扩张剂　常用的有 β_2 肾上腺素受体激动剂和茶碱类。

① β_2 肾上腺素受体激动剂（简称 β_2 受体激动剂）：主要通过舒张支气管平滑肌改善气道阻塞，是控制哮喘急性发作的首选药物。如沙丁胺醇、特布他林、福莫特罗，可吸入、口服或静脉注射给药，用药方法首选吸入法。指导患者按医嘱用药，不宜长期、单一、大量使用，因长期使用可产生耐受性使疗效降低，并有加重哮喘的危险。药物用量过大可引起严重心律失常，甚至发生猝死。静脉注射时应注意速度不能过快，注意有无肌肉震颤、心悸、低血钾等不良反应。

②茶碱类：是中效支气管扩张剂，通过抑制磷酸二酯酶和促进内源性肾上腺素释放而松弛气道平滑肌，是目前治疗哮喘的有效药物。常用药物有氨茶碱、茶碱缓释片（舒弗美）、氨茶碱控释片等。可口服及静脉给药。静脉滴注用于控制急性发作或哮喘持续状态。氨茶碱口服主要用于慢性喘息的治疗及预防发作；茶碱缓释片或控释片主要用于慢性反复发作性哮喘和夜间哮喘。哮喘急性发作或持续状态时，与 β_2 肾上腺素受体激动剂合用能迅速缓解喘息与呼吸困难等症状。

主要不良反应有胃肠道症状（恶心、呕吐）心血管症状（心动过速、心律失常、血压下降），偶可兴奋呼吸中枢，严重者可抽搐致死亡。故静脉注射时浓度不宜过高、速度不宜过快，注射时间宜在 10 分钟以上。茶碱缓（控）释片不能嚼服，必须整片吞服。

（2）糖皮质激素　具有强大的抗炎作用，是当前防治哮喘最有效的药物，可吸入、口服，或静脉用药。常用的吸入药物有倍氯米松、布地奈德、氟替卡松等；口服药物有泼尼松、泼尼松龙等；静脉用药用于重度或严重哮喘发作时，常用琥珀酸氢化可的松或甲泼尼龙。气雾吸入时，指导患者掌握正确的吸入方法，少数患者可出现口咽念珠菌感染、声音嘶哑或不适，指导患者喷药后立即用清水充分漱口；口服用药宜在饭后，以减少对消化道的刺激。静脉滴注或口服激素，尤其长期使用时，应密切观察是否有消化性溃疡、肥胖、糖尿病、高血压、骨质疏松等不良反应。使用激素 5 天以上者，应遵医嘱进行阶梯式逐渐减量，患者不得自行停药或减量。

（3）其他　抗胆碱药与 β_2 受体激动剂联合使用有协同作用，尤适用于夜间哮喘发作和痰多者。少数患者有口干、口苦等不良反应；色甘酸钠对预防运动或变应原诱发的哮喘最为有效，少数患者吸入后有咽喉不适、胸部紧迫感，偶见皮疹，甚至诱发哮喘，孕妇慎用；酮替芬有镇静、头晕、口干、嗜睡等不良反应，慎用于高空作业人员、驾驶员、操纵精密仪器者。

6. 吸入器使用指导　指导患者正确使用吸入器，以保证有效地吸入药物治疗剂量。如需同时使用几种气雾剂，通常先用支气管舒张剂，再用抗炎剂。临床常用的有定量雾化吸入器和干粉吸入器，操作步骤如下：

（1）将容器倒置，取下盖帽，摇晃容器 3 ~ 5 秒。

（2）将口器放入口中，紧闭口唇，用鼻缓慢呼气至肺内无气体排出。

（3）按下药瓶，同时深慢吸气。

（4）闭嘴，屏气 5～10 秒，然后呼气。等待 30 秒至 2 分钟后，重复以上步骤。

（5）用药后漱口，以减少药物在口腔的残留；冲洗口器，将盖帽盖上。

对于不易掌握定量雾化吸入器使用方法的儿童或重症患者，可在定量雾化吸入上加储药罐，这样当按压和吸气不同步时，药物可先储存在罐中，后随吸气而吸入这样可增加吸入到下呼吸道和肺部的药量，减少药物在口咽部沉积，减少不良反应发生，同时增加了气雾剂的疗效。

7. 心理护理　不良情绪可加重或诱发呼吸困难，医护人员对患者出现的紧张、烦躁、恐惧心理表示理解和同情，陪伴在患者床旁，体贴安慰患者，提供良好的心理支持，使其产生信任和安全感。可采用背部按摩，并通过暗示、诱导方法分散患者的注意力，使患者身心放松，情绪稳定，有利于症状缓解。

【健康指导】

1. 疾病知识指导　向患者及家属介绍哮喘相关知识，提高患者对疾病的正确认识，增强战胜疾病的信心。使患者及家属了解哮喘的诱因、控制发作及治疗的方法。了解哮喘病虽不能彻底治愈，但可以完全控制，减少发作。

2. 避免诱因　帮助患者找到引起哮喘发作的变应原或其他非特异性刺激因素。尽可能避免接触变应原如花草、地毯、宠物、油漆、某些药物、香水或食用鱼、虾、蟹、蛋类、乳制品等食物，戒烟酒、预防呼吸道感染，避免强烈精神刺激和剧烈运动。

3. 生活指导　保持有规律的生活和乐观情绪，向患者说明发病与精神因素和生活压力的关系，避免身心过劳。积极鼓励患者参加适量体育锻炼，如慢跑、太极拳、气功等；指导患者呼吸功能锻炼如腹式呼吸、缩唇呼吸运动；教会患者放松技巧，如深呼吸等。

4. 自行监测病情　指导患者识别哮喘发作的先兆表现和病情加重的征象，学会哮喘发作时进行简单的紧急自我处理方法。掌握峰流速仪的使用方法，来监测最大呼气峰流速（PEFR），为疾病预防和治疗提供参考资料。峰流速测定是发现早期哮喘发作最简便易行的方法，在没有出现症状之前，PEFR 下降，提示早期哮喘的发生。如果 PEFR 经常保持在 80%～100%，为安全区，说明哮喘控制理想；如果 PEFR 为 50%～80%，为警告区，说明哮喘加重，需及时调整治疗；如 PEFR 为＜50%，为危险区，说明哮喘严重，需立即去医院就诊。

知识拓展

流速仪（图 2-7）的正确使用方法：

（1）将指针拨向计尺上零的位置，用手拿着峰流速仪时，不要让手指妨碍指针的活动。

（2）取站立位，张开口，用力吸一口气，用唇齿部分包住口管（防止空气从口管旁漏走）以最快的速度用力呼气吹动游标滑动。

（3）游标最终停止的刻度，就是此次峰流速值。记下指针读数，然后将指针拨回零的位置。

（4）连续做 3 次测计，记录最好的成绩。

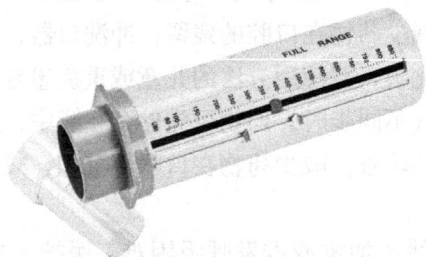

图 2-7　流速仪

5. 用药指导　指导患者遵医嘱合理用药，讲解常用药物的用法、疗效、剂量、副作用及处理。指导患者做缓慢的深呼吸，学会在急性发作时及时、正确的药物吸入技术。嘱患者随身携带止喘气雾剂，出现哮喘发作先兆时，立即吸入并保持平静，如症状不缓解立即就诊。

【考纲摘要】

1. 哮喘常用的治疗药物及用药护理。

2. 哮喘患者的健康指导。

【复习思考】

1. 哮喘的发病因素有哪些？

2. 哮喘发作的典型症状有哪些？

3. 哮喘急性发作的首选药物是什么？用药有哪些注意事项？

4. 氨茶碱有哪些副作用？用药有哪些注意事项？

5. 如何对支气管哮喘患者进行健康教育？

6. 哮喘的发生会对患者的健康造成极大的影响，而且哮喘如果得不到有效的治疗，会导致患者反复发作。中医治疗哮喘可以采用"冬病夏治"的方法，三伏贴体现了中医冬病夏治"治未病"的理念。请查阅中医药治疗哮喘相关资料，体会祖国医学的博大精深。

（姚兴梅）

码 2-8-3　支气管哮喘患者的护理 PPT

任务九　慢性肺源性心脏病患者的护理

【学习目标】

1.知识目标　明确慢性肺源性心脏病患者的身体状况、护理措施。

2.能力目标　能够运用护理程序为慢性肺源性心脏病患者进行护理。

3.素质目标　培养学生认真、细心的工作态度，树立关爱患者、关爱健康的理念。

【案例导入】

患者，男，55 岁。反复咳嗽、咳痰 20 余年，并伴有进行性呼吸困难 11 年，反复发作伴下肢水肿 2 年。因上呼吸道感染以上症状加重并出现躁动。查体：体温 36.6℃，脉搏 112 次 / 分，呼吸 28 次 / 分，血压 110/65mmHg，口唇发绀，球结膜充血，颈静脉怒张，桶状胸，语音震颤减弱，叩诊呈过清音；双肺可闻及细湿啰音，双下肢四陷性浮肿，血气分析结果：pH 值 7.38，PaO_2 43mmHg，$PaCO_2$ 70mmHg。

请思考：

1. 该患者最可能的诊断是什么？

2. 如何对该患者进行健康指导？

慢性肺源性心脏病（chronic pulmonary heart disease）简称慢性肺心病，是由支气管 – 肺组织、胸廓或肺血管的慢性病变引起的肺组织结构和（或）功能异常，导致肺血管阻力增加，肺动脉压力增高，使右心室扩张和（或）肥厚，伴或不伴右心功能衰竭的心脏病。本病在我国较为常见，患病年龄多在 40 岁以上，随着年龄增长患病率增高，患病率农村高于城市，北方高于南方，吸烟者比不吸烟者高。冬春季节和气候骤变时，易出现急性发作。反复的呼吸道感染是慢性肺心病发生和加重的重要诱因。

【病因与发病机制】

1.病因

（1）支气管、肺疾病　以慢性阻塞性肺疾病（COPD）最为多见，占 80%～ 90%，其次为支气管哮喘、支气管扩张、重症肺结核等。

（2）胸廓运动障碍性疾病　较少见，严重的脊椎后凸或侧凸、脊椎结核、类风湿关节炎、胸膜广泛粘连、严重胸廓或脊椎畸形等，以及神经肌肉疾患，如脊髓灰质炎等。

（3）肺血管疾病　包括慢性血栓栓塞性肺动脉高压、肺小动脉炎及原因不明的肺动脉高压等，均可使肺血管阻力增加。

（4）其他　如原发性肺泡通气不足及先天性口咽畸形、睡眠呼吸暂停低通气综合征等。

2.发病机制

（1）肺动脉高压的形成　①肺血管阻力增加的功能性因素：缺氧、高碳酸血症和呼吸性酸中毒使肺血管收缩、痉挛，血管阻力增加，其中缺氧是形成肺动脉高压的最重要因素。②肺血管阻力增加的解剖学因素：长期反复发作的慢支及支气管周围炎症可累及邻近肺小动脉，引起血管炎，管壁增厚、管腔狭窄或纤维化，甚至完全闭塞，使肺血管阻力增加，导致肺动脉高压。随着肺气肿的加重，肺泡内压增高，压迫肺泡毛细血管，造成毛细血管管腔狭窄或闭塞，肺循环的阻力增加，促使肺动脉高压的形成。③血容量增多和血液黏稠度增加：慢性缺氧产生继发性红细胞增多，致血液黏稠度增加，血流阻力增高。另外，缺氧可使肾小动脉收缩，肾血流减少，醛固酮增多，肾小球滤过率下降，水钠潴留，致血容量增多。

（2）心脏病变和心力衰竭　肺循环阻力增加时，右心室发挥其代偿功能，因克服肺动脉高压的阻力而发生右心室肥大。随着病情的进展，肺动脉压持续升高，超过右心室的代偿能力，出现右心失代偿，右心室排血量减少，舒张末期压力增高，导致右心室扩大及右心衰竭。

（3）其他重要器官的损害　缺氧和高碳酸血症对其他重要器官，如脑、肝、肾、胃、肠、血液及内分泌系统等均有影响，可引起多脏器的功能损害。

【临床表现】

本病发展缓慢，临床上除原有肺、胸疾病的表现外，主要是逐步出现肺、心功能衰竭及其他器官损害的征象。根据肺、心功能情况，可分为代偿期与失代偿期。

码2-9-1　慢性肺源性心脏病临床表现视频

1. 症状

（1）肺、心功能代偿期　主要是原发病的表现，如咳嗽、咳痰、气急，活动后心悸、呼吸困难、乏力和活动耐力下降等。急性感染可使上述症状加重。

（2）肺、心功能失代偿期　主要以呼吸衰竭为主，伴或不伴有右心衰竭。常因急性呼吸道感染诱发，患者呼吸困难加重，夜间为甚，常有头痛、失眠、白天嗜睡，严重者可能出现表情淡漠、神志恍惚、谵妄等肺性脑病的表现。合并右心衰时，气促明显，出现心悸、食欲不振、腹胀、恶心等。

2. 体征

（1）肺、心功能代偿期　除原发病的体征外，可有不同程度的肺动脉高压和右心室肥大的体征，如肺动脉瓣区第二心音亢进，提示有肺动脉高压；三尖瓣区出现收缩期杂音或剑突下心脏搏动增强，提示右心室肥大。

（2）肺、心功能失代偿期　①呼吸衰竭：患者可表现为周围血管扩张充血、水肿，腱反射减弱或消失，出现病理反射。因高碳酸血症引起周围血管扩张，皮肤潮红、多汗。②心力衰竭：患者可表现为颈静脉怒张，肝颈静脉回流征阳性，下肢水肿，重者可有腹水；可出现发绀，心率增快，心律失常，剑突下可闻及杂音，少数患者可出现肺水肿及全心衰竭的体征。

3. 并发症　肺性脑病、栓塞、水电解质及酸碱平衡失调、心律失常、休克、消化道出血、弥散性血管内凝血（DIC）等。其中肺性脑病是患者死亡的首要原因。

【考纲摘要】

1. 慢性肺源性心脏病最常见的病因；肺动脉高压形成的因素。

2.慢性肺源性心脏病失代偿期最突出的临床表现，肺性脑病的判断。

【辅助检查】

1.血常规检查　红细胞及血红蛋白可升高；合并感染时，白细胞计数和中性粒细胞增高。

2.X射线检查　除肺、胸基础疾病及急性肺部感染的特征外，尚有肺动脉高压征，如右下肺动脉干扩张（横径≥15mm），肺动脉段明显突出或其高度≥3mm；中央动脉扩张，外周血管纤细，形成"残根"征；右心室肥大征。

3.心电图检查　表现为右心室肥大的改变，如电轴右偏、肺型P波等。

4.超声心动图检查　典型表现为出现肺动脉高压征象，右心房扩大，右心室肥厚、扩大。

5.血气分析　是确诊呼衰的依据，当$PaO_2 < 60mmHg$、$PaCO_2 > 50mmHg$时，表示有呼吸衰竭。

【治疗要点】

慢性肺心病的治疗原则为治肺为本，治心为辅。

1.急性期　积极控制感染，保持呼吸道通畅，改善呼吸功能；纠正缺氧和二氧化碳潴留；控制呼吸衰竭和心力衰竭；防治并发症。

（1）控制感染　根据痰菌培养及药物敏感试验选择抗生素。在未有培养结果前，可先进行经验性治疗。常用青霉素类、氨基糖苷类、喹诺酮类及头孢菌素类抗生素。

（2）氧疗　通畅呼吸道，合理氧疗，纠正缺氧和二氧化碳潴留。

（3）控制心力衰竭　慢性肺心病患者一般在积极控制感染、改善呼吸功能后心力衰竭便能得到改善，但对治疗后无效的较重患者可适当选用利尿、强心或血管扩张药。①利尿剂：原则上选用作用轻、排泄快的利尿剂，小剂量、短疗程，水肿较重者可选呋塞米。②强心剂：肺心病由于慢性缺氧及感染，对洋地黄类药物耐受性很低，容易出现中毒现象，故宜选用作用快、排泄快的强心剂，如毒毛花苷K、毛花苷C等，剂量宜小，一般为常规剂量的1/2～2/3。③血管扩张剂：对部分顽固性心力衰竭有一定效果，如钙拮抗剂、川芎嗪等。

（4）控制心律失常　一般的心律失常经过治疗感染、缺氧后可自行消失。如果持续存在可根据心律失常的类型选用药物。

（5）抗凝治疗　应用普通肝素或低分子肝素防止肺微小动脉血栓形成。

2.缓解期　积极治疗原发病和预防呼吸道感染是缓解期肺心病治疗的重点。原则上采用中西医结合的综合治疗措施，如长期家庭氧疗、营养疗法、免疫调节等，以增强患者的免疫功能，防治原发病，去除诱发因素，减少或避免急性发作，延缓病情的发展。

【护理诊断】

1.气体交换受损　与低氧血症、二氧化碳潴留、肺血管阻力增加有关。

2.清理呼吸道无效　与呼吸道感染、痰液过多而黏稠有关。

3.活动无耐力　与心、肺功能减退有关。

4.体液过多　与心脏负荷增加、心肌收缩力下降、心输出量减少有关。

5. 有皮肤完整性受损的危险 与水肿、长期卧床有关。

6. 潜在并发症 肺性脑病、心律失常、电解质紊乱、休克、消化道出血。

【护理措施】

1. 一般护理

（1）休息与活动 在心、肺功能失代偿期应绝对卧床休息，减少机体耗氧量，可取半卧位或坐位，限制探视，减少不良环境刺激，保持环境安静、空气新鲜，保证充足的睡眠。肺、心功能代偿期可适当活动，以循序渐进为原则，以不引起疲劳、不加重症状为度。鼓励患

码 2-9-2 慢性肺源性心脏病护理视频

者进行呼吸功能锻炼，提高活动耐力。

（2）饮食护理 给予高热量、高蛋白、高维生素、易消化饮食，少量多餐。防止因便秘加重呼吸困难及心脏负担，必要时遵医嘱静脉补充营养。有二氧化碳潴留患者，对糖的摄入应适当限制。多汗或服用利尿剂时选用含钾高的食品，如鲜蘑菇、橘子汁等，有尿少、水肿者应限制水、钠的摄入。

2. 病情观察 密切观察患者的神志、生命体征、呼吸频率、呼吸深浅及皮肤黏膜等变化，监测血气分析、电解质等检查结果。注意有无意识障碍、嗜睡、头痛等神经精神症状。心衰者监测体重、评估 24 小时液体出入量，尤其是尿量的变化，注意观察有无水肿出现。

3. 对症护理

（1）保持呼吸道通畅 鼓励患者咳嗽、咳痰、更换体位，危重患者可帮助其翻身、拍背。

（2）氧疗 根据缺氧和二氧化碳潴留的程度不同，合理用氧。一般给予持续低流量（1～2L/min）、低浓度（25%～29%）吸氧，注意观察氧疗效果，及时监测动脉血气分析。判断氧疗效果最重要的指标是神志，如吸氧后神志逐渐转清醒，精神好转，发绀有所缓解，说明氧疗有效。

（3）呼吸功能训练 鼓励患者进行呼吸肌功能锻炼，通过腹式呼吸、缩唇呼吸等，加强呼吸肌功能，提高活动耐力。

（4）皮肤护理 对年老、水肿明显、卧床过久者，应加强皮肤护理，指导患者选宽松、柔软的衣服，帮助患者进行床上四肢活动和翻身，定时更换体位，受压处垫气圈或使用气垫床。

4. 用药护理

（1）利尿剂 应用时应防止低钾、低氯性碱中毒，避免过度脱水引起血液浓缩、痰液黏稠而致排痰不畅等副作用；尽可能白天使用利尿剂，避免夜间因排尿频繁而影响睡眠。

（2）洋地黄 应用洋地黄类药物前，遵医嘱注意纠正缺氧和低钾血症。遵医嘱用药，注意观察药物毒性反应。低氧血症、感染等均可使心率增快，故不宜以心率作为衡量洋地黄类药物的应用和疗效的指征。

（3）血管扩张剂 应用时，注意观察有无血压下降、心率加快等。

（4）安眠、镇静药　慎用安眠、镇静药，以免抑制呼吸和咳嗽反射，诱发或加重肺性脑病。

5.防治并发症　观察患者生命体征及意识状态，定时监测动脉血气分析。注意有无肺性脑病、心律失常、栓塞等并发症表现。

6.心理护理　护士应多了解和关心患者的心理状况，耐心向患者解释病情，消除患者紧张、焦虑情绪，让患者了解疾病过程，适应医院环境和生活方式，减轻心理焦虑和压力，提高应对能力。

【健康指导】

1.疾病知识指导　正确向患者和家属介绍疾病发生、发展过程及防治原发病的重要性。去除病因和诱因。保持呼吸道通畅，坚持家庭氧疗。病情缓解期应根据肺、心功能和体力状况进行适当的体育和呼吸功能锻炼，如散步、呼吸操等，改善呼吸功能，加强营养，给予高蛋白、高维生素饮食，提高机体免疫功能，增加抵抗力，延缓病情的发展。

2.避免诱因　注意保暖，避免受凉；保持口腔清洁，防治感染；提倡戒烟，避免吸入尘埃、刺激性气体；尽量少去人群拥挤、通风不良的公共场所。

3.节能体位训练　指导患者采取既有利于气体交换又能节省能量的体位。如站立时，背靠墙，身体重量放在两髋和双足上，全身放松；坐位时，两足正好平放在地，身体稍前倾，两手摆在双腿上或趴在小桌上，使胸腰椎尽可能在一直线上；卧位时，床头略抬起，两手略抬高并有支撑。

4.病情监测　告知患者及家属病情变化的征象，如出现呼吸困难加重、咳痰不畅、尿量减少、水肿、神志淡漠、嗜睡或兴奋躁动、明显发绀时及时就诊。

【考纲摘要】

1.慢性肺源性心脏病吸氧流量和方法。

2.慢性肺源性心脏病如何预防，如何进行正确的健康指导。

【复习思考】

1.慢性肺源性心脏病发生的关键环节是什么？

2.慢性肺源性心脏病急性发作时的治疗要点有哪些？

3.日常生活中，怎样避免肺源性心脏病的发作？

4.关爱今天的老人，就是关爱明天的自己。肺心病是老年人群中的常见病，患者发病时会非常的痛苦。对待患有肺心病的老人，护理工作者如何体现出对老年人的关心、关爱、关怀？具体该怎么做？

（姚兴梅）

码 2-9-3　慢性肺源性
心脏病患者的护理 PPT

任务十　呼吸衰竭患者的护理

【学习目标】

1. 知识目标　明确慢性呼吸衰竭患者的临床表现、护理措施。

2. 能力目标　能够运用护理程序对呼吸衰竭患者实施护理。

3. 素质目标　培养护士抢救危重患者时应具备的素质，养成端正的学习态度，严谨求实的工作作风，团结协作的团队精神。

【案例导入】

患者，男，63岁。反复咳嗽、咳痰20余年，伴进行性呼吸困难3年余。1周前因上呼吸道感染以上症状加重并出现躁动。查体：体温38.5℃，呼吸28次/分，血压110/65mmHg，口唇发绀，桶状胸，双肺可闻及细湿啰音，血气分析示：PaO_2 45mmHg，$PaCO_2$ 65mmHg。

请思考：

1. 请解释患者出现发绀的原因，发绀的影响因素有哪些？

2. 根据血气分析判断是否存在呼吸衰竭及其类型，并说出氧疗原则及其依据。

呼吸衰竭（respiratory failure）简称呼衰，是指各种原因引起肺通气和（或）换气功能障碍，导致机体出现以缺氧和（或）二氧化碳潴留为主要表现的临床综合征。临床上按动脉血气分析结果将呼衰分为Ⅰ型呼衰和Ⅱ型呼衰：海平面、平静呼吸空气的状态下，$PaO_2 < 8.0kPa$（60mmHg），$PaCO_2$变化不明显，仅有缺氧而无二氧化碳潴留称Ⅰ型呼衰，又称缺氧性呼衰；Ⅱ型呼衰表现为$PaCO_2 > 6.7kPa$（50mmHg），同时伴随$PaO_2 < 8.0kPa$（60mmHg），缺氧和二氧化碳潴留同时并存，又称高碳酸性呼衰。按发病机制分为泵衰竭和肺衰竭，由呼吸泵驱动或制约呼吸运动的神经、肌肉和胸廓功能障碍引起的呼衰称泵衰竭；肺衰竭则是指肺、胸膜病变或呼吸道阻塞引起呼衰。按病程可分为急性呼衰和慢性呼衰。急性呼衰常由脑血管意外、创伤、休克、电击等突发因素引起的呼衰症状，病情危急，若不及时抢救，将危及患者生命；慢性呼衰继发于慢性呼吸系统疾病，病程渐进，机体尚可通过代偿适应，称为代偿性慢性呼衰。若并发呼吸道感染等，病情急性加重，称为失代偿性慢性呼衰。

【病因及发病机制】

参与肺通气和换气的任一环节严重病变，均可导致呼衰。常见病因有：呼吸道阻塞性病变如慢性支气管炎、支气管哮喘、支气管痉挛、喉头水肿、分泌物阻塞呼吸道等；肺组织病变如肺炎、重度肺结核、弥散性肺纤维化、肺水肿、急性呼吸窘迫综合征（ARDS）、硅沉着病（矽肺）等；肺血管疾病如肺血管栓塞、肺梗死、肺毛细血管瘤等；胸廓病变如胸廓外伤、畸形、手术创伤、气胸和胸腔积液等；神经系统及呼吸肌病变如脑血管病变、脑外伤、电击、药物中毒、脊髓灰质炎、多发性神经炎、肌肉萎缩侧束硬化导致呼吸中枢抑制等。

1. 缺氧和二氧化碳潴留的发生机制

（1）**肺通气不足** 成人在静息状态下呼吸空气时，总肺泡通气量约达 4 升 / 分，方可维持正常的肺泡氧分压和二氧化碳分压。若呼吸动力减弱、生理死腔增加或气道阻塞等均可导致肺通气不足。肺泡通气不足则肺泡氧分压下降，二氧化碳分压上升，引起缺氧和二氧化碳潴留。

（2）**通气 / 血流比例失调** 通气 / 血流比例是指每分钟肺泡通气量与每分钟肺毛细血管总血流量之比。正常成人每分钟肺泡通气量（VA）4L，肺毛细血管血流量（Q）5L，即 VA/Q = 0.8。若 VA/Q > 0.8，生理死腔增加，即为死腔样通气；VA/Q < 0.8，静脉血未经充分氧合，则形成肺动 - 静脉样分流。通气与血流的比例协调，才能保证有效的气体交换，反之，则产生缺 O_2，而无 CO_2 潴留的临床表现。

（3）**肺动 - 静脉样分流** 属于 VA/Q 比例失调的特例，生理情况下肺内存在少量解剖分流。若机体存在肺泡萎陷、肺不张等病理状态可引起肺动 - 静脉样分流增加，使肺动脉内静脉血尚未进行气体交换即直接流入肺静脉，导致动脉血氧分压降低。这种情况下给予高浓度氧气吸入并不能改善缺氧状况。

（4）**弥散障碍** 正常情况下，肺内气体通过弥散过程得以实现。弥散速度受肺泡弥散面积、肺泡膜的厚度、气体与血液接触时间、气体分压差、心排出量等诸多因素的影响。二氧化碳弥散能力为氧的 20 倍，故在弥散障碍时，产生单纯缺氧。

（5）**氧耗量增加** 发热、寒战、手术、呼吸困难、抽搐等可以使耗氧量增加，肺泡氧分压下降，正常反射为增加通气量以防止缺氧，若耗氧量增加与通气功能障碍同时并存则会出现严重缺氧。

2. 缺氧和二氧化碳潴留对机体的影响

（1）**对中枢神经系统的影响** 脑组织耗氧量约占全身耗量的 1/5 ~ 1/4，因而对缺氧最为敏感，供氧完全中断 4 ~ 5 分钟即可出现脑细胞不可逆转的损伤。轻度缺氧可引起注意力不集中、智力减退、定向障碍；重度缺氧则表现为烦躁不安、神志恍惚、谵妄甚至昏迷。二氧化碳浓度轻度增加，可降低脑细胞兴奋性，抑制皮质活动；随着二氧化碳的增加，对皮质下层刺激加强，引起皮质兴奋，患者可有失眠、精神兴奋、烦躁不安等症状。若二氧化碳严重潴留，可使中枢神经陷于麻醉状态，即二氧化碳麻醉。脑组织对缺氧的适应表现为脑血管扩张，血流阻力减少，脑血流量增加，以改善脑组织的供氧。严重缺氧可因血管通透性增加，引起脑细胞间质水肿，而脑细胞的肿胀、变性、坏死等，使酶系统和钠泵受抑制产生脑细胞内水肿，重者可致脑疝。

（2）**对循环系统的影响** 缺氧和二氧化碳潴留均可反射性引起心率加快、心搏出量增加和血压升高；还可以引起肺动脉小血管收缩，肺循环阻力增加，使肺动脉高压和右心负担增加，最终导致肺源性心脏病。心肌对缺氧较为敏感，轻度缺氧即可有心电图表现，严重急性缺氧可导致心室颤动或心脏骤停。组织氧分压低可使促红细胞生成素增加，促进红细胞增生，增加了血液携氧量，但由于血液黏稠度随之增加，导致心脏负担加重。二氧化碳分压轻度增加，可使脑、冠状血管和皮下浅表毛细血管和静脉扩张，而使脾和肌肉的血管收缩，故患者四肢温暖。

（3）对呼吸系统的影响　缺氧主要通过颈动脉窦和主动脉体化学感受器的反射作用刺激通气，如缺氧缓慢加重，则反射迟钝。相比之下，二氧化碳潴留对呼吸的影响远大于缺氧，是强有力的呼吸中枢兴奋剂。当吸入二氧化碳浓度增加，通气量成倍增加，但当 $PaCO_2 > 10.7kPa$（80mmHg），通气量不再增加，呼吸中枢处于被抑制状态。此时，只能通过缺氧反射性刺激呼吸中枢维持呼吸。

（4）对消化系统的影响　严重缺氧使胃黏膜屏障作用降低，二氧化碳潴留则使胃壁细胞碳酸酐酶活性增强，胃酸分泌增多，导致胃黏膜糜烂、出血和坏死。缺氧可直接或间接损害肝脏使丙氨酸氨基转移酶上升，缺氧纠正后，肝功能逐渐恢复正常。

（5）对泌尿系统的影响　二氧化碳潴留使肾血管痉挛，肾血流量减少，当 $PaCO_2 > 8.7kPa$（65mmHg），pH 值明显下降时，出现肾功能障碍。

（6）对酸碱平衡和电解质的影响　严重缺氧抑制了三羧酸循环、氧化磷酸化作用和有关酶的活动，降低了产生能量效率，还因无氧酵解增加，乳酸堆积引起代谢性酸中毒，进而使组织二氧化碳分压增高。严重酸中毒引起血压下降，心律失常。能量不足使钠泵功能障碍，造成细胞内酸中毒和高钾血症。急性二氧化碳潴留使 pH 值迅速下降并产生低氯血症。

【临床表现】

除引起慢性呼衰的原发症状外，主要是缺氧和二氧化碳潴留所致的多脏器功能紊乱的表现。

码 2-10-1　呼吸衰竭临床表现视频

1. 症状与体征

（1）呼吸困难　为呼衰最早出现的症状。患者有胸闷、憋气、呼吸费力等主诉，呼吸困难表现在频率、节律和幅度的改变。急性呼衰早期呼吸频率增快，病情加重时辅助肌活动加强，出现三凹征即胸骨上窝、锁骨上窝和肋间隙在吸气时明显下陷；慢性呼衰表现为呼吸费力，呼气延长，严重时呼吸浅快，并发二氧化碳麻醉时呈潮式或浅慢呼吸。

（2）发绀　为缺氧的典型表现，因血中还原血红蛋白增加所致。当动脉血氧饱和度低于85%时，可于口唇、指甲等处出现发绀。

（3）精神、神经症状　急性呼衰可出现精神错乱、狂躁、昏迷、抽搐等症状。慢性呼衰早期表现为注意力不集中，反应迟钝、定向力障碍，进而出现头痛、烦躁，重者出现昏迷、扑翼样震颤，重者可因脑水肿、脑疝而死亡。

（4）心血管系统症状　呼衰早期心率增快，血压轻度升高，晚期严重缺氧和酸中毒，可引起心力衰竭。高碳酸血症，可有局部血管扩张、多汗、皮肤潮红、结膜充血、水肿、洪脉等。

（5）其他症状　严重呼衰可并存肝、肾功能障碍，患者可出现蛋白尿、血尿、尿量减少或应激性溃疡引起上消化道出血。

2. 并发症　常见并发症为休克、心力衰竭、上消化道出血、肝性脑病等。

【辅助检查】

1. 动脉血气分析　$PaO_2 < 60mmHg$ 和（或）$PaCO_2 > 50mmHg$。对指导氧疗、机械通气各种参数的调节以及纠正酸碱平衡和电解质均有重要价值。

2. 肺功能检查　肺活量、用力肺活量、呼气峰流速等肺功能检查简单易行，有助于判断气道阻塞的严重程度，但重症患者该项检查受限。

3. 影像学检查　胸部 X 片、CT 和放射性核素肺通气 / 灌注扫描等有助于分析呼吸衰竭的病因。

【治疗要点】

治疗原则是保持呼吸道通畅、迅速纠正严重缺氧和二氧化碳潴留，积极处理原发病或诱因，维持心、脑、肾等重要脏器功能，预防和治疗并发症。

1. 建立和保持气道通畅　氧疗前，采取负压吸引等各种有效措施清除呼吸道异物或分泌物，保持气道通畅，以免引起肺不张，加重呼衰。鼓励多饮水，雾化吸入等降低痰液黏稠度；支气管痉挛者，使用支气管解痉药，必要时可给予肾上腺皮质激素吸入。若上述方法不能有效保持气道通畅，可建立人工气道如简易人工气道、气管插管或气管切开，以便于吸痰和机械通气治疗。

2. 氧疗　可增加氧的弥散能力，提高动脉血氧分压和血氧饱和度，增加可利用的氧。Ⅰ型呼衰可给予吸较高氧浓度（> 35%），当 $PaO_2 > 9.3kPa$（70mmHg）应逐渐降低氧浓度，否则长期吸入高浓度氧容易引起氧中毒。Ⅱ型呼衰原则上应给予低浓度（< 35%）、持续给氧。常用鼻导管或鼻塞式吸氧，实际吸入氧浓度（FiO_2）的计算公式：$FiO_2 = 21 + 4 \times$ 氧流量（升 / 分）。应根据患者的临床表现和血气分析调节吸氧浓度。若经氧疗症状无改善者应考虑使用机械通气辅助呼吸。

3. 增加通气量、减少二氧化碳潴留

（1）合理应用呼吸兴奋剂　尼可刹米（可拉明）为目前常用药，通过刺激呼吸中枢增加呼吸频率而改善通气量，还有一定的苏醒作用。常规用量为 0.375 ~ 0.75g 缓慢静脉推注，随即以 3 ~ 3.75g 加入 500mL 液体中，按每分钟 25 ~ 30 滴静滴。用药期间应密切观察患者反应。同类药物如洛贝林、多沙普仑等。

（2）合理应用机械通气　用于严重通气和换气功能障碍者，根据患者有无自主呼吸，选择辅助或控制呼吸等机械通气方法，根据病情调节各种参数，临床上多使用正压通气。机械通气期间加强呼吸道和呼吸机管理，避免并发症的发生。

4. 纠正酸碱平衡失调和电解质紊乱

（1）呼吸性酸中毒　积极改善通气，增加肺泡通气量，促进二氧化碳排出，pH < 7.20 可使用碳酸氢钠。

（2）代谢性酸中毒　为低氧血症引起的乳酸血症性酸中毒，应通过纠正缺氧达治疗目的。pH < 7.20 补充碱性药。

（3）呼吸性碱中毒　为通气过度，$PaCO_2$ 下降过快引起，应适当控制通气量。

（4）电解质紊乱　因低钾、低氯引起，可经口服或静脉补充。

5. 合理使用脱水、利尿剂　脑水肿时应及时给予甘露醇、呋塞米紧急脱水治疗。

6.积极处理原发病或诱因 根据痰菌培养及其药敏试验，选择有效的药物控制呼吸道感染。采取适当措施消除病因，达到治标治本的目的。

7.一般支持治疗 重症者转入ICU以便于及时抢救和监护。

【护理诊断】

1.气体交换受损 与通气不足、肺内分流增加、通气／血流失调和弥散障碍有关。

2.清理呼吸道无效 与分泌物增加、黏稠、意识障碍、人工气道、呼吸机及其支配神经功能障碍有关。

3.焦虑 与呼吸困难、气管插管、病情严重、失去个人控制及对预后的不确定有关。

4.营养失调：低于机体需要量 与食欲缺乏、呼吸困难、人工气道及机体的消耗增加有关。

5.有受伤的危险 与意识障碍、气管插管及机械通气有关。

【护理措施】

1.休息与活动 保持室内空气新鲜，温度与湿度适宜，协助患者取舒适体位，如半卧位或坐位。因活动会增加氧耗量，故对明显的低氧血症患者，应限制活动量；对呼吸困难明显的患者，嘱其绝对卧床休息。在病情允许活动的情况下，活动量以活动后不出现呼吸困难、心率增快为宜。

码2-10-2 呼吸衰竭护理视频

2.饮食护理 呼吸衰竭由于呼吸增加、发热等因素，导致能量消耗增加，机体代谢处于负平衡。营养支持对于提高呼吸衰竭的抢救成功率及患者生活质量均有重要意义，对危重患者在抢救时应常规鼻饲高蛋白、高脂肪、低糖类及适量维生素和微量元素的流质饮食，必要时给予静脉高营养。肠外营养时若糖类摄入过多，应注意监测二氧化碳分压的变化，因为糖类可能会增加高碳酸血症患者的二氧化碳潴留。

3.病情观察 密切观察患者神志，昏迷者应评估瞳孔、肌张力、病理反射；监测生命体征、使用辅助呼吸肌呼吸的情况，观察呼吸型态，有无呼吸困难，缺氧和二氧化碳潴留的症状和体征；密切观察动脉血气分析和各项化验指数变化、准确记录24小时出入液体量，注意电解质的变化，观察心、肾功能，正确留取各项标本；注意呕吐物及大便的颜色、性状，如发现有消化道出血，应及时记录和报告医师采取相应措施；注意全身皮肤的观察，定时翻身，防止压疮发生。

4.氧疗护理

（1）氧疗的意义和原则 氧疗能提高肺泡内氧分压，提高 PaO_2 和 SaO_2，减轻组织损伤，恢复脏器功能，提高机体运动的耐受性；能降低缺氧性肺动脉高压，减轻右心负荷。临床上根据患者的血气分析结果和临床表现采取不同的给氧方法和给氧浓度。原则是保证迅速提高 PaO_2 到 60mmHg 或 SaO_2 达 90% 以上的前提下，尽量降低吸氧浓度。Ⅰ型呼吸衰竭的主要问题是缺氧无二氧化碳潴留，可间断高浓度、高流量吸氧：$FiO_2 > 35\%$，氧流量为 4～6升／分。应避免长时间、高浓度吸氧造成氧中毒。伴有二氧化碳潴留者，往往需要低浓度持续氧气吸入，氧流量为 1～2升／分，$FiO_2 < 35\%$，以防

止缺氧被完全纠正，外周化学感受器失去缺氧的刺激而导致呼吸抑制，加重缺氧和二氧化碳潴留。

（2）给氧的方式　包括鼻导管、鼻塞、面罩、气管内和呼吸机给氧法。一般情况下严重单纯缺氧者多用面罩给氧，Ⅱ型呼吸衰竭患者则使用鼻导管或鼻塞法给氧。定期消毒或更换输氧设备，如面罩、导管等，防止交叉感染。

（3）氧疗的观察　密切观察氧疗效果及反应，记录吸氧方式、吸氧浓度和时间，高浓度或纯氧吸入的时间一般不超过 24 小时。氧疗后呼吸困难缓解，皮肤黏膜及甲床发绀减轻，心率减慢表示氧疗有效，反之应及时查找原因，调整氧疗方案。

5. 用药护理　按医嘱及时准确给药，观察药物疗效及不良反应。使用支气管扩张药和呼吸兴奋药，静滴速度不宜过快，否则可出现恶心、颜面潮红、烦躁等不良反应。禁用吗啡等对呼吸有抑制作用的药物，慎用地西泮等镇静药。

6. 心理护理　多与患者交流，评估患者的焦虑程度；鼓励患者说出或写出引起或加剧焦虑的因素，教会患者自我放松等各种缓解焦虑的办法，如采用缓慢缩唇呼吸、渐进性放松和想象疾病已经好转等方法。向患者解释监护仪、各项操作、异常声音和器械的作用，患者对身边事物或事件的了解，有助于缓解焦虑；对于机械通气的患者，要让患者学会用手势、写字等非语言沟通方式表达其需求，以缓解焦虑、恐惧等心理反应。

【健康教育】

1. 疾病知识指导　告诉患者及家属慢性呼吸衰竭患者渡过危重期后，关键是预防和及时处理呼吸道感染等诱因，减少急性发作，尽可能延缓肺功能恶化程度。

2. 活动与休息指导　制定合理的休息与活动计划，避免劳累。指导和鼓励患者行进呼吸运动锻炼；指导患者和家属学会病情监测，提高自我护理能力。若出现气急、发绀加重等呼吸衰竭征象应及时就诊。

3. 用药指导　按照医嘱指导患者用药，教会患者科学实施家庭氧疗的方法。

【考纲摘要】

1. 呼吸衰竭的临床表现。

2. 呼吸衰竭的主要护理问题。

3. 呼吸衰竭的护理措施。

【复习思考】

1. 呼吸衰竭的临床表现有哪些？

2. 呼吸衰竭的主要护理问题有哪些？

3. 临床数据显示，新冠肺炎患者中 15%~20% 可能发展为重症肺炎，其中约 5% 的患者病情可能进展为急性呼吸窘迫，而呼吸衰竭是导致新冠肺炎患者死亡的首要因素。正压机械通气是呼吸衰竭最为有效的常规支持治疗手段，可满足大部分患者的通气需求。但对于病情极重的呼吸衰竭患者，如重症肺炎，常规正压通气常常难以维持满意的通气和氧合。近年来，技术日益成熟的体外膜肺氧合（extracorporeal membrane oxygenation，ECMO）为我们在呼吸支持领域指明了另一个方向，为极重度呼吸衰竭患者带来了新的希望。请你查阅资料了解什么是 ECMO？及 ECMO 在新冠肺炎期间所做的贡献。

（郭丹）

码 2-10-3　呼吸衰竭
患者的护理 PPT

任务十一　呼吸系统常用诊疗技术及护理

【学习目标】

1. 知识目标　明确呼吸系统常用诊疗技术的术前准备、注意事项及护理要点。

2. 能力目标　能正确配合医生完成各项诊疗技术，做好各项诊疗技术后患者病情观察及护理。

3. 素质目标　培养护士养成端正的学习态度，严谨求实的工作作风，团结协作的团队精神。

一、胸腔穿刺术及护理

胸腔穿刺术是将胸穿针通过肋间隙刺入胸膜腔进行抽取和注射的一种临床常用诊疗技术。

【适应证】

1. 诊断性穿刺　抽取胸腔积液送检，以明确其性质，协助诊断。

2. 胸腔大量积液、积气者　排出胸腔内积液或积气，以缓解压迫症状，避免胸膜粘连增厚。

3. 脓胸或恶性胸腔积液　抽脓、灌洗治疗，胸腔内注射药物，辅助治疗。

【禁忌证】

出血性疾病、体质衰弱或病情危重而不能耐受操作者。

【操作前护理】

1. 用物准备　常规消毒盘 1 套；无菌胸腔穿刺包（内有胸腔穿刺针、5mL 和 50mL 注射器、止血钳、孔巾、纱布等）、2% 利多卡因针剂（或 1% 普鲁卡因）、0.1% 肾上腺素 1 支、无菌手套、无菌试管、量杯等。

2. 患者准备　①向患者说明穿刺目的和术中注意事项，如术中不能移动位置，尽量不要咳嗽或深吸气；②需用普鲁卡因时做好普鲁卡因皮试，并将结果记录在病历上；③协助患者采取正确的穿刺体位：嘱患者反坐于靠背椅上，两前臂平置于椅背上缘，前额伏于前臂上（不能起床者取半坐位，患侧前臂枕于头下）；④协助术者确定穿刺点：一般在肩胛下角第 7～9 肋间隙，或在腋中线第 6～7 肋间隙，穿刺点宜取在叩诊实音部位，可结合 X 线、超声波检查结果进行定位。气胸者取患侧锁骨中线第 2 肋间隙或腋前线第 4 ～ 5 肋间隙。

【操作中护理】

1. 常规消毒、局部麻醉 常规消毒穿刺点皮肤；打开胸穿包，术者戴手套、铺洞巾后，护士用胶布固定洞巾两上角以防滑脱，并打开利多卡因或普鲁卡因药液供医师抽吸作局麻。

2. 固定穿刺针 术者持胸穿针刺入胸腔后，护士接止血钳协助固定穿刺针。

3. 协助抽液 术者用 50mL 注射器抽吸胸水时，护士将止血钳放松即可抽液，当针管吸满后，护士用止血钳协助固定穿刺针，并随时夹闭胶管，以防空气进入胸腔。

4. 抽液完毕 记录抽出液体的色、质、量，按需要留取标本及时送检。如治疗需要，可注射药物。术毕拔出穿刺针，用乙醇棉球按压针孔片刻，敷以纱布，用胶布固定。

5. 术中观察 术中应密切观察患者有无头晕、面色苍白、出冷汗、心悸、胸闷、胸部剧痛、刺激性咳嗽等情况，一旦发生立即停止抽液，报告医师并协助处理。

【操作后护理】

1. 嘱患者平卧位或半卧位休息，注意观察呼吸、脉搏等情况。

2. 注意观察穿刺处有无渗血或液体流出。

3. 术中注入药物者，应嘱患者转动体位，以便药液在胸腔内混匀，并观察患者对注入药物的反应。

二、纤维支气管镜检查术及护理

纤维支气管镜检查术是将纤维支气管镜经鼻或口腔插入气管、支气管或各叶、段支气管，进行检查的方法。

【适应证】

1. 协助诊断 ①原因不明的 X 线阴影、肺不张、阻塞性肺炎、支气管狭窄或阻塞、胸腔积液等；②原因不明的刺激性咳嗽、咯血，疑为异物或肿瘤时；③原因不明的喉返神经或膈神经麻痹者。

2. 局部治疗 利用纤维支气管镜引流呼吸道分泌物、支气管肺泡灌洗、去除异物、摘除息肉、局部止血及用药、扩张狭窄支气管或激光治疗。

3. 急诊抢救 作为气管插管的引导，用于急诊抢救。

【禁忌证】

1. 严重心、肺、肝、肾功能不全，频发心绞痛，呼吸衰竭，全身极度衰竭者。

2. 主动脉瘤有破裂危险者。

3. 2 周内有支气管哮喘发作或大咯血者。

4. 出、凝血机制严重障碍者。

5. 麻醉药过敏，而又无其他药物代替者。

【操作前护理】

1. 用物准备　器械准备：纤维支气管镜、吸引器、活检钳、细胞刷、冷光源、注射器。药物准备：2% 利多卡因、阿托品、肾上腺素、50% 葡萄糖液、生理盐水。必要时准备氧气和心电监护仪等。

2. 患者准备　①向患者说明检查目的及有关配合事项；②检测血小板和出凝血时间，摄 X 线胸片，对心肺功能不佳者必要时做心电图和血气分析；③禁食 4 小时，术前 30 分钟按医嘱肌内注射阿托品 0.5mg，口服地西泮 5 ～ 10mg，静脉注射 50% 葡萄糖液 40mL（糖尿病者除外）。

【操作中护理】

1. 用 2% 利多卡因做咽喉喷雾麻醉。

2. 安置患者取仰卧位，头部向后仰，使口喉与气管成一直线，根据病情选择经口或鼻插管，并经纤维支气管镜滴入麻醉药做黏膜表面麻醉。

3. 插镜前协助术者检查所用器械，确保检查过程不发生故障。

4. 按需配合医师做好吸引、活检、治疗等措施。

【操作后护理】

1. 术后禁食 3 ～ 4 分钟，麻醉消失后方可进食，以进温凉流质或半流质饮食为宜。

2. 密切观察患者有无发热、声嘶或咽喉疼痛、胸痛、呼吸道出血等表现。如呼吸道出血量多时应及时通知医师，发生大咯血时应配合及时抢救。

3. 按医嘱常规应用抗生素，预防呼吸道感染。

4. 鼓励患者轻轻咳出痰液和血液，如有声嘶或咽喉疼痛，可给予雾化吸入。

5. 及时留取痰标本送检。

三、机械通气术及护理

机械通气是借助呼吸机建立气道口与肺泡间的压力差，给予呼吸功能不全的患者以呼吸支持，即利用机械装置来代替、控制或改变自主呼吸运动的一种通气方式。机械通气的加压方式分为呼吸道直接加压和胸腔加压，吸气冲动可来自患者，也可完全由呼吸机发出。常用的呼吸机的类型：①正压呼吸机；②负压呼吸机；③高频呼吸机（high frequency ventilation，HFV）。

【适应证】

1. 治疗呼吸衰竭和呼吸暂停　①严重的急、慢性呼吸衰竭，如慢性阻塞性肺部疾病（COPD）、重症哮喘、中枢神经系统或呼吸肌疾病所致的严重通气不足、严重肺部感染、ARDS 所致的严重换气功能障碍等。②心肺复苏。

2. 预防呼吸衰竭的发生或加重　如心、胸外科手术后，使用呼吸机帮助减轻因手术创伤而加重的呼吸负担，以减轻心肺功能和体力上的负担，缓解呼吸困难症状。

【禁忌证】

严格说，机械通气治疗无绝对的禁忌证，一旦患者出现呼吸衰竭，均应行机械通气。正压通气的相对禁忌证为：未经引流的张力性气胸或纵隔气肿、大咯血、急性心肌梗死、低血容量性休克未补足血容量前、重症肺大疱等。

【操作前护理】

1. 用物准备 准备好清洁、功能完好的呼吸机及供氧设备。

2. 患者准备 向患者进行必要的解释，使患者了解呼吸机治疗的目的。

【操作中护理】

1. 密切监测病情变化 了解机械通气的效果，预防并及时发现、处理可能的并发症。监护的内容如下：

（1）**呼吸** 有无自主呼吸，呼吸与呼吸机是否同步，呼吸的频率、节律、深度、类型及两侧呼吸运动的对称性，两侧呼吸音性质，有无啰音。

（2）**心率、血压** 若出现血压明显或持续下降伴心率增快，提示有通气不足或通气过度，应及时报告。

（3）**意识状态** 进行呼吸机治疗后患者意识障碍程度减轻，表明通气状况改善，若出现烦躁不安、自主呼吸与呼吸机不同步，多为通气不足。如患者病情一度好转，胸廓起伏良好，突然出现兴奋、多语，甚至抽搐，应警惕通气过度引起的碱中毒。

（4）**体温** 发热常提示感染。而体温升高会使氧耗量和CO_2产出增加，故应酌情调节通气参数；高热时还应适当降低湿化器的温度，以改善呼吸道的散热作用。

（5）**皮肤、黏膜及周围循环状况** 皮肤潮红、多汗和浅表静脉充盈，提示CO_2潴留尚未改善；若缺氧改善，发绀则减轻；颈静脉充盈、怒张，常与气胸、气管切开有关。了解皮肤黏膜的完整性，及时发现并处理压疮、口腔溃疡及继发性真菌感染等情况。

（6）**出入量** 准确记录24小时出入量，尤其是尿量的变化，能反映体液平衡及心肾功能的重要指标。

（7）**痰液** 观察痰液的色、量，为肺部感染的治疗提供重要依据。

（8）**检查腹部胀气及肠鸣音情况** 如面罩机械通气者，人机配合欠佳，患者吞入过多的气体，气管插管或气管切开导管气囊漏气，均可引起腹胀；肠鸣音减弱，应警惕低钾血症。

2. 气道的护理

（1）**加强呼吸道的湿化** 一般使吸入（气道口）气体的温度维持在35～37℃，不宜超过40℃。湿化器的水温常常保持在50℃左右。湿化器内只能加无菌蒸馏水，禁用生理盐水或加入药物。同时，要注意防止水蒸干。

（2）**痰液吸引** 人工气道正压通气患者不能进行有效咳嗽，必须借助机械吸引来排除呼吸道内分泌物，保持呼吸道通畅，改善气体交换，同时留取痰标本进行检查。

3. 预防感染与防止意外

（1）妥善固定面罩，防止面罩与连接管道的滑脱，防止人工气道的移位、脱开和阻塞。

（2）面罩机械通气者，防止头面部皮肤的压迫与受损。

（3）保持面部清洁，面罩每周定期消毒3次，保持气管切开伤口的干燥清洁。

（4）定期翻身和进行胸部叩击，是防止压疮、促进痰液引流、保持呼吸道通畅、预防肺部并发症的重要措施。

（5）做好口腔护理和导管的护理，及时发现、处理真菌等感染。

4. 维持水电解质平衡，改善营养状态　准确记录出入量，按时完成补液计划，注意尿比重和电解质的变化。

5. 心理、社会支持　对所有机械通气患者，无论其意识清醒与否，均应受到尊重。向患者做好细致的解释，进行鼓励和精神安慰，可起到增强患者的自信心和通气效果的作用。

【停机前后护理】

此阶段从准备停机开始，一直到完全停机，拔除气管插管后的一段时间。做好本阶段的护理可帮助患者安全、顺利脱离呼吸机。

1. 帮助患者树立信心　长期接受呼吸机治疗的患者，由于治疗前病情重，经治疗后病情缓解，患者由此对呼吸机产生依赖，担心停用呼吸机后病情反复，故反对撤机的患者常见。为此，撤机前要向患者（必要时包括家人）解释撤机的重要性和必要性。

2. 按步骤有序撤机　当人工气道患者具备完全脱离呼吸机的能力后，须按以下4个步骤进行，即撤离呼吸机－气囊放气－拔管－拔管后继续吸氧。

3. 呼吸机的终末消毒与保养　患者停用呼吸机后按呼吸机说明书要求，拆卸管道（包括主机内部的管道系统及传感器），进行彻底的清洁和消毒，然后再按原结构重新安装、调试备用。

（郭丹）

码 2-11-1　呼吸系统
疾病患者的护理习题

项目三　循环系统疾病患者的护理 ▷▷▷▷

【学习目标】

1.知识目标　明确循环系统常见疾病患者的护理评估内容及心力衰竭、心律失常、冠状动脉粥样硬化性心脏病、原发性高血压、心脏瓣膜病、心肌病、感染性心内膜炎、心包炎患者的临床表现、主要护理诊断、护理措施、健康指导；掌握心肌梗死患者的心电图检查。

2.能力目标　能运用护理程序对循环系统常见疾病患者实施护理；能配合医生实施心脏电复律、人工心脏起搏、心血管介入诊疗术操作。

3.素质目标　培养学生护理职业道德，具有理论联系实际、实事求是的工作作风和科学严谨的工作态度，强化生命教育、使命担当、社会责任等职业理念。

任务一　概述

循环系统疾病包括心脏和血管的疾病，合称为心血管疾病，是危害人民健康和社会劳动力的重要疾病。在人类跨入 21 世纪以来，心血管疾病已成为全球性的重大公共卫生问题，是当今世界对人类健康造成威胁的重大疾病，它严重影响着人类的生存质量和期望寿命。随着我国经济的发展、人民生活水平的提高、饮食结构和生活方式的改变、人口老龄化的到来，心血管疾病的发病率和死亡率呈上升趋势。目前我国每年大约有 300 万人死于心脑血管疾病，不仅给人民健康造成严重威胁，同时也给社会带来沉重的负担。因此，积极开展心血管疾病的预防和治疗及危险因素的干预，具有重要意义。

一、循环系统疾病的解剖与生理

循环系统由心脏、血管和调节血液循环的神经体液组成。其主要功能是为全身各器官组织运输血液，通过血液将氧、营养物质等供给组织，并将组织产生的代谢废物运走，保证人体新陈代谢的正常进行，维持生命活动。此外，循环系统还具有内分泌功能。

（一）心脏

心脏是一个中空的肌性器官，形似倒置的、前后稍扁的圆锥体，约本人拳头大小。心脏位于胸腔中纵隔内，约 2/3 位于正中线左侧，1/3 位于正中线右侧。心尖朝向左前下方，心底朝向右后上方。

1. 心脏的四个腔　心脏被心间隔及房室瓣分成 4 个心腔，即左心房、左心室、右心房、右心室（图 3-1）。

2. 四个瓣膜的位置　同侧房室间有房室瓣相通，右心房室之间的瓣膜称为三尖瓣，左心房室之间的瓣膜称为二尖瓣，两侧房室瓣均有腱索与心室乳头肌相连。左、右心室与大血管之间也有瓣膜相隔，位于左心室与主动脉之间的瓣膜称为主动脉瓣，位于右心室与肺动脉之间的瓣膜称为肺动脉瓣。炎症、退行性改变等因素可引起瓣膜粘连、挛缩、钙化、僵硬，可导致瓣膜口狭窄和 / 或关闭不全。

3. 心脏传导系统　心脏有节律地跳动，是由于心脏本身有一种特殊的心肌纤维，具有自动节律性兴奋的能力。心的传导系统包括窦房结、结间束、房室结、房室束、左右束支及其分支和浦肯野纤维（图 3-2）。

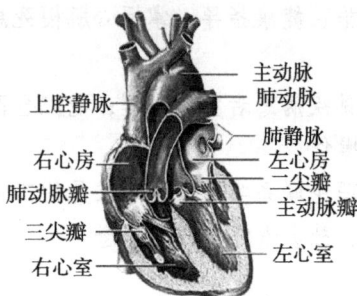

图 3-1　心脏的四个腔室和瓣膜

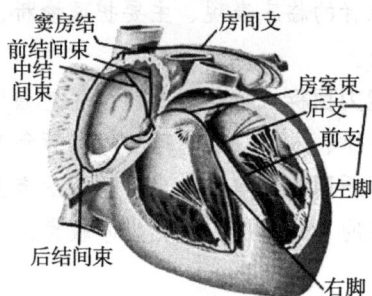

图 3-2　心脏传导系统

4. 心脏的血液供应　心脏的血液供应来自左、右冠状动脉。左冠状动脉分前降支和回旋支。前降支主要负责心脏前壁、左室前侧壁及室间隔前 2/3 部位的心肌供应，回旋支主要负责左室侧壁、后侧壁及高侧壁部位心肌的血液供应。右冠状动脉主要供应右心室、左心室下壁、后壁及室间隔的后 1/3 部位的心肌。

（二）血管

循环系统的血管分动脉、毛细血管和静脉 3 类。动脉的主要功能为输送血液到组织器官，其管壁含平滑肌和弹性纤维，能在各种血管活性物质的作用下收缩和舒张，影响局部血流量，改变血流阻力，故又称"阻力血管"。毛细血管是血液与组织液进行物质交换的场所，故又称"功能血管"。静脉管壁薄，弹性小，主要功能是汇集从毛细血管来的血液，将血液送回心脏，其容量大，又称"容量血管"。阻力血管与容量对维持和调节心功能有重要作用。

（三）血液循环

人体的血液循环分为体循环和肺循环。血液由左心室泵出，经主动脉及其分支到达全身毛细血管，再通过各级静脉，最后经上、下腔静脉返回右心房，此为体循环。血液由右心室泵出，经肺动脉及其分支到达肺泡毛细血管，再经肺静脉进入左心房，此为肺循环（图 3-3）。房间隔、室间隔结构完整及心脏瓣膜结构与功能正常，方能保证血液朝一个方向流动，防止出现血液反流或分流。

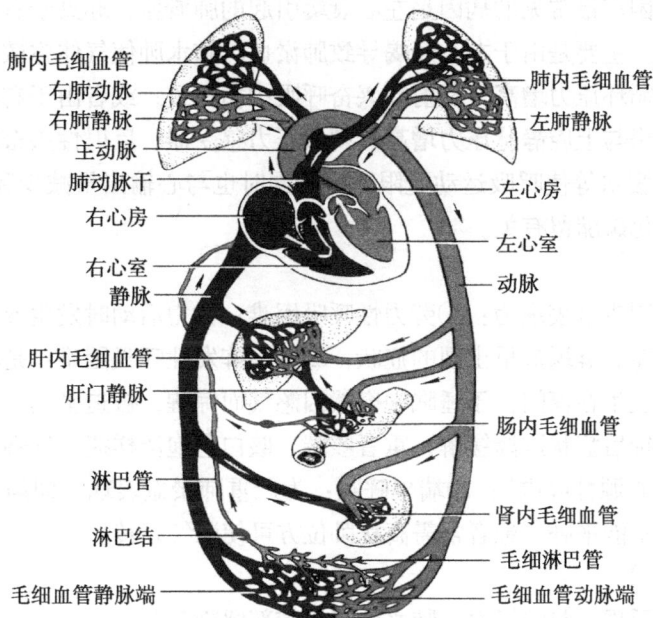

图 3-3　血液循环图

（四）调节循环系统的神经－体液

1. 调节循环系统的神经　主要包括交感神经与副交感神经。当交感神经兴奋时，通过肾上腺素 α 和 β$_1$ 受体，使心率加快，心肌收缩力增强，外周血管收缩，血管阻力增加，血压升高；当副交感神经兴奋时，通过乙酰胆碱能受体，使心率减慢，心肌收缩力减弱，外周血管扩张，血管阻力减小，血压下降。

2. 调节循环系统的体液因素　如肾素－血管紧张素－醛固酮系统、血管内皮因子、某些激素和代谢产物等。肾素—血管紧张素—醛固酮系统是调节钠钾平衡、血容量和血压的重要因素。血管内皮细胞生成的收缩物质，如内皮素、血管收缩因子等具有收缩血管作用；内皮细胞生成的舒张物质，如前列环素、一氧化氮等具有扩张血管的作用。这两类物质的平衡对维持正常的循环功能起重要作用。

二、循环系统疾病常见症状及体征的护理

（一）心源性呼吸困难

心源性呼吸困难是指各种心血管疾病引起的呼吸困难。最常见的病因是左心衰竭引起的肺淤血，亦见于右心衰竭、心包积液、心脏压塞时。主要表现为病人自觉空气不足、呼吸费力，呼吸频率、深度与节律的异常。

码 3-1-1　心源性呼吸困难视频

【病因】

心源性呼吸困难最常见的病因是左心衰竭引起的肺淤血，亦见于右心衰竭、心包积液、心脏压塞时。主要是由于左心衰竭导致肺淤血、肺水肿使气体弥散功能下降，以及肺泡内张力和肺循环压力增高，反射性兴奋呼吸中枢所致；或者由于右心衰竭导致体循环淤血，使右心房与上腔静脉压力增高、刺激压力感受器，反射性兴奋呼吸中枢，以及肝淤血、胸水、腹水等使呼吸运动受限所致；同时也与心输出量减少和血流速度变慢，加重缺氧和二氧化碳潴留有关。

【特点】

心源性呼吸困难常表现为：①劳力性呼吸困难：体力活动时发生或加重，休息后缓解或消失，常为左心衰竭最早出现的症状；②夜间阵发性呼吸困难：是心源性呼吸困难的特征之一。常发生在夜间，于睡眠中突然因憋气而惊醒，被迫坐起，呼吸深快。轻者数分钟至数十分钟后症状逐渐缓解，重者咳喘、咳白色泡沫样痰、气喘、发绀、伴肺部哮鸣音，称为"心源性哮喘"；③端坐呼吸：为严重肺淤血表现，即静息状态下患者仍觉得呼吸困难，不能平卧，患者常需高枕卧位方可使憋气好转。

【护理诊断】

1. 气体交换受损　与肺淤血、肺水肿或伴肺部感染有关。

2. 活动无耐力　与呼吸困难所致能量消耗增加和机体缺氧状态有关。

3. 焦虑　与呼吸困难影响患者的日常生活及睡眠、病情呈加重趋势有关。

【护理措施】

1. 一般护理

（1）休息与活动　根据病情采取抬高床头、半卧位、端坐位或设置跨床小桌伏桌休息，以患者感觉舒适为准。保持病室空气新鲜，温湿度适宜，衣服、被褥轻软，有助于减轻呼吸困难。根据呼吸困难的程度合理安排休息与活动量，如劳力性呼吸困难者，应减少活动量，以不引起症状为度。对夜间阵发性呼吸困难者，应给予高枕卧位或半卧位，加强夜间巡视。对端坐呼吸者，可使用床上小桌，让患者伏桌休息，必要时双腿下垂。注意患者体位的舒适与安全，必要时加用床挡防止坠床。

（2）饮食指导　告知患者摄取清淡、易消化的饮食，不宜吃易产气食物，保持大便通畅。

（3）保持呼吸道通畅　指导患者做深缓呼吸，通过各种措施保持呼吸道通畅。

2. 观察病情　密切观察呼吸、脉搏、血压、意识状态、皮肤黏膜颜色、肺部呼吸音以及心脏体征的变化，观察动脉血气分析及其他辅助检查结果的变化，并注意有无新的症状和体征出现。由此判断护理措施是否有效，病情有无好转以及有无新情况出现。

3. 氧疗　根据病情和疾病的性质，选择氧疗的方法和类型，氧流量一般为 2 ~ 4L/min，肺心病患者一般 1 ~ 2L/min，而急性左心衰竭者需要高流量鼻导管或面罩加压给氧。

4. 用药护理　遵医嘱给予强心剂、利尿药、扩血管药物等，并观察疗效和不良反应。

5. 心理护理 多关心患者，取得患者的信任。告知患者通过避免诱因，合理用药可以控制病情的进展，缓解症状；而不良情绪不利于呼吸困难的改善，甚至会加重病情。教育亲属对患者既要多关心，又不要过于迁就，使其在家庭成员的支持和帮助下，最大限度地做到生活自理。

6. 健康指导 告知患者呼吸困难的常见原因和诱因，并教给其预防方法。嘱其保持居室安静与清洁，避免空气污染，保持愉快的心情，减少谈话，避免劳累，适当休息。指导其选择清淡、易消化饮食，避免产气性食物，保持大便通畅。说明家庭支持对患者治疗和康复的重要性，指导亲属对患者提供积极的感情支持和适当的生活照顾。

码 3-1-2 心源性水肿视频

（二）心源性水肿

心源性水肿是指由于右心衰竭、心包积液、心包缩窄等引起体循环淤血，机体组织间隙有过多液体积聚的现象。

【病因】

最常见的病因是右心衰竭。其发生主要病理机制是：①有效循环血容量不足，肾血流量减少，肾小球滤过率降低，继发性醛固酮分泌增多，水钠潴留；②体循环静脉压增高，毛细血管静水压增高，组织液回吸收减少；③淤血性肝硬化导致蛋白质合成减少，继发低蛋白血症，血浆胶体渗透压下降。

【特点】

心源性水肿的特点是早期首先出现在身体的低垂部位，如卧床患者的背骶部、会阴或阴囊部，非卧床患者的足踝部、胫前。用指端加压水肿部位，局部出现凹陷，称为凹陷性水肿。重者可延及全身，出现胸水、腹水。

【护理诊断】

1. 体液过多 与右心衰竭引起体循环淤血等有关。

2. 有皮肤完整性受损的危险 与水肿部位循环改变、强迫体位或躯体活动受限有关。

3. 焦虑 与严重水肿影响患者的日常生活及形象等有关。

【护理措施】

1. 一般护理

（1）休息与饮食 轻度水肿者应限制活动，重度水肿者要卧床休息；根据病情取半卧位或坐位，下肢水肿时要抬高下肢，并要经常更换体位，避免某一局部过度受压。给予低钠、高蛋白、易消化、少产气的饮食；说明钠盐与水肿的关系，告诉患者限制钠盐及加强营养的重要性；心源性水肿一般情况下饮水量不严格受限。

（2）皮肤护理 保持皮肤清洁、干燥；嘱患者穿宽松、柔软、吸湿性强的内衣，选择柔软的被褥，并保持床面平整、干燥；帮助患者勤翻身，按摩骨隆突部位（如骶、踝、足跟部），严重水肿者可使用气垫床、气圈等，以保护皮肤，防止受压；使用便盆时动作轻巧，勿强行推、拉；注射操作时，应严格无菌操作，注射完毕用干棉球压迫局部，以免药液外渗导致感染。

2. 观察病情 定期测体重，量腹围，观察水肿部位皮肤情况，必要时记录 24 小时出入液量，输液时要根据血压、心率、呼吸调整输液速度，一般不超过 20～30 滴 / 分。

3. 用药护理 遵医嘱使用利尿剂，合理安排用药时间，一般要避免睡前用药；密切观察药物的疗效和不良反应。

4. 心理护理 多关心患者，取得患者的信任。告知患者通过合理用药可以控制病情进展及缓解症状，教育亲属要多关心患者。

5. 健康指导 解释水肿的原因以及使其加重的诱因，教给患者采取措施避免复发。说明钠盐与水肿的关系，告知患者要低钠饮食，并教育亲属要积极配合，维护清淡饮食环境，并监督患者的饮食。告诉患者要保持床褥柔软、平整、干燥，穿柔软、宽松的衣服，保持皮肤清洁，卧床休息时，要经常更换体位，避免某一局部过度受压；定期测体重、量腹围，及时发现水肿的消长情况；若在家使用利尿剂，必须严格遵医嘱定时、定量用药，一旦出现利尿剂的不良反应及时就医。

（三）心悸

心悸是一种自觉心脏跳动的不适感。一般患者自觉心跳或心慌。心悸是心动过速、心动过缓、期前收缩等心律失常的表现症状。与患者的敏感性、心搏强度、心率和心律及其变化有关，患者敏感性高、心脏搏动增强、心率增快和减慢以及心律不规则均可引起心悸。心悸的严重程度并不一定与病情的轻重成正比，有时并无多大危险性，但器质性心脏病患者出现心悸时，可造成严重血流动力学异常，甚至会导致患者死亡。

【病因】

常见的病因有：心律失常，如心动过速、心动过缓、期前收缩、心房扑动或颤动等。各种器质性心血管病：二尖瓣、主动脉关闭不全；全身性疾病：甲亢、贫血；生理性因素：健康人剧烈运动、精神紧张或情绪激动、过量吸烟、饮酒、饮浓茶或咖啡，应用某些药物如阿托品、氨茶碱、肾上腺素等可引起心率加快、心肌收缩力增强而致心悸。

【特点】

心悸严重程度并不一定与病情成正比。慢性心律失常者，因逐渐适应可无明显心悸，紧张、焦虑及注意力集中时心悸更明显。心悸一般无危险性，但少数由严重心律失常所致者可发生猝死，因此需要对其原因和潜在危险性做出判断。

【护理诊断】

1. 焦虑 与心悸发作所致不适及担心预后有关。

2. 活动无耐力 与心悸发作所致疲乏无力有关。

【护理措施】

1. 一般护理

（1）休息与体位 指导患者多休息；安排适宜的体位，如心悸明显的患者应避免左侧卧位，因左侧卧位较易感觉到心跳，器质性心脏病伴心功能不全时可取半卧位。

（2）饮食护理 避免饱餐，因饱餐可诱发心律失常，使心悸加重。

2. 观察病情 了解患者心悸的变化，有无呼吸困难、胸痛、晕厥等伴随症状。观察心脏的体征，尤其是心率、心律的变化；观察脉搏变化；注意全身情况。必要时做心电监护，进行动态观察。

3. 用药护理 遵医嘱应用抗心律失常药物，注意剂量、疗程、适应证、禁忌证，还应密切观察疗效和防治不良反应等。

4. 心理护理 对于过分敏感的患者，要做耐心的解释，心悸本身无危害性，它的危害性主要与原发病有关；对于器质性心脏病患者，要告知不良情绪可使交感神经兴奋、心脏负荷加重，甚至诱发心律失常而使心悸加重，原发病治愈之后，心悸感就会减轻或消失。

5. 健康指导 分析心悸的原因以及使其加重的诱因，教会患者采取预防措施。告知心悸的程度并不与心脏病的轻重成正比关系，有些心悸对身体健康无害，心悸的危害取决于心脏病的严重程度；卧床时应避免左侧卧位，因这种体位会使心悸感更明显；应遵医嘱使用抗心律失常药物，用药中感觉不适应立即就诊。

（四）胸痛

胸痛常见于各种循环系统疾病。常因缺血、缺氧、炎症等刺激了支配心脏、主动脉的交感神经及肋间神经而引起的心前区或胸骨后疼痛。

【病因与特点】

表 3-1 几种常见胸痛病因与特点

病因	特点
稳定型心绞痛	多位于胸骨后，呈发作性压榨样痛，体力活动或情绪激动诱发，休息或含服硝酸甘油后可缓解
急性心肌梗死	疼痛多无明显诱因，持续时间长，含服硝酸甘油多不能缓解
急性主动脉夹层	出现胸骨后或心前区撕裂样剧痛或烧灼痛，可向背部放射
梗阻性肥厚型心肌病	含服硝酸甘油无效甚至加重
急性心包炎	疼痛可因呼吸或咳嗽加剧，呈锐痛，持续时间较长
心血管神经症	可出现心前区针刺样疼痛，但部位常不固定，与体力活动无关，多在休息时发生，伴有神经衰弱症状

【护理诊断】

1. 疼痛 心前区疼痛 与心肌缺血、缺氧及心包受炎症刺激有关。

2. 恐惧 与剧烈疼痛伴有濒死感有关。

【护理措施】

1. 一般护理 疼痛发作时，立即协助患者安静卧床休息；避免用力排便、饱餐、寒冷等，以免诱发疼痛发作。

2. 观察病情 密切观察血压、呼吸，尤其是心前区疼痛发作时心率、心律与心电图的变化；必要时进行持续心电监护。

3. 用药护理 止痛是治疗的关键。疼痛发作时，让患者立即停止活动，就地休息，陪伴患者，嘱其全身放松，不要紧张；立即给予硝酸甘油含服、给氧；遵医嘱给予吗啡、溶栓剂、复方丹参、β受体阻滞剂、钙拮抗剂等。若上述方法不能缓解疼痛，应告知医生，便于及时采取其他措施。

4. 心理护理 告知患者疼痛的可控性，以消除其恐惧感；避免情绪激动；指导患者采用放松技术如深呼吸、全身肌肉放松；病情允许时听音乐、看电视报纸等。

5. 健康指导 解释心前区疼痛的原因、诱因。嘱患者避免诱因，减少发作。随身携带硝酸甘油，出现心前区疼痛时，应停止活动，就地休息，不要过于紧张，随即舌下含服硝酸甘油一片，几分钟内若疼痛不缓解，应呼叫急救电话或请他人送往医院救护。若心前区疼痛反复发作，应查清原因，并遵医嘱坚持长期用药。

（五）心源性晕厥

心源性晕厥是指因心排血量骤减、中断或严重低血压而引起脑供血骤然减少或停止而出现的短暂意识丧失。

【病因】

1. 严重心律失常 病窦综合征、房室传导阻滞、室性心动过速。

2. 器质性心脏病 严重主动脉瓣狭窄、梗阻性肥厚型心肌病、急性心肌梗死、急性主动脉夹层、心脏压塞等。

【特点】

晕厥发作时先兆症状常不明显，持续时间甚短，近乎晕厥指一过性黑蒙，肌张力降低或丧失，但不伴有意识丧失。一般心脏供血暂停3秒以上即可发生近乎晕厥，5秒以上可发生晕厥，超过10秒可出现抽搐，称阿－斯综合征。

【护理诊断】

1. 有受伤的危险 与晕厥突然发作有关。

2. 恐惧 与晕厥突发，患者害怕突然死亡有关。

【护理措施】

1. 治疗配合 对心源性晕厥者，应遵医嘱给予抗心律失常药物；并配合做好心脏起搏、电复律和消融术，以及心脏其他手术的术前准备和术后护理。

2. 健康指导 向患者以及家属解释晕厥的原因以及控制方法；晕厥发作频繁者，劝其卧床休息，避免单独外出。对非心源性晕厥者，嘱其避免诱因；出现头昏、黑蒙等晕厥征兆时，立即下蹲或平卧，以防摔伤。

【考纲摘要】

1. 循环系统的解剖生理。

2. 循环系统的常见症状的临床表现及护理。

【复习思考】

1. 心脏的解剖位置?

2. 什么是心源性呼吸困难? 心源性呼吸困难的常见病因及护理措施?

3. 什么是心源性水肿? 心源性水肿的常见病因及护理措施?

4. 几种胸痛的特点及区别?

5. 2020 年 10 月 30 日, 我国著名的心血管病专家、中国工程院院士陈灏珠逝世, 享年 96 岁。作为我国心血管病研究的先行者, 陈灏珠在 70 余载从医路上砥砺前行, 勇于开拓, 勤于进取, 在临床领域不断创造着奇迹。分享陈灏珠事迹, 弘扬他高瞻远瞩、开拓创新的科学精神和为医学事业奋斗终生的奉献精神。作为心内科护士, 应具备敏锐的观察力和敏捷的判断力, 能及时发现病情变化, 并给予及时有效的处理。

（郑雪）

码 3-1-3　概述 PPT

任务二　心力衰竭患者的护理

【学习目标】

1. 知识目标　明确心力衰竭的概念、心功能分级及急慢性心力衰竭的临床表现、护理措施和健康教育, 熟悉急、慢性心力衰竭的诊断要点、治疗要点。

2. 能力目标　能根据心力衰竭的患者不同阶段的分级来进行护理。

3. 素质目标　培养健康观念, 加强对心脏健康的重视, 树立正确的人生观、价值观。

【案例导入】

患者, 女, 52 岁, 近 1 个月来患者经常出现夜间阵发性呼吸困难, 昨晚症状突然加剧, 不能平卧, 伴咳嗽, 咳粉红色泡沫样痰。体格检查: 体温 37.3℃、脉搏 126 次 / 分、血压 125/80mmHg, 呼吸 28 次 / 分, 神志清楚, 口唇明显发绀, 端坐呼吸, 大汗, 颈静脉怒张, 双肺布满中小水泡音及哮鸣音, 心界扩大, 心率 126 次 / 分, 律不齐, 心尖区可闻及舒张期奔马律。

请思考:

1. 该患者目前存在的主要护理诊断是什么?

2. 本病应采取的主要护理措施有哪些?

心力衰竭简称心衰, 是由于各种心脏结构或功能异常导致心室充盈和（或）射血能力受损而引起的一组临床综合征, 其主要临床表现是呼吸困难、乏力和液体潴留。心力衰竭按发生的速度可分为慢性心力衰竭和急性心力衰竭，以前者居多；根据发生的部位可分为左心衰竭、右心衰竭和全心衰竭。左心衰竭在临床上较常见，以肺循环淤血为特征；单纯右心衰竭主要见于肺源性心脏病，以体循环淤血为主要表现；左、右心衰竭相继或同时出现称为全心衰竭。

一、慢性心力衰竭

慢性心力衰竭亦称慢性充血性心力衰竭，是指各种慢性心血管病变引起的心力衰竭，是大多数心血管疾病的最终归宿，也是心血管疾病最主要的死亡原因，死亡率较高。

【病因】

1.基本病因　引起慢性充血性心力衰竭的主要病因有两方面，一是原发性心肌损害，其次为心室负荷长期过重。

（1）原发性心肌损害　见于冠心病、高血压、风湿性心瓣膜病、心肌炎、心肌病、结缔组织疾病所致的心肌损害等，也可见于原发或继发的心肌代谢障碍，如糖尿病、维生素 B_1 缺乏、心肌淀粉样变性等。

（2）心室负荷过重

①容量负荷（前负荷）过重：见于心脏瓣膜关闭不全及左、右心或动、静脉分流性先天性心血管病。此外，伴有全身性血容量增多的疾病，如甲亢、慢性贫血等，心脏的容量负荷增加。

②压力负荷（后负荷）过重：见于高血压、主动脉瓣狭窄、肺动脉高压、肺动脉瓣狭窄等左、右心室收缩期射血阻力增加的疾病。

（3）心室舒张充盈受限　如缩窄性心包炎、肥厚性心肌病等。

2.诱因　常见的诱因：①感染，呼吸道感染是最常见、最重要的诱因；②身心过劳：体力劳动过度、精神压力过大、情绪激动等；③循环血量增加：如静脉输液过多过快、妊娠、摄盐过多；④严重心律失常，特别是心房颤动和各种快速性心律失常；⑤治疗不当：如洋地黄用量不足或过量、利尿过度等；⑥其他：合并甲亢、贫血，水、电解质和酸碱平衡失调。

【发病机制】

慢性心力衰竭的基本病因是原发性心肌损害和心脏负荷过重。这些因素的作用，使心肌肥厚和心室重构、神经内分泌激活、血流动力学异常，加之诱发因素的作用，引起或加重心力衰竭。

1.代偿机制　当心肌收缩力下降时，为了保证正常的心排血量，机体发生的代偿机制如下：

（1）Frank-Starling 机制　即代偿性增加心脏的前负荷，使回心血量增多，心室舒张末期容积增大，从而增加心排血量及提高心脏做功量，但同时也导致心室舒张末压力增高，心房压、静脉压随之升高，达到一定程度时可出现肺循环和（或）体循环静脉淤血。

（2）心肌肥厚 当心脏后负荷增高时以心肌肥厚为主要代偿机制，此时心肌细胞数并不增多，心肌细胞肥大、心肌纤维化为主，心肌能源相对不足继续发展将导致心肌细胞坏死。心肌肥厚时心肌顺应性差，舒张能力减弱，客观上已存在心功能障碍。

（3）神经体液的代偿机制 ①交感神经兴奋性增强：心力衰竭时血中去甲肾上腺素水平升高，作用于心肌 β_1 肾上腺素能受体，增强心肌收缩力并提高心率，以增加心排血量。同时外周血管收缩加重心脏后负荷，心率增快，使心肌耗氧增加。此外，去甲肾上腺素对心肌有直接毒性作用，使心肌细胞凋亡，参与心脏重塑过程；②肾素 – 血管紧张素 – 醛固酮系统（RAAS）激活：当心排血量减少时，RAAS 被激活，一方面可使心肌收缩力增强，周围血管收缩维持血压，保证心、脑等重要脏器的血液供应；另一方面促进醛固酮分泌，导致水钠潴留，总体液量增多，以增加有效循环血量和回心血量，对心力衰竭起代偿作用。

2. 体液因子的改变 心力衰竭时可引起一系列复杂的神经体液变化，多种体液因子参与心血管系统调节，并在心肌和血管重塑中起重要作用。

（1）利钠肽类 主要包括心钠肽（ANP）和脑钠肽（BNP）。ANP 主要由心房合成和分泌，BNP 主要由心室肌细胞分泌。心力衰竭时心室壁张力增加，BNP 及 ANP 分泌量明显增加，其增高的程度与心衰的严重程度呈正相关，可作为心衰临床诊断、病情及疗效判断和预后估计的重要指标。

（2）精氨酸加压素 由垂体分泌，具有抗利尿和促周围血管收缩作用。心力衰竭时，心房牵张受体敏感性下降，精氨酸加压素分泌增多，引起全身血管收缩，水潴留增加，同时增加心脏前后负荷。

（3）内皮素 由血管内皮细胞释放的强效血管收缩肽，具有很强的收缩血管作用，还可导致细胞肥大增生，参与心脏重塑过程。

3. 心肌损害和心室重构

原发性心肌损害和心脏负荷过重使心脏功能受损，可导致心室扩大或心室肥厚等各种代偿性变化。各种代偿机制的负面影响也在心衰的发展过程中互相关联，互为因果，形成恶性循环。

【临床表现】

1. 左心衰竭 以肺淤血和心排血量降低表现为主。

（1）症状

①呼吸困难 程度不同的呼吸困难是左心衰竭最重要的症状。最早出现的是劳力性呼吸困难，最典型的是夜间阵发性呼吸困难，晚期出现端坐呼吸，急性肺水肿是心源性哮喘的进一步发展，是左心衰呼吸困难最严重的形式。

码 3-2-1 慢性心力衰竭的临床表现视频

②咳嗽、咳痰和咯血 咳嗽、咳痰是肺泡和支气管黏膜淤血所致，开始时常发生在夜间，坐位或立位时可减轻或消失。痰多呈白色浆液性泡沫状，偶见痰中带血丝。长期淤血可致肺静脉压力升高，导致肺循环和支气管血液循环之间形成侧支，在支气管黏膜下形成扩张的血管，此种血管一旦破裂可引起大咯血。

③心排血量降低症状 可出现疲乏、头晕、心悸、失眠或嗜睡、烦躁、焦虑甚至精神错乱、少尿等。

（2）体征 除原有心脏病体征外，常有心脏扩大、肺动脉瓣区第二心音亢进，而心尖区舒张期奔马律和交替脉为其早期重要的体征。可有发绀、两肺底湿性啰音，并可随体位改变而移动，有时伴有哮鸣音。

2. 右心衰竭 右心衰竭以体循环淤血表现为主。

（1）症状 消化道症状：胃肠道与肝淤血引起食欲减退、恶心、呕吐、腹痛及腹胀等是右心衰最常见的症状；右心衰呼吸困难症状较左心衰轻，多表现为劳力性呼吸困难。

（2）体征

①颈静脉征 颈静脉充盈或怒张是右心衰竭的主要体征，肝颈静脉反流征阳性，更具特征性。

②肝大和压痛 肝脏因淤血而肿大，常伴有压痛，长期淤血性肝大可发展为心源性肝硬化，晚期出现黄疸、肝功能损害及腹水。

③水肿 发生于颈静脉充盈和肝大之后，是右心衰竭的典型体征。重者可出现胸水、腹腔积液。

④心脏体征 除原有心脏病的相应体征外，右心衰竭时可因右心室显著扩大而出现三尖瓣关闭不全的反流性杂音。

3. 全心衰竭 右心衰竭继发于左心衰而形成全心衰。当左心衰竭继发右心衰竭时，由于右心排血量减少，因此以往的阵发性呼吸困难等肺淤血症状反而有所减轻。扩张型心肌病合并全心衰竭时，肺淤血常不明显，这时主要表现为左心衰竭心排血量减少的症状和体征。

4. 心功能分级 心力衰竭的严重程度常采用纽约心脏病协会心功能分级方法（表3-2）。

表 3-2 心功能分级及临床表现

分级	临床表现
Ⅰ级（心功能代偿期）	体力活动不受限，日常活动不引起过度的乏力、心悸、呼吸困难及心绞痛等
Ⅱ级（轻度心力衰竭）	体力活动轻度受限，休息时无自觉症状，但一般活动即可引起上述症状，休息后很快缓解
Ⅲ级（中度心力衰竭）	体力活动明显受限，休息时无症状，较轻的日常活动即可引起上述症状
Ⅳ级（重度心力衰竭）	不能从事任何体力活动，休息时亦可有心衰或心绞痛症状，体力活动后加重

【辅助检查】

1. X 线检查 左心衰竭患者可出现肺门阴影增大、肺纹理增粗等肺淤血表现；右心衰竭患者常有右心室增大，偶伴有胸腔积液征。

2. 超声心电图 提供心腔大小、心瓣膜结构及血流动力学状况，能较好地反映心室的收缩和舒张功能。

3. 有创性血流动力学检查 通过漂浮导管测定肺毛细血管楔压、心排血量、心脏指数及中心静脉压，了解血流动力学状况。其中肺毛细血管楔压的高低，可用来反映左心功能情况。

【治疗要点】

1. 病因治疗 治疗原则为控制病因和诱因，减轻心脏负荷，增加心输出量，改善心室重构等。宜采取长期的综合性治疗措施，而不能仅限于缓解症状。治疗目的是缓解症状、提高运动耐量、改善生活质量、阻止或延缓心室重塑，防止心肌损害进一步加重，降低死亡率。

2. 药物治疗 常用药物有利尿剂、血管紧张素转换酶抑制剂、洋地黄类药物及 β 受体阻滞剂等。

【护理诊断】

1. 气体交换受损 与左心衰竭致肺循环淤血有关。

2. 体液过多 与右心衰竭致体循环淤血、水钠潴留、低蛋白血症有关。

3. 活动无耐力 与心输出量下降导致组织缺氧有关。

4. 有皮肤完整性受损的危险 与卧床时间长、水肿严重、营养不良有关。

5. 潜在并发症 洋地黄中毒、深静脉血栓形成、电解质紊乱。

【护理措施】

1. 一般护理

（1）环境 保持病室清洁、安静、舒适，空气流通，将生活用品放在患者伸手可及的地方。

（2）休息与活动 休息时宜取半卧位或端坐位。根据心功能分级安排适当的休息与活动：心功能Ⅰ级，不限制一般的体力活动，适当参加体育锻炼，但避免剧烈运动和重体力劳动；心功能Ⅱ级，适当限制体力活动，增加午睡时间，可从事轻体力工作和家务劳动；心功能

码 3-2-2 慢性心力衰竭的护理视频

Ⅲ级，严格限制一般的体力活动，每天有充分的休息时间，鼓励病人日常生活自理，每天下床行走；心功能Ⅳ级，绝对卧床休息，取舒适体位，生活由他人照顾，限制探视，可在床上做肢体被动运动或主动运动预防静脉血栓形成。

（3）饮食护理 给予高蛋白、高维生素、易咀嚼、易消化、清淡饮食，限制总热量的摄入，少量多餐，避免过饱，以改善患者营养状况。指导患者适当控制液体摄入量；限制钠盐摄入，如心功能Ⅰ级、Ⅱ级者，每日食盐摄入量少于 5g，心功能Ⅲ级、Ⅳ级者每日食盐摄入量分别在 2.5g 和 1g 以下，同时限制含钠量高的食物。应用利尿剂者可适当放宽钠盐摄入量，使用排钾利尿剂时应适当补充含钾丰富的食物，如绿色蔬菜、瓜果、红枣等。

（4）保持大便通畅 指导患者养成按时排便的习惯，饮食中增加粗纤维食物，如粗粮、芹菜及水果等以预防便秘。告诉患者用力排便会增加心脏负担，必要时使用缓泻剂或开塞露，但勿使用大剂量液体灌肠。

（5）促进下肢血液循环 为预防下肢静脉血栓形成，要指导和帮助患者在床上做下

肢的运动或被动运动，经常用温水泡脚，进行下肢按摩等，对长期卧床的患者也如此。

2. 氧疗　遵医嘱给予氧气吸入。采用持续性吸氧，根据缺氧程度调节氧流量，氧流量一般为 2 ~ 4L/min；肺心病患者为 1 ~ 2L/min 持续给氧，保持鼻导管通畅，防止脱落。吸氧过程中，观察患者口唇、末梢发绀的改变，及时调整氧流量。

3. 病情观察　除用药监测中观察的内容外，还应观察患者呼吸困难、咳嗽、咳痰、乏力、恶心及腹胀等心力衰竭症状的变化情况；监测呼吸的频率、节律以及心率、心律的变化；监测发绀的程度及肺部啰音的变化；观察水肿出现或变化的时间、部位、性质及程度等，每日测量体重和腹围，准确记录 24 小时出入液量；同时观察水肿局部皮肤有无感染及压疮的发生。控制输液量和输液速度，滴速以 15 ~ 30 滴 / 分为宜，防止输液速度过快。并观察药物治疗的效果和不良反应。夜间应加强巡视，一旦发现病情加重，及时报告医师，配合医师处理及抢救。

4. 用药护理

（1）利尿剂　利尿剂是心力衰竭治疗中最常用的药物，可排除体内过多的液体，减轻心脏前负荷从而改善心脏功能。常用的保钾利尿剂有螺内酯、氨苯蝶啶等，排钾利尿剂有氢氯噻嗪、呋塞米等。使用这类药物后，应注意观察尿量的变化：①记录 24 小时出入量、测量体重、监测血电解质浓度的变化，以了解利尿的效果；②若发现有脱水或钾、钠代谢紊乱的临床表现，应及时告知医生，并协助处理；③指导患者合理膳食，用药期间不宜过分限制水和钠的摄入；④为防止利尿引起低血钾，可遵医嘱联合应用排钾利尿剂和保钾利尿剂，进食含钾丰富的食物，必要时遵医嘱口服或静脉补钾，口服补钾时宜饭后服或将水剂与果汁同饮，以减轻胃肠道不适，静脉补钾时液体含钾浓度不宜超过 0.3%。⑤噻嗪类利尿剂可引起高尿酸血症及高血糖，痛风及糖尿病者慎用，肾功能不全者禁用保钾类利尿剂。⑥除非紧急情况，利尿剂不应在夜间使用，以免影响患者休息。

（2）血管紧张素转换酶抑制剂（ACEI）　是目前治疗慢性心衰的首选用药。血管紧张素转换酶抑制剂除了扩张血管，改善心力衰竭时的血流动力学，减轻瘀血症状外，更主要的是延缓心室的重塑，以达到维护心肌功能，降低远期死亡率的目的。常用的药物有卡普托利、苯那普利、培哚普利等。其主要不良反应为咳嗽、低血压、头晕、肾损害、高血钾及血管神经性水肿等。用药期间需监测血压，避免体位突然改变，监测肾功能和血钾。使用时，要密切观察血压和心率的变化，当血压下降超过原来血压的 20% 或心率增加 20 次 / 分，应及时停药，并告知医生；告知患者用药期间，起床动作要缓慢，以防直立性低血压。

（3）洋地黄类药物　洋地黄类药物具有增强心肌收缩力（正性肌力作用）和减慢心率的作用，可增加心排血量而不增加心肌耗氧量，为最常用的强心药物。常用药物有地高辛、毛花苷丙（西地兰）、毒毛花苷 K 等。用药时，应注意以下问题：

1）用药剂量　洋地黄用量个体差异很大，老年人、心肌缺血缺氧、低钾血症、高钙血症、肝肾功能减退等病人，对洋地黄较敏感，易发生洋地黄中毒，故应严格遵医嘱，掌握好剂量，慎防中毒。

2）用药护理　给药前，询问病人有无胃肠道和神经系统症状，并测量心率、心律，若成人心率低于 60 次 / 分或突然明显增快、节律由规则变为不规则或由不规则突然变为规则，应考虑洋地黄中毒，暂缓给药，及时告知医生，并协助相应处理，如停用洋地黄制剂和排钾利尿剂，给予氯化钾和抗心律失常药物等。用药时，洋地黄类药物不宜与奎尼丁、普罗帕酮（心律平）、维拉帕米、钙剂、胺碘酮、抗甲状腺药物等合用，以免增加药物毒性；使用去乙酰毛花苷或毒毛花苷 K 时，务必在稀释后作缓慢静脉注射。

3）用药监测　用药后，应观察：①心率增快、呼吸困难、发绀、肝大、少尿、水肿、食欲减低、肺部啰音或哮鸣音等症状和体征有无好转，体重有无减低；②有无洋地黄中毒症状，主要表现为胃肠道反应（如厌食、恶心、呕吐、腹泻等）、心脏反应（如心力衰竭加重及期前收缩呈二联律或三联律、房室传导阻滞等）、神经系统症状（如头痛、眩晕、幻觉）和视觉障碍（如黄视、绿视）等；③遵医嘱监测心电图、血清钾浓度及血中地高辛浓度等。

4）洋地黄中毒反应：①最重要的反应是各类心律失常，最常见者为室性期前收缩，多为二联律或三联律，其他如室上性心动过速伴房室传导阻滞、窦性心动过缓等；②胃肠道表现，如食欲下降、恶心、呕吐及腹胀等；③神经系统反应，如头痛、头晕、视力模糊，黄视和绿视等。

5）洋地黄中毒的处理：遵医嘱立即停止洋地黄制剂；停用排钾利尿剂；纠正电解质紊乱（尤应注意纠正低钾和低镁血症），补充钾盐（肾功能不全、高钾血症及高度房室传导阻滞者忌用）；纠正心律失常，对室性心律失常者可给予利多卡因或苯妥英钠治疗；缓慢性心律失常者，心室率 <50 次 / 分时，可用阿托品皮下或静脉注射；高度或完全性房室传导阻滞者，可安装临时人工心脏起搏器。重度地高辛中毒者，有条件时可用地高辛抗体对抗治疗。

（4）β 受体阻滞剂　可减轻儿茶酚胺对心肌的毒性作用，防止、减缓和逆转肾上腺素能介导的心室重塑和内源性心肌细胞收缩功能的异常，从而提高病人运动耐量，降低死亡率。常用药物有美托洛尔、比索洛尔及卡维地洛。由于 β 受体阻滞剂具有负性肌力作用，临床上应用仍应十分慎重。应待心衰情况稳定后，首先从小剂量开始，逐渐增加剂量，适当长期维持。症状改善常在用药后 2 ～ 3 个月才出现。β 受体阻滞剂禁用于支气管哮喘、心动过缓、二度及以上传导阻滞者；用药期间应注意监测心率和血压。

5. 心理护理　不良的心理状态，会加重心脏的负担，应安慰病人，并列举成功的病例，同时争取亲属的积极支持，以减轻或消除其不良情绪反应，树立战胜疾病的信心。

【健康指导】

1. 疾病知识指导　应积极治疗原发病，避免感染（尤其是呼吸道感染）、过度劳累、情绪激动、防止便秘、钠盐摄入过多等心力衰竭的诱发因素；育龄妇女应在医师指导下控制妊娠与分娩。

2. 生活指导　合理安排活动与休息，尽量从事轻工作，保证足够的睡眠。饮食宜清淡、富有营养、易消化，含适量纤维素，不食高脂食物，限制钠盐、每餐不过饱，多食蔬菜、水果，防止便秘；戒烟、酒。

3. 用药指导　严格遵医嘱服药，不随意增减或撤换药物；告知患者所用药物的名称、剂量、用法、服药时间、可能出现的不良反应以及预防方法等。

4.定期随诊 定期进行心电图检查、生化检查、超声心电图及 X 射线检查等，了解心功能进展情况及评估治疗效果。

二、急性心力衰竭

急性心力衰竭是指由于急性心脏病变引起心排血量显著而急剧地降低，导致组织器官灌注不足和急性淤血的综合征。临床上以急性左心功能不全引起的急性肺水肿最为常见。主要表现为急性肺水肿的症状和体征。其急救原则是去除病因和诱因，减轻心脏负荷，增加心肌收缩力，解除支气管痉挛等。急救是否及时合理与预后有密切的关系。

【病因】

1.与冠心病有关的急性广泛前壁心肌梗死、乳头肌梗死断裂、室间隔破裂穿孔等。

2.感染性心内膜炎引起的瓣膜穿孔、腱索断裂所致瓣膜性急性反流。

3.其他：高血压心脏病血压急剧升高，原有心脏基础上的快速性心律失常或严重缓慢性心律失常，输液过多过快，体力及精神负荷突然增加等。

【发病机制】

以上各种病因可引起心脏收缩力突然严重减弱，或左室瓣膜急性反流、心排血量急剧减少，左室舒张末压迅速升高，肺静脉回流不畅，导致肺静脉压快速升高，肺毛细血管压也随之升高，使血管内液体渗入到肺间质和肺泡内，形成急性肺水肿。早期因交感神经激活，血压可升高，但随着病情持续进展，血压将逐步下降。

【临床表现】

突发严重呼吸困难伴有窒息感，呼吸频率可达每分钟 30 ~ 50 次，端坐呼吸，面色灰白、发绀、大汗、烦躁，同时频繁咳嗽，咳大量粉红色泡沫状痰。极重者可因脑缺氧而致神志模糊。早期可有一过性血压升高，病情如未缓解，血压可持续下降直至休克。听诊两肺满布湿啰音和哮鸣音，心率增快至 >100 次 / 分，心尖部第一心音减弱，可闻及舒张期奔马律，肺动脉瓣第二心音亢进。

【护理诊断】

1.气体交换受损 与急性肺水肿影响气体交换有关。

2.恐惧 与病情危重、严重缺氧所致窒息感或濒死感、监护室的抢救设施和抢救时的紧张气氛等有关。

3.潜在并发症 心源性休克、猝死。

【护理措施】

1.体位 立即协助患者取坐位，双腿下垂，以利于呼吸和减少静脉回心血量，减轻心脏负荷。患者常烦躁不安，需注意安全，谨防跌倒受伤。

2.氧疗 经鼻导管高流量（6 ~ 8L/min）给氧，氧气经 20% ~ 30% 乙醇溶液湿化，必要时加压给氧。同时，协助患者有效咳嗽和排痰，以保持呼吸道通畅。

3.用药护理

迅速建立两条静脉通路，用药期间，还应观察药物疗效及其不良反应。

（1）吗啡　遵医嘱缓慢静脉注射吗啡，可镇静、减慢心率，扩张小血管而减轻心脏负荷，必要时可重复应用一次。观察用药后患者有无呼吸抑制、心动过缓或血压下降等不良反应。

（2）利尿剂　遵医嘱静脉注射呋塞米，4小时后可重复1次，观察尿量和血压变化。

（3）血管扩张剂　遵医嘱应用硝普钠、硝酸甘油或酚妥拉明静脉输液，每5分钟测量1次血压，有条件者用输液泵控制滴速，根据血压调整药物剂量，维持收缩压在100mmHg左右。①硝普钠：一般剂量12.5～25μg/min。硝普钠含氰化物，连续使用不超过24小时。因其见光易分解，应现配现用，避光输入；②硝酸甘油：从10μg/min开始，每10分钟调整一次，每次增加5～10μg；③酚妥拉明：从0.1mg/min开始，每5～10分钟调整一次，最大可增至1.5～2.0mg/min。

（4）洋地黄制剂　适用于快速心房颤动或已知有心脏增大伴左心室收缩功能不全的患者。遵医嘱毛花苷丙缓慢静脉注射，首剂0.4～0.8mg，2小时后可酌情再给0.2～0.4mg。

（5）氨茶碱　可解除支气管痉挛，并有一定的正性肌力及扩血管、利尿作用。0.25g加入5%葡萄糖20mL内缓慢静脉注射。

4. 观察病情　安置患者于危重症监护室，监测和记录心电、呼吸、血压、脉搏、心率、心律、尿量等变化。严密观察呼吸频率、深度，意识状态，皮肤颜色及温度，肺部啰音的变化；观察咳嗽情况以及痰液的性质和量。必要时，协助安置漂浮导管做血流动力学监测。

5. 心理护理　向患者简要介绍救治措施及使用监测设备的必要性；在抢救时必须熟练操作、忙而不乱，给患者以信任感和安全感；避免在患者面前谈论病情，以防患者误解加重心理负担；必要时，安排亲属陪伴患者。通过以上措施，使患者的心理压力和恐惧感减低到最低限度。

【健康指导】

解释急性心力衰竭的病因和诱因，教育患者积极治疗原有心脏病，避免急性心力衰竭的诱发因素，如接受输液治疗时，应主动告知护士自己患有心脏病，以便控制输液量和输液速度。告知患者定期复查，以观察病情有无好转或进展，若出现频繁咳嗽、气急、咳粉红色泡沫样痰等症状时，应立即取坐位，呼叫急救电话或由他人护送就诊。

【考纲摘要】

1. 慢性心力衰竭的临床表现及护理措施。

2. 急性心力衰竭的临床表现及护理措施。

【复习思考】

1. 慢性心力衰竭基本病因是什么？左心衰竭的临床表现主要有哪些？右心衰竭的临床表现有哪些？

2. 心功能不全如何分级？

3. 请将慢性心力衰竭的诱因和用药护理做成海报，为社区居民普及健康知识。

4. 急性心力衰竭的主要临床表现及处理措施有哪些？请小组角色扮演，模拟急性心衰的抢救配合。

（郑雪）

码 3-2-3　慢性心力
衰竭患者的护理 PPT

码 3-2-4　11 月 26
日全国心力衰竭日

任务三　心律失常患者的护理

【学习目标】

1. 知识目标　明确常见心律失常的心电图特征、护理措施及健康教育；熟悉心律失常的治疗原则与要点。

2. 能力目标　能进行心电图操作技术并能够评估常见的心律失常心电图。

3. 素质目标　培养热爱专业、勇于探索的科学精神；培养严谨求实、一丝不苟的工作态度和团队合作意识；培养以人为本的护理理念，关心爱护患者，体现耐心、细心和责任心。

【案例导入】

患者，男性。主诉心悸、乏力 2 天。心电图检查发现 P 波消失，代之以大小不等形态各异的 f 波，频率为 350 ～ 600 次 / 分，QRS 波群间距绝对不规则。

请思考：

1. 根据其心电图特点，判断该患者是哪种类型心律失常？

2. 这种心律失常的临床听诊特点有哪些？

3. 该患者常见护理诊断有哪些？

心律失常是指心脏冲动的起源部位、频率、节律、传导速度与激动次序的异常。

【分类】

按其发生原理可分为冲动形成异常和冲动传导异常。

1. 冲动形成异常

（1）窦性心律失常　窦性心律失常指窦房结发出的冲动频率过快、过慢或不规则形成的心律失常。包括窦性心动过速、窦性心动过缓、窦性心律不齐、窦性停搏。

（2）异位心律　异位心律是指起源于窦房结以外（异位）的冲动。

被动性异位心律：①逸搏（房性、房室交界区性、室性）；②逸搏心律（房性、房室交界区性、室性）。

主动性异位心律：①期前收缩（房性、房室交界区性、室性）；②阵发性心动过速（房性、房室交界区性、室性）；③心房扑动、心房颤动；④心室扑动、心室颤动。

2. 冲动传导异常

（1）生理性　干扰和干扰性房室分离。

（2）病理性　①窦房传导阻滞；②房内传导阻滞；③房室传导阻滞；④束支或分支传导阻滞（左、右束支及左束支分支传导阻滞）或室内阻滞。

（3）房室间传导异常　预激综合征。

【发病机制】

1. 冲动形成异常

（1）自律性异常　自主神经系统兴奋性改变或心脏传导系统发生内在病变，均可导致原有正常自律性的心肌细胞发放不适当冲动。此外，原来无自律性的心肌细胞，如心房、心室肌细胞，亦可在病理状态下出现异常自律性，如见于心肌缺血、药物、电解质紊乱、儿茶酚胺增多等。

（2）触发活动　指心房、心室与希氏束－浦肯野组织在动作电位后产生除极活动，被称为后除极。若后除极的振幅增高并达到阈值，便可引起反复激动，持续的反复激动即构成快速性心律失常。可见于局部出现儿茶酚胺浓度增高、心肌缺血－再灌注、低血钾、高血钙及洋地黄中毒时。

2. 冲动传导异常　折返是快速性心律失常最常见的发生机制。产生折返的基本条件包括：①心脏内两个或多个部位的传导性与不应期各不相同，相互连接形成一个闭合环；②其中一条通道发生单向传导阻滞；③另一通道传导缓慢，使原先发生阻滞的通道有足够时间恢复兴奋性；原先阻滞的通道恢复激动，从而完成一次折返激动。冲动在环内反复循环，从而产生持续的快速性心律失常。

一、窦性心律失常

正常心脏起搏点位于窦房结，由窦房结发出冲动引起的心律称窦性心律，成人频率为 60 ～ 100 次 / 分。心电图表现：①P 波在Ⅰ、Ⅱ、aVF 导联直立，aVR 导联倒置；②PR 间期 0.12 ～ 0.20 秒；③PP 间期之差 < 0.12 秒。

1. 窦性心动过速　成人窦性心律的频率超过 100 次 / 分，称为窦性心动过速。心电图表现：成人频率大多在 100 ～ 150 次 / 分（图 3-4）。

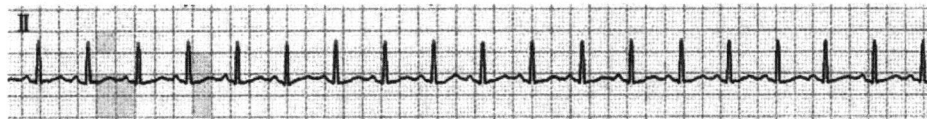

图 3-4　窦性心动过速

窦性心动过速不能作为原发的心律失常治疗，而应针对病因和去除诱发因素，如治疗心力衰竭、控制甲状腺功能亢进等。

2. 窦性心动过缓　成人窦性心律的频率低于 60 次 / 分，称为窦性心动过缓。心电图表现：窦性心律，PP 间期 > 1.0 秒。常伴窦性心律不齐，即最长与最短的 PP 间期之差 > 0.12 秒（图 3-5）。

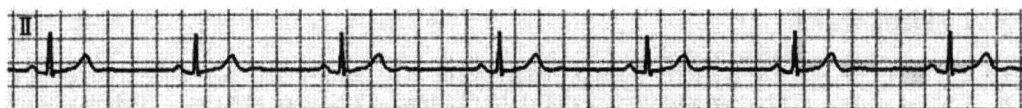

图 3–5 窦性心动过缓

无症状的窦性心动过缓通常无须治疗。若是由于心率过慢而出现心排血量不足的症状，可用阿托品、异丙肾上腺素等药物，但不宜长期使用。

二、期前收缩

期前收缩指窦房结以外的异位起搏点提前发出的激动。根据异位起搏点的位置可分为房性、交界区性、室性三种。心电图表现：

1. 房性期前收缩 提前出现的房性异位 P 波，其形态与同导联窦性 P 波有所不同；PR 间期 > 0.12 秒；P 波后的 QRS 波群通常正常，少数后无 QRS 波群，称为未下传的房性期前收缩；多为不完全性代偿间歇（即期前收缩前后窦性 P 波之间的时限常短于 2 个窦性 PP 间期）（图 3–6）。

码 3-3-1 期前收缩视频

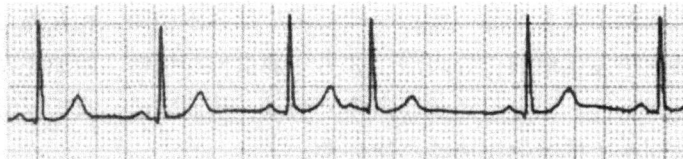

图 3–6 房性期前收缩

房性期前收缩通常无须治疗。日常生活中吸烟、饮酒及咖啡均可诱发房性期前收缩，应劝患者戒除或减量。当有明显症状时，应给予药物如普罗帕酮（心律平）治疗。

2. 房室交界区性期前收缩 提前出现的 QRS 波群和逆行 P 波，逆行 P 波（Ⅰ、Ⅱ、aVF 导联倒置，aVR 导联直立）可位于 QRS 波群之前（PR 间期 < 0.12 秒）、之中或之后（RP 间期 < 0.20 秒）；QRS 波群形态正常；多为完全性代偿间歇（即期前收缩前后窦性 P 波之间的时限等于 2 个窦性 PP 间期）（图 3–7）。交界性期前收缩通常无须治疗。

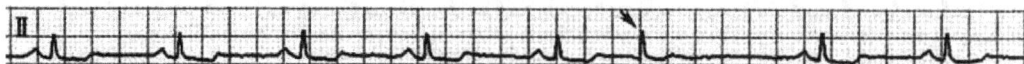

图 3–7 房室交界区性期前收缩

3. 室性期前收缩 提前出现的 QRS 波群宽大畸形，时限 > 0.12 秒；QRS 波群前无相关 P 波；T 波方向与 QRS 波群方向相反；多为完全性代偿间歇（即期前收缩前后窦性 RR 波之间的时限等于 2 个窦性 RR 间期）（图 3–8）。频发室性期前收缩可呈二联律或三联律。

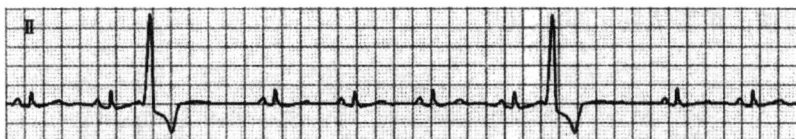

图 3-8 室性期前收缩

对于无器质性心脏病的患者，不建议常规应用抗心律失常药物治疗。如有明显症状，药物易选择 β 受体阻断药、美西律、普罗帕酮等。部分无器质性心脏病的频发室性期前收缩可选择射频消融术治疗。

三、心动过速

阵发性心动过速：心脏的异位起搏点连续出现 3 次或 3 次以上的期前收缩，称为阵发性心动过速。其中房性和交界性阵发性心动过速，在心电图上常难以区别，且异位起搏点位于房室束以上，故统称为阵发性室上性心动过速。心电图表现：

1. 阵发性室上性心动过速 连续 3 个或 3 个以上快速匀齐的 QRS 波群，形态与时限和窦性心律 QRS 波群相同，如发生室内差异性传导或原有束支传导阻滞时，QRS 波群宽大畸形；心率 150 ～ 250 次／分，节律规则；P 波往往不易辨认；常伴有继发性ST-T 改变（图 3-9）。

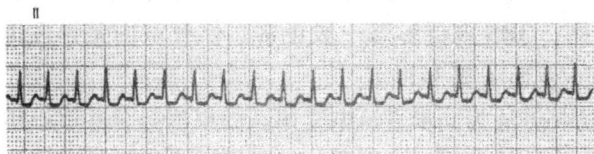

图 3-9 阵发性室上性心动过速

急性发作期：应根据患者基础心脏状况、既往发作状况以及对心动过速耐受程度做出适当处理。①若患者心功能、血压正常，可尝试刺激迷走神经，如诱导恶心、Valsalva 动作（深吸气后屏气，再用力做呼气动作）、按摩颈动脉窦（患者取仰卧位，先右侧，每次 5 ～ 10 秒，切勿双侧同时按摩）、将面部浸于冰水内等。②腺苷与钙通道阻滞药：首选药物为腺苷，6 ～ 12mg 快速静注，起效迅速，副作用为胸部压迫感、呼吸困难、面色潮红、窦缓、房室传导阻滞等。③洋地黄类，如毛花苷丙静注。除伴有心力衰竭者可作首选外，其他患者已较少应用。⑤升压药如去甲肾上腺素、甲氧明、间羟胺等，对低血压者，通过反射性兴奋迷走神经终止心动过速。⑥食管心房调搏术常能有效终止发作。以上治疗无效或当患者出现严重心绞痛、低血压、心力衰竭时应施行同步直流电复律。

2. 阵发性室性心动过速 3 个或 3 个以上的室性期前收缩连续出现；QRS 波群宽大畸形，时限＞ 0.12 秒；ST-T 波方向与 QRS 波群主波方向相反；心室率通常为100 ～ 250 次／分，心律规则或略不规则；P 波与 QRS 波群无固定关系，形成房室分离，偶尔个别或所有心室激动逆传夺获心房，出现逆行 P 波；心室夺获与室性融合波是确诊室性心动过速的重要依据（图 3-10）。

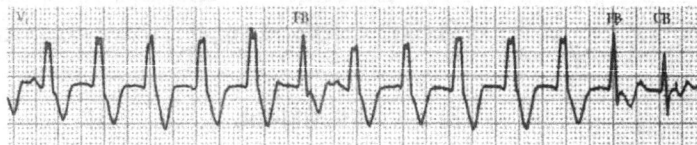

图 3-10　阵发性室性心动过速

室速患者如无血流动力学障碍，首先可选用胺碘酮、利多卡因或普鲁卡因胺静注，同时持续静滴。静注普罗帕酮亦十分有效，但不宜用于心肌梗死或心力衰竭的患者。药物治疗无效时同步直流电复律。若患者已发生低血压、休克、心绞痛、脑部血流灌注不足等症状，应迅速进行电复律。

四、扑动与颤动

扑动与颤动可发生在心房或心室，是一种较阵发性心动过速频率更快的主动性异位心律，心电图表现：

1. 心房扑动　P 波消失，代之以 250 ~ 350 次 / 分、间隔均匀、形状相似的锯齿状心房扑动波（F 波）；F 波与 QRS 波群形成某种固定的比例，最常见的比例为 2 : 1 房室传导，有时比例关系不固定，则引起心室律不规则；QRS 波群形态一般正常，伴有室内差异性传导者 QRS 波群增宽、变形（图 3-11）。

码 3-3-2　扑动与颤动视频

最有效的终止房扑方法为同步直流电复律。如果房扑合并冠心病、充血性心力衰竭等时应选择胺碘酮。房扑的药物疗效有限，射频消融术可根治房扑，对于症状明显或引起血流动力学不稳定者可选用。

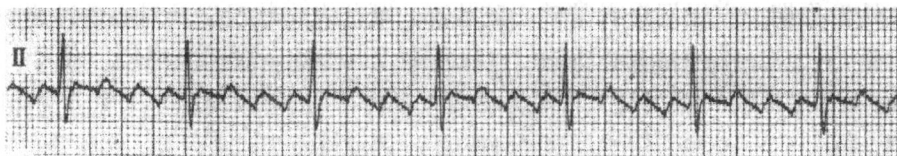

图 3-11　心房扑动

2. 心房颤动　P 波消失，代之以大小不等、形态不一、间隔不等的心房颤动波（f 波），频率 350 ~ 600 次 / 分；RR 间期绝对不平等；QRS 波群形态通常正常，当心室率过快，发生室内差异性传导时，QRS 波群增宽、变形（图 3-12）。

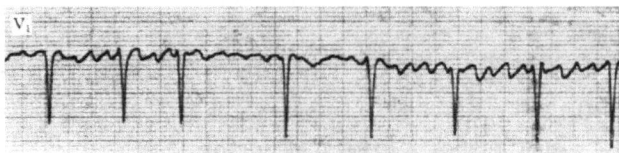

图 3-12　心房颤动

房颤患者栓塞风险较高。对于合并有瓣膜病的患者，需要应用华法林抗凝。对于经过合理药物治疗仍有明显症状的房颤患者，可行射频消融术。

3. 心室扑动 P-QRS-T 波群消失，代之以 150～300 次/分、波幅大而较规则的正弦波（室扑波）图形。

4. 心室颤动 P-QRS-T 波群消失，代之以形态、振幅与频率极不规则的颤动波（室颤波），无法辨认 QRS 波群、ST 段与 T 波（图 3-13）。

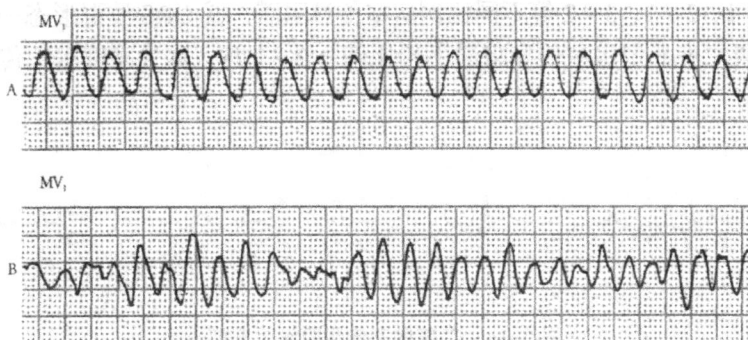

图 3-13　心室颤动

心室扑动和颤动的治疗可立即行直流非同步电复律，可反复除颤，并配合心肺复苏术。

五、房室传导阻滞

房室传导阻滞指冲动从心房传到心室的过程中，冲动传导的延迟或中断。按阻滞程度分为三类：一度房室传导阻滞，指传导时间延长；二度房室传导阻滞，指心房冲动部分不能传入心室（心搏脱漏）；三度房室传导阻滞称完全性房室传导阻滞，指心房冲动全部不能传入心室。心电图表现：

码 3-3-3　房室传导阻滞视频

1. 一度房室传导阻滞 PR 间期延长，成人 > 0.20 秒。每个冲动都能传至心室（图 3-14）。

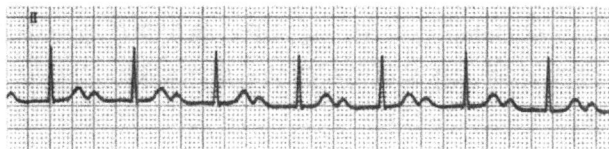

图 3-14　一度房室传导阻滞

2. 二度房室传导阻滞 按心电图表现分为 I 型（文氏型）和 II 型。

I 型：①PR 间期进行性延长，相邻的 RR 间期进行性缩短，直至 P 波后 QRS 波群脱漏；②心室脱漏造成的长 RR 间期小于两个 PP 间期之和（图 3-15）。该型很少发展为三度房室传导阻滞。

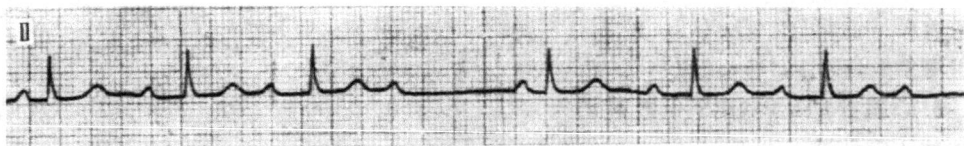

图 3-15　二度房室传导阻滞（Ⅰ型）

Ⅱ型：①PR 间期固定不变（正常或延长）；②数个 P 波之后有 1 个 QRS 波群脱漏，形成 2：1、3：1、3：2 等不同比例房室传导阻滞；③QRS 波群形态一般正常，亦有异常。如果二度Ⅱ型房室传导阻滞下传比例 ≧ 3：1 时，称为高度房室传导阻滞（图 3-16）。

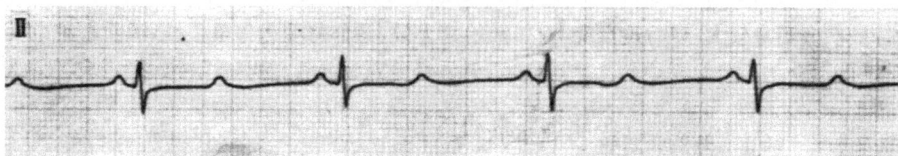

图 3-16　二度房室传导阻滞（Ⅱ型）

3. 三度房室传导阻滞　P 波与 QRS 波群各自独立，互不相关，呈完全性房室分离；心房率＞心室率。QRS 波群形态和时限取决于阻滞部位，如阻滞位于希氏束及其附近，心室率 40 ～ 60 次 / 分，QRS 波群正常；如阻滞部位在希氏束分叉以下，心室率可在每分钟 40 次以下，QRS 波群宽大畸形（图 3-17）。

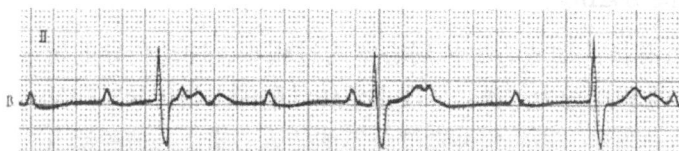

图 3-17　三度房室传导阻滞

Ⅰ度房室阻滞与二度Ⅰ型房室阻滞心室率不太慢者，无需特殊治疗。二度Ⅱ型与三度房室阻滞心室率显著缓慢者，应给予起搏治疗。

【辅助检查】

1. 动态心电图　亦称 Holter 心电图，是诊断心律失常的重要手段。可获得受检者日常生活状态下连续 24 小时，甚至更长时间的心电图资料，可检测到常规心电图检查不易发现的心律失常。

2. 其他检查　食管心电图、临床心电生理检查，有助于鉴别复杂的心律失常。

【治疗要点】

心律失常的治疗，主要取决于其对血流动力学的影响。对血流动力学影响较小者无需治疗；症状明显，有严重血流动力学障碍的心律失常，采取有效的治疗措施。病因治疗是治疗心律失常的根本措施，应积极治疗原发病，去除诱因；药物治疗可根据心律失常类型，选择抗快速性心律失常药物或缓慢性心律失常药物。此外，还有心电复律、人工心脏起搏、导管射频消融术等。

【护理诊断】

1.活动无耐力 与心律失常导致心排血量改变、原有心脏病使心功能受到影响有关。

2.焦虑 与反复发作，病程长，不易治愈有关。

3.知识缺乏 缺乏有关心律失常的治疗及预防等方面的知识。

4.潜在并发症 心力衰竭、休克、栓塞、猝死。

【护理措施】

1.一般护理

（1）休息与体位 根据病情的程度不同，指导患者采取相应的体位。如当心律失常发作导致胸闷、心悸、头晕等不适时，宜采取高枕卧位、半卧位或其他舒适体位，避免左侧卧位，因左侧卧位常使心脏搏动感加重；当出现室性阵发性心动过速、二度Ⅱ型及三度房室传导阻滞时，要绝对卧床休息。

（2）饮食指导 告知患者少食多餐，饮食应富含营养，多纤维素，不宜过饱。戒烟，忌酒、咖啡和浓茶等。

（3）保持大便通畅 指导患者采取合适的排便方式（如坐位），养成定时排便习惯，进行腹部按摩，以保持大便通畅。

2.观察病情

（1）观察有无心悸、乏力、胸闷及头晕等心律失常的症状，观察其程度、持续时间及给日常生活带来的影响，定时检测脉率、心率及心律，判断有无心律失常的发生。

（2）房颤患者应同时测量心率和脉率1分钟，观察脉搏短绌的变化，有无晕厥，询问其诱因、发作时间及过程；24小时动态心电图检查患者，嘱其保持日常的生活和活动，并记录症状出现的时间及当时所从事的活动，以利于发现病情、查找病因；连续心电监护的严重心律失常患者，应严密观察心律、心率变化并做好记录。

（3）发现频发、多源性、联律出现的室性期前收缩或RonT现象、阵发性室性心动过速、二度Ⅱ型或三度房室传导阻滞时，立即报告医师，建立静脉通道，遵医嘱及时给予抗心律失常药物，并准备好抢救药品及除颤器、临时起搏器等。

3.氧疗 当患者出现有气促、发绀等缺氧表现时，给予氧气持续吸入。

4.用药护理

（1）抗心律失常药物 遵医嘱按时、按量给抗心律失常药；静脉注射时，速度要缓慢（腺苷除外）；静滴药物时尽量用输液泵调节速度。胺碘酮静脉用药易引起静脉炎，应选择大血管，配制药物浓度不要过高，严密观察穿刺局部情况，谨防药液外渗。用药前、用药过程中及用药后，要观察心律、心率、血压、脉搏、呼吸的变化，以判断疗效，并及早发现药物的不良反应。

表 3-3　常用的药物及其不良反应

药物	不良反应
奎尼丁	心脏方面：窦性停搏、房室传导阻滞、间期延长与尖端扭转型室速、晕厥、低血压；其他：厌食、恶心、呕吐、腹痛、腹泻；视听觉障碍。意识模糊；皮疹、发热、血小板减少、溶血性贫血
普鲁卡因胺	心脏方面：中毒浓度抑制心肌收缩力，低血压、传导阻滞、QT 间期延长与多形性室速；其他：胃肠道反应较奎尼丁少见，中枢神经系统反应较利多卡因多见；发热、粒细胞减少症；药物性狼疮
利多卡因	心脏方面：少数引起窦房结抑制、室内传导阻滞；其他：眩晕、感觉异常、意识模糊、谵妄、昏迷
普罗帕酮	心脏方面：窦房结抑制、房室传导阻滞、加重心力衰竭；其他：眩晕、口内金属味、视力模糊；胃肠道不适；加重支气管痉挛
受体阻断药	心脏方面：低血压、心动过缓、心力衰竭；其他：乏力；加重哮喘与慢性阻塞性肺疾病；间歇性跛行、雷诺现象、精神抑郁；糖尿病患者可能引起低血糖
胺碘酮	心脏方面：心动过缓，致心律失常很少发生，偶有尖端扭转型室速；其他：最严重的心外毒性为肺纤维化；转氨酶升高，偶致肝硬化；甲状腺功能亢进或减退；光过敏、角膜色素沉着；胃肠道反应
维拉帕米	心脏方面：引起低血压、心动过缓、房室传导阻滞、心搏停顿；其他：偶有肝毒性，使地高辛血浓度增高
腺苷	心脏方面：可有短暂窦性停搏、室性期前收缩或室性心动过速；其他：面部潮红、呼吸困难、胸部压迫感，通常持续短于 1 分钟

（2）紧急救护　一旦患者出现意识突然丧失、抽搐、大动脉搏动消失、呼吸停止、瞳孔散大等表现，立即进行抢救，如心脏按压、人工呼吸、非直流电复律或配合临时起搏等。

5. 心理护理　由于患者的症状反复发作，影响工作、生活、社交活动，患者易产生焦虑和恐惧心理。护理患者时应耐心向患者解释病情，鼓励患者说出自己焦虑的原因，向患者说明焦虑对病情的影响，以消除其紧张和顾虑，更好地配合治疗和护理。鼓励家属适当探视。必要时遵医嘱使用镇静剂。

【健康指导】

1. 疾病知识指导　讲解心律失常的常见病因、诱因及防治知识。教会患者避免诱发因素。有晕厥史的患者，避免从事驾驶、高空作业等工作；出现头昏、黑矇等晕厥先兆时，应立即平卧，以免晕厥发作时造成摔伤。教会患者自测脉搏的方法，以利于自我监测病情；教会亲属心肺复苏的方法，以备紧急情况下使用。

2. 生活指导　嘱患者以平和的心态去对待心律失常，保持稳定的情绪，避免过度紧张，不看刺激性强的电视或电影；注意劳逸结合，规律作息，适当锻炼，如练气功、打太极拳等；避免着凉，预防感冒；养成定时排便习惯，保持大便通畅；饮食要定时定量，避免饱餐，不饮酒、咖啡及浓茶，不吸烟。

3. 用药指导　按医嘱服抗心律失常药物，不可自行减量或擅自换药，教会患者观察药物疗效和不良反应，及时复诊。

【考纲摘要】

1. 常见心律失常的心电图的认识。

2.常见心律失常的判断及护理。

【复习思考】

1.正常窦性心律心电图的表现，期前收缩的心电图表现有哪些？

2.心动过速的心电图的表现及护理是什么？扑动与颤动的心电图的表现有哪些？

3.不同类型房室传导阻滞的心电图表现及区别是什么？

4."中国方案"取得国际突破，开创心律失常治疗全新时代：心律失常是临床上常见而又极具危险性的心血管疾病。据最新数据统计，中国心律失常患者约两千万人，每年约54万人死于心脏性猝死，而其中80%源于心律失常。药物治疗是心律失常不可替代的选择和基石。然而所有的抗心律失常药物都有致心律失常作用，有些甚至是致命的心律失常，这成为抗心律失常药物治疗的瓶颈。2020年7月5日，第十二届全国室性心律失常专题会议在南京召开，《脉络学说构建及其指导微血管病变防治》获国家进步一等奖。了解中医药治疗心律失常的科研成果，体会民族自豪感，激发青年学子的担当精神和爱国情怀。

（郑雪）

码 3-3-4　心律失常
患者的护理 PPT

任务四　心脏瓣膜病患者的护理

【学习目标】

1.知识目标　能说出心脏瓣膜病的病因、临床表现和护理措施，熟悉常见并发症，了解心脏瓣膜病的病理生理改变。

2.能力目标　能运用护理程序对心脏瓣膜病患者实施护理并进行健康指导。

3.素质目标　培养学生善于思考、乐于探究的习惯，提升自主学习、沟通交流能力及爱伤观念。

【案例导入】

患者，女性，48岁，因间断心悸、气短咳嗽3年，加重伴不能平卧1周入院。患者3年前因劳累过度后心悸、气短，反复因感冒、劳动、情绪激动诱发出现，当地医院诊断为风湿性心脏病。1周前患者无明显诱因出现呼吸困难，不能平卧，咳嗽，咳粉红色泡沫样痰而入院。既往有反复咽部及关节游走样疼痛史。

查体：体温36.8℃，脉搏113次/分，呼吸26次/分，血压108/72mmHg。二尖瓣面容，心尖区可触及舒张期震颤，二尖瓣听诊区可闻及双期杂音，舒张期杂音为舒张中晚期低调的隆隆样杂音，无传导，收缩期杂音为全收缩期V级吹风样杂音，向左腋下及背部传导。

辅助检查：超声心动图示，二尖瓣瓣叶融合、增厚、钙化，活动度减低，左心房增大，二尖瓣口面积 $1.4cm^2$，收缩期可见大量反流。

请思考：

1. 该病的临床诊断是什么？如何治疗？

2. 该病的主要护理诊断及护理措施是什么？

心脏瓣膜病（valular heart disease）是由于炎症、黏液瘤样变性、缺血性坏死、退行性改变、先天性畸形、创伤等原因引起的单个或多个瓣膜结构的功能或结构异常，导致瓣口狭窄和（或）关闭不全。其中二尖瓣最常受累，其次为主动脉瓣。

风湿性心脏瓣膜病（rheumatic valular heart disease）简称风心病，是风湿性心脏炎症反复发作后所致的瓣膜损害。风心病与 A 组乙型溶血性链球菌反复感染引起自身免疫性疾病损害心脏瓣膜有关，主要累及 40 岁以下人群，约 2/3 为女性。我国风心病的患病率已有所下降，但仍是常见的心脏病之一，随着我国老年化越来越严峻，老年退行性瓣膜病也受到极大的关注，其主要以主动脉瓣膜病变最为常见，其次是二尖瓣病变。本节重点介绍风心病中较常见的二尖瓣和主动脉瓣病变。

一、二尖瓣狭窄

【病因与发病机制】

约半数患者无急性风湿热史，但多有反复发生 A 组 β 溶血性链球菌咽峡炎或扁桃体炎史从而引起自身免疫性疾病损害心脏瓣膜，二尖瓣常受累。当二尖瓣狭窄时，其病理解剖改变可表现为瓣膜交界处粘连、瓣叶游离缘粘连、腱索粘连融合等。正常成人二尖瓣口面积为 $4\sim 6cm^2$。当瓣口面积减少，左房压和肺静脉压升高，引起肺小动脉反应性收缩，最终导致肺小动脉硬化，肺动脉压力增高。重度肺动脉高压使右心室后负荷增加，右心室扩张肥厚，三尖瓣和肺动脉瓣关闭不全，导致右心衰竭，称右心受累期。

码 3-4-1 二尖瓣狭窄视频

【临床表现】

1. 症状 一般在二尖瓣瓣口面积减少到 $1.5cm^2$ 以下中度狭窄时方可出现临床症状。

（1）呼吸困难 最常见的早期症状，多先为劳力性呼吸困难，随狭窄加重，出现阵发性夜间呼吸困难、端坐呼吸，甚至发生急性肺水肿。

（2）咯血 可表现为血性痰或血丝痰。突然咯大量鲜血，常见于严重二尖瓣狭窄，可为首发症状。在肺梗死时咯胶冻状暗红色痰，为二尖瓣狭窄合并心力衰竭的晚期并发症。若发生急性肺水肿时咯粉红色泡沫样痰。

（3）咳嗽 表现在卧床时干咳，可能与支气管黏膜淤血水肿易引起慢性支气管炎，或左心房增大压迫左主支气管有关。

（4）声音嘶哑 较少见，由于扩大的左心房和肺动脉压迫左喉返神经所致。

2. 体征 重度二尖瓣狭窄呈"二尖瓣面容"；心尖区可触及舒张期震颤；听诊心尖

区第一心音亢进，若闻及二尖瓣开瓣音，提示瓣膜尚有弹性。心尖区可闻及低调的舒张期中、晚期隆隆样杂音，杂音局限，不传导。右心衰竭时出现体循环淤血的体征，如颈静脉怒张、肝大及下肢水肿等。

3. 并发症

（1）心力衰竭　是晚期常见并发症及主要死亡原因。

（2）心律失常　以心房颤动最多见。突发快速房颤常为左心衰、右心衰甚至急性肺水肿的常见诱因。

（3）急性肺水肿　急性肺水肿是重度二尖瓣狭窄的严重并发症，如不及时救治可致死。

（4）血栓栓塞　常见于二尖瓣狭窄伴心房颤动时。以脑栓塞最多见，外周动脉和内脏动脉亦可栓塞。

（5）肺部感染　肺部感染是诱发或加重心力衰竭的常见原因。

【辅助检查】

1. X 射线检查　轻度二尖瓣狭窄时，X 射线检查可显示正常。左心房显著增大时，心影呈梨形（二尖瓣型心脏），同时伴有肺动脉总干、左心耳和右心室扩大。

2. 心电图　左心房扩大可出现"二尖瓣型 P 波"，P 波宽度 >0.12 秒，伴切迹；可有电轴右偏和右心室肥厚表现。（图 3-18）

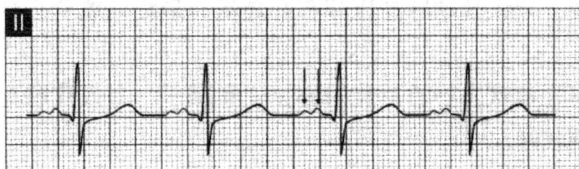

图 3-18　二尖瓣型 P 波

3. 超声心动图　是明确诊断二尖瓣狭窄的最敏感、可靠的方法。M 型超声心动图显示二尖瓣前叶呈"城墙样"改变。通过二维超声可以观察狭窄瓣膜的形态和活动度，测量瓣口面积。彩色多普勒血流显像可实时观察二尖瓣狭窄的射流，有助于连续多普勒的正确定向。经食管超声心动图有利于左心耳及左心房附壁血栓的检出。

【治疗要点】

1. 预防风湿热复发和感染性心内膜炎

（1）一般预防　有风湿活动者，应给予抗风湿治疗。一般应坚持至患者 40 岁甚至终生应用苄星青霉素 120 万 U，每 4 周肌注 1 次。

（2）呼吸困难　应减少体力活动，限制钠盐摄入，口服利尿药，避免和控制诱发急性肺水肿的因素，如急性感染、贫血等。

（3）无症状　避免剧烈体力活动，定期（6 ~ 12 个月）复查。

2. 并发症的处理

（1）急性肺水肿的处理　处理原则与急性左心衰竭所指的肺水肿相似。但应注意：选用以扩张静脉、减轻心脏前负荷为主的硝酸酯类药物，避免使用以扩张小动脉为主的药物；正性肌力药对二尖瓣狭窄的肺水肿无益。

（2）心房颤动 ①心房颤动伴快速心室率时可先静脉注射毛花苷丙注射液等减慢心室率；②慢性心房颤动依据病情可行电复律或药物转复；③慢性心房颤动者如无禁忌证需服用抗凝药物（华法林）预防血栓栓塞。

（3）右心衰 限制钠盐摄入，应用利尿药等。

3. 介入和外科治疗 为治疗本病的根本方法，包括经皮球囊二尖瓣成形术、二尖瓣分离术、人工瓣膜置换术等。

二、二尖瓣关闭不全

【病因】

慢性二尖瓣关闭不全最常见病因为风湿热，常与二尖瓣狭窄同时存在。急性二尖瓣关闭不全的病因，以腱索断裂最常见，其次是感染性心内膜炎、缺血性心脏病等。

【发病机制】

风湿性炎症引起瓣叶僵硬、变性、瓣缘卷缩、连接处融合及腱索融合缩短，使心室收缩时两瓣叶不能紧密闭合。心室收缩时，由于二尖瓣关闭不全，部分血液反流入左心房，左心房因同时接受肺静脉与反流的血液而扩大；心室舒张时，左心房过多的血液流入左心室，左心室负荷过重而扩大，最后引起左心功能不全，左室舒张末压和左房压明显上升，肺淤血出现，导致肺动脉高压和右心衰竭，最终导致全心衰竭。

【临床表现】

1. 症状 早期可无症状，严重反流时心排血量减少，首发症状为疲乏无力，呼吸困难等肺淤血症状出现较晚。

2. 体征 心尖搏动呈抬举性，向左下移位。心尖部第一心音减弱，可闻及全收缩期粗糙高调的吹风样杂音，向左腋下、左肩胛下传导，可伴震颤。

3. 并发症 与二尖瓣狭窄相似，但感染性心内膜炎的发生率比二尖瓣狭窄高，而体循环栓塞比二尖瓣狭窄少见。

【辅助检查】

1. X 射线检查 常见左心房、左心室增大，左心衰时可见肺淤血和间质性肺水肿征。

2. 心电图 主要为左心房肥厚，部分有左心室肥厚和非特异性 ST–T 改变。

3. 超声心动图 M 型和二维超声心动图不能明确诊断二尖瓣关闭不全。脉冲式多普勒超声和彩色多普勒血流显像可在二尖瓣左心房侧探及明显收缩期反流束，诊断二尖瓣关闭不全的敏感性几乎达 100%，且可半定量反流程度。二维超声可显示二尖瓣结构的形态特征。

4. 其他 放射性核素心室造影等。

【治疗要点】

内科治疗包括预防风湿活动和感染性心内膜炎，针对并发症治疗。外科治疗为恢复瓣膜关闭完整性的根本措施，包括瓣膜修补术和人工瓣膜置换术。

三、主动脉瓣狭窄

【病因与发病机制】

风湿性炎症导致瓣叶交界处融合，瓣叶纤维化、僵硬、钙化和挛缩畸形，引起主动脉瓣狭窄，风湿性主动脉瓣狭窄大多伴有关闭不全和二尖瓣病变。

码 3-4-2　主动脉瓣狭窄及主动脉瓣关闭不全视频

正常成人主动脉瓣瓣口面积 $3.0 \sim 4.0cm^2$，当狭窄（$> 1.5cm^2$）、中度狭窄（$< 1.5cm^2$）时，左心室射血阻力增加，左心室壁发生代偿性肥厚以平衡左心室收缩压的升高，维持正常心排血量，左心室肥厚降低了顺应性，导致左心室舒张末压升高，使左心房后负荷增加，左心房呈代偿性肥厚。当重度狭窄（$< 1.0cm^2$）时，左心室失代偿，引起左心室壁张力增高、心肌缺血和心肌纤维化，最终导致左心衰竭。左心室射血受阻使主动脉血流明显减少，引起心脏、脑及全身动脉缺血。

【临床表现】

1. 症状　出现较晚。呼吸困难、心绞痛和晕厥为典型主动脉瓣狭窄的三联症。

（1）呼吸困难　劳力性呼吸困难见于95%的有症状患者，常为首发症状，进而可发生夜间阵发性呼吸困难、端坐呼吸和急性肺水肿。

（2）心绞痛　见于60%的有症状患者，常由运动诱发，休息后缓解，主要由心肌缺血引起。

（3）晕厥　见于1/3的有症状患者，多发生于直立、运动中或运动后即刻，少数在休息时发生，因脑缺血引起。严重者可致猝死。

2. 体征　心尖搏动相对局限、持续有力。最重要的体征为主动脉瓣第一听诊区可闻及粗糙而响亮的吹风样收缩期杂音，可向颈部传导，常伴震颤。

3. 并发症　可有晕厥甚至猝死，猝死一般发生于先前有症状者。右心衰、感染性心内膜炎、体循环栓塞少见。

【辅助检查】

1. X 射线检查　心影正常或左心室轻度增大，左心房可能轻度增大，升主动脉根部常见狭窄后扩张。

2. 心电图　重度狭窄者可有左心室肥厚伴继发性 ST-T 改变。

3. 超声心动图　为明确诊断和判定狭窄程度的重要方法。二维超声心动图对探测主动脉瓣异常十分敏感，有助于显示瓣膜结构。多普勒超声可测出主动脉瓣口面积及跨瓣压差。

【治疗要点】

1. 内科治疗　包括预防感染性心内膜炎和风湿热复发。如有频发房性期前收缩，应予抗心律失常药物预防心房颤动，一旦出现应及时转复为窦性心律。心绞痛者可使用硝酸酯类药物。心力衰竭者宜限制钠盐摄入，可小心应用洋地黄制剂和利尿剂，但过度利尿可发生直立性低血压；不宜使用小动脉舒张剂，以防血压过低。

2. 介入和外科治疗　治疗成人主动脉瓣狭窄的主要方法为人工瓣膜置换术；有适应

证者可行经皮球囊主动脉瓣成形术。

四、主动脉瓣关闭不全

【病因】

主动脉瓣关闭不全（aortic incompetence）由主动脉瓣本身病变和（或）主动脉根部疾病所致，多为风心病引起。由于风湿性炎性病变使瓣叶纤维化、增厚、缩短、变形，影响舒张期瓣叶边缘对合，造成关闭不全。风心病单纯主动脉瓣关闭不全少见，常合并二尖瓣损害。

【发病机制】

由于主动脉瓣关闭不全，舒张期时主动脉内血液大量反流至左心室，其容量负荷明显增加。晚期出现左心房压力增高、肺淤血、肺水肿。另外，主动脉因反流其血液明显减少，导致舒张压下降，故脉压增大；左心室心肌肥厚使心肌耗氧量增加，主动脉反流致冠状动脉血流量不足，因而引起心肌缺血缺氧，最终引起左心功能不全。

【临床表现】

1.症状 早期可无症状。最先出现的症状表现为与心搏量增多、脉压增大有关，如心悸、心前区不适、头部动脉强烈搏动感等。晚期可出现左心室衰竭的表现。常有体位性头晕，晕厥罕见。

2.体征 最重要的体征为胸骨左缘第3、4肋间可闻及舒张期高调叹气样杂音，坐位前倾和深呼气时明显。心尖搏动呈抬举性，向左下移位。重度反流者，常在心尖区听到舒张中晚期隆隆样杂音（Autin–Flint杂音），产生机制目前认为是严重的主动脉血液反流使左心室舒张压快速升高，导致二尖瓣处于半关闭状态而引起。收缩压升高，舒张压降低，脉压增大，周围血管征常见，包括毛细血管搏动征、水冲脉、点头征、股动脉枪击音等。

3.并发症 感染性心内膜炎、室性心律失常、心力衰竭较常见，猝死少见。

【辅助检查】

1.X射线检查 可有左心房、左心室增大，升主动脉继发性扩张。

2.心电图 左心室肥厚及继发性ST–T改变。

3.超声心动图 M型超声心动图示二尖瓣前叶或室间隔纤细扑动；二维超声心动图可显示瓣膜和主动脉根部的形态改变；脉冲多普勒和彩色多普勒血流显像在主动脉瓣的心室侧可探及全舒张期反流束，为最敏感的确定主动脉瓣反流的方法，并可通过计算反流血量与搏出血量的比例，判断其严重程度。

4.放射性核素心室造影 可测定左心室收缩、舒张末期容量和静息、运动时射血分数，判断左心室功能。

5.主动脉造影 当无创技术不能确定反流程度，并考虑外科治疗时，可行选择性主动脉造影，半定量反流程度。

【治疗要点】

严重主动脉瓣关闭不全的主要治疗方法为人工瓣膜置换术。

【护理诊断】

1.活动无耐力 与心输出量减少、肺脏气体交换功能下降有关。

2.气体交换受损 与肺淤血有关。

3.焦虑 与病程长、并发症多、咯血、经济负担有关。

4.潜在并发症 充血性心力衰竭、心律失常、栓塞、亚急性感染性心内膜炎。

【护理措施】

1.一般护理

（1）休息与活动 心功能代偿期患者适当进行锻炼或参加轻工作，避免剧烈体力活动、劳累和激动，保证充足的睡眠。心功能失代偿期患者应根据病情增加休息、限制活动。

（2）饮食指导 指导患者摄入高热量、高蛋白、高维生素、清淡、易消化饮食，如鱼、肉、蛋、奶等，少量多餐，多食蔬菜和水果；心功能不全者给低盐饮食，并限制水分摄入；避免刺激性食物，不吸烟，不饮酒。

（3）预防感染 保持病室空气洁净、温湿度适宜，定期进行空气消毒；指导患者注意保暖，随气候变化及时增减衣着，避免受凉、感冒；尽量少去公共场所，以防交叉感染。

（4）其他 保持大便通畅，防止便秘。

2.观察病情 观察风湿活动征象如关节发红、肿胀、疼痛、皮肤环形红斑、皮下结节、发热等有无改善；并发症如心力衰竭、心律失常、血栓栓塞、亚急性感染性心内膜炎、肺部感染等有无好转。

3.治疗配合

（1）药物治疗 对有并发症的患者，遵医嘱正确给予相关药物，如正性肌力药、利尿剂、血管扩张剂、抗心律失常药、溶栓抗凝剂、抗菌药物等。用药期间，应严密观察药物的疗效与不良反应，并按有关病情进行护理。

（2）手术治疗 手术治疗是从根本性解决瓣膜病的手段。常用方法有瓣膜成形术、分离术、瓣膜置换术等。介入治疗主要针对二尖瓣狭窄、肺动脉瓣狭窄、主动脉瓣狭窄者，可行经皮囊瓣膜扩张成形术。术前准备除一般基本要求外，需遵医嘱预防性应用抗菌药物、给予抗凝药物、纠正肺淤血等；术后护理要特别注意防止术前和术中应用肝素而导致的出血倾向，观察脑、肺、心及肢体有无栓塞现象等。

【健康指导】

1.疾病知识指导 告诉患者及家属本病的病因和病程进展特点，并定期门诊复查。有手术适应证者告知患者尽早择期手术，以免失去最佳手术时机。为避免病情加重，一旦发生感染应尽快就诊；在拔牙、内镜检查、导尿术、分娩、人工流产等手术操作前应告诉医生自己有风心病史，便于预防性使用抗生素。

2.用药指导 告诉患者遵医嘱坚持用药的重要性，指导用药方法。

3.生活指导 注意防寒保暖，避免与上呼吸道感染、咽炎患者接触，预防感染。避免重体力劳动、剧烈运动或情绪激动而加重病情。

4.心理指导 鼓励患者树立信心，做好长期与疾病做斗争以控制病情进展的思想准备。育龄妇女，病情较重不能妊娠者，做好患者及其配偶的思想工作。

【考纲摘要】

1.心脏瓣膜病的临床症状和体征。

2.常见心脏瓣膜病的护理。

【复习思考】

1.二尖瓣狭窄与二尖瓣关闭不全的临床症状与体征?

2.主动脉瓣狭窄与主动脉瓣关闭不全的临床症状与体征?

3.2017年国家正式出台大病医疗保险新政,《关于开展城乡居民大病保险工作的指导意见》公布,切实解决人民群众因病致贫、因病返贫的突出问题。国家政策的出台,为心脏瓣膜病等大病医疗患者带来福音。学习国家医疗保险政策,体会社会主义制度优越性,增强民族自豪感。

(郑雪)

码 3-4-3 心脏瓣膜
病患者的护理 PPT

任务五 冠状动脉粥样硬化性心脏病患者的护理

【学习目标】

1.知识目标 明确冠状动脉粥样硬化性心脏病的定义及主要危险因素;心绞痛的典型疼痛特点及治疗要点;心肌梗死的先兆症状、临床表现和心电图特点;心绞痛、心肌梗死的主要护理诊断及护理措施。熟悉冠心病的实验室检查和健康教育。

2.能力目标 能正确评估冠心病,提出护理诊断,实施护理,进行健康教育。

3.素质目标 培养学生以人为本,关爱生命、无私奉献的职业精神和严谨求实、勇于创新的科学精神,提升职业素养,促进学生全面发展。

【案例导入】

患者,男性,60岁,有心绞痛病史3年。半夜2点钟感到上腹部不适,出冷汗、胸闷、恶心。呕吐。由家人送入院,已经医生初步检查,立即含服硝酸甘油1片,半小时后无好转,医生怀疑为急性心肌梗死。

请思考:

1.医生的怀疑有没有道理?为什么?

2.该患者的主要护理诊断是什么?

3.对该心肌梗死患者如何做好保健指导?

冠状动脉粥样硬化性心脏病是指冠状动脉粥样硬化，使管腔狭窄或阻塞，导致心肌缺血、缺氧，甚至坏死而引起的心脏病，与冠状动脉痉挛一起，统称冠状动脉性心脏病，简称冠心病，亦称缺血性心脏病。

【病因与发病机制】

冠状动脉粥样硬化的病因不明，目前认为发生冠心病的主要危险因素包括：

1. 年龄与性别　多见于 40 岁以上男性。

2. 血脂异常　脂质代谢异常是动脉粥样硬化最重要的危险因素。

3. 高血压　患病率较血压正常者高 3 ～ 4 倍。

4. 糖尿病　比正常者高 2 倍。

5. 吸烟　比不吸烟者高 2 ～ 6 倍。此外，与肥胖、过度脑力劳动、遗传、饮食方式（高热量、动物性脂肪、胆固醇、糖和钠盐）、A 型性格（性情急躁、竞争性过强）及微量元素铬、锰、锌、钒、硒摄入不足或铅、镉、钴的摄入过量等有关。上述危险因素损伤冠状动脉内膜，损伤处血小板粘附聚集和血栓形成，血浆中脂质侵入动脉壁，平滑肌细胞增生并吞噬脂质，最终引起动脉粥样硬化。

6. 糖尿病和糖耐量异常　与无糖尿病的人群相比，糖尿病患者心血管疾病风险增加 2 ～ 5 倍，且动脉粥样硬化进展迅速。

冠心病分为 5 种临床类型：①无症状型冠心病；②心绞痛型冠心病；③心肌梗死型冠心病；④缺血性心肌病型冠心病；⑤猝死型冠心病。本节重点讨论心绞痛型和急性心肌梗死型冠心病患者的护理。

知识拓展

气候变化与冠心病：寒冷的天气或冬春季节，心绞痛和心肌梗死的发病率就会增加。持续低温、阴雨和大风天气容易使冠心病发作，因为寒冷刺激，特别是迎风疾走，易使交感神经兴奋，使心率加快，血压升高，体循环血管收缩，外周阻力增加，心肌耗氧量增多；同时，也可诱发冠状动脉痉挛，使管腔持续闭塞，或挤压斑块使内膜损伤、血小板聚集、血栓形成使管腔急性堵塞而发病。因此，在高发季节里，冠心病患者应采取保护措施，如御寒保暖、减少户外活动、恶劣气候或天气不外出等。

一、心绞痛

心绞痛（stable angina pectoris）指由于冠状动脉供血不足导致心肌急剧的、短暂的缺血缺氧，以发作性胸痛或胸部不适为主要表现的临床综合征。根据病理生理改变和临床表现的不同，将心绞痛分为稳定型心绞痛和不稳定型心绞痛。

（一）稳定型心绞痛

稳定型心绞痛（stable angina pectoris）亦称劳力性心绞痛，其特点为阵发性的前胸压榨性疼痛或憋闷感，疼痛部位位于胸骨后部，可放射至心前区和左上肢尺侧，常发生于劳力负荷增加时，持续数分钟，休息或使用硝酸酯制剂后疼痛消失。疼痛发作的程度、频度、持续时间、性质及诱发因素等在数月内无变化。

【病因与发病机制】

冠状动脉粥样硬化是本病的基本病因。当冠状动脉狭窄或部分分支闭塞时，其扩张性减弱，血流量减少，且对心肌的供血量相对比较固定。心肌的血液供应如减低到尚能应付心脏平时的需要，则在休息时尚能维持供需平衡可无症状。一旦心脏负荷突然增加，如劳累、情绪激动、饱食、受寒等情况下，心肌张力和心肌收缩力增加，心率增快等而致心肌氧耗量增加时，心肌对血液的需求增加，而存在狭窄的冠状动脉供血已不能相应增加，即可引起心绞痛。

【临床表现】

1. 症状　以发作性胸痛为主要表现，典型疼痛的特点为：

（1）部位　主要在胸骨体中、上段之后，可波及心前区，手掌大小范围，界限不清，常放射至左肩、左臂内侧达无名指和小指，或至颈、咽或下颌部。

码 3-5-1　心绞痛视频

（2）性质　胸痛常为压迫、发闷或紧缩性，也可有烧灼感，但不像针刺或刀扎样锐性痛，偶伴濒死的恐惧感觉。有些患者仅觉胸闷不适而非胸痛。发作时，患者往往被迫停止正在进行的活动，直至症状缓解。

（3）诱因　发作常由体力活动、情绪激动（如愤怒、焦急、过度兴奋等）所诱发，饱食、寒冷、吸烟、心动过速、休克等亦可诱发。疼痛多发生于劳力或激动当时，而不是在劳累之后。典型的稳定型心绞痛常在相似条件下重复发生。

（4）持续时间　心绞痛一般持续数分钟至十余分钟，多为 3 ~ 5 分钟，一般不超过 15 分钟。可数日或数周发作一次，亦可一日内多次发作。

（5）缓解方式　停止原来诱发症状的活动或含服硝酸甘油等硝酸酯类药物可缓解。

2. 体征　平时一般无异常体征。心绞痛发作时常见心率加快、血压升高、面色苍白、表情焦虑、皮肤湿冷，有时出现第四或第三心音奔马律，可有暂时性心尖部收缩期杂音。

【辅助检查】

（1）心电图检查　是发现心肌缺血、诊断心绞痛最常用的检查方法。主要包括静息心电图、运动心电图和 24 小时动态心电图。约有半数患者静息心电图为正常，可有陈旧性心肌梗死的改变或非特异性 ST 段和 T 波异常。心绞痛发作时，多数患者出现暂时性心内膜下心肌缺血引起的 ST 段压低，T 波低平、平坦甚至倒置；在平时 T 波持续倒置的患者，发作时可变为直立。

（2）动态心电图检查　在 24 小时的连续记录中，出现 ST-T 缺血性改变及各种心律失常，有助于非典型发作患者的病情判断。心电图无改变或发作不典型者，可做心电图运动负荷试验。

（3）放射性核素检查　主要包括核素心肌显像和负荷试验、放射性核素心腔造影和正电子发射断层心肌显像，了解心肌缺血区的部位和范围。

（4）冠状动脉造影　冠状动脉造影为有创性检查，是目前冠心病临床诊断的金指

标。可显示冠状动脉各主干及分支狭窄性病变的部位并估计其严重程度，对明确诊断、指导治疗和预后判断意义重大。

【治疗要点】

治疗原则是避免诱发因素；改善冠状动脉的供血，减低心肌耗氧，以减轻症状和减少缺血发作；治疗动脉粥样硬化，预防心肌梗死和猝死，提高生活质量。

1. 发作时治疗

（1）休息与给氧　发作时立即原地休息以缓解症状，必要时持续低浓度吸氧增加心肌氧供以缓解疼痛。

（2）药物治疗　选用作用持久的抗心绞痛药物、除扩张冠状动脉增加冠状动脉血流量外，还扩张外周血管，减少静脉回流心脏的血量、减低心脏负荷和心肌的需氧，从而缓解心绞痛。常用药物有：①硝酸甘油：0.3 ～ 0.6mg 舌下含化，1 ～ 2 分钟内显效，约 30 分钟后作用消失，主要的不良反应包括头痛、面色潮红、低血压，首次服用时应注意发生直立性低血压。②硝酸异山梨酯：5 ～ 10mg 舌下含化，2 ～ 5 分钟见效，作用维持 2 ～ 3 小时。以上两种药物均有供喷雾吸入的制剂，必要时遵医嘱加用镇静剂。

2. 缓解期治疗　一般不需要卧床休息，但应尽量避免各种诱发因素。

（1）非药物治疗　①调节饮食，特别是一次进食不应过饱；戒烟、限酒；减轻精神负担；保持适当的体力活动，但以不至于发生疼痛症状为度。②血管重建治疗：常用方法有经皮冠状动脉介入治疗（PCI）、冠状动脉旁路移植术（CABG）等。③增强型体外反搏治疗：能减少心绞痛发作，改善心肌缺血。

（2）药物治疗　使用作用持久的抗心绞痛药物预防发作。① β 受体阻滞剂：通过减慢心率、降低血压、减低心肌收缩力和氧耗量，从而减少心绞痛的发作。常用美托洛尔、阿替洛尔等，低血压、支气管哮喘及心动过缓、二度或以上房室传导阻滞者不宜应用。②硝酸酯制剂：能减少心肌需氧和改善心肌灌注。常用硝酸异山梨酯、5– 单硝酸异山梨酯、硝酸甘油等。③钙通道阻滞剂：可抑制心肌收缩，减少心肌收缩，减少心肌耗氧；扩张冠状动脉，解除冠状动脉痉挛，改善心内膜下心肌的供血；扩张周围血管，降低动脉压。减轻心脏负荷，降低血黏度，抗血小板聚集，改善心肌的微循环。常用维拉帕米、硝苯地平缓释剂等。④调血脂药物：能有效降低血清总胆固醇和低密度脂蛋白胆固醇，延缓斑块进展和使斑块稳定。常用洛伐他汀、辛伐他汀。⑤其他：如曲美他嗪、阿司匹林、氯吡格雷等，以及中医中药"活血化瘀""芳香温通""祛痰通络"治疗。

表 3–4　分级及分级标准

分级	分级标准
Ⅰ级	一般体力活动（如步行和登楼）不受限，仅在强、快或持续用力时发生心绞痛
Ⅱ级	一般体力活动轻度受限。快步、饭后、寒冷或刮风中、精神应激或醒后数小时内发作心绞痛。一般情况下平地步行 200m 以上或登楼一层以上受限
Ⅲ级	一般体力活动明显受限，一般情况下平地步行 200m，或登楼一层引起心绞痛
Ⅳ级	轻微活动或休息时即可发生心绞痛

【护理诊断】

1. 疼痛 心前区疼痛与冠状动脉供血不足导致心肌缺血、缺氧有关。

2. 焦虑 与心前区疼痛及对预后的忧虑有关。

3. 知识缺乏 缺乏心绞痛发作的原因、诱因及防治等方面知识。

4. 潜在并发症 急性心肌梗死。

【护理措施】

1. 一般护理

（1）休息与活动 发作时嘱患者立即安静坐下或安置患者卧床休息，以缓解疼痛。保持环境的安静与舒适，提供全面的生活照料。缓解期一般不需卧床休息，可适当调整活动量，以不发生胸痛为度。

（2）饮食护理 患者摄取低热量、低脂肪、低胆固醇、适量蛋白质、富含维生素、粗纤维、清淡、易消化的食物；避免刺激性食物，不饮酒、浓茶或咖啡，不吸烟；一次进食不要过饱，并保持大便通畅。

2. 病情观察

监测生命体征的变化，如果出现较前加重的心绞痛，发作频繁、持续时间延长，用硝酸甘油不能缓解，或者出现心率减慢、血压波动、呼吸急促，同时伴有恶心、呕吐、出冷汗、烦躁不安等，应警惕急性心肌梗死。立即进行心电监护，并配合医生做相应的处理。

3. 用药护理

（1）发作时用药 发作时除了让患者立即安静坐下或卧床休息外，应立即舌下含服作用较快的硝酸酯制剂，常用的药物有：①硝酸甘油 0.3～0.6mg，1～2 分钟起效，约半小时后失效；②硝酸异山梨醇酯（消心痛）5～10mg，舌下含化，2～5 分钟见效，药效维持 2～3 小时。以扩张冠状动脉，增加冠脉血供、减轻心脏负荷及心肌需氧量，缓解疼痛。

（2）用药注意事项 使用速效硝酸酯制剂应告知患者舌下含化或轻轻嚼碎时，不要急于咽下，舌下应保留一些唾液让药物被唾液溶解而吸收。用药后可能出现头昏、头胀痛、头部跳动感、面红、心悸等不良反应，是药物对周围血管的扩张作用所致；偶有血压下降，故含药时宜平卧，以防低血压。上述症状严重者，给予氧气吸入。

4. 心理护理

向患者解释焦虑可加重心脏负荷和心肌缺血，对缓解疼痛和病情不利。应针对患者个性特点、发作诱因、情绪状态、担忧的问题等给予解释和开导。还应教给患者采用放松技术，以平息激动的情绪，减少心肌耗氧量，缓解病情。

【健康指导】

向患者和亲属讲解有关心绞痛发作的原因、诱因及防治知识：

1. 控制危险因素 如积极治疗高脂血症、原发性高血压、糖尿病等疾病；避免过度劳累、搬抬重物、负重登楼、激烈运动等诱因；缓解期长期使用抗心绞痛药物。

2. 饮食指导 合理膳食：宜摄入低热量、低脂、低胆固醇、低盐饮食，多食蔬菜、水果和粗纤维食物如芹菜、糙米等，避免暴饮暴食，注意少量多餐。

3. 不吸烟 吸烟可增加血中一氧化碳水平，与氧争夺血红蛋白，因而限制了对心脏的供氧；烟叶中的尼古丁可促使儿茶酚胺释放引起血管收缩；此外吸烟还可直接作用于冠状动脉内膜，降低高密度脂蛋白和增加血小板黏稠度，而加速动脉粥样硬化和阻塞。应叮嘱患者不要吸烟，有吸烟习惯者须戒烟。

4. 自我救护 随身携带保存在深色密封玻璃瓶内的硝酸甘油类药物，并注意过期（6个月）更换，以备急用。一旦心绞痛发作，立即取出一片舌下含化，就地休息，停止所有活动，一般几分钟后疼痛缓解。若心绞痛发作频繁、程度加重、持续时间延长、硝酸甘油疗效差，应警惕急性心肌梗死，立刻呼叫急救电话或请他人护送就近就诊。

（二）不稳定型心绞痛

不稳定型心绞痛主要是由于冠状动脉内不稳定的粥样斑块继发斑块内出血、斑块纤维帽出现裂隙、斑块表面有血小板聚集和（或）刺激冠状动脉痉挛等，使局部的心肌血流量明显下降，导致缺血性心绞痛，虽然也因劳力负荷诱发，但劳力负荷终止后胸痛并不缓解。这类心绞痛患者有进展至心肌梗死的高度危险性，必须予以足够的重视。

【病因与发病机制】

与稳定型劳力性心绞痛的差别主要在于冠状动脉内不稳定的粥样斑块继发病理改变，使局部心肌血流量明显下降，如斑块内出血、斑块纤维帽出现裂隙、斑块表面有血小板聚集和（或）刺激冠状动脉痉挛，导致缺血加重。

【临床表现】

胸痛的部位、性质与稳定型心绞痛相似，但具有以下特点之一：

1. 原为稳定型心绞痛，在1个月内疼痛发作的频率增加、程度加重、时限延长、诱发因素变化，硝酸酯类药物缓解作用减弱。

2. 1个月之内新近发生的、较轻负荷所诱发的心绞痛。

3. 休息状态下发作心绞痛或较轻微活动即可诱发，发作时表现有 ST 段抬高的变异型心绞痛也属此列。

此外，由于贫血、感染、甲亢、心律失常等原因诱发的心绞痛称为继发性不稳定型心绞痛。

【治疗要点】

不稳定型心绞痛容易发生急性心肌梗死、猝死等，应加强监护及治疗，疼痛发作频繁或持续不缓解者应立即住院治疗。

1. 一般处理 卧床休息1～3天，床边24小时心电监护。有呼吸困难、发绀者应给予氧吸入，维持血氧饱和度达到90%以上；烦躁不安、剧烈疼痛者可给予吗啡5～10mg 皮下注射。如有必要应重复检测心肌坏死标记物。如患者未使用他汀类药物，无论血脂是否增高均应及早使用他汀类药物。

2. 缓解疼痛 单次含化或喷雾吸入硝酸酯类制剂往往不能缓解症状，一般建议每隔5分钟1次，共用3次，后再用硝酸甘油或硝酸异山梨酯持续静脉滴注或微泵输注，直至症状缓解或出现血压下降。治疗变异型心绞痛以钙通道阻滞剂的疗效最好,本类药也可与硝酸酯类制剂同服,其中硝苯地平尚可与β受体阻滞剂同服。停用这些药时宜逐渐减量然后停服,以免诱发冠状动脉痉挛。

3. 抗凝(抗栓) 阿司匹林、氯吡格雷和肝素(包括低分子量肝素)是治疗不稳定型心绞痛的重要措施,其目的在于防止血栓形成,阻止病情向心肌梗死方向发展。溶栓药物有促发心肌梗死的危险,不推荐应用。

4. 其他 对于个别病情极严重者,保守治疗效果不佳,心绞痛发作时 ST 段压低>1mm,持续时间> 20 分钟,或血肌钙蛋白升高者,在有条件的医院可行急诊冠脉造影,考虑经皮冠状动脉介入治疗。

不稳定型心绞痛经治疗后病情稳定,出院后应继续强调抗凝和调脂治疗,特别是他汀类药物的应用以促使斑块稳定。缓解期的进一步检查及长期治疗方案与稳定型心绞痛相同。

二、急性心肌梗死

急性心肌梗死是指急性心肌缺血性坏死,为在冠状动脉病变的基础上,发生冠状动脉血供急剧减少或中断,使相应心肌严重而持久地急性缺血导致心肌细胞死亡。

【病因与发病机制】

冠状动脉粥样硬化是本病的基本病因,亦可因冠状动脉痉挛、栓塞、炎症、先天性畸形和冠状动脉口阻塞造成一支或多支血管管腔狭窄和心肌血供不足,而侧支循环未充分建立,一旦血供急剧减少或中断,使相应心肌严重而持久地急性缺血达 20 ~ 30 分钟,即可发生急性心肌梗死(AMI)。

大量的研究已经证明,绝大多数的 AMI 是由于不稳定冠状动脉粥样硬化斑块破溃,继而出血或管腔内血栓形成,使管腔闭塞;少数为冠状动脉粥样硬化斑块内或其下发生出血或血管持续痉挛,亦使冠状动脉完全闭塞而发生心肌梗死。

促使冠状动脉粥样硬化斑块破裂出血及血栓形成的诱因:①晨起 6 时至 12 时交感神经活动增加,机体应激反应增强,心肌收缩力、心率、血压增高,冠状动脉张力增高;②饱餐尤其是进食过量高脂肪食物后,血脂和血黏度增高;③重体力活动、情绪激动、血压剧升或用力排便时,导致左心室负荷明显加重;④休克、脱水、出血、外科手术或严重心律失常使心排血量骤降,冠状动脉灌流量急剧减少。

AMI 可发生在频发心绞痛的患者,也可发生在原来从无症状者。AMI 之后发生的严重心律失常、休克或心力衰竭,均可使冠状动脉灌流量进一步降低,心肌坏死范围扩大。

【临床表现】

心肌梗死的严重程度与梗死的部位、大小及侧支循环情况密切相关。

1. 先兆表现 约半数以上患者有先兆症状,表现为发病前数日出现乏力、胸部不适、活动时心悸、气急、烦躁及心绞痛等前期症状,

码 3-5-2 急性心肌梗死的临床表现视频

以新发心绞痛或原有心绞痛发作程度加重最为突出。心绞痛发作较以往频繁、性质较剧、持续时间长、硝酸甘油疗效差、诱发因素不明显，疼痛时伴有恶心、呕吐、大汗和心动过速，或伴有心功能不全、严重心律失常、血压大幅度波动等，同时心电图示 ST 段一过性明显抬高或压低，T 波倒置或增高，应警惕近期内发生心肌梗死的可能。发现先兆，及时住院处理，可使部分患者避免发生心肌梗死。

2. 症状

（1）疼痛　为最早出现的最突出症状，多发生于清晨。疼痛部位和性质与心绞痛相同，但无明显诱因，程度重，持续时间长，可达数小时或数日，休息或硝酸甘油无效。可伴濒死感，少数人一开始就休克或急性心衰。部分患者疼痛位于上腹部，被误诊为胃穿孔或急性胰腺炎等急腹症，部分患者疼痛放射至下颌、颈部、背部上方，被误以为骨关节痛。

（2）全身症状　一般在疼痛发生后 24 ～ 48 小时出现。可有发热、心动过速、白细胞增高和血沉增快等。由坏死物质吸收所致，体温多在 38℃左右，很少超过 39℃，持续约 1 周。

（3）胃肠道症状　疼痛剧烈时伴恶心，呕吐和上腹胀痛，与迷走神经受坏死心肌刺激和心排血量降低，组织灌注不足等有关。

（4）心律失常　见于 75% ～ 95% 的患者，多发生在起病 1 ～ 2 周内，以 24 小时内最多见。以室性心律失常最多尤其是室性期前收缩。房室和束支传导阻滞亦较多。下壁心肌梗死易发生房室传导阻滞。

（5）休克　见于 20% 的患者，多发生在起病数小时至 1 周内，表现为收缩压低于 80mmHg，有烦躁不安、面色苍白，皮肤湿冷，脉细而快、大汗淋漓，尿量减少 < 20mL/h，神志改变甚至晕厥。

（6）心力衰竭　发生率为 30% ～ 40%，主要是急性左心衰，多发生于最初几天内，或在疼痛、休克好转阶段发生。表现为呼吸困难、咳嗽、发绀、烦躁等症状，重者出现肺水肿。

3. 体征　心脏体征心界扩大，心率快，心尖部第一心音减弱，可出现第四心音奔马律，多在第 2 ～ 3 天有心包摩擦音。心尖区可出现粗糙的收缩期杂音或收缩中晚期喀喇音，为二尖瓣乳头肌功能失调或断裂所致，可有各种心律失常。

4. 并发症　①乳头肌功能失调或断裂；②心脏破裂；③栓塞；④室壁瘤；⑤心肌梗死后综合征。

【辅助检查】

1. 心电图　具有定性和定位诊断价值。有无心肌梗死的特征性改变：①面向透壁心肌坏死区的导联，出现宽而深的 Q 波；②面向坏死区周围心肌损伤区的导联，出现 ST 段抬高呈弓背向上型；③面向损伤区周围心肌缺血区的导联，出现 T 波倒置。心电图演变过程呈动态改变。（图 3-19）

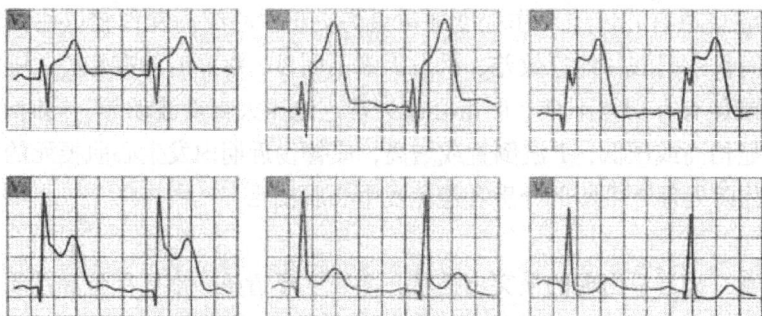

图3-19 心电图图示

2. 实验室检查

（1）一般检查 起病24～48小时后，白细胞可增至（10～20）× 10^9/L，血沉增快，均可持续1～3周。起病数小时至2日内血中游离脂肪酸增高。

（2）血心肌坏死标记物增高 ①肌钙蛋白Ⅰ（cTnI）或T（cTnT）的出现与增高：cTnI和cTnT在起病2～4小时后升高，cTnI于10～24小时达高峰，7～10天降至正常，cTnT于24～48小时达高峰，10～14天降至正常。②肌酸激酶同工酶（CK-MB）：起病后4小时内增高，16～24小时达高峰，3～4天恢复正常。③肌红蛋白增高：其出现最早，恢复也快，但特异性差。

（3）其他检查 放射性核素心肌显像、超声心动图检查结果，了解心肌梗死的位置。

（4）冠状动脉造影 对心肌可明确诊断，并可直接判断冠状动脉溶栓是否成功。

【治疗要点】

对ST段抬高的急性心肌梗死，强调早发现、早住院，并加强住院前的就地抢救。治疗原则是尽早使心肌血液再灌注以挽救濒死的心肌，防止梗死面积扩大或缩小心肌缺血，维护心脏功能，及时处理并发症，防止猝死。

1. 解除疼痛 ①哌替啶肌注或吗啡皮下注射，最好和阿托品合用；②轻者可用可待因或罂粟碱；③硝酸甘油或硝酸异山梨酯，舌下含用或静滴，注意心率加快和低血压；④中药制剂。

2. 再灌注心肌 ①溶栓疗法：常用尿激酶、链激酶、组织型纤维蛋白溶酶原激活剂。起病3～6小时内静脉或冠脉内输入，溶解冠脉内血栓，再通闭塞的冠脉，使心肌得到再灌注；②紧急经皮穿刺腔内冠状动脉成形术。

3. 对症治疗 消除心律失常，控制休克，治疗心力衰竭。

4. 其他治疗 如抗凝疗法，应用β受体阻滞剂、钙通道阻滞剂、血管紧张素转换酶抑制剂、极化液疗法等。

【护理诊断】

1. 疼痛 心前区疼痛与心肌血供急剧减少或中断，发生缺血性坏死有关。

2. 活动无耐力 与心输出量减少引起全身氧供不足及卧床时间过久有关。

3. 恐惧 与剧烈胸痛产生濒死感，担忧预后及监护室环境和抢救性创伤有关。

4. 有便秘的危险 与恐惧、进食减少、排便习惯改变、体虚无力有关。

5. 潜在并发症 心律失常、心力衰竭、心源性休克。

【护理措施】

1. 一般护理

（1）休息与活动

向患者解释急性期卧床休息可减轻心脏负荷，减少心肌耗氧量，限制或缩小梗死范围，有利于心功能恢复；病情稳定后逐渐增加活动量，可促进侧支循环形成，提高活动耐力，防止深静脉血栓形成、便秘、肺部感染等并发症。

码 3-5-3 急性心肌梗死的护理视频

急性期 12 小时绝对卧床休息，进食、排便、翻身、洗漱等活动全部由护士协助完成。无并发症的患者，可开始由床上坐起，逐渐过渡到坐在床边或椅子上，第 3 天可在病房内走动，第 4～5 天，逐步增加活动直至每天步行 100～150m。根据病情和对活动的反应，逐渐增加活动量和活动时间。

（2）饮食护理 给予低钠、低脂、低胆固醇、无刺激、易消化的饮食，少量多餐，避免进食过快、过饱而加重心脏负荷。最初 2～3 天给予流质饮食为主，之后随着病情减轻而逐渐过渡到半流质、软饭，1 个月后恢复低脂、低胆固醇饮食，少量多餐。

（3）保持大便通畅 了解患者日常排便习惯，解释用力排便、过度屏气可加重心肌缺血而导致严重并发症。叮嘱便秘的患者，排便时切忌用力屏气，以防发生意外，必要时在排便前预防性应用硝酸异山梨醇酯舌下含化。指导患者选择清淡、易消化、粗纤维饮食；无糖尿病者可服用蜂蜜水；适当腹部按摩（按顺时针方向）以促进肠蠕动；必要时遵医嘱给予通便药物，如麻仁丸、果导等。

2. 观察病情

将患者安置在冠心病监护室（CCU），连续监测心电图、血压、呼吸，对有血流动力学改变者，配合放置漂浮导管，测定肺毛细血管楔嵌压和静脉压。询问有无心悸、胸闷、胸痛、气短、乏力、头晕等不适，并观察意识、尿量、皮肤黏膜的颜色和温度，有无心输出量减少、组织灌流量不足的表现。密切观察心率、心律、心音、心功能，发现室性期前收缩及房室传导阻滞时，立即通知医生。观察胸痛及全身情况改善的情况。密切观察生命体征、意识、尿量、皮肤黏膜颜色和温度、组织灌流等有无改善，使用溶栓剂、抗心律失常药物、纠正心力衰竭药物后有无不良反应等。

3. 配合治疗

（1）镇痛 遵医嘱给予镇痛药物，常用的有麻醉性镇痛剂（哌替啶、吗啡）和血管扩张剂（硝酸甘油、硝酸异山梨醇酯），严重者联合应用哌替啶和异丙嗪作亚冬眠疗法。使用麻醉性镇痛剂，应注意观察有无呼吸抑制、肠蠕动抑制、尿潴留等不良反应；使用血管扩张剂，应注意观察有无低血压反应。

（2）给氧 间断或持续给氧，流量 2～4L/min，以增加心肌氧的供应，减轻心肌缺血和心前区疼痛。

（3）心肌再灌注 是在起病 3～6 小时内实施的一种积极的治疗措施。目的是使闭

塞的冠状动脉再通，心肌得到再灌注，防止梗死面积扩大，缩小缺血范围。常用的方法有：溶解血栓疗法，常用药物有尿激酶、链激酶、重组组织型纤溶酶原激活剂和其他制剂；一般主张在发病 6 小时内给药，给药越早，再通率越高，死亡下降率越明显。给药方法静脉滴注或冠脉内给药，后者溶栓效率较前者高。用药前，遵医嘱做好有关准备，如查血常规、血小板、出凝血时间、血型、交叉配血等。溶栓疗效观察：可根据下列指标间接判断溶栓是否成功：①胸痛 2 小时内基本消失；②心电图 ST 段于 2 小时内回降 > 50%；③2 小时内出现再灌注性心律失常，如窦性心动过缓、加速性室性自主心律、房室传导阻滞或束支传导阻滞突然改变或消失；④cTnI 或 cTnT 峰值提前至发病后 12 小时内，血清 CK–MB 峰值提前出现（14 小时以内）。上述 4 项中，②和④最重要。也可根据冠状动脉造影直接判断溶栓是否成功。

（4）经皮穿刺腔内冠状动脉成形术（PTCA）经溶解血栓治疗，冠状动脉再通后又堵塞，或虽再通但仍有重度狭窄，如无出血禁忌，常紧急采用 PTCA 扩张病变血管或随后再安置支架。近年直接采用 PTCA 再灌注心肌，取得了良好的效果，已被临床推广应用。遵医嘱做好手术前准备和手术后护理。

4. 心理护理

向患者介绍 CCU 的环境、监护仪的作用等。操作前简要地介绍操作过程和可能的感受，抢救患者时表情应沉着、冷静，操作应准确、熟练，做到忙而不乱。当患者胸痛剧烈时，应陪伴在身旁以增加其安全感；与患者保持良好的沟通，以减轻患者的恐惧感。耐心向患者解释，不良情绪会增加心脏负荷和心肌耗氧量，嘱其应以平静的心态对待疾病，积极配合治疗。

【健康指导】

除参见"心绞痛"患者的健康指导外，还应注意：

1. 调整和改变生活方式　低糖、低脂、低胆固醇饮食，肥胖者限制热量摄入，控制体重；戒烟酒；克服急躁、焦虑情绪，保持乐观、平和的心情；避免饱餐；防止便秘。

2. 合理安排休息与活动　应保证足够的睡眠，参加力所能及的体力活动。若病情稳定无并发症，急性心肌梗死第 6 周后可每天步行、打太极拳等；第 8 ～ 12 周后可开始较大活动量的锻炼如洗衣、骑车等；3 ～ 6 个月后可部分或完全恢复工作，但对重体力劳动、驾驶员、高空作业及其他精神紧张或工作量过大的工种应予更换。

3. 坚持用药与复查　嘱咐患者遵医嘱服用 β 受体阻滞剂、血管扩张剂、钙通道阻滞剂、降血脂药及抗血小板药物等，坚持定期门诊。

【健康教育】

告诉亲属生活方式的调整或改变、合理的休息与活动需要家人的积极配合与支持，应给患者创造一个良好的身心休养环境；我们在工作中经常教育患者，不要饱餐和饱餐后沐浴，还应督促患者坚持服药，定期复查等；若患者在家中出现剧烈胸痛等心肌梗死症状，应立即呼叫急救电话，让其就地休息，不要随意搬动。

【考纲摘要】

1. 冠心病的临床表现。

2.冠心病的辅助检查及护理。

【复习思考】

1.心绞痛的临床表现有哪些？

2.心肌梗死的临床表现有哪些？

3.心肌梗死的临床心电图的变化是什么？

4.分组模拟心肌梗死的临床表现，在此过程中提出相对应的护理措施，重点关注疾病基础上的心理护理，体现爱伤观念。

5.白衣执甲，逆行出征。2020年的春节，山东省首批援鄂医疗队员、齐鲁医院呼吸与危重症医学科护士张静静与137名战友驰援黄冈，56天后圆满完成援鄂任务，却在返回济南隔离期满时突发心跳骤停，生命定格在33岁。"愿以吾辈之青春，守护这盛世之中华。"这是她日记里的铮铮誓言。分享抗疫英雄的事迹，学习他们视责如命，用生命守护誓言的敬业精神。

（郑雪）

码 3-5-4　冠状动脉粥样硬化性心脏病患者的护 PPT

任务六　原发性高血压患者的护理

【学习目标】

1.知识目标　明确原发性高血压的定义、临床表现、护理措施及健康教育，熟悉原发性高血压的诊断要点和治疗要点，了解原发性高血压的病因和发病机制。

2.能力目标　能对高血压患者的饮食及日常生活活动安排制订计划，对高血压患者的用药进行指导。

3.素质目标　融入社会主义核心价值观教育，培养学生的医者仁心、大爱无疆、爱国、爱岗、敬业的职业精神，强化社会责任感与职业认同感。

【案例导入】

胡某，男性，50岁，有高血压病史。因剧烈头痛、眩晕、恶心、呕吐、视力模糊，由家属送入院，查体：神志清楚，皮肤潮红。手足颤抖，血压200/110mmHg，心率95次/分。肺部未发现异常，未引出病理反射。

请思考：

1.高血压病出现上述表现，你认为可能发生了什么情况？

2.对该患者的急救原则是什么？

3.对该患者你如何配合抢救？

原发性高血压是指以体循环动脉血压升高为主要表现的临床综合征，简称为高血压。高血压分为原发性和继发性高血压两大类，原因不明的高血压称之为原发性高血压，占高血压患者总数的95%，是最常见的心血管疾病；继发性高血压是指由某些疾病引起的血压升高，约占高血压患者总数的5%。

我国已有1亿多高血压患者，是世界上患病人数最多的国家。原发性高血压其原因不明，以收缩压和/或舒张压增高为特征，常伴有心、脑、肾等重要器官病理性改变。我国目前采用国际统一标准，即收缩压≥140mmHg和/或舒张压≥90mmHg即诊断为高血压。本病因尚未明了，精神因素、肥胖、高盐饮食、遗传因素等在其发病中起一定的作用。治疗原则是长期甚至终身服用降压药物。

表3-5 血压水平的定义和分类

类别	收缩压（mmHg）	舒张压（mmHg）
正常血压	< 120	< 80
正常高值	120～139	80～89
高血压	≥ 140	≥ 90
1级高血压（轻度）	140～159	90～99
2级高血压（中度）	160～179	100～109
3级高血压（重度）	≥ 180	≥ 110
单纯收缩期高血压	≥ 140	< 90

注：若患者的收缩压和舒张压分属不同的级别时，则以较高的分级为准。

【病因与发病机制】

原发性高血压的病因与发病机制目前认为与下列因素有重要关系：反复过度紧张与精神刺激可引起交感神经兴奋、儿茶酚胺类活性物质分泌增加，致输出量及周围血管阻力增加；肾功能异常导致水、钠潴留和血容量增加，肾素分泌异常，肾素－血管紧张素－醛固酮系统调节失常；内分泌因素，肾上腺素髓质激素分泌增加，其中去甲肾上腺素引起周围小动脉收缩，肾上腺素则增加心排血量均可使血压升高；其他：缓激肽、前列腺素代谢异常及遗传、肥胖、摄钠过多、吸烟、饮酒等因素，均能导致心输出量及外周血管阻力增加，因而引起血压升高。

【临床表现】

1. 一般表现

（1）症状 原发性高血压大多数起病缓慢，早期常无症状或症状不明显，仅在测量血压时发现血压升高，少数患者则在发生心、脑、肾等并发症后才被发现。常见症状有头痛、头晕、后颈部疼痛、疲劳、心悸、耳鸣等症状，但并不一定与血压水平相关。

码3-6-1 高血压的临床表现视频

（2）体征 高血压体征一般较少，周围血管搏动征、血管杂音、心脏杂音是重点检查项目。听诊可闻及主动脉瓣区第二心音亢进、收缩期杂音或收缩早期喀喇音；长期持续高血压可有左心室肥厚，出现抬举性心尖搏动，

并可闻及第四心音。

2. 高血压急症和亚急症

高血压急症指原发性或继发性高血压患者，在某些诱因的作用下，血压突然和显著升高（一般超过 180/120mmHg），同时伴有进行性心、脑、肾等重要靶器官功能不全的表现。高血压急症包括高血压脑病、颅内出血（脑出血和蛛网膜下腔出血）、脑梗死、急性左心衰、急性冠状动脉综合征、主动脉夹层、子痫等。高血压亚急症指血压显著升高但不伴靶器官损害。高血压急症包括高血压脑病、颅内出血（脑出血和蛛网膜下腔出血）、脑梗死、急性心力衰竭、急性冠状动脉综合征、主动脉夹层动脉瘤、子痫、急性肾小球肾炎等。少数患者舒张压持续高于 130mmHg，伴有头痛、视力模糊、眼底出血、渗出和视乳头水肿，肾脏损害突出，持续蛋白尿、血尿及管型尿，称为恶性高血压。

高血压亚急症指血压显著升高但不伴靶器官损害。患者可以有血压明显升高造成的症状，如头痛、胸闷、鼻出血和烦躁不安等。高血压亚急症与高血压急症的唯一区别标准是有无新近发生的、急性的、进行性的严重靶器官损害。

3. 并发症

（1）高血压危象　常在治疗过程中突然发生。指在高血压病程中，周围小动脉暂时性强烈痉挛，导致血压急剧升高。可出现严重头痛、烦躁不安、恶心呕吐、多汗、面色苍白或潮红、视力模糊等征象，以及伴有动脉痉挛累积的靶器官缺血症状。

（2）高血压脑病　指在高血压病程中，脑小动脉持久严重痉挛，发生急性脑血液循环障碍，引起脑水肿和颅内压增高。可出现严重头痛、呕吐、烦躁不安、心动过缓、视力模糊、抽搐、意识障碍甚至昏迷。血压降低即可逆转。

（3）其他　长期高血压可损害心、脑、肾、血管等靶器官，导致心力衰竭、脑血管（脑出血、脑血栓形成、腔隙性脑梗死、短暂性脑缺血发作）、慢性肾衰竭、主动脉夹层及高血压视网膜病变等并发症。

【危险评估和预后】

高血压病人的预后不仅与血压水平有关，而且与是否合并其他心血管危险因素以及靶器官损害程度有关。因此从指导治疗和判断预后的角度，应对高血压病人进行心血管危险分层，将高血压病人分为低危、中危、高危和极高危（见表 3-6）。

表 3-6　高血压病人心血管风险水平分层标准

其他危险因素和病史 1 级高血压　2 级高血压　3 级高血压	血压（mmHg）		
无其他危险因素	低危	中危	高危
1~2 个危险因素	中危	中危	极高危
3 个及 3 个以上危险因素或靶器官损害	高危	高危	极高危
有并发症	极高危	极高危	极高危

知识拓展

心血管风险分层（cardiovascular risk stratification）：高血压病人的诊断和治疗不能只根据血压水平，必须对病人进行心血管风险评估并分层，高血压病人的预后和治疗决策不仅要考虑血压水平，还要考虑到心血管疾病的危险因素（吸烟、高脂血症、糖尿病、男性＞55岁、女性＞65岁、早发现心血管疾病家族史）、靶器官受损情况（左心室肥厚、蛋白尿和血肌酐轻度升高、动脉粥样硬化斑块、视网膜动脉局灶或广泛狭窄）及相关的临床状况（心脏疾病、脑血管疾病、肾脏疾病、血管疾病和重度高血压性视网膜病变），根据这几项因素对心血管的影响，做出危险分层，将高血压病人分为低危、中危、高危和很高危四个层次。

【辅助检查】

1.实验室检查　早期无异常。后期可有蛋白尿、血尿、管型尿，血尿素氮、肌酐升高，血清总胆固醇、甘油三酯升高，血糖及血尿酸升高。

2.影像学检查　X线检查显示主动脉弓迂曲、左心室增大；超声心动图检查可了解心室壁厚度、心腔大小、心脏收缩和舒张功能等。

3.眼底检查　显示视网膜动脉痉挛、狭窄、眼底出血、渗出及视神经盘水肿。

【治疗要点】

高血压治疗原则是改善生活行为，明确降压药物治疗对象和血压控制目标值。治疗目的是减少高血压患者的心、脑血管疾病的发生率和死亡率。一般需长期甚至终身治疗，故需取得患者的充分理解和配合，并根据具体情况使用有效而不引起明显副作用、不影响生活质量的降压药，同时注意纠正心血管病危险因素。采取非药物治疗如限制钠的摄入、减轻体重、进行体力活动、气功及其他生物行为的方法治疗，对各型血压患者均适合，尤其是轻型者效果较为肯定，可使血压一定程度的下降。治疗措施包括：

1.改善生活行为　适用于各级高血压患者。包括减轻体重，减少钠盐摄入，补充钙和钾盐，减少脂肪摄入，戒烟、限制饮酒，增加运动及减轻精神压力，保持心理平衡等。

2.降压药物治疗　目前常用降压药可分为五大类：即利尿剂、β受体阻滞剂、钙通道阻滞剂、血管紧张素转换酶抑制剂（ACEI）、血管紧张素Ⅱ受体阻滞剂。高血压患者需要长期降压治疗，治疗应从小剂量开始，逐步递增剂量，可单独或联合使用降压药物。

3.高血压急症的治疗　①及时降低血压，首选药物硝普钠，常用降压药还有硝酸甘油及尼卡地平等；②有高血压脑病时给予脱水剂，如甘露醇；或快速利尿剂如呋塞米静脉注射；③有烦躁、抽搐者应用地西泮、巴比妥类药物肌内注射或水合氯醛灌肠；④脑出血急性期原则上实施血压监控与管理，不实施降压治疗。血压控制目标不能低于 160/100mmHg；⑤急性冠脉综合征患者血压控制目标是疼痛消失，舒张压低于 100mmHg。

【护理诊断】

1. 疼痛　头痛与血压增高有关。

2. 有受伤的危险　与高血压致头晕、眩晕、视力模糊、意识改变或降压药引起急性低血压反应有关。

3. 知识缺乏　缺乏对高血压危害的认识和自我保健的知识。

4. 潜在并发症　高血压急症、心力衰竭、脑血管意外。

【护理措施】

1. 一般护理

（1）休息　保持病室安静，光线柔和，维持合适的室温（18 ～ 22℃）和湿度（50%～ 60%），以使患者身心得到休息，护理操作也应相对集中，防止对其造成过多的干扰。对症状较轻的患者，告知其可参加适当的活动，如散步、打太极拳等，但避免登高和重体力活动，如提取重物、跑步等；血压较高、症状明显的患者，应安置其卧床休息，并抬高床头，提供必要的生活照顾。嘱咐患者变换体位须缓慢，上厕所应有人陪同，头晕明显要在床上使用便器。

码 3-6-2　高血压的护理视频

（2）饮食　告知患者选择低盐、低脂、低胆固醇、清淡、无刺激的饮食，少食多餐，避免过饱；适当减少总热量，控制体重；多食芹菜、萝卜等新鲜蔬菜和海带、海蜇等海产品；戒除烟酒。伴心脑血管病者，宜常食黑木耳、银耳；有习惯性便秘者，宜多食水果，尤其是香蕉通便作用较好，也可常饮蜂蜜水。

（3）安全防护　病室、走廊应有一定的照明度，清除患者活动范围内的障碍物，地面保持干燥，并给出防滑提示。患者若有呕吐，应将盛接呕吐物的容器置于患者伸手可及的地方，以防患者下床呕吐而摔倒。呼叫器应放置在患者的手边，以便于呼叫。嘱咐患者和亲属，头晕发作时应卧床，保持安静，身边留人陪护。

2. 观察病情

定期监测血压。密切观察并发症征象：血压急剧升高、剧烈头痛、呕吐、烦躁不安、视力模糊、意识障碍及肢体运动障碍，立即报告医师并协助处理。

3. 用药护理

（1）用药注意事项　①嘱患者遵医嘱应用降压药，不可随意增减药量、漏服、补吃上次剂量或突然停药，以防血压过低或突然停药引发血压迅速升高；②降压药可引起体位性低血压，告知患者起床或改变体位时动作不宜太快，洗澡水不宜过热，下床活动时穿弹力袜，站立时间不宜过久，发生头晕时立即平卧，抬高下肢以增加回心血量和脑部供血，外出时应有人陪伴。

（2）常用降压药的不良反应及禁忌证

表 3-7 常用降压药、不良反应及禁忌证

类别	药物	不良反应及禁忌证
利尿剂	氢氯噻嗪	乏力、血钾、血钠降低、血尿酸增高，痛风患者禁用
	螺内酯	血钾增高、加重氮质血症，不宜与血管紧张素转换酶抑制剂合用，肾功能不全者禁用
β受体阻滞剂	普萘洛尔	负性肌力作用、心动过缓，急性心力衰竭、支气管哮喘
	美托洛尔	病态窦房结综合征、房室传导阻滞和外周血管病禁用
钙通道阻滞剂	硝苯地平	头痛、面部潮红、心率增快、下肢水肿
血管紧张素转换酶抑制剂	卡托普利、依钠普利	刺激性干咳、血管神经性水肿，高钾血症，妊娠妇女和双肾肾动脉狭窄患者禁用
血管紧张素Ⅱ受体阻滞剂	氯沙坦、缬沙坦	轻微而短暂的头晕、皮疹、腹泻等，禁忌证与血管紧张素转换酶抑制剂相同

4. 对症护理 ①定期监测血压，密切观察病情变化，一旦发现血压急剧升高，剧烈头痛、呕吐、大汗、视力模糊、面色及神志改变和肢体运动障碍等症状，立即通知医生；②安置患者于半卧位，抬高床头，绝对卧床休息，做好生活护理。避免不良刺激和不必要的活动，安定患者情绪，必要时遵医嘱给予镇静剂；③保持呼吸道通畅，吸氧；④连接好心电、血压和呼吸监护；⑤迅速建立静脉通路，遵医嘱给予速效降压药，常首选硝普钠，每 5～10 分钟测血压 1 次，使血压缓慢下降并保持在安全范围，如血压过低，或有血管过度扩张的征象，如出汗、烦躁不安、头痛、心悸、胸骨后疼痛及肌肉抽动，应立即停止输液，降低床头，并报告医师。

5. 心理护理

针对患者个性特点，通过有效的沟通方式，耐心向患者解释病情。说明长期的抑郁或情绪激动、急剧而强烈的精神创伤，可使血压增高，要避免这些危险因素。尽最大可能在精神、工作、生活各方面给患者提供帮助，并教会其运用放松技术（如看电视、听广播、聊天等）来调节紧张的情绪，减轻焦虑和恐惧。

【健康指导】

1. 疾病知识指导 向患者介绍高血压的有关知识和危害性，让患者了解控制血压的重要性和终身治疗的必要性。教会患者和家属正确测量血压的方法，说明长期坚持治疗将血压控制在正常范围可预防和减轻靶器官损害。

2. 生活方式指导 ①戒烟、戒酒或限制饮酒可使血压下降；②减轻和控制体重，体重减轻 10%，收缩压可降低 6.6mmHg。超过 10% 以上的高血压患者体重减少 5kg，血压明显降低，且有助于改善并发的危险因素。体重减轻亦可增加降压药物疗效。减轻体重的方法是减少每天摄入的热量及适量增加体力活动；③合理膳食，钠摄入每天应少于 2.4kg（相当于氯化钠 6g）。使用含钾丰富的水果（如香蕉、橘子）和蔬菜（如油菜、香菇、大枣等）。减少膳食中脂肪，适量补充优质蛋白；④增加体力活动，每日适度运动，

每次维持 30 ～ 60 分钟；⑤减轻精神压力保持心理平衡，长期精神压力和情绪忧郁既是导致高血压，又是降压效果欠佳的重要原因。

3. 用药指导　强调长期药物治疗的重要性，详细告知患者降压药物的名称、作用、用法、剂量、疗效与不良反应的观察及应对方法，嘱患者遵医嘱服药，不可随意增减药量，或漏服、补吃药物，或突然停药。

4. 定期复查　根据危险度分层决定复诊时间。低危或中危者，每 1 ～ 3 个月随诊一次；高危者，至少每个月随诊一次。血压升高或病情异常时及时就诊。

【考纲摘要】

1. 高血压的定义。

2. 高血压的临床分级。

3. 高血压的护理措施。

【复习思考】

1. 判断高血压的临床分级？

2. 高血压的用药及不良反应？

3. 分组进社区，为社区人民测血压并判断高血压，对高血压患者进行饮食及锻炼指导，体现护士的耐心、责任心。

4. 最新数据显示，我国高血压患者约有 3 亿人。根据最新发布的《中国居民营养与慢性病状况报告（2020 年）》，我国 18 岁及以上居民高血压患病率为 27.5%。以小组为单位制作高血压防治健康教育海报，普及高血压防治知识，践行护士促进健康、预防疾病的职责，倡导自我健康管理，以及对生命全过程全面呵护的大健康理念。

（郑雪）

码 3-6-3　原发性高
血压患者的护理 PPT

码 3-6-4　下调高血
压标准 凸显大健康理念

任务七　病毒性心肌炎患者的护理

【学习目标】

1. 知识目标　明确病毒性心肌炎的最常见病因、诊断要点、临床表现、护理措施。熟悉病毒性心肌炎的治疗要点、健康教育、辅助检查，了解病毒性心肌炎的发病机制。

2. 能力目标　能正确评估病毒性心肌炎，提出护理诊断，实施护理，进行健康教育。

3. 素质目标　培养学生爱心、耐心及高度的责任心和精湛技术、作风严谨的职业素质。

【案例导入】

患者，男性，31 岁。3 年前出现劳累性心悸、气促，有时伴下肢水肿，未经系统治疗。1 周前，因感冒后上述症状加重而来院治疗。查体：体温 37℃，呼吸 24 次 / 分，血压 110/70mmHg。呼吸急促，口唇轻度发绀，可见颈静脉怒张，双肺底有中小水泡音，心界向两侧扩大，但以左侧明显，可听到第四心音奔马律，心尖部 3/6 级收缩期吹风样杂音，心率 130 次 / 分，心律不齐。肝于右锁骨中线肋缘下 3.0cm。双下肢中度水肿。辅助检查：血常规检查中白细胞计数 10×10^9/L，中性粒细胞比例 80%，淋巴细胞比例 20%。尿常规正常。心电图示窦性心律，肢导联低电压，P–R 间期延长至 0.24 秒，室性期前收缩。超声心动图示左心室扩张，左心室流出道扩大，室间隔、左心室后壁运动减弱，提示心肌收缩力下降，二尖瓣前后叶呈镜面像。

请思考：

1. 该患者最可能的诊断是什么？

2. 该患者主要的护理诊断有哪些？

3. 对该患者应采取哪些护理措施？

心肌炎（myocarditis）是心肌的炎症性疾病。最常见病因为病毒感染，细菌、真菌、螺旋体、立克次体、原虫、蠕虫等感染也可引起心肌炎。非感染性心肌炎的病因包括放射、药物、毒物、结缔组织病、血管炎、巨细胞心肌炎、结节病等。起病急缓不一，病程多呈自限性，但也可进展为扩张型心肌病，少数呈暴发性，导致急性泵衰竭或猝死。

【病因与发病机制】

很多病毒都可能引起心肌炎，其中以柯萨奇病毒、孤儿（ECHO）病毒、脊髓灰质炎病毒较常见，尤其是柯萨奇 B 组病毒感染占 30% ～ 50%，此外，流感、风疹、单纯疱疹、肝炎病毒、HIV 等也能引起心肌炎。

病毒直接作用对心肌的损害；病毒介导的免疫损伤作用，主要是 T 细胞免疫；多种细胞因子和氧化亚氮等介导的心肌损害和微血管损伤。这些变化均可损害心脏的结构和功能。典型病变是心肌间质增生、水肿及充血，内有多量炎性细胞浸润等。

【临床表现】

1. 症状　临床表现常取决于病变的广泛程度和严重性，轻者可无症状，重者可致严重的心律失常、心力衰竭和心源性休克，甚至猝死。

码 3-7-1　病毒性心肌炎患者的临床表现及护理视频

（1）病毒感染症状　约半数患者在发病前 1 ～ 3 周有病毒感染的前驱症状，如发热、全身倦怠感等"感冒"症状或恶心、呕吐、腹泻等消化道症状。

（2）心脏受累症状　患者常出现心悸、气促、心前区不适、呼吸困难、乏力等，甚至出现阿 – 斯（Adams–Stokes）综合征、心源性休克、猝死。少数患者可迅速出现急性肺水肿，临床诊断的病毒性心肌炎绝大部分以心律失常为主诉或首见症状就诊。

2. 体征　心脏扩大，可见与发热程度不相称的心动过速，各种心律失常，第一心音减弱，可出现第三心音或杂音；或有心力衰竭体征，如肺部啰音、颈静脉怒张、交替脉、肝大及下肢水肿等。

病毒性心肌炎病程各阶段的时间划分较困难，一般急性期定为 3 个月，3 个月至 1 年为恢复期，1 年以上为慢性期。

【辅助检查】

1. 血液生化检查　血沉增快、C 反应蛋白阳性；心肌损伤标志物检查可有心肌肌酸激酶（CK–MB）及肌钙蛋白增高。

2. 病原学检查　血清学检测仅对病因有提示作用，不能作为诊断依据，血清柯萨奇病毒 IgM 抗体滴度明显增高，外周血肠道病毒核酸阳性或肝炎病毒血清学检查阳性，心内膜心肌活检有助于病原学诊断。

3. X 线检查　可见心影扩大或肺淤血、肺水肿改变。

4. 心电图检查　常见 ST–T 改变和各型心律失常，以室性期前收缩和房室传导阻滞最为常见。

【治疗要点】

病毒性心肌炎尚无特异性治疗措施，治疗原则为弛缓肥厚的心肌，防止心动过速及维持正常窦性心律，心肌炎急性期应限制体力活动直至完全恢复，一般为起病后至少 6 个月。减轻左室流出道狭窄和抗室性心律失常，常用普纳洛尔、硝苯吡啶、维拉帕米和洋地黄等合理配合治疗；出现快速性心律失常者，可选用抗心律失常药物；高度房室传导阻滞或窦房结功能损害时，可考虑使用临时心脏起搏治疗。

【护理诊断】

1. 疼痛　胸痛与劳力负荷下肥厚的心肌需氧增加和供血供氧下降有关。

2. 活动无耐力　与心肌受损、并发心律失常或心力衰竭有关。

3. 焦虑　与担心疾病预后、学习和前途有关。

4. 知识缺乏　缺乏有关治疗等方面的知识。

5. 潜在并发症　心力衰竭、心律失常、猝死。

【护理措施】

1. 一般护理

休息与活动　病毒性心肌炎急性期应以卧床休息为主，限制体力活动直至完全恢复。有心脏扩大并有心功能不全者，应严格控制活动，绝对卧床休息，直至心肌病变停止发展，心脏形态恢复正常，才能逐步增加活动量。患者如出现胸闷、胸痛、烦躁不安时，应在医生指导下用镇静、止痛剂。

饮食护理　饮食应给予高热量、高蛋白、高维生素食物，尤其是富含维生素 C 的食物，如山楂、苹果、橘子、西红柿等。

2. 病情观察　急性期应进行心电监护，注意心率、心律和心电图变化，密切观察生命体征、尿量、神志及皮肤黏膜颜色。高热的患者给予降温、口腔护理及皮肤护理。由于心肌收缩无力，心排血量急剧下降，易导致心源性休克，如患者出现脉搏微弱、血压下降、烦躁不安、面色灰白等症状，或发生心力衰竭、心律失常等并发症时，应立即配合医师急救处理。

3. 用药护理　遵医嘱给予洋地黄、抗心律失常药物，注意观察药物疗效及不良反应。心肌炎的患者对洋地黄制剂极为敏感，易出现中毒现象，应严格掌握用药剂量。心肌炎反复发作的患者，长期服用激素，要注意观察副作用和毒性反应，如高血压、胃肠道消化性溃疡及穿孔、出血等。急性患者应用大剂量维生素 C 及能量合剂，静脉滴注或静脉注射时要注意保护血管，控制速度，以防肺水肿。

4. 心理护理　多数心肌炎患者较年轻，担心影响学习、工作和生活，思想顾虑重。护理人员应加强与患者沟通和交流，多了解其心理和性格特征，做好安慰和解释工作，消除患者的焦虑和恐惧心理，树立信心，积极配合治疗和护理。

【健康指导】

1. 生活指导　指导患者合理休息与活动，出院后继续休息 3～6 个月，半年至一年内避免重体力劳动。给患者进食营养丰富易消化的食物，尤其是补充含维生素 C 的食物。戒烟酒、咖啡等刺激性食物。

2. 疾病知识指导　向患者介绍病毒性心肌炎的有关知识。嘱患者坚持治疗，预防感染。定期随访，让患者和家属学会测量脉搏的方法，发现异常或伴有胸闷、心悸等不适时，及时就诊。

【考纲摘要】

1. 病毒性心肌炎的临床表现。

2. 病毒性心肌炎的护理措施。

【复习思考】

1. 病毒性心肌炎的临床表现有哪些？

2. 模拟病毒性心肌炎患者的出院指导，展示护士良好的沟通能力，体现护理工作者的爱心、耐心和爱岗敬业的职业精神。

（张星星）

码 3-7-2　病毒性心
肌炎患者的护理 PPT

任务八　心肌病患者的护理

【学习目标】

1. 知识目标　明确心肌病的护理要点，理解心肌病的临床表现、治疗要点，了解心肌病的病因、有关检查及诊断方法。

2. 能力目标　能够区别常见心肌病的临床表现并进行护理。

3. 素质目标 培养学生的同理心及职业认同感与职业道德。

心肌病是指一组原因不明，病变主要发生在心肌，并伴有心肌功能障碍的心肌疾病。也称为原发性心肌病或特发性心肌病。主要表现为气急、心悸，部分患者可无症状而发病或猝死，常合并心律失常。心肌病包括 4 个类型：扩张型心肌病、肥厚型心肌病、限制型心肌病、致心律失常型右室心肌病。以扩张型心肌病常见，其次是肥厚型心肌病。近年来发病有增加趋势，以青年男性发病率高。本节重点阐述扩张型心肌病和肥厚型心肌病。

一、扩张型心肌病

【案例导入】

患者，男性，50 岁。2 年来劳累后心悸，气短进行性加重，多次出现夜间睡眠中呼吸困难，坐起后可缓解，半年来感腹胀、食欲下降，尿少，下肢水肿。查体：脉搏 108 次 / 分，血压 130/70mmHg，半卧位，颈静脉怒张，双肺底可闻及湿啰音，心前区搏动弥散，心界向两侧扩大，心率 110 次 / 分，心律不齐，心音强弱不等，$P_2 > A_2$，心尖部可闻及收缩期吹风样杂音，肝肋下 2cm，肝 - 颈静脉反流征（＋），下肢水肿（＋＋），临床诊断为扩张型心肌病。

请思考：

1. 该患者为什么诊断为扩张型心肌病？

2. 该患者主要的护理诊断 / 问题是什么？

3. 如何对该患者进行护理？

扩张型心肌病是一类以左心室或双心室扩大伴收缩功能障碍为特征的心肌病。临床表现为心脏扩大、心力衰竭、心律失常、血栓栓塞及猝死。男性多于女性，以青壮年居多，病死率高。

【病因与发病机制】

多数扩张型心肌病病因与发病机制未明，可能的病因包括遗传、感染、非感染性炎症、中毒、内分泌和代谢紊乱、精神创伤等。

1. 遗传 有基因突变或家族遗传背景。

2. 感染 病原体直接侵袭和由此引发的慢性炎症和免疫反应是造成心肌损害的机制。以病毒最常见，常见的病毒有柯萨奇病毒 B 病毒、小儿麻痹症病毒、流感病毒、腺病毒、巨细胞病毒、人类免疫缺陷病毒等。

3. 炎症 如肉芽肿性心肌炎（见于结节病和巨细胞性心肌炎）、过敏性心肌炎、多肌炎和皮肌炎亦可伴发心肌炎。多种结缔组织病及血管炎均可累及心肌，引起获得性 DCM。

4. 其他 嗜酒是我国扩张型心肌病（dilated cardiomyopathy，DCM）的常见病因之一，围生期心肌病也是较常见的临床心肌病。可能与病毒、细菌、药物中毒和代谢异常等所致各种心肌损伤有关。其中病毒感染是其重要原因，病毒对心肌的直接损伤或体液、细胞免疫反应所致心肌炎均可导致和诱发扩张型心肌病。本病的病理改变以心腔扩张为主，肉眼可见心室扩张，室壁多变薄，纤维瘢痕形成，且常伴附壁血栓。瓣膜、冠状动脉多无改变。组织学为非特异性心肌细胞肥大、变性和纤维化。

【临床表现】

1. 症状 起病缓慢，早期患者多无明显症状。后期出现气急，甚至出现端坐呼吸、水肿、肝大等充血性心力衰竭的表现，常合并各种类型的心律失常，甚至可发生栓塞或猝死。

2. 体征 为心脏扩大，可闻及第三或第四心音，心率快时呈奔马律。晚期出现左、右心功能不全的体征。

【辅助检查】

1. X 射线检查 心影明显增大，心胸比 > 50%，肺淤血。

2. 心电图 可见各种心律失常，如心房颤动、房室传导阻滞等。亦可有 ST-T 改变、低电压、R 波降低，少数出现病理性 Q 波，多是由于心肌广泛纤维化所致。

3. 超声心动图 本病早期即可有心腔轻度扩大，后期各心腔均扩大，以左心室扩大而显著，室壁运动普遍减弱，提示心肌收缩力下降，以致二尖瓣、三尖瓣本身虽无病变，但在收缩期不能退至瓣环水平而致关闭不全，彩色血流多普勒显示二尖瓣、三尖瓣反流。

4. 心导管检查和心血管造影 早期近乎正常。有心力衰竭时心导管检查可见左右心室舒张末期压、左心房压和肺毛细血管气压增高，心搏量、心脏指数减低。心室造影可见心腔扩大，室壁运动减弱，心室射血分数低下。冠状动脉造影多无异常。

5. 心脏放射性核素检查 核素血池扫描可见舒张末期和收缩末期左心室容积增大，心搏量降低。

6. 心内膜心肌活检 可见心肌细胞肥大、变性及间质纤维化等。

【治疗要点】

因病因未明，尚无特殊的治疗方法，主要是对症治疗，控制心力衰竭和心律失常。对无症状的患者，应预防感染，防止过劳，戒烟，禁酒，以防发生心力衰竭。有心功能不全时与一般心衰处理相同，但本病患者对强心苷耐受性差，易发生中毒，故用量宜偏小。可用营养心肌药物。必须及时有效地控制各类心律失常，晚期条件允许可行心脏移植术。

二、肥厚型心肌病

【案例导入】

患者，男，30 岁。劳动时出现胸部闷痛，多次晕倒，数分钟后意识恢复。既往无高血压、糖尿病、高脂血症。查体：脉搏 86 次 / 分，血压 120/80mmHg，双肺（-），心界不大，胸骨左缘第 4 肋间闻及喷射性收缩期杂音，屏气时杂音增强。临床诊断为梗阻性肥厚型心肌病。

请思考：

1. 该患者为什么诊断为梗阻性肥厚型心肌病？

2. 该患者主要的护理诊断 / 问题是什么？

3. 如何对该患者进行护理？

【病因与发病机制】

肥厚型心肌病是以心肌非对称性肥厚、心室腔变小、左心室血液充盈受限、舒张期顺应性下降为特征的心肌病。根据有无左心室内梗阻分为梗阻性和非梗阻性肥厚型心肌病。本病常为青年猝死的原因。

【临床表现】

1. 症状 起病缓慢，部分患者可完全无自觉症状，因猝死或在体检中发现。非梗阻性肥厚型心肌病患者的临床表现与扩张型心肌病相似；梗阻性肥厚型心肌病患者可有头晕、黑蒙、心悸、胸痛、劳力性呼吸困难，伴有流出道梗阻的患者在突然起立、运动、应用硝酸酯类药物时，导致回心血量减少，使左心室流出道更为狭窄，导致上述症状加重，甚至出现晕厥、猝死。部分患者因肥厚心肌耗氧增多而致心绞痛，但用硝酸甘油和休息多不能缓解。病程晚期可出现心力衰竭。

2. 体征 为心脏轻度增大，能听到第四心音；流出道有梗阻的患者可在胸骨左缘第 3～4 肋间听到较粗糙的喷射性收缩期杂音；心尖部也常可听到收缩期杂音。

【辅助检查】

1. X 射线检查 心脏增大多不明显，心功能不全时心影明显增大。

2. 心电图 最常见的表现为左心室肥大、ST-T 改变、T 波倒置及病理性 Q 波。室内传导阻滞和期前收缩亦常见。

3. 超声心动图 超声心动图是本病临床上主要的诊断手段。检查可见室间隔的非对称性肥厚，舒张期室间隔的厚度与左心室后壁的厚度之比 > 1.3，间隔运动低下。

4. 心导管检查和心血管造影 心导管检查显示左心室舒张末期压上升，心室造影显示左心室腔变小、心室壁增厚。冠状动脉造影多无异常。

【治疗要点】

梗阻性肥厚型心肌病治疗以 β 受体阻滞剂及钙通道阻滞剂最常用，可以减慢心率，降低流出道肥厚心肌的收缩能力，缓解流出道梗阻，增加心搏出量，并可治疗室上性心律失常。还常用美托洛尔或维拉帕米（由小剂量逐渐增加）。对重度梗阻性肥厚型心肌病可做左心室流出道心肌切除术，或无水乙醇化学消融。

当出现心力衰竭时需要采用针对性处理。房颤患者需要抗凝治疗。避免使用增强心肌收缩力的药物（如洋地黄）及减轻心脏负荷的药物（如硝酸甘油），以免加重左室流出道梗阻。

【护理诊断】

1. 疼痛 胸痛与肥厚心肌耗氧量增加、冠状动脉供血相对不足有关。

2. 气体交换受损 与心力衰竭有关。

3.活动无耐力 与心肌病变使心脏收缩力减弱，心排血量减少有关。

4.潜在并发症 心力衰竭、心律失常、栓塞、猝死。

【护理措施】

1.一般护理

（1）休息与活动 保证患者充足睡眠、休息，限制探视，促进患者躯体和心理的恢复。抬高床头 30 ～ 60 度，采取半坐位或端坐位利于呼吸。胸痛发作时立即停止活动，卧床休息。无明显症状的早期患者，可从事轻体力工作，避免紧张劳累。心力衰竭患者经药物治疗症状缓解后可轻微活动，护士应根据病情协助患者安排有益的活动，但应避免剧烈运动。合并严重心力衰竭、心律失常及阵发性晕厥的患者应绝对卧床休息，以减轻心脏负荷及心肌耗氧量。护士应协助做好生活护理，对长期卧床及水肿患者应注意皮肤清洁干燥，注意翻身和防止褥疮。

（2）饮食护理 记录患者进食情况，保证患者热量需要。允许患者选择自己爱吃的食品，鼓励家属从家中带来可口食物。提供舒适、清洁、安静的就餐环境，在床旁鼓励进食。保持口腔清洁，饮食后漱口以增进食欲。防止辛辣、刺激性食物和饮料的摄入，提供清淡、营养、易消化、低盐饮食。进食少者，遵医嘱补液。向患者解释营养失调会加重心脏病情，如低钾致心律失常。患者恶心、呕吐，遵医嘱给予护胃止呕药物。

2.病情观察 观察胸痛的性质、部位有无变化；如果胸痛无缓解做全导心电图（ECG），必要时予持续心电监护；心电图如有异常立即报告。

3.用药护理 胸痛发作时立即停止活动，卧床休息。立即含服硝酸甘油、速效救心丸等药物缓解疼痛（肥厚型心肌病患者心绞痛时忌用）。

4.心理护理 心肌病患者多较年轻，病程长、病情复杂，预后差，故常产生紧张、焦虑和恐惧心理，甚至对治疗悲观失望，导致心肌耗氧量增加，加重病情。所以，在护理中对患者应多关心体贴，给予鼓励和安慰，帮助其消除悲观情绪，增强治疗信心。另外，注意保持休息环境安静、整洁和舒适，避免不良刺激。对失眠者酌情给予镇静药物。

【健康指导】

1.生活指导 指导患者保持室内空气流通，阳光充足，注意防寒保暖，预防感冒及上呼吸道感染。合理安排休息与活动，症状轻者可参加轻体力工作但要避免劳累；症状明显者应卧床休息，肥厚型心肌病患者体力活动后有晕厥和猝死的危险，应避免激烈活动。有晕厥史者应避免独自外出活动，以防意外发生。给予高蛋白质、高维生素、高纤维素的清淡饮食，以促进心肌代谢，增强机体抵抗力。心衰时，低盐饮食，不吃含钠高的食物。

2.疾病知识指导 耐心细致地向患者及家属宣教疾病的有关知识，让其了解心肌病有一长期、慢性的发展过程，积极有效的预防措施有助于控制疾病、延缓病情。提高生活质量。坚持遵医嘱用药，说明用法、剂量，教会患者及家属观察药物疗效及不良反应。定期门诊随访，有症状时立即就诊，防止病情进展恶化。

【考纲摘要】

扩张型心肌病与肥厚型心肌病的临床常见病因及临床表现。

【复习思考】

1.扩张型心肌病的病因有哪些？

2.肥厚型心肌病的临床表现有哪些？

3.患者男，32岁。因劳累发作性头晕、胸闷半月余，突发晕厥1小时，以"晕厥待查、肥厚梗阻型心肌病待查"急诊收入院，有猝死家族史。入院当晚，患者情绪较为紧张，迟迟无法入睡，多次呼叫值班护士，诉"头晕、胸闷"，但每次床边检查体征，除脉搏稍快，余均正常。请分析出现上述现象的原因是什么？如果你是值班护士，请模拟如何与患者有效沟通。注意恰当表达护士的同理心，理解患者的痛苦，用护士的细心、爱心给予患者关心和帮助。

（张星星）

码3-8-1 心肌病患者的护理PPT

任务九 感染性心内膜炎患者的护理

【学习目标】

1.知识目标 明确感染性心内膜炎的临床表现及护理措施，熟悉感染性心内膜炎的病因及健康教育，了解感染性心内膜炎的发病机制。

2.能力目标 能运用护理程序对感染性心内膜炎患者实施护理评估，提出护理诊断，实施护理并进行健康教育。

3.素质目标 基础联系临床，培养学生临床思维能力和团队协作精神，树立终生学习理念，提高职业素养。

【案例导入】

萧某，女，既往有风湿性心脏病5年，1月前拔牙后持续发热，常感头疼，四肢关节疼痛。查体：体温38.7℃，睑结膜，皮肤苍白，并出现多个瘀斑，指垫处出现红色痛性结节；胸骨左缘第三肋间可闻及收缩期杂音。

请思考：

1.病人最可能的医疗诊断是什么？为进一步明确诊断需要做哪些检查？

2.病人的护理诊断护理措施有哪些？

3.现今病人经治疗好转后准备出院，你作为她的主管护士应如何对病人进行健康指导？

感染性心内膜炎（infective endocarditis，IE）是病原微生物感染所致的心内膜和临近的大动脉内膜炎症，其特征是心脏瓣膜上赘生物形成，赘生物为大小不等、形状不一的血小板和纤维团块，内含大量微生物和少量炎性细胞。根据临床病程，IE分为急性和亚急性；根据受累瓣膜，分为自体瓣膜IE和人工瓣膜IE。

急性感染性心内膜炎的特征为：①中毒症状明显；②病程进展迅速，数天至数周引起瓣膜破坏；③感染迁移多见；④病原体主要为金黄色葡萄球菌。

亚急性感染性心内膜炎的特征为：①中毒症状轻；②病程数周至数月；③感染迁移少见；④病原体以草绿色链球菌多见，其次为肠球菌。

【病因与发病机制】

IE的常见病原体包括金黄色葡萄球菌、链球菌属和肠球菌属。它们均具有黏附损伤瓣膜、改变局部凝血活性、局部增殖的能力，并具备多种表面抗原决定簇，对宿主损伤瓣膜表达的基质蛋白具有黏附作用，黏附后的病原微生物对宿主防御可能产生耐受现象。

IE发病主要与以下因素有关：

1. 瓣膜内皮细胞受损　正常瓣膜内皮细胞具有抵抗循环中的细菌黏附，防止感染形成的能力。当血液湍流、导管损伤、炎症及瓣膜退行性变等引起瓣膜内皮损伤时，导致内皮下基质蛋白暴露、组织因子释放、纤维蛋白及血小板沉积，从而有利于细菌黏附和感染。

2. 短暂菌血症　是指由于各种感染或细菌寄居所致暂时性菌血症，经过循环，细菌定居在无菌性赘生物上即可发生心内膜炎。

【临床表现】

不同类型的IE起病形式有差异，亚急性IE起病隐匿，急性IE多表现为突发或者暴发性起病。

1. 发热　发热是最常见的症状。主要与感染和（或）赘生物脱落引起的菌血症或败血症有关。亚急性IE者主要表现为持续性低热，一般不超过39℃，尤以午后及夜间较为明显，偶有高热呈弛张热型，常伴有乏力、头痛、背痛和肌肉关节痛等。急性IE者由于入侵细菌毒力强，全身中毒症状极为明显，常有寒战、高热。

2. 心脏杂音　绝大多数患者有病理性心脏杂音，由基础心脏病和（或）心内膜炎导致瓣膜损害而出现。

3. 周围体征　多为非特异性，近年已不多见，包括：①瘀点：可出现在任何部位，以锁骨以上皮肤、口腔黏膜和睑结膜多见；②指（趾）甲下线状出血；③Osler结节：在指（趾）垫出现的豌豆大的红或紫色痛性结节；④Roth斑：为视网膜的卵圆形出血斑，中心呈白色；⑤Janeway损害：为手掌和足底处直径1～4mm的无痛性出血红斑。

4. 动脉栓塞　与赘生物脱落有关，可发生于机体的任何部位而出现相应的症状和体征，其中以脑和脾栓塞最为常见，以心、肺和脑栓塞危险性较大，其他还有肾、肠系膜和肢体等部位的栓塞。脑栓塞表现为意识和精神的改变、视野缺失、吞咽困难、失语、偏瘫等；肾栓塞出现腰痛、血尿、肾功能不全等；肺栓塞表现为突发胸痛、气急、发绀、咯血等；脾栓塞时患者左上腹剧痛，呼吸或体位改变时疼痛加剧。

5. 感染的非特异性症状 如贫血、脾大等，部分患者可见杵状指（趾）。

6. 并发症

（1）心脏并发症 心力衰竭最常见，其次可见心肌脓肿、急性心肌梗死、心肌炎和化脓性心包炎等。

（2）细菌性动脉瘤 多见于亚急性感染性心内膜炎患者，受累动脉依次为近端主动脉、脑、内脏和四肢。

（3）迁移性脓肿 多见于急性感染性心内膜炎患者，常发生于肝、脾、骨髓和神经系统。

（4）神经系统并发症 可有脑栓塞、脑细菌性动脉瘤、脑出血、中毒性脑病、脑脓肿、化脓性脑膜炎等不同神经系统受累表现。

（5）肾脏并发症 大多数患者有肾损害，包括肾动脉栓塞和肾梗死、肾小球肾炎、肾脓肿等。

【辅助检查】

1. 血培养 是最重要的诊断方法，阳性的血培养不仅有助于 IE 的诊断，而且可指导抗生素治疗。近期未接受过抗生素治疗的患者阳性率高达 95% 以上，但是如有 2 周内使用过抗生素或采血、培养技术不当会降低血培养的阳性率。

2. 血液一般检查 进行性贫血较常见，白细胞计数轻度升高或明显升高（急性者），红细胞沉降率增快。

3. 尿液分析 可见镜下血尿和轻度蛋白尿。肉眼血尿提示肾梗死。红细胞管型和大量蛋白尿提示弥漫性肾小球肾炎。

4. 超声心动图 对于 IE 的早期诊断、明确心脏基础病变及心脏并发症、判断预后及指导治疗意义重大，为本病临床诊治最基本的检查方法。发现赘生物及瓣周并发症等可确诊 IE，临床上以经胸超声心动图（TTE）检查为首选，必要时可行经食管超声心动图（TEE）检查，以提高病变的检出率及准确性。

5. 其他 心电图可发现心律失常；X 射线检查可了解心脏外形、肺部表现等。

【治疗要点】

1. 抗生素治疗 在连续多次采集血培养标本后应早期、大剂量、长疗程地应用杀菌性抗生素，一般需要达到体外有效杀菌浓度的 4～8 倍，疗程至少 6 周，以静脉给药方式为主，以保持高而稳定的血药浓度。病原微生物不明时，急性者选用对金黄色葡萄球菌、链球菌、革兰阴性杆菌均有效的广谱抗生素，亚急性者选用对大多数链球菌有效的抗生素。已培养出病原微生物时，应根据药物敏感试验结果选择用药。

2. 手术治疗 约半数 IE 患者须接受手术治疗。IE 患者自身抵抗能力极弱，战胜疾病主要依靠有效的抗生素。对于抗生素治疗预期疗效不佳的高危患者，在 IE 活动期仍在接受抗生素治疗时就可考虑早期手术干预。IE 患者早期手术的 3 个适应证是心衰、感染不能控制、预防栓塞。早期手术按其实施的时间可分为急诊（24 小时内）、次急诊（几天内）和择期手术（抗生素治疗 1～2 周后）。

【护理诊断】

1. 体温过高 与感染有关。

2. 潜在并发症 栓塞、心力衰竭等。

3. 营养失调 与食欲下降、长期发热导致机体消耗过多有关。

【护理措施】

1. 饮食护理 给予清淡、高蛋白质、高热量、高维生素、易消化的半流质饮食或软食，以补充发热引起的机体消耗、鼓励患者多饮水，做好口腔护理。有心力衰竭征象的患者按心力衰竭患者饮食进行指导。

2. 加强病情观察 观察体温及皮肤黏膜变化：动态监测体温变化情况，每 4～6 小时测量体温 1 次并准确绘制体温曲线，判断病情进展及治疗效果。评估患者有无皮肤瘀点。指（趾）甲下线状出血、Osler 结节和 Janeway 损害等及其消退情况。观察患者有无栓塞征象，重点观察瞳孔、神志、肢体活动及皮肤温度等。

3. 发热护理 动态监测体温变化情况，高热患者卧床休息，病室的温度和湿度适宜。可采用冰袋或温水擦浴等物理降温措施，并记录降温后的体温变化。出汗较多时可在衣服与皮肤之间垫以柔软毛巾，便于潮湿后及时更换，增加舒适感，并防止因频繁更衣而导致患者受凉。

4. 用药护理 遵医嘱应用抗生素治疗，观察药物疗效，可能产生的不良反应，并及时报告医生。告知患者抗生素是治疗本病的关键，病原菌隐藏在赘生物内和内皮下，需坚持大剂量长疗程的抗生素治疗才能杀灭。严格按时间用药，以确保维持有效的血药浓度。注意保护静脉，可使用静脉留置针，避免多次穿刺增加患者痛苦。

5. 正确采集血标本 告知患者及家属为提高血培养结果的准确率，需多次采血，且采血量较多，在必要时甚至需暂停用抗生素，以取得他们的理解和配合。对于未经治疗的亚急性病人，应在第 1 天每间隔 1 小时采血 1 次，共 3 次。如次日未见细菌生长，重复采血 3 次后，开始抗生素治疗；已用过抗生素者，停药 2～7 天后采血；急性病人应在入院后 3 小时内，每隔 1 小时采血 1 次，共取 3 次血标本后，按医嘱开始治疗。本病的菌血症为持续性，无须在体温升高时采血。每次采血 10～20mL，同时作需氧和厌氧培养，至少应培养 3 周。

6. 并发症护理 心脏超声心动图可见巨大赘生物的患者，应绝对卧床休息，防止赘生物脱落。观察患者有无栓塞征象，重点观察瞳孔、神志、肢体活动及皮肤温度等。当患者突然出现胸痛、气急、发绀和咯血等症状，要考虑肺栓塞的可能；出现腰痛、血尿等考虑肾栓塞的可能；出现神志和精神改变、失语、吞咽困难、肢体感觉或运动功能障碍、瞳孔大小不对称，甚至抽搐或昏迷征象时，警惕脑血管栓塞的可能；出现肢体突发剧烈疼痛，局部皮肤温度下降，动脉搏动减弱或消失要考虑外周动脉栓塞的可能；突发剧烈腹痛，应警惕肠系膜动脉栓塞。出现可疑征象，应及时报告医生并协助处理。

【健康指导】

1. 避免诱因 向患者和家属讲解本病的病因与发病机制、致病菌侵入途径。嘱患者平时注意防寒保暖，少去公共场所，避免感冒，加强营养，增强机体抵抗力，合理安排休息。勿挤压痤疮、疖、痈等感染病灶，减少病原体入侵的机会。良好的口腔卫生习惯和定期的牙科检查是预防 IE 的最有效措施。

2. 用药指导与病情监测 指导患者坚持完成足够剂量和足够疗程的抗生素治疗。教患者自我监测体温变化、有无栓塞表现，并定期门诊随访。在施行口腔手术如拔牙、扁桃体摘除术，上呼吸道手术或操作，泌尿、生殖、消化道侵入性诊治或其他外科手术治疗前，应说明自己有感染性心内膜炎的病史，以预防性使用抗生素，防止感染性心内膜炎的发生。

【考纲摘要】

1. 感染性心内膜炎的常见致病菌及临床表现。

2. 感染性心内膜炎的护理措施。

【复习思考】

1. 感染性心内膜炎的治疗用药?

2. 分组模拟医院场景，不同情况下如何指导感染性心内膜炎的患者做血培养，体现团结协作精神及人文关怀意识。

（张星星）

码 3-9-1 感染性心内
膜炎患者的护理 PPT

任务十 心包炎患者的护理

【学习目标】

1. 知识目标 明确心包疾病的护理要点，熟悉心包疾病的临床表现、治疗要点和护理诊断，了解心包疾病的病因和发病机制、诊断要点。

2. 能力目标 能运用护理程序对心包炎患者实施护理并进行健康教育。

3. 素质目标 培养护士爱岗敬业的职业素养，养成端正的学习态度，严谨求实的工作作风。

【案例导入】

患者，男，32 岁。午后低热、盗汗、厌食，乏力 1 年，近半个月来出现心慌、胸闷、进行性加重的呼吸困难。查体：消瘦，端坐呼吸，颈静脉怒张，心浊音界向两侧扩大，心率 120 次 / 分，律齐，无杂音，心音遥远，肝肋下 2cm，肝 - 颈静脉回流征阳性。实验室检查：血沉增快，心脏 X 射线检查心影明显增大，呈烧瓶状。临床诊断为急性心包炎。

请思考：

1. 该患者为什么诊断为急性心包炎？

2. 该患者主要的护理诊断是什么？

3. 如何对该患者进行护理？

心包疾病是由感染、肿瘤、代谢性疾病、尿毒症等引起的心包病理性改变。临床上按病程分为急性（病程＜6周）、亚急性（病程6周至6个月）及慢性（病程＞6个月）；按病理性质分为纤维素性、渗出性、缩窄性、粘连性；按病因分为感染性、非感染性。感染性心包炎可由细菌、病毒、真菌等引起。非感染性心包炎可由急性心肌梗死、肿瘤、尿毒症等引起。临床最常见的为急性心包炎和缩窄性心包炎两种。

一、急性心包炎

急性心包炎（acuicarditite pers）为心包脏层和壁层的急性炎症，可由细菌、病毒、肿瘤、自身免疫、物理、化学等因素引起。

【病因】

1.感染性 由细菌、真菌、病毒、寄生虫、立克次体等感染引起。

2.非感染性 常见的有急性非特异性心包炎，包括自身免疫性（如风湿热、系统性红斑狼疮、类风湿关节炎）、肿瘤性、内分泌及代谢性（如尿毒症、痛风）心包炎，心肌梗死后综合征，外伤性、放射性心包炎等。

【发病机制】

心包腔是由壁层和脏层构成的一个封闭囊袋，正常心包腔内约含50mL液体。急性炎症反应时，心包上有纤维蛋白、白细胞及少许内皮细胞渗出，此时为急性纤维蛋白性心包炎。随着渗出物增加，则转为渗出性心包炎，渗出液常为浆液纤维蛋白性，液体量一般在100～500mL，也可多达2000～3000mL，多为黄而清的液体，也可为脓性或血性。当渗出液迅速积聚和（或）渗出液量超过一定水平时，心包内压力急骤上升，影响心室舒张期充盈，使心搏量降低，动脉收缩压下降。同时，心包内压力增高也影响血液回流，使静脉压升高，从而出现急性心脏压塞的临床表现。

【临床表现】

1.纤维蛋白性心包炎

（1）症状 心前区疼痛为纤维蛋白性心包炎的主要症状，因炎症使壁层和脏层心包变得粗糙，心脏活动时两层心包相互摩擦刺激痛觉神经末梢而产生疼痛。多呈尖锐性疼痛，常因咳嗽、深呼吸或变换体位而加重。疼痛也可为压榨样，位于胸骨后。

码3-10-1 心包炎患者的护理视频

（2）体征 心包摩擦音是纤维蛋白性心包炎的典型体征，也是确诊的主要依据。心包摩擦音是由于心脏活动时两层心包相互摩擦而产生的，多呈刮抓样粗糙音，于胸骨左缘第3～4肋间听诊最清楚，坐位身体前倾、深呼吸时更容易听到。当心包腔中液体增加将两层心包隔开时心包摩擦音消失，同时心前区

疼痛减轻，部分患者可有心包摩擦感。

2. 渗出性心包炎

（1）症状 呼吸困难是渗出性心包炎最突出的症状，可能与肺、支气管受压或肺淤血有关。严重时可有端坐呼吸。也可因压迫气管、喉返神经、食管而产生干咳、声音嘶哑、吞咽困难等。此外可有发热、出汗、乏力、烦躁等全身症状。

（2）体征 心尖搏动减弱或消失，心浊音界向两侧扩大，心率快，心音低而遥远。大量心包积液时，心脏舒张受限，心搏出量减少，收缩压下降，而舒张压变化不大，故脉压减小；静脉回流受阻淤血，出现颈静脉怒张、肝大、水肿及腹水等。严重者可引起急性循环衰竭、休克、奇脉等心脏压塞征。

【辅助检查】

1. 血液检查 感染时有白细胞计数增加及红细胞沉降率增快等炎症反应。

2. X 射线检查 当心包内积液量超过 300mL 时，可见心脏阴影普遍性向两侧增大，呈烧瓶样，心脏搏动减弱或消失；尤其是肺部无明显充血现象而心影显著增大是心包积液的典型特征。

3. 心电图 常规导联（除 aVR 外）皆呈 ST 段弓背向下型抬高，一至数日后，ST 段回到基线；出现 T 波低平及倒置，持续数周至数月后 T 波逐渐恢复正常；渗出性心包炎时可有 QRS 波群低电压及电交替；无病理性 Q 波。

4. 超声心动图 超声心动图对诊断心包积液简单易行，迅速可靠。M 型或二维超声心动图可见液性暗区。

5. 心包穿刺 心包穿刺不但可用于确诊而且还可用于治疗，主要用于未能明确病因的渗出性心包炎和心脏压塞。通过心包穿刺液常规检查，寻找肿瘤细胞、进行细菌培养等，可鉴别积液性质，明确病因。通过穿刺放液还可解除心脏压塞症状，达到治疗目的。

【治疗要点】

1. 病因治疗 如用抗结核药，抗生素、化疗药物。

2. 对症治疗 胸痛可使用镇痛剂。

3. 心包穿刺 解除心脏压塞和减轻大量渗出液引起的邻近器官的压迫症状。

4. 心包切开引流及心包切除术等。

二、缩窄性心包炎

缩窄性心包炎是指心脏被致密厚实的纤维化和钙化心包所包围，使心室舒张期充盈受限而产生一系列循环障碍的病症。缓慢起病，一般在急性心包炎后 1 年形成。

【病因与发病机制】

缩窄性心包炎继发于急性心包炎，其病因以结核性心包炎最常见，其次为化脓性或外伤性心包炎，少数为非特异性或肿瘤性心包炎等。缩窄性心包炎是急性心包炎的后果，部分急性心包炎痊愈后，其脏层与壁层可残留不同程度的粘连，并可出现纤维组织增生，最终形成坚厚的瘢痕，使心包失去伸缩性，致使心室舒张期充盈受限而产生血液循环障碍。

【临床表现】

1.症状 起病缓慢，病程长、少数可长达数年。主要症状为劳力性呼吸困难，这是由于心排血量不能随活动而相应增加所致。随着腹水的出现和增加，或合并胸腔积液时，使患者肺活量减少，以致休息时出现呼吸困难，甚至出现端坐呼吸。由于静脉淤血，也可有上腹胀满或疼痛、食欲不振等。

2.体征 主要表现体循环静脉压升高的一系列体征，有颈静脉怒张、肝大、腹水、胸腔积液、下肢水肿等。心脏体征表现为心浊音界正常或稍增大、心尖搏动减弱或消失、心率增快、心音减弱、可触及奇脉；约有半数患者可在胸骨左缘第 3 ~ 4 肋间听到心包叩击音。叩击音的出现是心包缩窄，心室舒张充盈时血流突然受阻引起心包壁振动所致。

3.并发症 缩窄性心包炎如不及时手术治疗可发展为心肌萎缩和严重肝肾功能不全等。

【辅助检查】

1.X射线检查 心影偏小、正常成轻度增大，可呈三角形，都分患者可见心包钙化影。

2.心电图 非特异性的 ST–T 变化、QRS 波群低电压。

3.超声心动图 心包增厚，心室腔容积变小，室间隔矛盾运动。

4.右心导管检查 血流动力学可有相应改变。

【治疗要点】

本病治疗主要为早期施行心包切除术，病程过长后因心肌纤维变性而影响手术效果，通常在心包感染被控制、结核活动已静止时手术，并在术后继续用药 1 年。

【护理诊断】

1.胸痛 与心包炎症有关。

2.气体交换受损 与肺和支气管受压、肺淤血有关。

3.体温过高 与心包炎症有关

【护理措施】

1.一般护理

（1）休息与活动 根据病情帮助患者采取半卧位或前倾坐位，床上放置小桌，可伏桌休息。疼痛时卧床休息，减少活动，保持情绪稳定，勿用力咳嗽、深呼吸或突然改变体位，以免加重疼痛。

（2）饮食护理 给予高热量、高蛋白质、高维生素、易消化的半流食或软食，保证合理营养，适当限制钠盐摄入，少食产气食物。

2.病情观察 观察患者的生命体征、意识、胸痛的性质及部位、呼吸困难的程度，以及有无心包摩擦音和心脏压塞的表现。

3.对症护理 胸痛时镇痛，遵医嘱给予解热镇痛剂，注意有无胃肠道反应、出血等作用。若疼痛严重，可适量使用吗啡类药物。遵医嘱给予糖皮质激素及抗菌、抗结核、抗肿瘤等药物治疗，并注意观察药物的疗效与副作用。

4. 心理护理 向患者介绍病情，鼓励患者说出内心感受，给予心理安慰，帮助患者树立战胜疾病的信心。

【健康教育】

1. 生活指导 心包疾病患者机体抵抗力下降，应注意充分休息，避免剧烈运动，加强营养，注意保暖，防止呼吸道感染。

2. 疾病知识指导 向患者强调坚持足够疗程药物治疗的重要性，勿擅自增加或减少药物的剂量和种类，防止复发。注意药物不良反应，定期随访。对缩窄性心包炎的患者应讲明行心包切除术的重要性，解除其思想顾虑，尽早接受手术治疗。

【考纲摘要】

1. 心包炎的分类、常见致病菌及临床表现。

2. 心包炎的护理措施。

【复习思考】

1. 缩窄性心包炎的病因及症状？

2. 分组模拟患者临床症状，以疼痛表现突出，讨论该如何给予患者心理安慰，如何帮助患者树立战胜疾病的信心，体现同理心。

（张星星）

码 3-10-2 心包炎患者的护理 PPT

任务十一 循环系统常用诊疗技术及护理

【学习目标】

1. 知识目标 明确循环系统疾病常用诊疗技术适应证。

2. 能力目标 能进行循环系统常用诊疗技术操作配合。

3. 素质目标 在操作中培养学生的分析、解决问题能力和团队协作精神。

一、心脏起搏治疗

心脏起搏治疗是治疗心律失常的重要方法，分为临时心脏起搏和永久心脏起搏两种起搏系统，由脉冲发生器（起搏器）、能量传输系统（电极导线）组成，利用起搏器发放脉冲电流、通过导线和电极的传导刺激心肌，使之兴奋和收缩，从而使心脏按脉冲电流的频率有效地搏动，即模拟正常心脏的冲动形成和传导。

【人工心脏起搏器类型】

1. 根据起搏器电极导线植入的部位分

（1）单腔起搏器　只有一根电极导线置于一个心腔、有固定频率起搏器和按需型起搏器，目前临床上常用按需型起搏器，可感知心内电信号而使自身频率受抑制，因而不引起竞争心律。最常用的为心室按需型起搏器（VVI）、心房按需型起搏器（AAI）。

（2）双腔起搏器　有两根电极导线分别置于心房和心室、使心房和心室能顺序起搏，更合乎生理要求。有房室同步型心室起搏（VAT）、房室全自动型起搏（DDD）等。

（3）其他　如程序可控型起搏器、抗心动过速起搏器、频率适应性起搏器、植入型心率转复除颤器（ICD）、治疗心衰起搏器。

2. 根据心脏起搏器应用的方式分

（1）临时心脏起搏采用体外携带式起搏器。

（2）植入型心脏起搏器，一般埋植在患者胸部（偶尔植入其他部位）的皮下组织内。

【适应证】

1. 临时心脏起搏　脉冲发生器置于体外，电极导线经食管或外周静脉（股静脉、贵要静脉或锁骨下静脉）送入右心室的心尖部，电极放置时间一般不超过 14 天。适用于伴血流动力学障碍的心动过缓，起到诊断、预防及治疗的目的，适应范围包括：

（1）急性心肌梗死、心肌炎，洋地黄类药物中毒，电解质紊乱等，导致心脏传导功能障碍，甚至阿 – 斯综合征发作。

（2）射频消融术或介入治疗等，引起一过性第三度房室传导阻滞。

（3）预防性应用于某些治疗与检查过程中将出现明显心动过缓的高危患者。

（4）起搏器依赖的患者更换新起搏器之前的过渡。

2. 永久心脏起搏　脉冲发生器植入患者胸部的皮下组织内，适用于需长期心脏起搏的患者，适应范围包括：

（1）伴有临床症状的第二度 II 型以上房室传导阻滞。

（2）病态窦房结综合征或房室传导阻滞有明显临床症状，或虽无症状，但心室率长期低于 40 次 / 分或心脏停搏时间超过 3 秒者。

（3）窦房结功能障碍或房室传导阻滞者，必须应用减慢心率的药物治疗时。

（4）其他　预防和治疗长 QT 间期综合征的恶性室性心律失常，辅助治疗梗阻性肥厚型心肌病、扩张型心肌病，顽固性心衰等。

【操作前准备】

1. 病人准备　①术前向病人及家属说明手术的必要性和安全性、手术过程和方法和注意事项，以解除思想顾虑和精神紧张；②指导病人完成必要的实验室检查，如血、尿常规、出凝血时间及心电图等，同时做药物过敏试验；③经颈静脉临时起搏，备皮范围为会阴及双侧腹股沟；植入式起搏备皮范围左上胸部（包括颈部和腋下）；④术前应用抗凝剂者需停用至凝血酶原时间恢复正常范围内；⑤训练病人平卧床上大小便，以免术后由于卧床体位出现排便困难。

2.用物准备　心电图、示波器、心肺复苏所需设备及抢救物品。

【操作过程与护理配合】

1.植入式心脏起搏器　单腔起搏：将电极导线从头静脉、锁骨下静脉或颈内静脉跨越三尖瓣送入右心室内嵌入肌小梁中，脉冲发生器多埋藏在胸壁胸大肌前皮下组织中。双腔起搏：将心房起搏电极导线顶端置于右心房，心室起搏电极置于右心室。三腔起搏时如行双房起搏则左房电极放置在冠状窦内。

2.临时心脏起搏　采用电极导线经外周静脉（常用股静脉或锁骨下静脉）送至右心室，电极接触到心内膜，起搏器置于体外，放置时间不宜太久，不宜超过一个月，以免发生感染。

3.术后护理　术中配合医生做好局部麻醉、固定电板、测定起搏参数等工作。严密监测心律、呼吸机血压的变化，发生异常及时报告医生。

【操作后护理】

1.病情观察　术后描述 12 导联心电图，持续心电监护 24 小时，监测起搏和感知功能，并观察有无并发症发生。

2.伤口护理　局部伤口包扎后，沙袋压迫 6 小时，观察伤口有无渗血、红肿等情况。定期更换敷料，临时起搏器应每天更换一次。

3.休息与体位　嘱咐病人卧床休息 3～5 天，取平卧位或略向左侧卧位，术侧肢体不宜过度活动，安置临时起搏器者需绝对卧床，术侧肢体避免活动过度或屈曲。

4.预防感染　术后给予抗生素预防感染。

【注意事项】

1.告诉病人起搏器设置和使用年限，并嘱咐其随身携带"心脏起搏器识别卡"。

2.教会病人自己测量脉搏，出现过度或过快及有头晕乏力、或伴有脉搏短绌现象，及时就医。

3.装有起搏器的一侧上肢应避免过度用力，动作幅度过大，以免引起起搏器功能异常。避免强磁场和高电压，如磁共振、激光、理疗及电灼设备等。定期随访，测试起搏器功能。

二、心脏电复律

心脏电复律指在严重快速型心律失常时，用外加的高能量脉冲电流通过心脏，使全部或大部分心肌细胞在瞬间同时除极，造成心脏短暂的电活动停止，然后由最高自律性的起搏点（通常为窦房结）重新主导心脏节律的治疗过程。在心室颤动时的电复律治疗也常被称为电击除颤。

【适应证】

1.非同步直流电复律　室颤及伴有严重血流动力学障碍的室速。

2.同步直流电复律　常用于除心室颤动以外的各种快速性异位心律失常的治疗，如室性心动过速、心房颤动、心房扑动等。

【禁忌证】

1.有外周动脉栓塞史或怀疑心房内有血栓。

2.洋地黄中毒引起者、低钾血症时，暂不宜电复律。

3.高度或完全性房室传导阻滞的心房颤动或扑动。

4.伴病态窦房结综合症的异位快速性心律失常。

【操作前准备】

1.病人准备 ①向择期复律病人及家属说明复律的目的、意义及重要性，取得其合作；②复律前遵医嘱停用洋地黄类药物 24 ～ 48 小时给予改善心功能，纠正低血钾和酸中毒的药物；③复律前 1 ～ 2 天口服奎尼丁，防止转复后复发，服药前做心电图，观察 QRS 波时限及 QT 间期变化；④复律术前当日晨禁食，排空膀胱。

2.用物准备 电复律仪、心电图、示波器及心肺复苏所需设备及抢救物品。

【操作过程与护理配合】

1.安置体位 病人平卧于绝缘的硬板床上，松开衣领、取下义齿，建立静脉通道，给予氧气吸入。

2.测试电复律仪性能 清洁电击处的皮肤，连接心电图和示波器。行同步电复律时，术前常规描述 12 导联心电图，选择一个 R 波高耸的导联测试电复律仪的同步性能。

3.镇静、催眠 遵医嘱地西泮 0.3 ～ 0.5mg/kg 缓慢注射至病人睫毛反射开始消失。麻醉过程中密切观察病人的呼吸变化。非同步电复律时无需使用镇静剂。

4.放电、充电 将 2 块电极板均匀涂以导电糊并包以生理盐水浸湿的纱布，分别置于胸骨右缘第 2 ～ 3 肋间和心尖部，两电极之间距离不应小 10cm，与皮肤紧密接触，并有一定压力。按心律失常类型选择"同步"或"非同步"按钮并充电，心室颤动为 200 ～ 300J，心房颤动为 100 ～ 200J，室上性心动过速为 50 ～ 100J，心房扑动和室性心动过速小于 50 ～ 100J，嘱任何人避免接近病床，两电极板同时放电。

5.术中观察 放电后立即观察示波器，了解病人心律是否转为窦性，根据情况选择是否需要再次复律。

【操作后准备】

1.一般护理 术后卧床休息 24 小时，清醒后 24 小时内避免禁食，以免恶心、呕吐。

2.心电监护 术后 24 小时连续心电监护，观察心率、心律变化。

3.并发症观察与护理 密切观察病情变化，如神志、瞳孔、呼吸、血压、皮肤及肢体活动，及时发现有无因电击而致的各种心律失常及栓塞、局部皮肤灼伤和肺水肿等并发症，并协助医生给予处理。

【注意事项】

复律后遵医嘱继续服用奎尼丁、洋地黄或其他抗心律失常药物以维持窦性心律。

三、心导管检查术

心导管检查术是通过心导管插管术进行心脏各腔室、瓣膜与血管的结构及功能的检查，包括右心导管检查与选择性右心造影、左心导管检查与选择性左心造影，是一种非常有价值的诊断方法。用于明确诊断心脏和大血管病变部位与性质、病变是否引起血流动力学改变及程度，为采用介入性或外科手术提供依据。

【适应证】

1. 右心导管检查

（1）先天性心血管疾病　须明确诊断以决定是否手术治疗者，如法洛四联症、肺静脉畸形引流、矫正型大动脉转位等复杂畸形以及左向右分流型先天性心脏病合并肺动脉高压者。

（2）后天性心脏病　如风湿性瓣膜病术前明确瓣膜损害的部位和程度，缩窄性心包炎需测定肺毛细血管气压者。

2. 左心导管检查

（1）左向右分流型先天性心脏病、主动脉瓣病变、胸主动脉瘤、冠状动脉畸形等疾病的诊断。

（2）帮助诊断拟手术治疗的二尖瓣和主动脉瓣疾病。

（3）冠状动脉造影了解冠状动脉狭窄部位、范围及程度。

【禁忌证】

1. 各种原因的发热。

2. 急性或亚急性心内膜炎、心肌炎。

3. 心力衰竭。

4. 严重心律失常。

5. 近期有心肌梗死、肺或外周动脉栓塞者。

6. 严重肝、肾功能不全或有明显出血倾向者。

【操作前准备】

1. 病人准备　①术前应向病人及家属介绍手术方法和意义，消除紧张情绪，必要时手术前夜口服地西泮 5mg；②术前做血常规、出凝血时间、肝肾功能检查、凝血酶原时间，胸部 X 线检查及 12 导联心电图，同时做青霉素皮试及造影剂碘过敏试验并记录；③根据需要行腹股沟及会阴部或上肢、锁骨下静脉穿刺术区清洁皮肤及备皮；④穿刺股动脉者应检查两侧足背动脉搏动情况并标记，便于术中、术后观察；⑤训练病人床上排尿。术前排空膀胱；⑥术前不需禁食，可进食米饭、面条等。

2. 用物准备　根据病情备好器械导管、抢救药品及心肺复苏设备，以备急需。

【操作过程与护理】

一般采用 Seldinger 经皮穿刺法，局部麻醉后经股静脉、上肢贵要静脉或锁骨下静脉（右心导管术）或股静脉（左心导管术）插入导管到达所需部位，连续测量压力并记录，必要时采血行血气分析。插入造影导管至相应部位，注入造影剂进行造影。术中连续心电监护，严密监测生命体征、心率、心律变化，准确记录压力数据。维持静脉通道通畅，准确及时给药并记录。出现异常及时通知医生。

【操作后护理】

1.一般护理 卧床休息，做好生活护理。

2.穿刺部位护理 静脉穿刺者肢体制动 4～6 小时；动脉穿刺者压迫止血 15～20 分钟后加压包扎，用 1kg 沙袋压迫伤口 6～8 小时，肢体制动 24 小时。观察动脉穿刺点有无出血与血肿，检查足背动脉搏动情况，比较两侧肢端颜色、温度、感觉和运动功能。

3.并发症观察与护理 监测生命体征、心率、心律的变化，观察有无心律失常、空气栓塞、出血、感染、心脏压塞、心脏穿孔等并发症。

四、射频消融术

射频消融术是利用电极导管在心腔内某一部位释放射频电流而导致局部心内膜及心内膜下心肌的凝固性坏死，达到阻断快速心律失常异常传导束和起源点的介入性技术。

【适应证】

1.预激综合征合并阵发性心房颤动和快速心室率。

2.发作频发或药物治疗无效、不能满意控制的房室折返性心动过速或房室结折返性心动过速及心肌梗死后室速。

3.不适当窦速合并心动过速心肌病。

4.顽固性心房扑动。

【禁忌证】

同心导管检查术。

【术前准备】

1.病人准备 同心导管检查术，但应注意：①术前停用抗心律失常药物 5 个半衰期以上；②术前常规描记 12 导联心电图必要时行食管调搏、Holter 等检查。

2.用物准备 射频消融仪、抢救药品及心肺复苏设备。

【操作过程与护理配合】

首先行电生理检查明确判断并确定消融点。选用射频消融导管引入射频电流。消融左侧房室旁路时，消融导管经股动脉逆行或股静脉经房间隔置入；消融右侧房室旁路或改良房室结时，大头导管经股静脉置入。确定电极到位后，能量 5～10w 放电 10～60s，术中连续心电监护，严密监测生命体征、心率、心律变化，观察有无心脏压塞、心脏穿孔、心律失常等并发症。

【操作后护理】

术后心电监护 24 小时，以后每日查心电图一次，连续 3～5 天，其他同心导管检查术。

五、经皮穿刺球囊二尖瓣成形术

经皮穿刺球囊二尖瓣成形术是缓解单纯二尖瓣狭窄的首选方法，可获得与外科二尖瓣闭式分离术相似的效果。经皮穿刺将球囊导管从股静脉送入右心房，通过房间隔穿刺送入左心房到达二尖瓣口，稀释造影剂向球囊快速加压充盈，膨胀的球囊将粘连狭窄的二尖瓣交界部分离。

【适应证】

1. 中、重度单纯二尖瓣狭窄，瓣膜无明显变形、弹性好、无严重钙化，瓣膜下结构无明显异常，左心房无血栓，瓣口面积 ≤ 1.5cm^2，窦性心律。

2. 二尖瓣交界分离手术后再狭窄，心房纤颤，二尖瓣钙化，合并轻度二尖瓣或主动脉瓣关闭不全，可作为相对适应证。

【禁忌证】

1. 二尖瓣叶明显变形，瓣下结构严重异常、二尖瓣或主动脉瓣中度以上关闭不全，房间隔穿刺禁忌者；有风湿活动。

2. 有体循环栓塞史及严重心律失常。

【操作前准备】

1. 评估患者　向患者介绍经皮穿刺球囊二尖瓣成形术的基本原理、手术过程、麻醉方法、穿刺部位等，以减轻患者对手术的恐惧，使患者能积极配合。

2. 完成相关检查　心电图、超声心动图、心功能、血型、出凝血时间。

3. 物品准备　备好术中需要的各种导管、无菌器械、生理盐水、造影剂、肝素和心血管疾病常用的急救药品，如利多卡因、阿托品、异丙肾上腺素、地塞米松等。

4. 皮肤准备　备皮范围是两侧腹股沟及会阴部皮肤。

5. 术前准备　做青霉素、链霉素、普鲁卡因、碘过敏试验。嘱患者手术当日清晨禁食、禁水及排空小便。术前 30 分钟遵医嘱给予地西泮 10mg 肌内注射。

【操作过程与护理配合】

经皮穿刺右股静脉，做右心导管检查，测右心各腔压力，同时穿刺右股动脉送入猪尾导管至左心室测压。撤普通导管入 0.097mm 导丝至上腔静脉，沿导丝送入 Mullins 管，撤导丝，经套管送入穿刺针，将套管及套在管上的穿刺针一起移至房间隔卵圆窝处，成功穿刺房间隔，推造影剂证实针尖在左心房，同时与猪尾导管同期测定二尖瓣扩张前压力阶差。经套管送入专门引导导丝，撤掉套管，沿导丝送入 14F 扩张器，扩张股静脉及房间隔穿刺孔，根据二尖瓣口面积选择适当大小球囊沿导丝推送进入左心房，待球囊抵达二尖瓣口后将远端充盈，充盈后立即回抽排空球囊，扩张后听心音及杂音改变，重测二尖瓣口压力阶差。撤出导管，压迫止血，加压包扎。

1. 建立静脉通道，保持输液通畅，一切操作严格无菌。

2. 密切观察患者的生命体征。

3. 注意患者有无输液反应、造影剂过敏等，发现情况及时处理。

4. 仔细观察术中可能发生的并发症，如期前收缩、室性心律失常等，多系导管刺激所致，移动导管部位即可消失。

5.定时测量血流动力学参数，并做好记录。

【操作后护理】

1.休息制动　卧床24小时，取平卧位，对休息不好的患者给予适量镇静剂。并限制穿刺侧肢体的活动。

2.饮食护理　术后患者活动受限，导致胃肠蠕动减弱，消化功能减低，故应加强饮食护理。患者宜用低脂、低胆固醇、清淡、易消化的膳食，少食多餐，避免刺激性酸、辣食物，以减少便秘和腹胀。

3.发热　术后患者体温一般均偏高，若有高热应积极采取降温措施或按医嘱给予药物治疗，可用抗生素预防继发感染，一般用青霉素640万U，连续用2日观察疗效。

4.伤口处理　用沙袋压迫穿刺部位4～6小时，并严格观察穿刺处有无渗血、渗液，保持穿刺部位的清洁无菌，渗血、渗液过多时，应报告医生，予以处理。

5.心电监护　术后患者转入CCU病房，连续监护72小时，24小时内监测心率、心律、呼吸、血压。72小时后酌情而定。

6.密切观察有无并发症和手术效果　是否出现心包填塞、急性肺水肿、栓塞等。术后测量各种血流动力学参数，如心搏量、肺嵌压、左心房压力等，了解球囊扩张的效果。

六、冠状动脉介入性诊断和治疗

冠状动脉介入性诊断即冠状动脉造影术，是目前诊断冠心病最为可靠的方法和最主要的手段之一，它可提供冠状动脉病变的部位、性质、范围、侧支循环状况等准确资料，有助于选择最佳治疗方案。冠状动脉介入性治疗包括经皮冠状动脉腔内成形术、经皮冠状动脉内支架置入术及冠状动脉内旋切术、旋磨术、激光成形术，是用心导管技术疏通狭窄甚至闭塞的冠状动脉管腔，从而改善心肌血流灌注的方法。

【适应证】

1.冠状动脉造影术

（1）药物治疗后心绞痛仍较重者，明确动脉病变情况以考虑介入性治疗或旁路移植手术。

（2）胸痛疑似心绞痛而不能确诊者。

（3）中老年患者心脏增大、心力衰竭、心律失常、疑有冠心病而无创性检查未能确诊者。

2.经皮冠状动脉腔内成形术

（1）急性和陈旧性心肌梗死患者有稳定或不稳定心绞痛。冠状动脉狭窄程度超过75%。

（2）冠心病左心功能不全者及外科行冠状动脉搭桥手术后又有心绞痛发作者。

（3）单支或多支冠状动脉血管病变，病变部位局限、孤立、向心性、长度不超过15mm的无钙化病变。

（4）被保护的左主干病变或无保护但左主干病变在开口部或中段，以及冠状动脉外科搭桥手术后的桥血管病变。

3. 经皮冠状动脉内支架置入术

（1）冠状动脉分支起始部或近端病变。

（2）行冠状动脉成形术后夹层形成和弹性回缩病变。

（3）病变血管直径大于 3mm。

【操作前准备】

1. 评估患者　向患者说明介入治疗的必要性、过程及手术成功后的获益，帮助患者稳定情绪，增强信心。必要时遵医嘱于手术前夜给予口服地西泮 5mg，保证患者充足睡眠。

2. 术前检查　包括血常规、血型、出凝血时间、电解质、肝肾功能、心电图、超声心动图、X 射线检查。冠状动脉介入治疗者术前 1 周行冠状动脉造影。

3. 皮肤准备　根据需要行双侧腹股沟及会阴部或上肢锁骨下静脉穿刺区的备皮及皮肤清洁。

4. 用药准备　行冠状动脉造影的患者，术前 2 ～ 3 日给予 5% 葡萄糖 500mL、10% 氯化钾 10mL、25% 硫酸镁 10mL，每日 1 次静脉滴注，以增加心肌膜稳定性，防止发生心律失常。对有明确变异性心绞痛者，为防止冠状动脉造影术中发生冠状动脉痉挛，可在术前 2 ～ 3 日开始服钙阻滞剂和（或）硝酸酯类药物。冠状动脉介入治疗者术前 1 周行冠状动脉造影。术前 1 周内常规服用硝酸异山梨酯、硝苯地平、阿司匹林等药物，以扩张冠状动脉，减少血小板凝集，避免术中及术后血栓形成。术前 5 日停用口服抗凝剂。做青霉素皮试及造影剂过敏试验。

5. 冠状动脉介入性诊断和治疗　患者准备同心导管检查术。

【操作过程与护理配合】

冠状动脉造影术是将心导管经皮穿刺插入股动脉、肱动脉或桡动脉，推送至主动脉根部，使导管顶端进入左、右冠状动脉开口，注入造影剂，可使左、右冠状动脉及其分支得到清晰的显影。

经皮冠状动脉腔内成形术是使用特制的球囊导管，通过气囊膨胀作用，对冠状动脉进行扩张，消除其狭窄，改善心血液供应。

经皮冠状动脉内支架置入术是在冠状动脉成形术的基础上，通过一根特制的导管将支架放到冠状动脉狭窄处并用气囊将其扩张，使支架支撑起管壁，使狭窄或闭塞的血管重新开放或最大限度地减少血管成形术后再狭窄。

1. 严密监测生命体征、心率、心律变化。

2. 告知患者术中有心悸、胸闷等不适，立即告知医生。特别注意观察导管定位时、造影时、球囊扩张时患者的反应及心电活动和血压的变化，鼓励安慰患者。

3. 维持静脉通路通畅，遵医嘱给药。

4. 准确提送各种器械，完成术中记录。

5. 准备抢救药品、用物和器械。

【操作后护理】

1.冠状动脉造影术后护理 　除与心导管检查术基本相同外，术后尤其要注意动脉穿制部位按压 15～20 分钟彻底止血，加压包扎，沙袋压迫 6 小时，术侧肢体制动 12 小时，注意观察穿刺部位有无出血、血肿，观察足背动脉搏动情况，观察心率、血压及心电图变化。

2.冠状动脉介入性治疗后护理

（1）病情监测 　将患者安置于 CCU 病房，给予吸氧，持续心电监护，密切观察心电示波及生命体征，严密观察有无心律失常、心肌缺血、心肌梗死等急性期并发症。冠状动脉成形术后的严重并发症有急性冠状动脉闭塞及冠状动脉穿孔、破裂，患者可出现胸痛、血压下降、心率加快等表现，心电图出现心肌缺血、损伤甚至坏死的相应改变。一旦发生，应积极抢救。

（2）一般护理 　患者术后需绝对卧床至少 24 小时。可能出现腰酸背胀、全身不适及排便困难。护士应关心患者，主动协助患者的生活，尽量缓解患者的不适。宜进易消化清淡饮食，但避免过饱；鼓励患者多饮水，促进造影剂排泄。训练患者床上排便，尿潴留者可用温水冲洗会阴部、听流水声、热敷、按摩膀胱等方法诱导排尿，无效可行导尿。

（3）股动脉内留置鞘管部位的护理 　撤出鞘管前，该侧肢体平伸，防止折损鞘管。鞘管一般于术后 4 小时拔除，拔管时，注意心率、血压及心电图监测，防止迷走神经反射（由于局部疼痛使迷走神经兴奋性增强，导致心动过缓和低血压，使冠状动脉血流减少所致）。迷走神经反射常表现为血压下降伴心率减慢、恶心、呕吐、出冷汗，严重时心跳停止。一旦发生则立即报告医生，给予阿托品 1mg 静脉注射。撤出鞘管后，压迫穿刺部位 30 分钟，止血后用弹力绷带加压包扎，局部压沙袋 12 小时，该侧肢体平伸、制动 24 小时，患者咳嗽及大小便时压紧穿刺点，防止出血，1 周内避免用力、屏气等动作，防止伤口再度出血。

（4）用药护理 　冠状动脉成形术后常规给予肝素抗凝以预防血栓形成。并注意观察有无出血倾向，如伤口渗血、皮下瘀斑、牙龈出血等。常规使用抗生素 3～5 日，预防感染。

（张星星）

码 3-11-1　循环系统
患者的护理习题

项目四 消化系统疾病患者的护理 ▷▷▷▷

【学习目标】

1. 知识目标 明确常见消化系统疾病的病因、临床表现、护理措施及健康指导，熟悉胃炎、溃疡性结肠炎的临床表现和护理要点，了解消化系统疾病的特点、发病机制。

2. 能力目标 能说出常见消化系统疾病的临床表现、主要的护理问题，并能根据主要的护理问题说出主要的护理措施，能进行正确的健康教育。

3. 素质目标 引导学生养成认真负责的工作态度，提升分析和处理问题的能力，培养学生团结协作精神以及人文关怀意识。

任务一　概述

消化系统疾病主要包括食管、胃、肠、肝、胆、胰等脏器的器质性或功能性疾病。消化系统疾病是临床常见病和多发病，其种类较多。多呈慢性病程，易造成严重的消化和吸收功能障碍，当病情发展也可发生急性变化，如消化性溃疡发生急性穿孔、出血等危及患者的生命。近年来，随着科技进步和医学的不断发展，内镜技术、肝移植技术等不断发展和成熟，不仅极大地提高了对本系统疾病的诊断和治疗水平，也对护理工作提出了更高的要求。

一、消化系统疾病的解剖与生理

消化系统由消化道、消化腺及腹膜、肠系膜、网膜等脏器组成（图 4-1）。消化道包括口腔、咽、食管、胃、小肠和大肠。消化腺包括唾液腺、肝、胰、胃腺、肠腺等。

消化系统的主要生理功能是摄取和消化食物、吸收营养和排泄废物。食管的主要功能是把食物运送到胃内。胃的主要功能为暂时贮存食物，通过胃蠕动将食物与胃液充分混合，以利形成食糜，并促使胃内容物进入十二指肠。小肠的主要功能是消化和吸收。小肠内消化是整个消化过程的主要阶段。大肠的主要功能是吸收水分和盐类，为消化后的食物残渣提供暂时的储存场所。肝脏具有物质代谢、解毒和生成胆汁主要功能。胆汁经由胆道系统运输和排泄至十二指肠。胆囊具有浓缩胆汁和调节胆流的作用。胰腺具有外分泌和内分泌功能，外分泌主要分泌胰液，胰液中消化酶主要有胰淀粉酶、胰脂肪酶、胰蛋白酶和糜蛋白酶，参与淀粉、脂肪和蛋白质这三种食物成分的消化。胰腺的内分泌为散在于胰腺组织中的胰岛。胰岛中的 α 细胞和 β 细胞分别分泌胰高血糖素和胰岛素。胰高血糖素的主要作用是促进糖原分解和葡萄糖异生，使血糖升高。胰岛素的作用是储存和利用葡萄糖，促进糖原合成，抑制葡萄糖异生，使血糖降低。消化道的运动、消化腺的分泌功能受神经内分泌的调节。

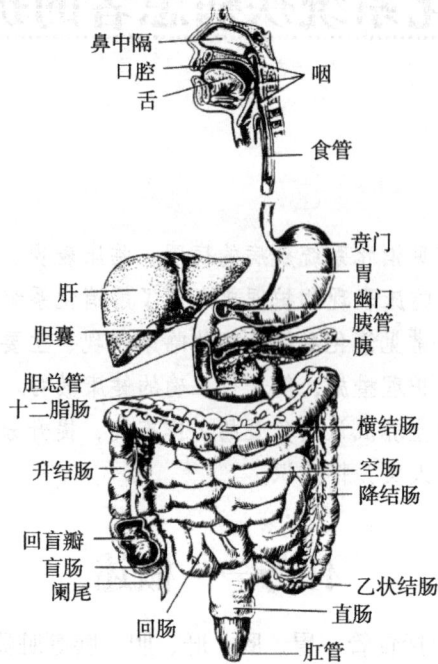

图4-1 消化系统组成

二、消化系统疾病常见症状及体征的护理

消化系统疾病常见症状有恶心与呕吐、腹痛、腹泻、腹胀、呕血与黑便、黄疸等。

（一）恶心与呕吐

恶心与呕吐是消化系统疾病的常见症状。两者可单独发生，但多数患者先有恶心，而后呕吐。恶心是上腹部不适、紧迫欲吐的感觉，可伴有迷走神经兴奋的症状，如皮肤苍白、出汗、流涎、血压降低、心动过缓等。呕吐是通过胃的强烈收缩迫使胃或部分小肠内容物经食管、口腔而排出体外的现象。

【病因】

1. 反射性呕吐 消化系统疾病、循环系统疾病、眼部疾病、泌尿及生殖系统疾病等均可引起反射性呕吐。如胃炎、消化性溃疡、急性阑尾炎、急性腹膜炎、青光眼、屈光不正、急性肾盂肾炎、尿路结石等。

2. 中枢性呕吐 见于：①中枢神经系统疾病，如脑炎、脑膜炎、高血压脑病、颅内血肿等；②药物或化学毒物作用，如洋地黄、吗啡、抗肿瘤药物、有机磷农药等；③全身性疾病，如妊娠、尿毒症、糖尿病酮症酸中毒、肝昏迷、低血糖等。

3. 前庭功能障碍性呕吐 晕动病、迷路炎、梅尼埃病等。

4. 神经精神性呕吐 癔症、神经性厌食、胃肠神经官能症等。

【特点】

1. 恶心与呕吐的特点 注意呕吐前有无恶心，呕吐的时间、方式、原因或诱因，与进食有无关系，吐后是否感到轻松。颅内压增高所致的呕吐呈喷射状，多无恶心先兆；慢性胃炎、妊娠及尿毒症所致的呕吐常发生在晨间；反射性呕吐常有较明显的恶心先兆；幽门梗阻者常在餐后发生呕吐；前庭功能紊乱引起的呕吐在闭目平卧后可缓解。

2. 呕吐物的特征 观察呕吐物的性质、气味、颜色、量及内容物，是否混有血液、胆汁、粪便等。幽门梗阻者的呕吐物为大量酸性发酵宿食，呕吐后腹部症状减轻；小肠低位梗阻、麻痹性肠梗阻呕吐物有粪臭味；有机磷农药中毒呕吐物常带有大蒜味；上消化道出血时的呕吐物呈咖啡色。

3. 伴随症状 反复呕吐或呕吐量过大时要注意是否伴有脱水、低氯低钾血症、代谢性碱中毒、吸入性肺炎或窒息等。

【护理诊断】

1. 有体液不足的危险 与大量呕吐导致失水有关。

2. 活动无耐力 与频繁呕吐导致水、电解质丢失有关。

3. 舒适度改变 与恶心、呕吐有关。

【护理措施】

1. 一般护理

（1）休息与活动 呕吐严重者，卧床休息，不宜多翻身。呕吐时，协助患者取坐位或侧卧位，头偏向一侧，吐毕给予漱口。意识障碍患者应尽可能吸净口腔呕吐物，避免误吸，发生窒息。及时更换污染的衣服被褥。长期或频繁呕吐者，出现营养消耗、体力不足时，应协助患者日常活动并进行生活护理。将日常用品放置在患者易于取放的位置。

（2）饮食护理 呕吐患者饮食以低渣、易消化食物为主，避免生冷、高纤维素及刺激性强的食物。口服补液时，应少量多次饮用。呕吐剧烈而不能进食或严重水、电解质失衡时，遵医嘱应用止吐药或其他治疗。完全禁食者，宜静脉输液补充营养，待症状缓解后逐步恢复饮食。

2. 病情观察 监测患者生命体征，动态观察实验室检查结果，如血清电解质和酸碱平衡状态。观察并记录呕吐的次数及呕吐物的性质、量、颜色和气味。准确测量和记录患者每日的出入量、尿比重、体重。观察患者有无失水的征象。

3. 心理护理 患者频繁呕吐，可造成紧张、焦虑等情绪反应，应关心患者，耐心解答患者及家属提出的问题，对患者进行细致全面的心理评估，疏导患者紧张、焦虑的情绪。应用放松技术，如深呼吸、听音乐、阅读等，减少呕吐的发生。

（二）腹痛

腹痛是肋骨以下到腹股沟以上的部位出现的疼痛。临床上一般将腹痛按起病急缓、病程长短分为急性腹痛与慢性腹痛。

【病因】

1. 急性腹痛常见的病因 ①腹腔脏器的急性炎症，如急性胃肠炎、急性胆囊炎、急性胰腺炎、急性阑尾炎、胆石症等；②空腔脏器扭转或梗阻，如肠粘连、扭转、肿瘤等引起的肠梗阻；③脏器破裂、穿孔，如肝脾破裂、胃十二指肠穿孔等。

2. 慢性腹痛常见的病因 消化性溃疡、腹腔脏器的慢性炎症、胃肠神经功能紊乱、肿瘤压迫及浸润等。

【特点】

1. 腹痛的特征 腹痛的性质、程度、部位常与疾病有关。急性胰腺炎为剧烈而持续性的钝痛、钻痛、绞痛或刀割样痛，呈阵发性加剧，并向腰背部呈带状放射。急性腹膜炎时全腹疼痛、腹肌紧张，有压痛、反跳痛。急性阑尾炎引起的疼痛可由脐周转移至右下腹。

2. 伴随症状 腹痛伴发热黄疸者见于急性胆囊炎、肝外胆管结石等；伴呕吐量大者提示胃肠道梗阻；伴腹泻者见于肠道炎症、溃疡或肿瘤；伴血尿者见于泌尿系统结石等。

【护理诊断】

1. 腹痛 与腹腔脏器或腹外脏器的炎症、缺血、梗阻、溃疡、肿瘤或功能性疾病等有关。

2. 焦虑 与剧烈腹痛、反复或持续腹痛不易缓解有关。

【护理措施】

1. 一般护理

（1）休息与活动 急性剧烈腹痛患者应卧床休息，加强巡视。协助患者采取适当的体位以利于减轻疼痛。伴烦躁不安者应采取防护措施，以防发生坠床。

（2）饮食护理 病因未明确的急性腹痛者应禁食、禁饮。胃肠梗阻患者遵医嘱给予胃肠减压。指导患者合理饮食，忌暴饮暴食，忌食生冷、油腻、坚硬的食物。

2. 病情观察 观察并记录腹痛的部位、性质及程度、发作时间、频率、持续时间等，观察有无伴随症状，若腹痛突然加剧，性质改变且经一般对症处理疼痛不减轻，需警惕某些并发症的出现，应立即报告医生并配合其进行处理。

3. 用药护理 根据病情、疼痛性质和程度，遵医嘱合理给予止痛药物，并观察药物疗效和不良反应。疼痛缓解或消失后应及时停药，减少药物耐受性和药物依赖的发生。但应注意急性腹痛诊断未明确前，不可随意使用作用较强的镇痛药物，以免掩盖症状、体征而延误病情。

4. 对症护理 指导患者缓解疼痛的方法，协助患者采取减轻疼痛的体位。根据具体情况选择缓解疼痛的方法，如局部热敷、针灸，必要时禁食等。

5. 心理护理 疼痛对患者的生活、工作和休息均能产生不同程度的影响，当患者发生剧烈腹痛时，可造成患者精神紧张、情绪低落。护士要及时对患者进行细致全面的心理评估，有针对性地对患者进行心理疏导，增强患者对疼痛的耐受性。

（三）腹泻

腹泻是指排便次数增多，粪质稀薄，或含有未消化食物、脓血、黏液等。腹泻分急性腹泻和慢性腹泻两类，病程超过 2 个月者属于慢性腹泻。

【病因】

1. 急性腹泻 见于：①急性胃肠道疾病，如各种肠炎、细菌性痢疾、阿米巴痢疾；②急性中毒，如毒蕈、河豚、化学药物、磷、砷、铅、汞等中毒；③全身性感染，如败血症、伤寒或副伤寒、钩端螺旋体病等；④其他，如过敏性紫癜、变态反应性肠炎等。

2. 慢性腹泻 常见于：①消化系统疾病，如慢性萎缩性胃炎、慢性细菌性痢疾、溃疡性结肠炎、肠道的恶性肿瘤、肝硬化、胆囊炎、慢性胰腺炎等；②全身性疾病，如甲状腺功能亢进症、肾上腺皮质功能减退症、尿毒症等；③药物的不良反应，如应用洋地黄、利血平、甲状腺激素等。

【特点】

1. 起病及病程 急性腹泻起病急骤，病程短，患者每日排便的次数可达 10 次以上，粪便量多，多由感染或食物中毒所致。慢性腹泻起病缓慢，病程较长，患者每日排便数次，可为稀便或带有黏液、脓血，多见于慢性感染、吸收不良、肠道肿瘤等。

2. 粪便的性质 细菌性感染常有黏液血便或脓血便，阿米巴痢疾的粪便呈暗红色或果酱样，急性出血坏死性肠炎的粪便呈血水或洗肉水样，霍乱或副霍乱的粪便呈米泔水样。小肠病变引起的腹泻，粪便呈糊状或水样，可含有未完全消化的食物成分，大量水泻易导致脱水和电解质丢失。结肠病变引起的腹泻，粪便量少，含较多的黏液，病变累及直肠时可出现里急后重。

【护理诊断】

1. 腹泻 与肠道疾病或全身性疾病有关。

2. 有体液不足的危险 与大量腹泻引起失水有关。

【护理措施】

1. 一般护理

（1）休息与活动 急性起病，全身症状明显的患者应卧床休息，注意腹部保暖，可用暖水袋热敷腹部，以减弱肠道的运动，减少排便的次数，缓解腹痛症状。慢性轻症者可适当活动。

（2）饮食护理 以少渣、低脂、易消化食物为主，避免生冷、高纤维素、辛辣刺激性食物。急性腹泻应根据病情和医嘱给予禁食、流食、半流食或软食，逐步过渡到普食。

2. 病情观察 记录患者排便次数、粪便性状、颜色和量。记录每日摄入量，监测伴随症状、全身状况、血生化指标及粪便常规等。

3. 加强肛周皮肤的护理 排便频繁时，因粪便的刺激，可使肛周皮肤损伤，引起糜烂及感染，故排便后应用温水清洗肛周，保持肛周皮肤清洁干燥，涂无菌凡士林或抗生素软膏等保护肛周皮肤。

4. 心理护理　慢性腹泻者可出现精神紧张、焦虑等情绪，向患者解释精神因素会影响肠道运动引起腹泻，鼓励患者积极配合检查和治疗，稳定患者的情绪。

（四）腹胀

腹胀是一种腹部胀满、膨隆的不适感觉，可由胃肠道积气、积食或积粪、腹水、气腹、腹腔内肿物及胃肠功能紊乱等引起，亦可由低钾血症所致。胃肠道内产气过多而肠道内的气体不能从肛门排出体外时，则可发生腹胀。腹水超过 1000mL 时，也可出现腹胀不适。

（五）呕血与黑便

呕血是指上消化道疾病或全身性疾病引起上消化道出血，血液经口腔呕出。黑便是指血液流入肠道，血红蛋白的铁质在肠道与硫化物结合，形成黑色硫化铁，随大便排出形成黑便。呕血与黑便常见病因为消化性溃疡、急性糜烂性出血性胃炎、食管胃底静脉曲张破裂和胃癌。上消化道大量出血者均有黑便但不一定有呕血。出血部位在幽门以上者常有呕血和黑便，在幽门以下者可仅表现为黑便。呕血与黑便的颜色、性质也与出血量和速度有关。出血量多且速度快者，血液在胃肠道停留的时间短，呕血呈鲜红色或混有凝血块，粪便可呈暗红色甚至鲜红色；出血量少且速度慢者，血液在胃内停留的时间长，呕吐物呈咖啡色，部分血液经肠道排出体外形成黑便。

（六）黄疸

黄疸是由于血清中胆红素浓度增高，使皮肤、黏膜、巩膜发生黄染的现象。正常血清中胆红素浓度小于 17.1μmol/L，胆红素浓度在 17.1 ～ 34.2μmol/L 时，临床上不易觉察黄疸，称为隐性黄疸；超过 34.2μmol/L 时临床出现黄疸，称为显性黄疸。常分为肝细胞性黄疸、溶血性黄疸和胆汁淤积性黄疸。肝细胞性黄疸和胆汁淤积性黄疸主要见于消化系统疾病，如肝炎、肝硬化、胆道阻塞；溶血性黄疸见于各种原因所致的溶血，如溶血性疾病、血型不合引起的输血反应等。

（李小英）

码 4-1-1　消化系统
疾病概述 PPT

任务二　胃炎

【学习目标】

1.知识目标　明确急慢性胃炎的定义、临床表现及护理措施，熟悉急慢性胃炎的治疗要点、健康教育、辅助检查，了解急慢性胃炎的病因与发病机制。

2.能力目标　能说出急慢性胃炎的临床表现、主要的护理问题，并能根据主要的护理问题说出主要的护理措施，能进行正确的健康教育。

3.素质目标　引导学生养成认真负责的工作态度，提升分析和处理问题的能力，培养学生团结协作精神以及人文关怀意识。

【案例导入】

患者，女性，40岁，反酸、嗳气、上腹部饱胀、隐痛不适3年，加重1日。查体：上腹部轻压痛。胃镜检查：病变处黏膜呈红白相间或花斑状，表面有灰白色渗出物。初步诊断为慢性胃炎。

请思考：

1.患者的主要护理问题是什么？

2.如何对该患者进行饮食护理？

胃炎是由多种原因引起的胃黏膜炎症，常伴有上皮损伤和细胞再生，是最常见的消化系统疾病之一。依据胃黏膜病理生理和临床表现，胃炎可分为急性、慢性和特殊类型胃炎。以下主要介绍急性胃炎和慢性胃炎。

一、急性胃炎

急性胃炎指多种病因引起的胃黏膜的急性炎症。胃镜下可见胃黏膜充血、水肿、糜烂和出血等一过性病变，病理学为胃黏膜有大量中性粒细胞浸润。急性糜烂出血性胃炎临床上最常见，是以胃黏膜多发性糜烂为特征的急性胃黏膜病变，常伴有胃黏膜出血，可伴有一过性浅表溃疡的形成。

【病因与发病机制】

1.药物　常引起胃黏膜炎症的药物是非甾体抗炎药（NSAID），如阿司匹林、吲哚美辛等，还有某些抗肿瘤药物、铁剂或氯化钾口服液等，这些药物可直接损伤胃黏膜上皮层，其中NSAID可通过抑制胃黏膜前列腺素的合成，削弱胃黏膜的屏障作用。

2.应激　严重创伤、大面积烧伤、大手术、败血症、多器官功能衰竭等，甚至精神心理因素等均可引起胃黏膜糜烂、出血。如烧伤所致者称Curling溃疡，中枢系统病变所致者称Cushing溃疡。急性应激引起急性糜烂出血性胃炎的机制虽尚未完全明确，但认为在上述情况下，导致胃黏膜微循环障碍、缺氧，黏液分泌减少和局部前列腺素合成不足，导致胃黏膜屏障破坏和H^+反弥散进入黏膜，引起胃黏膜糜烂和出血。

3. 乙醇　乙醇具有亲脂性和溶脂能力，高浓度乙醇可直接破坏黏膜屏障。

4. 其他　物理因素、十二指肠－胃反流及胃黏膜血液循环障碍等均可导致胃黏膜糜烂、出血、溃疡等。

【临床表现】

大多数患者无明显症状。有症状者主要表现为上腹不适或隐痛。上消化道出血是该病突出的临床表现，突发的呕血和（或）黑便是首发症状，其中急性糜烂出血性胃炎引起的占10%～30%，严重者可出现脱水、酸中毒或休克。

【辅助检查】

1. 粪便检查　粪便隐血试验阳性。

2. 胃镜检查　胃镜检查是诊断本病的主要依据。胃镜检查一般应在大出血后24～48小时内进行，镜下可见黏膜浅表溃疡、多发性糜烂、出血灶，表面附有黏液和炎性渗出物。

【治疗要点】

针对病因和原发病采取防治措施。停止服用可能引起胃黏膜炎症的药物，使用抑制胃酸分泌药物或胃黏膜保护剂。常用 H_2 受体拮抗剂或质子泵抑制剂抑制胃酸分泌，硫糖铝或米索前列醇等保护胃黏膜。

【护理诊断】

1. 知识缺乏　缺乏有关本病的病因及防治知识。

2. 营养失调：低于机体需要量　与消化不良、少量持续出血有关。

3. 潜在并发症　上消化道出血。

4. 焦虑　与消化道出血及病情反复有关。

【护理措施】

1. 一般护理

（1）休息与活动　患者应注意休息，减少活动，对急性应激造成者应卧床休息，伴大量出血者应绝对卧床休息。同时做好患者的心理疏导，保证身心两方面得以充分休息。

（2）饮食护理　进食应定时、有规律，不可暴饮暴食，可少量多餐。避免过冷、过热及辛辣等刺激性食物。急性期一般进食少渣、温凉半流质饮食，如有少量出血者可给牛奶、米汤等流质饮食以中和胃酸，有利于黏膜的修复。急性大出血或呕吐频繁者应禁食。

2. 病情观察　观察患者有无上腹痛、饱胀不适、恶心、呕吐等表现；观察有无呕血、便血及其他伴随症状，及时发现病情变化。

3. 药物治疗的护理　禁用或慎用阿司匹林、吲哚美辛等对胃黏膜有刺激的药物。指导患者正确服用抑酸剂和胃黏膜保护剂以预防疾病的发生。

4. 心理护理　安慰患者，特别是出血的患者，消除其紧张情绪。针对患者的情况，介绍该病病因、治疗、护理及日常生活中如何预防等知识。

【考纲摘要】

1. 急性胃炎急性期病情观察。

2. 急性胃炎急性期的饮食护理。

【健康指导】

向患者介绍急性胃炎的病因、临床表现、预防方法和自我护理措施。对患者和家属进行饮食指导，饮食规律，避免过冷、过热、辛辣等刺激性食物，戒烟、酒。避免使用对胃黏膜有刺激的药物，必须使用时应同时服用制酸剂。

二、慢性胃炎

慢性胃炎（chronic gastritis）是一种常见病，是指各种病因引起的慢性胃黏膜炎症病变。其患病率一般随年龄增长而增加。组织学以显著炎性细胞浸润、上皮增殖异常、胃腺萎缩及瘢痕形成为特点。

慢性胃炎的分类方法很多，我国采用的是国际上新悉尼系统的分类方法，根据病理组织学改变和病变部位、病因，将慢性胃炎分为浅表性、萎缩性、特殊类型三类。慢性浅表性胃炎不伴有胃黏膜萎缩性改变，病变只局限于黏膜层。慢性萎缩性胃炎中胃黏膜发生萎缩性改变，伴有肠上皮化生，其又可再分为多灶萎缩性胃炎（B 型胃炎）和自身免疫性胃炎（A 型胃炎）。特殊类型临床少见。

【病因与发病机制】

1. 幽门螺杆菌（Hp）感染　目前认为幽门螺杆菌感染是慢性胃炎最主要的病因。其致病机制是：Hp 具有鞭毛结构，可在胃内黏液层自由活动，并依靠其黏附素与胃黏膜上皮细胞紧密接触，直接侵袭胃黏膜。Hp 能分泌尿素酶，可分解尿素产生氨，中和胃酸，形成有利于定居和繁殖的中性环境，并损伤上皮细胞。Hp 分泌的细胞毒素可导致胃黏膜细胞空泡样变性与坏死。Hp 菌体细胞壁可作为抗原引起自身免疫反应。

2. 饮食和环境因素　流行病学研究显示，饮食中高盐和缺乏新鲜蔬菜水果与慢性胃炎的发生密切相关。长期的幽门螺杆菌感染，在部分患者可发展为慢性多灶性萎缩性胃炎。

3. 自身免疫　自身免疫性胃炎以富含壁细胞的胃体黏膜萎缩为主。患者体内存在壁细胞抗体和内因子抗体，自身免疫性的炎症反应导致壁细胞总数减少，胃酸分泌减少乃至缺乏。内因子减少可导致维生素 B_{12} 吸收不良，出现巨幼细胞性贫血，称之为恶性贫血。

4. 其他　长期饮用浓茶、咖啡、酒，食用过热、过冷、过于粗糙的食物，或大量服用非甾体抗炎药及十二指肠液反流等均可引起慢性胃炎。

知识拓展

幽门螺杆菌（Hp）：首先由澳大利亚科学家巴里·马歇尔（Barry J.Marshall）和罗宾·沃伦（J.Robin Warren）二人发现，二人也因此获得 2005 年的诺贝尔生理学或医学奖。

Hp 是一种单极、多鞭毛、末端钝圆、微需氧、螺旋形弯曲的革兰阴性细菌。它对生长条件要求十分苛刻，环境氧要求 5% ~ 8%，在大气或绝对厌氧环境下不能生长。1983 年首次从慢性活动性胃炎患者的胃黏膜活检组织中分离成功，是目前所知能够在人胃中生存的唯一微生物种类。Hp 的发现，改变了以往人们对胃炎和消化性溃疡发病机理的错误认识，被誉为消化病学研究领域的里程碑式革命。

【临床表现】

大多数患者无明显症状。即使有症状也多为非特异性，表现为上腹痛或不适、饱胀、食欲不振、嗳气、反酸、恶心、呕吐等。胃黏膜糜烂者可有少量上消化道出血。自身免疫性胃炎患者可出现明显厌食、体重减轻、贫血。体征多不明显，可有上腹轻压痛。

码 4-2-1 慢性胃炎的临床表现视频

【考纲摘要】

1. 慢性胃炎的常见病因。

2. 慢性胃炎的临床表现。

【辅助检查】

1. 胃镜检查和胃黏膜组织活检　是诊断慢性胃炎最可靠的方法。慢性非萎缩性胃炎胃镜下可见红斑、黏膜粗糙不平、出血点。慢性萎缩性胃炎胃镜下可见胃黏膜呈颗粒状、黏膜血管显露、色泽灰暗、皱襞细小。

2. Hp 检测　可通过组织学检查、快速尿素酶测定或 ^{13}C 或 $^{14}C-$ 尿素呼气试验等方法检测。

3. 血清学检测　自身免疫性胃炎时血清促胃泌素含量明显增高，壁细胞抗体和内因子抗体阳性；多灶萎缩性胃炎，血清促胃液素水平正常或偏低。

4. 胃液分析　自身免疫性胃炎胃酸缺乏，多灶萎缩性胃炎胃酸分泌正常或偏低。

知识拓展

^{13}C 或 $^{14}C-$ 尿素呼气试验：^{13}C 或 $^{14}C-$ 尿素呼气试验在临床上诊断 Hp 准确率达 95% 以上，同时又具有无痛、无创、快速简便、无交叉感染的优点，目前在临床上已被广泛应用。

^{13}C 或 $^{14}C-$ 尿素呼气试验机理：由于 Hp 能分泌尿素酶，当它在胃内遇到 ^{13}C 或 $^{14}C-$ 尿素时，就会把它分解成 $^{13}CO_2$ 或 $^{14}CO_2$，$^{13}CO_2$ 或 $^{14}CO_2$ 经胃肠道吸收，通过血液循环到达肺后随呼气排出，收集呼出的气体，测定其中的 $^{13}CO_2$ 或 $^{14}CO_2$，就可证明有无 Hp 感染。

检查方法：检测时先收集第一呼气样本在一个试管内，然后口服一粒 ^{13}C 或 $^{14}C-$ 尿素胶囊及一杯约 250mL 水后立即计时。静坐等候 30 分钟，在此期间不能喝或吃任何东西，最后再全力把气体呼到另一收集试管内，将两个试管中收集的气体在特定的仪器上进行分析，即可得出有无 Hp 存在。

注意事项：此检查须患者在近 1 个月内未服用抗生素、铋制剂、质子泵抑制剂等 Hp 敏感药物，否则会造成检查结果假阴性。检查时需要空腹或餐后 2 小时进行。

【治疗要点】

1. 根除幽门螺杆菌感染　适用于慢性胃炎伴胃黏膜糜烂、萎缩及肠化生，或有消化不良症状者，或有胃癌家族史者。目前倡导的联合方案为含有铋剂的四联方案，即一种质子泵抑制剂 + 两种抗生素和一种铋剂，疗程 10 ～ 14 天。由于各种抗生素耐药情况不同，抗生素及疗程的选择应视当地耐药情况而定。抗生素有克拉霉素、阿莫西林、甲硝唑、替硝唑、喹诺酮类抗生素、四环素，铋剂有枸橼酸铋钾、果胶铋等，质子泵抑制剂有埃索美拉唑、奥美拉唑、兰索拉唑、泮托拉唑、雷贝拉唑等。

2. 对症处理　根据病因给予对症处理，如因非甾体抗炎药引起，应停药并给予抑酸剂；如因胆汁反流，可使用氢氧化铝凝胶吸附，或用硫糖铝等中和胆盐；有胃动力学改变可服用多潘立酮、西沙必利等药物。

3. 癌前情况处理　对于胃黏膜局灶中、重度不典型增生，在确定没有淋巴结转移时，可在胃镜下行黏膜下剥离术，并视病情定期随访。胃黏膜异型增生若属于灶性重度不典型增生伴有局部淋巴结肿大时，应考虑手术治疗。

【护理诊断】

1. 腹痛　与胃黏膜炎性病变有关。

2. 营养失调：低于机体需要量　与消化吸收不良有关。

3. 焦虑　与病情反复、病程迁延有关。

码 4-2-2　慢性胃炎患者的护理视频

【护理措施】

1. 一般护理

（1）休息与活动　指导患者急性发作时应卧床休息，可用转移注意力、做深呼吸等来减轻焦虑，缓解疼痛。病情缓解后，进行适当运动锻炼。

（2）饮食护理　鼓励患者养成良好的饮食习惯，少量多餐，以高热量、高蛋白、高维生素、易消化的饮食为原则。避免摄入过咸、过甜、过辣的刺激性食物。与患者共同制订饮食计划，指导患者及家属改进烹饪技术，增加食物的色、香、味等刺激患者食欲。胃酸低者可给予刺激胃酸分泌的食物，如肉汤、鸡汤等，高胃酸者应避免进酸性、多脂肪食物。

2. 病情观察　观察患者腹痛的情况及伴随症状；观察患者每日进餐次数、量、品种，了解患者营养摄入是否充足；监测有关营养指标的变化，如体重、血红蛋白的浓度等；观察用药前后患者症状是否改善。

3. 药物治疗的护理　遵医嘱应用根除幽门螺杆菌感染的药物，观察药物的疗效及不良反应。胶体枸橼酸铋钾（CBS）在酸性环境中起作用，故宜在餐前半小时服用。而且服 CBS 过程中可使齿、舌变黑，可用吸管直接吸入。部分患者在服药后出现便秘和粪便变黑，停药后可消失。少数患者有恶心、一过性血清转氨酶升高等。服用阿莫西林前应询问患者有无青霉素过敏史，应用过程中注意有无迟发性过敏反应，如出现皮疹。甲硝唑可引起恶心、呕吐等胃肠道反应，应在餐后服用。

4. 心理护理　了解患者心理状况，给予关心、安慰，并解释有关慢性胃炎的相关知识，指导患者规律生活和正确饮食，消除患者紧张心理，积极配合治疗。

【考纲摘要】

1.慢性胃炎的饮食护理。

2.慢性胃炎药物治疗的护理。

【健康指导】

1.疾病知识的指导　向患者和家属介绍慢性胃炎的有关病因、临床表现、预防方法和自我护理措施。指导患者避免诱发因素，合理安排工作和休息，劳逸结合，生活规律。避免使用对胃黏膜有刺激的药物，戒烟酒。

2.用药和就诊　指导患者按时服药，并向患者介绍药物的不良反应。如有异常及时就诊，定期门诊复查。

【复习思考】

1.对急性胃炎急性期的患者，如何进行饮食护理？

2.目前抗幽门螺杆菌的治疗方案是什么？

3.如何对慢性胃炎患者进行健康指导？

4.以小组为单位，在组间模拟护患进行饮食护理的指导，培养认真负责的工作态度，提升职业认同感和自豪感。

（李小英）

码 4-2-3　胃炎患者
的护理 PPT

任务三　消化性溃疡患者的护理

【学习目标】

1.知识目标　明确消化性溃疡的临床表现、护理措施和健康指导，熟悉消化性溃疡的概念及辅助检查，了解消化性溃疡的病因和发病机制、辅助检查。

2.能力目标　能说出消化性溃疡的临床表现、主要的护理问题，并能根据主要的护理问题说出主要的护理措施，能进行正确的健康教育。

3.素质目标　引导学生养成认真负责的工作态度，提升分析和处理问题的能力，培养学生团结协作精神以及人文关怀意识。

【案例导入】

患者，男性，38岁。自4年前开始间断出现上腹胀痛，空腹时明显，进食后可自行缓解，有时在夜间痛醒，无放射痛。5天前进食刺激性食物时出现腹痛，无呕吐、发热、腹泻、呕血和黑便。查体：体形消瘦，中上腹压痛。

请思考：

1. 该患者最可能的诊断是什么？

2. 如何对该患者进行饮食护理？

3. 如果该患者 Hp 阳性，对患者如何进行用药指导？

消化性溃疡（peptic ulcer，PU）指胃肠黏膜发生的炎性缺损，通常与胃液和胃酸的消化作用有关。消化性溃疡可发生于食管、胃、十二指肠、胃 - 空肠吻合口附近以及含有胃黏膜的 Meckel 憩室，其中以胃、十二指肠球部溃疡最为常见。消化性溃疡是一种全球性疾病，可发生于任何年龄段，估计约有 10% 的人其一生中患过本病。临床上十二指肠溃疡（duodenal ulcer，DU）比胃溃疡（gastric ulcer，GU）多见，两者之比约为 3 ∶ 1。DU 多见于青壮年，GU 多见于中老年人，前者的发病高峰一般比后者早 10 年。

【病因和发病机制】

凡是引起胃酸、胃蛋白酶分泌增多的因素和使胃及十二指肠黏膜防御、修复能力减弱的因素均可诱发或加重消化性溃疡。

1. 幽门螺杆菌（Hp）感染　是消化性溃疡的主要病因。十二指肠溃疡患者 Hp 感染率可高达 90% 以上，胃溃疡的 Hp 阳性率为 60%～90%。同样，Hp 阳性率高的人群，消化性溃疡的患病率也较高。根除 Hp 可加速溃疡的愈合，显著降低消化性溃疡的复发。

2. 药物　长期服用非甾体抗炎药、糖皮质激素、氯吡格雷、双磷酸盐、西罗莫司等药物的患者易于发生消化性溃疡。其中非甾体抗炎药是导致胃黏膜损伤的最常用的药物。

3. 胃酸和胃蛋白酶　消化性溃疡的最终形成是由于胃酸 / 胃蛋白酶对黏膜自身消化所致。因蛋白酶的活性受胃酸制约，故胃酸在溃疡形成过程中起着主导性作用，是溃疡形成的直接原因。

4. 其他因素　下列因素可能与消化性溃疡发病有不同程度的关系。①吸烟：长期吸烟者比不吸烟者消化性溃疡发生率高，可能与吸烟增加胃酸分泌、减少十二指肠及胰腺碳酸氢盐分泌、影响胃及十二指肠协调运动、黏膜损害等因素有关；②应激和心理因素：长期精神紧张、焦虑、过劳、情绪激动等，可通过神经内分泌途径影响胃十二指肠分泌、运动和黏膜血流的调节，从而加重或诱发消化性溃疡；③胃、十二指肠运动异常：胃排空增快或延迟，可作为诱因加重 Hp 或 NSAID 对黏膜的损害。

【病理】

消化性溃疡大多为单发，也可多个，呈圆形或椭圆形。大多数活动性溃疡直径＜ 10mm，边缘光整，周围黏膜常有充血水肿，底部由肉芽组织构成，表面覆以灰白或灰黄色渗出物。溃疡浅者累及黏膜层，深者可达肌层，甚至穿破浆膜层引起穿孔。典型的胃溃疡多见于胃角附近及胃窦小弯侧，十二指肠溃疡多发生在球部，以前壁较多见。

【临床表现】

1. 症状　上腹痛是本病最主要症状，可为钝痛、灼痛、胀痛、剧

码 4-3-1　消化性溃疡的临床表现视频

痛，或饥饿样不适感。常具有以下临床特点：①慢性过程：病史可达数年至十余年；②周期性发作：发作与缓解相交替，发作期可持续数周或数月，缓解期亦长短不一，短者数周、长者数年。发作常有季节性，多在秋冬或冬春之交发病，可因寒冷刺激、精神紧张、情绪不良或过劳而诱发；③节律性：与进餐相关的节律性上腹痛，餐后痛多见于胃溃疡，饥饿痛或夜间痛、进餐缓解多见于十二指肠溃疡。胃溃疡和十二指肠溃疡的鉴别见表4-1；④腹痛可被抑酸或抗酸剂缓解。部分病例仅表现为上腹胀、上腹部不适、厌食、嗳气、反酸等消化不良症状。

2.体征 发作时剑突下可有局限性压痛，缓解期无明显体征。

表4-1 胃溃疡和十二指肠溃疡腹痛的鉴别

	胃溃疡	十二指肠溃疡
疼痛特点	饱餐痛	饥饿痛、夜间痛
疼痛部位	剑突下正中或偏左	上腹正中或稍偏右
疼痛发作时间	进食后30～60分钟	进食后3～4小时，午夜常被痛醒
疼痛持续时间	1～2小时	餐后2～4小时，到下次进餐后缓解
节律	进食-疼痛-缓解	疼痛-进食-缓解

知识拓展

特殊溃疡

1.复合溃疡 指胃和十二指肠均有活动性溃疡，多见于男性，幽门梗阻发生率较高。

2.幽门管溃疡 餐后很快发生疼痛，早期出现呕吐，易出现幽门梗阻、出血和穿孔等并发症。

3.球后溃疡 指发生在十二指肠降段、水平段的溃疡。多位于十二指肠降段的初始部及乳头附近，溃疡多在后内侧壁。疼痛可向右上腹及背部放射。

4.老年人溃疡 这种溃疡较大，临床表现多不典型，常无症状或症状不明显，疼痛多无规律，易出现食欲不振、恶心、呕吐、消瘦、贫血等症状，需与胃癌鉴别。

【并发症】

1.出血 消化性溃疡是上消化道出血中最常见的病因，约占所有病因的50%，十二指肠溃疡比胃溃疡多见。轻者表现为大便隐血试验阳性、黑便，重者出现大出血，表现为呕血或暗红色血便，出现周围循环衰竭，甚至低血容量性休克，应积极抢救。

2.穿孔 溃疡病灶向深部发展，穿透浆膜层则并发穿孔，可有以下3种后果。

（1）溃破入腹腔引起弥漫性腹膜炎 患者突然出现上腹部持续剧烈疼痛，并迅速蔓延至全腹。腹壁紧张呈板状，有压痛、反跳痛，肝脏浊音界消失，站立位X线透视或摄片可见膈下有游离气体。

（2）穿透于周围实质性脏器，如肝、胰、脾等（穿透性溃疡） 发生较慢，腹痛规律改变，变为顽固或持续。如穿透至胰腺，腹痛可放射至背部，血淀粉酶可升高。

（3）穿破入空腔器官形成瘘管 十二指肠溃疡可以穿破胆总管，胃溃疡可穿破入十二指肠或横结肠，可通过钡餐或CT检查确诊。

3. 幽门梗阻 常由十二指肠溃疡或幽门管溃疡所引起，炎症水肿和痉挛所致暂时梗阻可因药物治疗、溃疡愈合而缓解；瘢痕收缩或与周围组织粘连引起胃流出道狭窄或变形，则表现为持续性梗阻。由于幽门梗阻使胃排空延迟，患者可感到上腹胀痛，餐后加重，呕吐后腹痛可稍缓解，呕吐物常含发酵酸性宿食，呕吐严重者可致失水和低氯低钾性碱中毒、体重下降、营养不良。体检可见胃型和胃蠕动波，肠鸣音亢进，清晨空腹时检查胃内有振水音以及抽出胃液量 > 200mL。

4. 癌变 少数胃溃疡有可能发生癌变，十二指肠溃疡一般不发生癌变。

【考纲摘要】

1. 消化性溃疡的临床表现。

2. 消化性溃疡常见的并发症。

【辅助检查】

1. 胃镜和胃黏膜活组织检查 胃镜检查是确诊消化性溃疡的首选检查方法和金标准。具有以下作用：①确定有无病变、部位及分期；②鉴别良恶性溃疡；③治疗效果的评价；④对合并出血者给予止血治疗；⑤对合并狭窄梗阻患者给予扩张或支架治疗。

2. X 线钡餐检查 适用于对胃镜检查有禁忌或不愿接受胃镜检查者。溃疡的 X 线直接征象是龛影，对溃疡有确诊价值。

3. 幽门螺杆菌检测 幽门螺杆菌检测为消化性溃疡的常规检查项目，其结果可作为选择根除幽门螺杆菌治疗方案的依据。（详见本项目任务二慢性胃炎）

4. 粪便隐血试验 了解溃疡有无活动性出血。如胃溃疡患者持续阳性，应怀疑有癌变的可能。

【治疗要点】

治疗目的在于消除病因、缓解症状、愈合溃疡、防止复发和防治并发症。

1. 抑制胃酸分泌的药物

（1）H_2 受体拮抗剂（H_2RA） 可与组织胺竞争 H_2 受体，抑制壁细胞分泌胃酸，是治疗消化性溃疡的主要药物之一，疗效好，用药方便，价格适中，长期使用不良反应少。常用药物有雷尼替丁、法莫替丁和尼扎替丁和西咪替丁等（表4-2）。

表 4-2 常用 H_2 受体拮抗剂

通用药名	规格（mg/片）	治疗剂量（mg）	维持剂量（mg）
法莫替丁	20	20，每日 2 次	20，每晚 1 次
尼扎替丁	150	150，每日 2 次	150，每晚 1 次
雷尼替丁	150	150，每日 2 次	150，每晚 1 次

（2）质子泵抑制剂（PPI） 作用于壁细胞胃酸分泌终末步骤的关键酶（H^+–K^+–ATP 酶，即质子泵），抑制该酶的活性，从而阻止壁细胞内的 H^+ 转移至胃腔而抑制胃酸分

泌。与 H₂RA 相比，PPI 抑制胃酸分泌的作用更强，作用更持久，促进溃疡愈合的速度较快、愈合率较高。常用的药物有奥美拉唑、兰索拉唑、泮托拉唑等（表 4–3）。

表 4–3　常用的各种 PPI

通用药名	规格（mg/ 片）	治疗剂量（mg）	维持剂量（mg）
奥美拉唑	10, 20	20, qd	20, qd
兰索拉唑	30	30, qd	30, qd
泮托拉唑	20	40, qd	20, qd
埃索美拉唑	20, 40	40, qd	20, qd
雷贝拉唑	10	20, qd	10, qd

2. 根除幽门螺杆菌治疗　消化性溃疡不论活动与否，幽门螺杆菌阳性的患者都应根除幽门螺杆菌。根除幽门螺杆菌可显著降低溃疡的复发率。对有并发症和经常复发的消化性溃疡患者，应进行追踪治疗，一般应在治疗至少 4 周后复查幽门螺杆菌。

3. 保护胃黏膜

（1）铋剂　这类药物分子量较大，在酸性溶液中呈胶体状，与溃疡基底面的蛋白形成蛋白 – 铋复合物，覆盖于溃疡表面，阻断胃酸和胃蛋白酶对黏膜的消化作用。另外，铋剂还可通过包裹幽门螺杆菌菌体，干扰其代谢，发挥杀菌作用。常用铋剂有枸橼酸铋钾、果胶铋等。

（2）弱碱性抗酸剂　这些药物可中和胃酸，短暂缓解疼痛，但很难治愈溃疡，已不作为治疗消化性溃疡的主要或单独药物。但由于其能促进前列腺素合成，增加黏膜血流量、刺激胃黏膜分泌 HCO_3^- 和黏液，目前更多被视为黏膜保护剂。常用药物有硫糖铝、铝碳酸镁、氢氧化铝凝胶等。

4. 手术治疗　大量出血经药物、胃镜和血管介入治疗无效时，急性穿孔、慢性穿透溃疡，瘢痕性幽门梗阻，胃溃疡疑有癌变者应采用手术治疗。

【护理诊断】

1. 腹痛　与胃酸刺激溃疡面引起化学性炎症反应有关。

2. 潜在并发症　上消化道出血、穿孔、幽门梗阻、癌变。

【护理措施】

1. 一般护理

（1）休息与体位　生活规律，避免劳累、情绪激动、精神紧张、吸烟、饮酒等诱因。在溃疡活动期，症状较重或出现并发症时嘱患者卧床休息以减轻疼痛。缓解期时，鼓励患者适当活动。

（2）饮食护理　指导患者规律进食，定时定量。溃疡活动期，以少食多餐为宜，避免餐间零食和睡前进食，使胃酸分泌有规律。进餐时细嚼慢咽。选择营养丰富，易消化的食物。除并发出血或症状较重外，一般无需规定特殊食谱。症状较重的患者以面食为主，应避免食用机械性或化学性

码 4-3-2　消化性溃疡患者的护理视频

刺激性强的食物，如葱头、韭菜、芹菜、咖啡、浓茶、辣椒等。

2. 病情观察

观察患者腹痛部位、特点及规律；观察患者有无呕吐、呕吐的量、性状、气味，严重呕吐时应准确记录出入量，并监测血清电解质；严密观察患者呕血和黑便情况，神志、生命体征和周围循环情况。如果患者出现四肢厥冷、脉速、血压下降、呕血、黑便，提示上消化道出血，应及时报告医生处理。

3. 对症护理

（1）腹痛护理　了解患者腹痛的规律和特点，指导缓解疼痛的方法。如十二指肠溃疡表现为空腹痛或午夜痛，指导患者准备制酸性食物（苏打饼干等）在疼痛前进食，或服用制酸剂以防疼痛。也可采用局部热敷或针灸止痛。

（2）并发症护理　如突然发生腹痛加剧，可能并发了急性穿孔，应遵医嘱做好术前准备；发生幽门梗阻者应禁食禁水，并胃肠减压；发生上消化道出血的护理参见本项目任务九。

4. 药物治疗的护理

（1）H_2 受体拮抗剂　应在餐中或餐后立即服用，也可把一日剂量在睡前服用。如需同时服用抗酸药，则两药应间隔 1 小时以上。如静脉给药应注意控制给药速度，速度过快可引起低血压和心律失常。西咪替丁对雄激素受体有亲和力，可产生男性乳腺发育、阳痿和性功能紊乱，肾脏是其主要排泄器官，用药期间应注意肾功能。

（2）质子泵抑制剂　奥美拉唑可引起头晕，特别是用药初期，应嘱患者用药期间避免开车或做其他必须高度集中注意力的工作。

（3）抗酸药　应在饭后 1 小时和睡前服用。服用片剂时应嚼服，乳剂给药前应充分摇匀。抗酸药应避免与奶制品同时服用，因两者相互作用可形成络合物。也不宜与酸性食物或饮料同服。氢氧化铝凝胶能阻碍磷的吸收，引起磷缺乏症，表现为食欲不振、软弱无力等，甚至可导致骨质疏松。长期大量服用还可引起严重便秘、代谢性碱中毒与钠潴留，甚至造成肾损害。服用镁剂则易引起腹泻。

（4）其他药物　枸橼酸铋钾在酸性环境中起作用，宜在餐前半小时服用，可使牙齿、舌苔变黑，应用吸管直接吸入。部分患者服用后出现便秘和大便呈黑色，停药后消失。由于此药所含的铋虽吸收量少，但有蓄积作用，应避免长期服用。硫糖铝片宜在餐前 1 小时服用，可有便秘、口干、皮疹、眩晕、嗜睡等不良反应。因其含糖量较高，糖尿病患者应慎用。不能与多酶片同服，以免降低两者的效价。

5. 心理护理　由于本病可反复发作并产生并发症，影响患者的工作和生活，使患者产生焦虑急躁情绪。应向患者和家属讲解引起和加重溃疡病的主要因素，告知他们乐观的情绪和规律生活对疾病康复尤为重要。指导患者采用放松技术，缓解紧张情绪。

【考纲摘要】

1. 消化性溃疡的治疗要点。

2. 消化性溃疡的护理要点。

【健康指导】

1. 疾病知识指导 向患者及家属讲解引起和加重消化性溃疡病的相关因素。指导患者要生活规律，保持乐观的情绪，避免过度紧张与劳累。

2. 饮食指导 指导患者建立合理的饮食习惯和结构，避免摄入刺激性食物。戒烟酒。

3. 药物指导 嘱患者慎用或勿用致溃疡的药物，如阿司匹林、咖啡因、泼尼松等。指导患者遵医嘱正确服药，学会观察药物疗效及不良反应，不随便停药，以减少复发。

4. 就诊与复诊 嘱患者定期复诊，若上腹痛节律性发生变化，或出现呕血、黑便时，应立即就医。

【复习思考】

1. 引起消化性溃疡的主要病因有哪些？

2. 消化性溃疡的主要症状是什么？

3. 消化性溃疡常见的护理诊断有哪些？

4. 消化性溃疡的并发症有哪些？

5. 消化性溃疡治疗药物的护理？

6. 以小组为单位，创作消化性溃疡的健康教育宣传内容（形式不限），并在组间互相展示，体现把理论知识实际运用的能力和团队协作精神。

（李小英）

码 4-3-3 消化性溃疡患者的护理 PPT

任务四 溃疡性结肠炎患者的护理

【学习目标】

1. 知识目标 明确溃疡性结肠炎的临床表现和护理措施，熟悉溃疡性结肠炎的辅助检查、治疗要点和健康指导，了解溃疡性结肠炎的病因与发病机制。

2. 能力目标 能说出溃疡性结肠炎的临床表现、主要的护理问题，并能根据主要的护理问题说出主要的护理措施，能进行正确的健康教育。

3. 素质目标 引导学生养成认真负责的工作态度，提升分析和处理问题的能力，培养学生团结协作精神以及人文关怀意识。

【案例导入】

患者，男性，40岁，间断性黏液脓血便4个月，发作时伴腹痛，每日排便5～6次，无发热。粪便培养阴性，经治疗好转。1周前受凉后出现阵发性腹痛、腹泻、黏液脓血便，每日排便 6 ～ 8 次，便后疼痛缓解。查体：一般状况较好，轻微贫血貌，腹平软，左下腹轻压痛，无包块。初步诊断为溃疡性结肠炎。

请思考：

1. 该患者存在哪些护理问题？

2. 建议患者的饮食注意事项有哪些？

溃疡性结肠炎是一种病因不明的直肠和结肠慢性非特异炎症性疾病。病变主要局限在黏膜和黏膜下层，临床表现为腹痛、腹泻、黏液脓血便，病情轻重不一，常反复发作。本病多见于 20 ～ 40 岁，男女发病率无明显差别。

【病因与发病机制】

病因尚未完全清楚，可能是免疫机制异常、遗传、感染、精神因素相互作用所致。感染和环境因素启动了肠道免疫和非免疫系统，使肠道黏膜呈高敏状态，免疫调节功能紊乱，最终导致肠黏膜细胞慢性炎症和组织损伤。

【临床表现】

主要表现为反复发作的腹泻、黏液脓血便和腹痛。起病多为亚急性，少数急性起病。病程呈慢性经过，发作和缓解交替。病情轻重与病变范围、临床分型和病期等有关。

1. 消化系统表现

（1）腹泻和黏液脓血便 是本病活动期最重要的临床表现。大便次数和便血程度反映病情严重程度，轻者排便 2 ～ 4 次 / 日，便血轻或无；重者可达 10 次 / 日以上，大量脓血，甚至呈血水样。

（2）腹痛 多有轻至中度腹痛，为左下腹或下腹阵痛，亦可累及全腹。有疼痛 – 便意 – 便后缓解的规律。轻者可无腹痛或仅有腹部不适。若并发中毒性巨结肠或炎症波及腹膜，则腹痛剧烈而持续。体检轻者仅有左下腹轻压痛，有时可触及痉挛的降结肠和乙状结肠。重症者常有明显的腹部鼓肠。若出现压痛、反跳痛、腹肌紧张、肠鸣音减弱等体征应注意中毒性巨结肠和肠穿孔等并发症。

（3）其他症状 可有腹胀、食欲不振、恶心、呕吐等。

2. 全身表现 轻者常不明显。中、重型患者活动期有低热或中度发热。高热多提示有并发症或见于急性暴发型。重症患者可出现衰弱、贫血、低蛋白血症、水和电解质平衡紊乱等表现。

3. 肠外表现 本病可伴有一系列肠外表现，包括口腔黏膜溃疡、外周关节炎、结节性红斑、坏疽性脓皮病、虹膜睫状体炎等。

4. 临床分型

（1）按病情程度可分为轻度、中度、重度三型 ①轻型：腹泻 4 次 / 日以下，便血轻或无，无发热、脉快，贫血无或轻，血沉正常；②中型：介于轻、重度之间；③重型：腹泻 6 次 / 日以上，有明显黏液血便，体温 > 37.5℃，脉搏 > 90 次 / 分，血红蛋白 < 100g/L，红细胞沉降率 > 30mm/h。

（2）按病程经过可分为四型 ①初发型：首次发作；②慢性复发型：最多见，发作与缓解交替；③慢性持续型：症状持续半年以上，病变范围广；④急性暴发型：少见，急性起病，病情严重，常出现大出血等并发症。后三型可互相转化。

5.并发症 可并发中毒性结肠扩张、直肠结肠癌变、大出血、急性肠穿孔、肠梗阻等。

【考纲摘要】
溃疡性结肠炎腹痛与腹泻的特点。

【辅助检查】

1.血液检查 可有红细胞和血红蛋白减少，活动期白细胞计数增高，血沉增快和C反应蛋白增高。

2.粪便检查 肉眼检查常见黏液脓血，显微镜检见红细胞、白细胞或脓细胞，急性发作期可见巨噬细胞。

3.结肠镜检查 是本病诊断与鉴别诊断的最重要手段之一。检查时，尽可能观察全结肠和末段回肠。内镜下可见病变黏膜纹理模糊、紊乱或消失，充血和水肿，粗糙呈颗粒状，质脆易出血；黏膜上有多发性浅溃疡，散在分布，亦可融合，表面附有脓性分泌物。慢性病变者可见假性息肉、结肠袋变钝或消失。

4.X线钡剂灌肠检查 可见黏膜粗乱或有细颗粒改变。重型或暴发型一般不宜做此检查，以免加重病情或诱发中毒性结肠扩张。

【治疗要点】
治疗原则为控制急性发作，缓解病情，减少复发，防治并发症。

1.氨基水杨酸制剂 柳氮磺吡啶（SASP）是治疗本病的首选药物，用于轻型、中型或重型经糖皮质激素治疗已缓解者。也可用美沙拉嗪、奥沙拉嗪、巴柳氮等其他氨基水杨酸制剂。对于直肠、乙状结肠、降结肠病变可采用灌肠或栓剂治疗。

2.糖皮质激素 适用于对氨基水杨酸制剂疗效不佳的轻、中型患者，特别是重型活动期患者及急性暴发型患者。一般给予泼尼松40mg/d口服，重症患者常先给予氢化可的松或地塞米松静滴。

3.免疫抑制剂 硫唑嘌呤或巯嘌呤可用于对糖皮质激素疗效不佳或对糖皮质激素依赖的慢性持续型病例。

4.手术治疗 并发大出血、肠穿孔、中毒性结肠扩张、结肠癌或经积极内科治疗无效者可选择手术治疗。

【考纲摘要】
溃疡性结肠炎的药物治疗。

【护理诊断】

1.腹痛 与肠道炎症、溃疡有关。

2.腹泻 与炎症导致肠黏膜对水钠吸收障碍及结肠运动功能异常有关。

3.营养失调：低于机体需要量 与长期腹泻、食欲减退及吸收障碍有关。

4.有体液不足的危险 与炎症导致腹泻频繁有关。

5. 焦虑 与病情迁延反复有关。

【护理措施】

1. 一般护理

（1）休息与活动 急性发作期和重症患者需卧床休息，缓解期患者要注意劳逸结合，适当从事轻工作，以减轻心理压力。

（2）饮食护理 应给予高热量、高蛋白、高维生素、富有营养、质软、易消化的食物。避免生、冷、硬、油炸等食物。急性发作期患者应进流质或半流质饮食，禁食牛乳或乳制品。病情严重者应禁食，遵医嘱给予静脉高营养，保证肠道休息，减少炎症刺激。

2. 病情观察 严密观察患者的生命体征，必要时记录 24 小时出入量。对腹痛、腹泻明显的患者，如遵医嘱用阿托品时，要注意大剂量使用会诱发中毒性巨结肠。观察有无脱水征，注意监测有无水、电解质失衡的现象。要及时发现大出血、肠穿孔等并发症，及时报告医生，并配合抢救。

3. 药物治疗护理 注意观察药物的疗效和不良反应。如应用柳氮磺吡啶时，应注意观察患者有无恶心、呕吐、皮疹、粒细胞减少等，应嘱患者餐后服药，服药期间定期复查血常规。应用氨基水杨酸灌肠，应现用现配，防止药效降低。应用糖皮质激素者，要注意激素用量，病情缓解后遵医嘱减量。注意减药速度不宜太快，不可随意停药，防止反跳现象。

4. 对症护理 疼痛明显者，指导患者缓解疼痛的方法，如放松、转移注意力，也可用针灸止痛。疼痛性质突然发生改变应注意是否合并了大出血、肠穿孔等并发症。全身症状明显者应卧床休息，腹部保暖可用热水袋热敷腹部。腹泻患者要注意观察粪便的量、性状及排便的次数，发现有脱水、电解质紊乱应及时报告医生。注意保护肛周皮肤清洁干燥，加强肛周皮肤护理，排便后及时应用温水清洗肛周，并涂无菌凡士林或抗生素软膏以保护肛周皮肤，促使损伤处愈合。

5. 心理护理 溃疡性结肠炎患者由于病程迁延反复，给患者的精神和日常生活带来很大困扰，大多有抑郁或焦虑。护理人员应使患者及家属认识到精神因素可成为溃疡性结肠炎的诱发和加重因素，通过心理疏导，鼓励患者树立战胜疾病的信心，以平和的心态应对疾病，保持乐观情绪，配合治疗。

【健康教育】

1. 疾病知识的指导 向患者及家属介绍疾病有关知识，了解本病的长期性、反复性，让他们正确对待疾病，鼓励患者树立信心，以平和的心态应对疾病，自觉配合治疗，树立战胜疾病的信心。指导患者合理休息与活动。在急性发作期或病情严重时均应卧床休息。指导患者合理饮食，摄入足够的营养，避免多纤维、过冷等刺激性食物。

2. 用药指导与病情监测 嘱患者遵医嘱用药，坚持治疗，了解药物的疗效及不良反应，不要随意换药或停药，出现不适症状如疲乏、头痛、发热、手脚发麻、排尿不畅等症状，应及时就医。

【复习思考】

1. 溃疡性结肠炎消化系统的表现有哪些？

2. 溃疡性结肠炎的治疗药物有哪几类？应用时有哪些注意事项？

3. 以小组为单位，在组间互相模拟问诊，在问诊中体现人文关怀意识。

（李小英）

码 4-4-1 溃疡性结
肠炎患者的护理 PPT

任务五　肝硬化患者的护理

【学习目标】

1. 知识目标　明确失代偿期肝硬化的临床表现和护理措施，熟悉肝硬化的治疗要点、辅助检查及健康指导，了解肝硬化的病因。

2. 能力目标　能说出肝硬化的临床表现、主要的护理问题，并能根据主要的护理问题说出主要的护理措施，能进行正确的健康教育。

3. 素质目标　引导学生养成认真负责的工作态度，提升分析和处理问题的能力，培养学生团结协作精神以及人文关怀意识。

【案例导入】

患者，男，63 岁，既往有乙肝肝硬化病史 10 余年。1 周前出现双下肢水肿，伴腹胀。查体：体温 36.5℃，脉搏 90 次 / 分，呼吸 20 次 / 分，血压 100/50mmHg。半卧位，重度贫血貌，可见蜘蛛痣和肝掌，双侧乳房发育。双肺呼吸音粗，腹部膨隆呈蛙腹，可见腹壁静脉曲张，肝脾触诊不满意，移动性浊音阳性，双下肢凹陷性水肿。

请思考：

1. 依据以上资料，列出 3 个主要的护理诊断，并列出相应的护理措施。

2. 如何对该患者进行健康指导？

肝硬化是由一种或多种病因引起的，以肝组织弥漫性纤维化、假小叶和再生结节为组织学特征的进行性慢性肝病。早期临床表现不明显，晚期以肝功能减退和门静脉高压为特征，常并发上消化道大出血、肝性脑病、继发感染等而死亡。

发病高峰年龄在 35 ～ 50 岁，男性多见，出现并发症者死亡率高。

【病因和发病机制】

1. 病毒性肝炎　在我国常见，主要为乙肝，其次是丙肝或乙肝合并丁肝感染，甲肝和戊肝一般不发展成慢性肝炎和肝硬化。从病毒性肝炎发展到肝硬化病程长短不一，短至数月，长达数十年。

2. 慢性酒精中毒　长期大量饮酒（一般为每日摄入酒精 80g 达 10 年以上），可导致肝细胞损害、脂肪沉积及肝脏纤维化，逐渐发展为肝硬化。

3. 胆汁淤积　持续肝内胆汁淤积或肝外胆管阻塞时，高浓度胆酸和胆红素可损伤肝细胞，引起胆汁性肝硬化。

4. 药物或化学毒物　长期服用双醋酚丁、甲基多巴等药物，或长期接触四氯化碳、磷、砷等化学毒物而引起。

5. 循环障碍　肝静脉和（或）下腔静脉阻塞、慢性心功能不全及缩窄性心包炎可致肝脏长期淤血、肝细胞变性及纤维化，最终发展为淤血性肝硬化。

6. 遗传和代谢性疾病　肝豆状核变性（铜沉积）、血色病（铁沉积）、α_1- 抗胰蛋白酶缺乏症等疾病可引起某些物质不能被正常代谢而沉积在肝脏，造成肝损害，逐渐发展为肝硬化。

7. 其他　如自身免疫性肝炎、血吸虫病、营养不良等引起的肝硬化。病因不明者称为隐源性肝硬化，占 5%～10%。

上述一种或多种病因长期作用于肝脏，导致广泛的肝细胞变性坏死、再生结节和假小叶形成。这些病理变化使肝内的血管扭曲、变形、受牵拉、管腔狭窄、肝血管床变小，致使肝内血液循环障碍，形成门静脉高压的病理解剖基础，同时血液循环障碍又加重了肝脏的营养代谢障碍，促使肝脏病变的进一步发展和肝功能的不断下降。肝损伤时，肝星状细胞激活，在多种细胞因子的作用下转化为成纤维细胞，合成过多的胶原，细胞外基质过度沉积，从而引起肝硬化。早期的纤维化可逆转，当有再生结节形成时纤维化则不可逆转。

【考纲摘要】

引起肝硬化最常见的病因。

【临床表现】

起病隐匿、进展缓慢，临床上将肝硬化大致分为肝功能代偿期和失代偿期。

码 4-5-1　肝硬化的临床表现视频

1. 肝功能代偿期

症状轻微，缺乏特异性，可有乏力、腹胀、食欲减退、腹部不适、消化不良等症状，多呈间歇性，常于劳累、精神紧张时或伴随其他疾病出现，休息及助消化的药物可缓解。肝脏轻度肿大，质偏硬，可有轻度压痛，脾呈轻、中度肿大。肝功能检查正常或仅有轻度异常。

2. 肝功能失代偿期　症状较明显，主要有肝功能减退和门静脉高压两大类临床表现。

（1）肝功能减退的表现

①消化吸收不良　由于门脉高压、胃肠瘀血水肿和肠道菌群失调等，患者的消化吸收功能障碍，常有食欲减退、恶心、厌食、腹胀，餐后加重，进油腻肉食即易发生腹泻。

②营养不良　患者一般情况较差，消瘦、乏力、怠倦、贫血、营养不良、皮肤干燥、面色灰暗、机体抵抗力低下、不规则低热等。

③黄疸　半数以上患者可有黄疸，严重程度常与肝细胞坏死的程度相关。

④出血倾向　由于肝脏合成凝血因子减少、脾功能亢进和毛细血管脆性增加，患者常有牙龈、鼻腔出血，皮肤黏膜的瘀点、瘀斑和消化道出血等。

⑤内分泌失调　由于肝功能减退，肝脏对雌激素、醛固酮和抗利尿激素的灭活作用减弱，患者体内的雌激素、醛固酮和抗利尿激素水平增高。雌激素增多时，通过负反馈抑制腺垂体分泌促性腺激素及促肾上腺皮质激素的功能，导致雄激素和肾上腺糖皮质激素的分泌减少。雌激素增多及雄激素减少，男性患者常有性功能减退、不育、男性乳房发育、毛发脱落等；女性患者可有月经失调、闭经、不孕等。部分患者出现肝掌、蜘蛛痣。由于肾上腺皮质功能减退，可在患者面部和其他暴露部位出现皮肤色素沉着。醛固酮和抗利尿激素的增多，导致水钠潴留，患者出现尿量减少、水肿和腹水加重。严重肝功能减退者，肝对胰岛素的灭活减少，易出现低血糖。

（2）门静脉高压的表现　门静脉高压的三大临床表现是脾大、侧支循环的建立和开放、腹水。

1）脾大和脾功能亢进　脾因长期淤血而肿大，多为轻、中度肿大。晚期常有脾功能亢进，可致红细胞、白细胞、血小板减少。上消化道大出血时，脾脏可暂时缩小，待出血停止并补足血容量后，脾脏会再度肿大。

2）侧支循环的建立和开放　正常的门静脉压力为 5 ～ 10mmHg，＞ 10mmHg 时称为门静脉高压。正常情况下，门静脉与腔静脉系之间的交通支很细小，血流量很少。当门静脉压力增高时，使门静脉和腔静脉交通支开放并扩张，血流量增加，形成门 - 体侧支循环（图 4-2）。临床上重要的侧支循环有：①食管下段和胃底静脉曲张：主要是门静脉系的胃冠状静脉和腔静脉系的食管静脉、奇静脉等沟通开放，曲张的静脉破裂出血时，出现呕血、黑便及休克等表现；②腹壁静脉曲张由于脐静脉重新开放，与附脐静脉、腹壁静脉等连接，在脐周和腹壁可见迂曲静脉以脐为中心向上及下腹壁延伸；③痔静脉曲张：为门静脉系的直肠上静脉与下腔静脉系的直肠中、下静脉吻合扩张形成，破裂时可引起便血。

（3）腹水　是肝硬化失代偿期的突出临床表现。患者常有腹胀，大量腹水使腹部膨隆、状如蛙腹，可发生脐疝，膈抬高，出现呼吸困难、心悸。腹水形成的主要因素有：①静脉压力增高：门静脉压力增高使腹腔脏器毛细血管床静水压增高，组织液回吸收减少而漏入腹腔；②血浆胶体渗透压下降：肝功能减退使清蛋白的合成减少、蛋白质摄入和吸收障碍，发生低蛋白血症，致使血浆胶体渗透压降低，血管内液外渗；③肝淋巴液生成过多：肝静脉回流受阻时，肝内淋巴液生成增多，超过胸导管的引流能力，致使淋巴液渗出至腹腔；④有效循环血容量不足：抗利尿激素及醛固酮增多，引起水钠潴留，尿量减少。

3. 肝脏情况　早期可触及肿大的肝脏，质中等，表面尚光滑；晚期常缩小，质地坚硬，表面呈结节状。

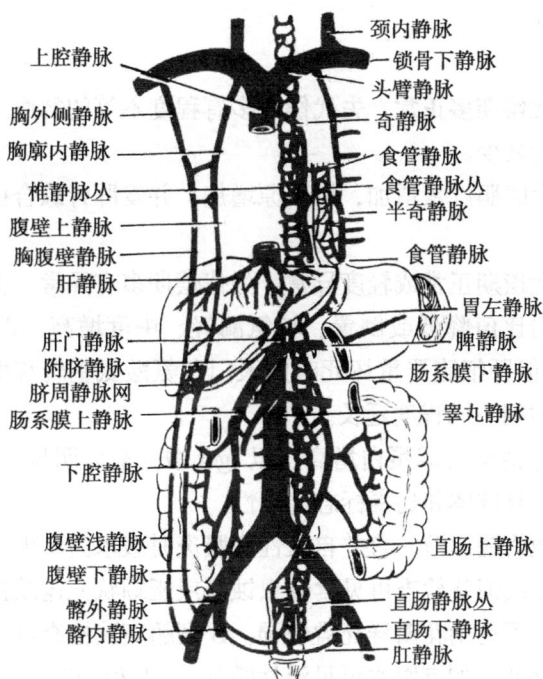

图 4-2 门静脉高压侧支循环示意图

【并发症】

1. 上消化道出血 上消化道出血是本病最常见的并发症。出血多由于食管胃底静脉曲张破裂引起。表现为突然大量的呕血和黑便，大量出血可致失血性休克，或诱发肝性脑病，死亡率较高。

2. 肝性脑病 肝性脑病是本病最严重的并发症，也是最常见的死亡原因。

3. 感染 肝硬化患者由于抵抗力低下、侧支循环开放等原因，易并发细菌感染，如肺炎、胆道感染和自发性细菌性腹膜炎。

4. 原发性肝癌 肝硬化患者短期内出现肝迅速增大、持续性肝区疼痛或腹水增多且为血性等，应考虑并发原发性肝癌，需做进一步检查。

5. 肝肾综合征 是指发生在严重肝病基础上的肾衰竭，但肾脏本身并无器质性损害，故又称功能性肾衰竭。主要表现是自发性少尿或无尿，氮质血症、稀释性低钠血症和低尿钠。

6. 电解质和酸碱平衡紊乱 长期钠摄入不足及利尿、大量放腹水、呕吐、腹泻等因素导致电解质和酸碱平衡紊乱，如低钠血症、低钾低氯血症与代谢性碱中毒，容易诱发肝性脑病，应及时纠正。

7. 门静脉血栓形成 血栓局限可无明显症状。如发生门静脉血栓的急性完全阻塞，可出现剧烈腹痛、腹胀、呕血、便血、休克，脾脏迅速增大和腹水迅速增加等。

【考纲摘要】

1. 肝硬化失代偿期的临床表现。

2.肝硬化的并发症。

【辅助检查】

1.血常规检查 代偿期多正常,失代偿期多有程度不等的贫血。脾功能亢进时红细胞、白细胞和血小板均减少。

2.尿常规 有黄疸时胆红素增加,尿胆原增加。并发肝肾综合征时可有蛋白尿、血尿和管型尿。

3.肝功能检查 代偿期正常或轻度异常,失代偿期多有异常。血清白蛋白降低,球蛋白增高,白/球蛋白比值降低或倒置。转氨酶轻、中度增高,以丙氨酸氨基转移酶(ALT)增高较显著,但肝细胞严重坏死时则天门冬氨酸氨基转移酶(AST)升高更明显于ALT。凝血酶原时间不同程度延长。

4.免疫学检查 血清免疫球蛋白增高,以IgG增高最为明显。T淋巴细胞数减少,可出现多种非特异性自身抗体和病毒标志物阳性。

5.腹水检查 一般为漏出液,合并自发性腹膜炎时腹水为渗出液。

6.影像学检查 X线钡餐检查可见食管虫蚀样或蚯蚓状充盈缺损,纵行黏膜皱襞增宽;胃底静脉曲张者,可见菊花瓣样充盈缺损。B型超声波检查可显示肝脾大小、门静脉及脾静脉管径有无增宽,如有腹水可见液性暗区。CT和MRI检查可显示肝脾形态改变、腹水。

7.内镜检查 胃镜检查能显示曲张静脉的部位与程度。腹腔镜可直接观察肝脏和脾脏的情况。

8.肝穿刺活组织检查 肝穿刺活检见假小叶形成是最可靠的确诊依据。

【治疗要点】

目前无特效治疗。应重视早期诊断,加强病因及一般治疗,以缓解病情,延长代偿期。对失代偿期患者主要是对症治疗,改善肝功能和处理并发症,有手术适应证者慎重选择时机进行手术治疗。

1.药物治疗 目前治疗肝硬化无特效药,可服用肝细胞保护药如还原型谷胱甘肽、S-腺苷蛋氨酸等,维生素,助消化药如多酶片等,抗纤维化药物如秋水仙碱等。也可用活血化瘀药物,按病情辨证施治。但不宜滥用护肝药物,以免加重肝脏负担。避免使用对肝脏有损害的药物。

2.腹水治疗

(1)限制水、盐摄入 氯化钠摄入量宜 < 2.0g/d,入水量控制在 < 1000mL/d,如有低钠血症,则应限制在500mL以内。

(2)利尿 常联合使用保钾及排钾利尿剂,即螺内酯和呋塞米联合应用,可减少电解质紊乱。一般开始用螺内酯60mg/d+呋塞米20mg/d,逐渐增加至螺内酯100mg/d+呋塞米40mg/d,但最大剂量不超过螺内酯400mg/d+呋塞米160mg/d。利尿效果不满意时,应酌情配合静脉输注白蛋白。利尿速度不宜过快,以免诱发肝性脑病、肝肾综合征等。

(3)提高血浆胶体渗透压 每周定期、少量、多次静脉输注血浆、新鲜血或白蛋白，不仅有助于腹水的消退，也利于改善机体一般状况和肝功能。

（4）难治性腹水的治疗 难治性腹水是指经限钠、利尿剂治疗达最大剂量，排除其他因素对利尿剂疗效的影响，仍难以消退或很快复发的腹水。可选择下列治疗方法：

①大量排放腹水加输注白蛋白 如果患者无感染、上消化道出血、肝性脑病等并发症，肝代偿功能尚可，凝血功能正常，可选用此方法。可每日或每周 3 次放腹水，每次 4000 ～ 6000mL，同时输注白蛋白 40g。此法消除腹水的效果较好。

②腹水浓缩回输 将放出的腹水经超滤或透析浓缩后，回输至患者静脉内，从而减轻水、钠潴留并提高血浆白蛋白浓度，增加有效血容量，改善肾血液循环。注意不可回输有感染的腹水或癌性腹水。不良反应和并发症有发热、感染、电解质紊乱等。这种方法已较少使用。

③经颈静脉行肝内门 – 体分流术 通过介入手段经颈静脉放置导管，建立肝静脉与肝内门静脉分支间的分流通道，以降低门静脉压，减少腹水的生成。

3. 手术治疗 通过各种分流、断流术和脾切除术等，降低门静脉压力和消除脾功能亢进。肝移植是近年来治疗晚期肝硬化的最佳治疗方法。

4. 并发症的治疗 并发上消化道出血、肝性脑病、感染等应给予相应的治疗。

【护理诊断】

1. 营养失调：低于机体需要量 与肝硬化引起食欲减退、消化和吸收障碍有关。

2. 体液过多 与肝硬化所致的门静脉高压、低蛋白血症及水钠潴留有关。

3. 有皮肤完整性受损的危险 与营养不良、水肿、皮肤瘙痒、长期卧床有关。

4. 活动无耐力 与肝功能减退、大量腹水有关。

5. 潜在并发症 上消化道出血、肝性脑病等。

6. 有感染的危险 与营养障碍、白细胞减少、机体抵抗力降低等有关。

【护理措施】

1. 一般护理

（1）休息和活动 休息可减轻患者能量消耗，减轻肝脏负担，有助于肝细胞修复。代偿期患者可参加轻体力活动，避免过度疲劳；失代偿期患者以卧床休息为主，卧床时尽量取平卧位，以增加肝、肾血流量，改善肝细胞营养，提高肾小球滤过率。大量腹水者可取半卧位，以使膈下降，有利于呼吸运动，减轻呼吸困难和心悸。阴囊水肿者可用托带托起阴囊，以利水肿消退。

码 4-5-2 肝硬化患者的护理视频

（2）饮食护理 保证饮食营养又遵守必要的饮食限制是改善肝功能、延缓病情进展的基本措施。饮食原则以高热量、高蛋白质、高维生素、易消化的饮食为宜，严禁饮酒，适当摄入脂肪，动物脂肪不宜过多摄入，并根据病情及时调整。蛋白质来源以豆制品、鸡蛋、牛奶、鱼、鸡肉、瘦肉等为主，肝功能严重受损时，尤其是血氨增高时限制或禁食蛋白质，待病情好转后再逐渐增加摄入量，并应选择植物蛋白，例如豆制品。多食新鲜蔬菜和水果，保证维生素的摄入。食管胃底静脉曲张者应食菜泥、肉末、软食，细嚼慢咽，咽下的食团宜小且外表光滑，切勿混入糠皮、硬屑、鱼刺、甲壳等坚硬、粗

糙食物，防止曲张的静脉损伤而导致出血。必要时静脉补充营养。

2. 病情观察 准确记录 24 小时液体出入量，定期测量腹围和体重，以观察腹水消长情况。密切监测血清电解质和酸碱度的变化，及时发现水、电解质紊乱和酸碱失衡。注意有无呕血和黑便，性格和行为改变如烦躁不安、嗜睡、扑翼样震颤，腹痛，少尿、无尿等，以监测上消化道出血、肝性脑病、自发性腹膜炎及肝肾综合征等并发症。若出现异常，应立即报告医生并协助处理。

3. 对症护理

（1）腹水的护理

①体位 轻度腹水者取平卧位，大量腹水者可取半卧位，使横膈下降，增加肺活量，减轻呼吸困难。避免可使腹腔内压突然剧增的因素，如剧烈咳嗽、打喷嚏、用力排便等。

②限水限钠 有腹水者应给予低盐或无盐饮食（氯化钠 1.2 ～ 2.0g）；进水量限制在 1000mL/d 左右，如有显著低钠血症，应限制在 500mL/d 以内。限钠饮食常使患者感到食物淡而无味，可适量添加柠檬汁、食醋等，改善食品的调味，以增进食欲。

③定期测量、记录体重和腹围（早餐前取统一体位和同一部位测量），观察腹水消长，准确记录 24 小时出入液量；监测血清电解质、酸碱平衡状况，以及时发现电解质、酸碱平衡紊乱，防止肝性脑病、肝肾综合征的发生。

④遵医嘱给予利尿剂、输新鲜血或白蛋白，观察利尿效果。

⑤协助腹腔放液或腹水浓缩回输。腹腔穿刺放液时速度不宜过快，量不宜过大，放腹水后立即用腹带包扎，以免腹压骤降而危及心肺功能。记录抽出腹水的量、性质和颜色，标本及时送检。

（2）皮肤的护理 肝硬化患者因皮肤干燥、水肿、黄疸易出现皮肤瘙痒，长期卧床易发生皮肤破损和继发感染。每日可用温水擦浴，保持皮肤清洁，避免用力擦搓。沐浴时避免水温过高，避免使用有刺激性的皂类和沐浴液，沐浴后可使用性质温和的润肤品。皮肤瘙痒者给予止痒处理，嘱患者勿用手抓搔，以免皮肤破损。

（3）曲张的食管、胃底静脉破裂出血的抢救配合 详见本项目任务九。

4. 药物治疗护理 遵医嘱用药，向患者详细介绍所用药物的名称、剂量、给药时间和方法，教会其观察药物疗效和不良反应。使用利尿剂时，应准确记录液体出入量，定期测量体重、腹围，观察腹水消长情况。使用利尿剂时应特别注意维持水、电解质和酸碱平衡。利尿速度不宜过快，每日体重减轻一般不超过 0.5kg，有下肢水肿者每日体重减轻不超过 1kg。

5. 心理护理 肝硬化患者由于患病时间较长，病情的反复及对预后的担忧，常导致其精神负担较重，情绪不稳。应鼓励患者说出其内心感受和忧虑，增加与患者交谈的时间，与患者一起讨论其可能面对的问题，在精神上给予患者安慰和支持。引导患者家属从各方面关心患者。对表现出严重忧郁的患者，应加强巡视，以免发生意外。

【考纲摘要】

1. 肝硬化的饮食护理。

2.肝硬化腹水的护理。

【健康教育】

1.疾病知识指导 向患者及家属介绍肝硬化的基本知识和自我护理方法，消除不利于个人和家庭应对的各种因素，树立治病的信心，保持愉快心情。生活起居有规律，保证足够的休息和睡眠。代偿期可参加轻工作，避免过度劳累；失代偿期以卧床休息为主，视病情适当活动，活动量以不加重疲劳感和其他症状为度。切实遵循饮食治疗原则和计划。严格限制饮酒，减少进食粗糙的食物，防止便秘。坚持门诊定期复查。

2.用药指导 嘱患者严格遵医嘱服药，不可擅自用药，以免服药不当加重肝脏负担和肝功能损害。向患者详细介绍所用药物的名称、剂量、给药的方法和注意事项，教会其观察药物的疗效和不良反应，如出现不适，随时就诊。

3.照顾者指导 指导家属应理解和关心患者，给予精神支持和生活上的照顾。细心观察，及早识别病情变化。如出现肝性脑病前驱症状或消化道出血等并发症时，及时就诊。

【复习思考】

1.肝硬化失代偿期的临床表现有哪些？

2.肝硬化患者的饮食护理原则有哪些？

3.小组合作分工，通过角色扮演，模拟进行肝硬化腹水患者的护理，从患者角度体会患者痛苦和需求，体会护士的职业道德和职业价值感，同时培养团队合作精神。

（李小英）

码 4-5-3　肝硬化患者的护理PPT

任务六　原发性肝癌患者的护理

【学习目标】

1.知识目标 明确原发性肝癌临床表现及护理措施；熟悉原发性肝癌病因、常见并发症、肝动脉化疗栓塞治疗的护理及健康指导；了解原发性肝癌辅助检查、诊断要点。

2.能力目标 能对原发性肝癌患者常见护理问题进行相应的护理。

3.素质目标 能够做到细心观察，及时给予正确的心理疏导，使病人积极配合治疗。能够做到关心患者，增强同理心。

【案例导入】

王某，男，50岁，有乙肝病史十余年。因右上腹疼痛一月余入院。患者15天前无明显诱因出现右上腹疼痛，呈持续性钝痛，夜间明显，疼痛不向肩背部放射，不伴有发热、恶心、呕吐等表现。患病以来疼痛逐渐加重，伴乏力、腹胀、纳差，无黄疸、腹泻，无呕血、黑便等，睡眠因疼痛受到影响。查体：体温 36.5℃，脉搏 74 次 / 分，呼吸 20 次 / 分，血压 120/76mmHg。肝肋下 5cm，脾肋下 2cm。实验室检查：甲胎蛋白 6005μg/L。初步诊断为原发性肝癌、肝炎后肝硬化。

请思考：

1. 该患者可能的临床诊断是什么？

2. 该患者最主要的护理诊断是什么？护理措施有哪些？

原发性肝癌（primary carcinoma of the liver）是指原发于肝细胞或肝内胆管上皮细胞发生的恶性肿瘤。原发性肝癌的发病率在全球以东南亚及非洲撒哈拉沙漠以南地区为最高，国内沿海高于内地，广西的扶绥和江苏的启东是高发区，其肝癌死亡率高达 40/10 万。原发性肝癌在我国恶性肿瘤中死亡率占第 2 位，城市中次于肺癌，农村中次于胃癌。本病可发生于任何年龄，以 40 ～ 49 岁为高发年龄段，男女发病率为 5∶1。

【病因与发病机制】

原发性肝癌病因与发病机制尚未明确，可能与多种因素的综合作用有关。

1. 病毒性肝炎　在我国特别是东南沿海的原发性肝癌高发区，有 90% 以上的原发性肝癌患者有乙型肝炎病毒感染史。在日本、欧洲的肝癌患者中丙型肝炎抗体阳性率显著高于普通人群。提示乙型和丙型肝炎病毒可与肝癌发病率相关，可能与肝炎病毒感染引起肝细胞反复损害和增生、激活癌基因等有关。

码 4-6-1　焦裕禄精神

2. 肝硬化　原发性肝癌合并肝硬化者占 50%～ 90%，多数为乙型肝炎或丙型肝炎发展成大结节性肝硬化。在欧美国家，酒精性肝硬化转为肝癌患者多见。肝硬化引起肝细胞恶变可能是在肝细胞反复损害、增生或不典型增生，从而对各种致癌因素敏感，经多病因、多阶段、多基因突变发生。

3. 环境、化学及物理因素　黄曲霉素的代谢物黄曲霉素 B_1（AFB_1）有强烈的致癌作用。流行病学调查发现在粮油、食品受黄曲霉素 B_1 污染严重地区，发病率较高。长期进食含亚硝胺的食物、食物中缺乏微量元素、长期大量饮酒、饮用藻类毒素污染的水等，均与原发性肝癌的发生有密切关系，并且黄曲霉素与 HBV 感染有协同作用。

4. 其他因素　有机氯农药、亚硝胺类物质、偶氮芥类化学物质、寄生虫（如血吸虫、华支睾吸虫）感染、遗传因素等都可能与原发性肝癌有关。

【临床表现】

多起病隐匿，早期缺乏典型表现。经甲胎蛋白（AFP）普查检出的早期患者无任何症状和体征，称为亚临床原发性肝癌。一旦出现症状就诊者，病程大多已进入中晚期。

1. 症状

（1）肝区疼痛　最常见和最主要的症状，也是半数以上患者首发症状，多呈持续性右上腹胀痛或钝痛，夜间或劳累后加重。疼痛是由于肿瘤快速增长，使肝包膜紧张所

致。如侵犯膈，疼痛可牵涉右肩；如肝表面癌结节包膜下出血或向腹腔破溃，可表现为突发右上腹剧痛，并伴腹膜刺激征等急腹症表现。

（2）消化道症状 常见食欲减退、消化不良、恶心、呕吐等。腹水或门静脉癌栓患者可有腹胀、腹泻等症状。

（3）全身症状 有进行性消瘦、乏力、发热、营养不良，晚期患者可有黄疸、全身衰竭及恶病质。少数患者因癌肿本身代谢异常导致内分泌代谢异常，出现自发性低血糖、红细胞增多症、高血钙、高血脂等伴癌综合征表现。对肝大并伴上述体征患者，应警惕肝癌存在。

（4）转移灶症状 转移到不同部位出现相应表现。如胸腔转移以右侧多见，可出现胸痛和胸腔积液血性；如转移至肺部，可出现呼吸困难、咳嗽和咯血；如转移至骨骼和脊柱，可出现局部压痛或神经受压症状等；如转移至颅内可有相应神经定位症状和体征。

2. 体征

（1）肝大 常见的特征性体征，呈进行肝大，质地坚硬，边缘不规则，表面凹凸不平，有大小不等的结节及巨肿，可有不同程度的压痛。如肝癌突出于右肋弓或剑突下，上腹可出现局部膨隆；如癌肿位于膈面，则表现为膈抬高而肝下缘不下移。

（2）黄疸 一般在晚期出现。多为阻塞性黄疸，由于肝细胞受损害侵犯肝门附近胆管，或癌组织及血块脱落引起胆道梗阻所致。少数为肝细胞性黄疸，由于癌组织肝内广泛浸润或合并肝硬化、慢性肝炎引起。

（3）肝硬化征象 肝癌伴肝硬化门静脉高压者可有脾大、静脉侧支循环形成及腹水等表现。腹水一般为漏出液，也可见血性腹水，呈草黄色或血性。

3. 并发症

（1）肝性脑病 常见肝癌终末期患者最严重的并发症，约1/3的患者因此死亡。

（2）上消化道出血 约占肝癌死亡原因15%。肝癌常合并肝硬化或门静脉、肝静脉癌栓引起食管胃底静脉曲张破裂出血。也可由于肝癌晚期患者胃肠道黏膜糜烂、凝血机制障碍等原因引起出血。

（3）肝癌结节破裂出血 肝癌组织坏死、液化可致自发破裂或因外力而破裂，严重者可致出血性休克甚至死亡。

（4）继发感染 患者因手术、使用抗肿瘤药物、疾病长期消耗等，致使抵抗力减弱，容易并发坠积性肺炎、呼吸道感染、肠道感染、压疮、败血症等。

【辅助检查】

1. 癌肿标记物检测

（1）甲胎蛋白（AFP） 甲胎蛋白（AFP）是诊断原发性肝癌的特异性指标，是肝癌的定向检查，有助于诊断早期肝癌，对于原发性肝癌的普查、诊断、判断疗效、预测复发等有重要意义。肝细胞癌 AFP 升高者占 70%～90%。AFP 浓度常与原发性肝癌大小正相关。在排除妊娠、肝炎和生殖肿瘤基础上，AFP > 400μg/L 是诊断原发性肝癌的条件之一。AFP 浓度逐渐升高不降或在 200μg/L 以上的中等水平维持 8 周以上者，需结合影像学和肝功能的变化进行动态观察和综合分析。

（2）其他标志物　γ-谷氨酰转移酶同工酶Ⅱ（GGT$_2$）、异常凝血酶原（APT）、血清岩藻糖苷酶（AFU）的检测有助于 AFP 阴性患者的诊断和鉴别，联合多种标志物的检测可提升诊断率。

2. 影像学检查　B 超、CT、核素扫描、选择性肝动脉造影等对原发性肝癌的早期诊断、定位、鉴别诊断有重要价值。AFP 结合 B 超检查是目前原发性肝癌筛查的首选检查方法。CT 检查是肝癌诊断的重要手段，为临床疑诊肝癌和确诊为肝癌拟行手术治疗者的常规检查，CT 检查能发现直径 1cm 以下的肿瘤。MRI 能显示肝细胞内部结构特征。选择性肝动脉造影是肝癌诊断的重要补充手段。

3. 肝活组织检查　在 B 超或 CT 引导下用细针穿刺癌结节行组织学检查，是肝癌诊断的重要补充手段。

【治疗要点】

早期发现、早期治疗是治疗原发性肝癌的主要措施。原发性肝癌早期患者应尽量采取手术治疗，对不能手术者可采取多种措施综合治疗。

1. 手术治疗　手术切除仍是目前根治原发性肝癌的首选方法，对诊断明确且有手术指征者尽早手术。由于手术治疗后依旧有很高的复发率，故术后应加强综合治疗及随访防止复发。

2. 肝动脉化疗栓塞治疗（TACE）　是原发性肝癌非手术治疗的首选方法，可明显提高 3 年生存率。TACE 是经皮穿刺股动脉，在 X 线透视下将导管插至肝动脉注射抗肿瘤药和栓塞剂，发挥持久的抗肿瘤作用，可使癌肿缩小，再行手术治疗。

3. 化学抗肿瘤药物治疗　常用药物有顺铂（DDP）、阿霉素（ADM）、5-氟尿嘧啶、丝裂霉素 C（MMC）、替加氟（FT-207）等，常联合用药。

4. 经皮穿刺肿瘤内注射无水乙醇　B 超引导下经皮穿刺肿瘤内，注射适量无水乙醇，使肿瘤坏死。适用于肿瘤直径 3cm 以内，结节数在 3 个以下伴有肝硬化不宜手术者。

5. 放射治疗　主要适用于肝门区肝癌的治疗，对病灶局限、肝功能较好的早期肝癌患者。治疗过程中联合化疗，同时结合中药或其他疗法，可提高缓解率和减轻放射治疗的不良反应。

6. 生物和免疫治疗　近年来生物和免疫治疗相关研究有所进展。应用生物和免疫治疗可起到巩固和增强疗效的作用，如用干扰素、肿瘤坏死因子（TNF）、白细胞介素 -2（IL-2）等，单克隆抗体（MAbs）、酪氨酸激酶抑制剂（TKI）类的靶向治疗药物等也应用于临床，基因治疗和肿瘤疫苗技术近年来也在研究之中。

7. 中医治疗　配合手术、化疗和放疗使用，通过调整机体的抗肿瘤能力而发挥作用，以改善症状、减少不良反应，从而提高疗效。

8. 并发症治疗　治疗肝癌结节破裂时，应积极进行手术探查，进行局部堵塞缝合术、肝动脉结扎术、肝动脉栓塞等治疗术等措施及时止血；其他如并发上消化道出血、肝性脑病、感染等参阅有关章节进行相应治疗。

9. 肝移植 原发性肝癌合并肝硬化的患者，如未发生血管侵犯和远处转移，肝移植是一种有效治疗方法。

【护理诊断】

1. 疼痛：肝区痛 与肿瘤迅速增长，肝包膜被牵拉或肝动脉栓塞术后产生栓塞后综合征有关。

2. 悲伤 与得知疾病预后不佳有关。

3. 营养失调：低于机体需要量 与恶性肿瘤对机体慢性消耗、化疗所致胃肠道反应有关。

4. 有感染的危险 与长期消耗及化疗、放疗而致白细胞减少、抵抗力减弱有关。

5. 潜在并发症 上消化道出血、肝性脑病、癌结节破裂出血等。

【护理措施】

1. 一般护理

（1）**休息与体位** 保持环境安静舒适，取舒适的体位，减少对患者的不良刺激。病房应减少探视，定期空气、衣物消毒，指导并协助患者做好皮肤、口腔护理，注意会阴部及肛门清洁，减少感染机会。

（2）**饮食护理** 以适当热量、高蛋白质、高维生素饮食为宜。避免摄入高热量、高脂饮食和刺激性食物，戒烟、酒，避免加重肝脏负担，减轻肝脏损害。腹水严重者应限制水、钠的摄入。伴有肝功能衰竭或肝性脑病倾向的患者，蛋白质摄入量应减少，甚至禁食。尽可能安排舒适、安静的就餐环境，选择患者喜欢的食物种类、烹调方式，以促进食欲。如患者已处于恶病质或经口进食不能摄入足够营养时，应采取胃肠外静脉高营养（TPN）。

2. 疼痛的护理

（1）**观察病情** 观察疼痛的部位、程度、性质、持续的时间和伴随的症状，及时发现和处理异常情况。

（2）**非药物止痛** 保持环境安静、舒适，减少不良刺激，指导并协助患者减轻疼痛。认真倾听患者诉说疼痛的感觉，及时做出适当回应，可以减轻患者悲伤、焦虑和无助感。教会患者放松和转移注意力的技巧，如深呼吸、听音乐、与病友交谈，有利于缓解疼痛。

（3）**药物止痛** 对上述措施效果不佳或中、重度疼痛者，采用 WHO 推荐的疼痛三阶梯止痛法，遵医嘱采取镇静、止痛药物，注意观察药物疗效和不良反应，也可采用自控镇痛法（PCA 法）止痛。

3. 肝动脉化疗栓塞治疗的护理

（1）**术前护理** 做好各类术前检查，如生命体征、心电图、出凝血时间、血常规、肝肾功能等。查看碘过敏试验结果、普鲁卡因皮试结果，做好各项术前准备，如禁食、备皮等。术前 1 日给予易消化饮食，术前 6 小时禁食、禁水。及时备好各种抢救用品和药物，铺好麻醉床，备好心电监护仪。

（2）**术中配合** 术中及时询问患者的主观感受，给予心理支持。密切观察患者生命体征，有异常情况及时报告医生。注射造影剂时观察患者的反应，如有无恶心、心慌、胸闷、皮疹等。注射化疗药物后，观察患者有无恶心、呕吐，一旦出现，头应偏向一侧、做深呼吸，可遵医嘱在化疗前给止吐药物。如果患者出现上腹痛，安慰患者，转移其注意力，如果疼痛剧烈，遵医嘱给予对症处理。

（3）术后护理　术后由于肝动脉血供减少，可产生栓塞后综合征，即发热、腹痛、恶心、呕吐、血清白蛋白降低、肝功能异常等改变，需要做好相应护理措施。①密切观察病情变化：术后应观察体温的变化，多数患者术后 4～8 小时体温升高，持续 1 周左右，这是机体对肿瘤组织的重吸收反应。高热者应物理降温，无效者给予药物降温。注意有无局部出血、肝性脑病的前驱症状等。准确记录出入量，如出汗、尿量、呕吐物等，作为补液主要依据。注意观察患者有无肝性脑病前驱症状。②饮食护理：术后禁食 2～3 日，逐渐过渡到流质，摄入清淡易消化饮食，注意少量多餐以减轻恶心、呕吐，同时避免因食物消化吸收过程消耗门静脉含氧量从而加重病情。③穿刺部位护理：穿刺部位压迫止血 15 分钟再加压包扎，沙袋压迫 6 小时，并观察穿刺部位有无血肿及渗血。注意观察远端肢体血运是否正常，观察肢体远端脉搏、皮温、皮肤颜色、患者感觉及功能。④鼓励患者深呼吸、排痰，预防肺部感染，必要时吸氧，以提高血氧分压。⑤栓塞后 1 周，因肝缺血影响肝糖原储存和蛋白质的合成，遵医嘱补充蛋白质和葡萄糖。

4. 心理护理　及时对患者的恐惧心理进行评估，以确定对患者心理辅导的强度。根据患者的心理反应给予正确的心理疏导，使患者接受疾病诊断事实。注意与患者建立良好的护患关系，随时给患者家属以心理支持和具体指导，使家属保持镇静，多陪伴患者，以减轻患者的恐惧感、稳定情绪和增强治疗信心。了解患者的护理需要并及时给予回应，对晚期的患者，尤应注意维护患者的尊严，耐心处理患者提出的各种要求，协助积极处理患者出现的各种不适症状，减轻患者的不良情绪。对于极度恐惧而可能发生危险行为的患者，应加强患者监控避免意外发生。

【健康指导】

1. 疾病预防指导　积极宣传和普及肝癌的预防知识。注意饮食和饮水卫生，普及霉变食物、腌制食物的危害，做好粮食保管，防霉去毒。接种病毒性肝炎疫苗，预防感染。对肝癌高发区人群进行定期普查，做到早发现、早治疗。

2. 疾病知识指导　为患者和家属介绍肝癌有关知识和并发症的预防和识别，以便及时就诊，调整治疗方案。遵医嘱服药，忌服损害肝脏的药物。指导患者保持生活规律，注意劳逸结合，避免情绪波动激烈和剧烈劳动。指导患者合理进食，饮食以高蛋白、高维生素、适量热量为宜。戒烟、酒，减轻对肝脏的损害。注意饮食、饮水卫生。有肝性脑病倾向时，减少蛋白质摄入。

【考纲摘要】

1. 原发性肝癌的临床表现。

2. 原发性肝癌的治疗要点。

3. 原发性肝癌的护理措施。

【复习思考】

1.原发性肝癌最常见的病因是什么？

2.原发性肝癌最常见的症状和体征有哪些？

3.原发性肝癌的护理措施有哪些？

4."党的好干部""人民的好公仆"焦裕禄身患肝癌，仍忍受剧痛，坚持工作。学习焦裕禄事迹，讨论如何减轻肝癌晚期患者的痛苦？思考如何在护理工作者发挥焦裕禄科学求实，无私奉献的精神？

（周鑫）

码 4-6-2　原发性肝癌患者的护理 PPT

任务七　肝性脑病患者的护理

【学习目标】

1.知识目标　明确肝性脑病的病因和诱因、临床表现、护理措施，了解肝性脑病的发病机制、治疗要点。

2.能力目标　能够区分肝性脑病患者临床分期，能够进行对症处理。

3.素质目标　作为护士与时俱进，了解如何对肝性脑病患者进行优质护理。

【案例导入】

苏某，男，68岁，建筑工人。病人有酗酒史40余年，5年前自感腹胀，食欲减退，乏力，牙龈出血，诊断为"酒精性肝硬化"，经戒酒、保肝等治疗后症状改善。病人工作劳累后症状时有出现，最近半年来下肢水肿明显。病人三天前出现腹泻，进食少，今早出现对答不甚切题，随后进入昏迷状态。查体：体温36.2℃，脉搏90次/分，呼吸26次/分，血压90/60mmHg，昏迷状态，被动体位；体形消瘦，皮肤、黏膜黄染，未见出血点，浅表淋巴结无肿大；心肺检查未发现明显异常，腹部膨隆，腹壁未见曲张静脉，移动性浊音（+），肠鸣音减弱；双下肢中度压凹性水肿。血常规：血红蛋白90g/L，红细胞3.1×10^{12}/L。肝功能：ALT 108U/L、AST 162U/L。腹部B超示：肝缩小，伴少量腹水，符合肝硬化。血氨1403μmol/L（正常参考值：18–72μmol/L）。

请思考：

1.该患者最可能的临床诊断是什么？

2.本患者最主要的护理诊断是什么？如何护理？

3.如何对该患者进行健康指导？

肝性脑病（hepatic encephalopathy，HE）又称肝昏迷（hepatic coma），是严重肝病或门－体分流术引起的，以代谢紊乱为基础的中枢神经系统功能失调的综合征。轻者临床表现仅为轻微智力损害，严重者表现为意识障碍、行为失常和昏迷等。

【病因与发病机制】

1. 病因及诱因　引起本病最主要的原因是各型肝硬化，特别是肝炎后肝硬化最多见，原发性肝癌、重症肝炎、中毒性肝炎、药物性肝病引起急性或暴发性肝衰竭、严重胆道感染及妊娠期急性脂肪肝等也可引起肝性脑病。肝性脑病特别是门－体分流性脑病常有明显的诱因，常见的有上消化道出血、高蛋白质饮食、大量排钾利尿和放腹水、使用镇静催眠药和麻醉药、感染、便秘、腹泻、低血糖、尿毒症、分娩、外科手术等。

2. 发病机制　尚未完全明了。一般认为肝性脑病的发生是由于肝细胞功能衰竭和门－体静脉分流术造成，或自然形成的侧支循环使来自肠道的毒性代谢产物未被肝解毒和清除，便经侧支进入体循环，透过血脑屏障而至脑部，引起大脑功能紊乱。

其学说主要有氨中毒学说、假性神经递质学说、γ－氨基丁酸／苯二氮䓬（GABA/BZ）复合体学说、色氨酸学说等。其中氨中毒是肝性脑病的重要发病机制，氨主要在结肠部位以非离子型氨（NH_3）弥散进入肠黏膜，游离的 NH_3 有毒性，高含量的血氨通过血脑屏障进入脑组织，产出对中枢神经的毒性，干扰大脑的能量代谢，阻碍脑细胞三羧酸循环，使大脑能量供应不足。脑内氨浓度升高，星形胶质细胞合成谷氨酰胺，谷氨酰胺增加导致星形胶质细胞与神经元肿胀，这是肝性脑病脑水肿发生的重要原因。此外，氨还可以直接干扰神经的电活动。

【临床表现】

肝性脑病的临床表现因原有肝病的性质、肝细胞损害程度及诱因不同而不一样，主要表现为高级神经中枢的功能紊乱以及运动和反射的异常。急性肝衰竭引起的肝性脑病可无明显诱因。慢性肝性脑病多是门－体分流性脑病，常见于肝硬化患者和门－体静脉分流术后的患者，常有诱因，起病缓慢，以慢性反复发作性木僵和昏迷为突出表现。临床上根据意识障碍程度、神经系统表现和脑电图改变，将肝性脑病由轻到重分为五期。

码 4-7-1　肝性脑病的临床分期视频

1. 0 期（潜伏期）　又称轻微肝性脑病。无明显临床表现和生化异常，患者仅能在精细的智力测验和（或）电生理检测才能发现轻微异常，无性格、行为异常，无神经系统病理征，脑电图正常。

2. Ⅰ期（前驱期）　有轻度的性格改变和行为异常。表现为焦虑、欣快、激动或淡漠寡言、睡眠倒错、健忘等。对答尚准确，但吐词不清且较缓慢。患者可有扑翼样震颤，即嘱患者两臂平伸，肘关节固定，手掌向背侧伸展，手指分开时，可见手向外侧偏斜、掌指关节、腕关节、肘关节和肩关节急促而不规则的扑击样抖动。此期病理反射多阴性，脑电图多正常。

3. Ⅱ期（昏迷前期）　表现为嗜睡、行为异常（衣冠不整、随地便溺）、言语不清、书写障碍及定向力障碍。定向力和理解力减退，对人物、地点、时间的概念混乱，不能完成简单的计算和构图（如搭积木、用火柴杆摆五角星等）。多有睡眠时间倒错，昼睡夜醒。部分患者可能出现神志不清、幻觉、狂躁等较严重的精神症状。患者有扑翼样震颤，同时伴有明显的肌张力增高、腱反射亢进、巴宾斯基征阳性等神经体征。脑电图有特征性改变。

4. Ⅲ期（昏睡期） 以昏睡为主，可被唤醒，醒时尚能对答，但常有神志不清和幻觉。各种神经体征持续存在或加重，肌张力增高，腱反射亢进，锥体束征呈阳性，扑翼样震颤仍可引出，脑电图明显异常。

5. Ⅳ期（昏迷期） 神志完全丧失，不能被唤醒。浅昏迷时对疼痛刺激尚有反应；深昏迷时，各种反射消失，肌张力降低。扑翼样震颤无法引出，脑电图明显异常。

以上各期的分界常不清楚，前后期临床表现可有重叠，其程度可因病情发展或治疗好转而变化。轻度肝性脑病患者的反应常降低，不宜驾车及高空工作。肝功能严重损害的肝性脑病患者有明显黄疸、出血倾向和肝臭，并易并发各种感染、肝肾综合征和脑水肿等。

【辅助检查】

1. 血氨 正常人空腹静脉血氨 6～35μmol/L，动脉血氨含量是静脉血的 0.5～2 倍。慢性肝性脑病尤其是门－体分流性脑病患者多有血氨增高，急性肝衰竭导致的肝性脑病血氨多正常。

2. 脑电图检查 脑电图异常提示较为明显的脑功能改变，脑电图检查有诊断价值且有一定的预后意义。肝性脑病的典型改变为节律变慢，Ⅱ～Ⅲ期患者表现为普遍性 δ 波或三相波，每秒 4～7 次；昏迷患者表现为高波幅的 δ 波，每秒少于 4 次。

3. 诱发电位 诱发电位用于诊断轻微肝性脑病，与脑电图记录的大脑自发性电活动不同，是大脑皮质或皮质下层接收到各种感觉器官受刺激的信息后产生的电位。

4. 临界视觉闪烁频率 临界视觉闪烁频率可以诊断轻微肝性脑病。视网膜胶质细胞病变是肝性脑病大脑星形胶质细胞病变的标志。

5. 心理智能测验 心理智能测验可以用于轻微肝性脑病的筛查。一般将木块图试验、数字连接试验及数字符号试验联合应用，但结果易受到年龄和教育程度的影响。

6. 影像学检查 行头部 CT 或 MRI 检查，可排除脑血管意外和颅内肿瘤等疾病。急性肝性脑病患者可发现脑水肿，慢性肝性脑病患者可发现不同程度脑萎缩。

【治疗要点】

目前尚无特效疗法，常采用综合治理措施。治疗要点包括去除肝性脑病发作的诱因，防止肝功能进一步受损，治疗氨中毒和调节神经递质。

1. 及早识别并消除诱因 预防控制感染和上消化道出血、慎用麻醉剂及镇静药、纠正电解质和酸碱平衡紊乱、避免快速排钾利尿和大量放腹水、缓解便秘等，可避免诱发和加重肝性脑病。

2. 减少肠内毒物的形成和吸收

（1）减少或暂停蛋白质饮食 开始数日内禁食蛋白质。待神志清楚后，可逐渐增加蛋白质。

（2）**灌肠和导泻** 清除肠内积食、积血或其他含氮物。可用生理盐水或弱酸性溶液（如稀醋酸液）灌肠，弱酸性溶液可使肠内 pH 值保持在 5.0～6.0，有利于 NH_3 在肠内与 H^+ 合成 NH_4^+ 随粪便排除。灌肠时忌用肥皂水，因其为碱性，可增加氨的吸收。对急性门 - 体分流性脑病昏迷患者应首选 66.7% 乳果糖 500mL 灌肠。口服 25% 硫酸镁 30～60mL 导泻，也可口服乳果糖和乳梨醇。

（3）**抑制肠道细菌生长** 使用可抑制肠道产尿素酶的细菌的抗生素口服，减少氨的生成。常用的有新霉素、甲硝唑、利福昔明等。新霉素剂量为 2～8g/d，分 4 次口服，或每日口服 0.8g 甲硝唑，或利福昔明每日口服 1.2g 等。

（4）**降低肠道 pH 值** 乳果糖每日 30～60mg 或乳梨醇每日 30～40mg，分 3 次口服。乳果糖和乳梨醇口服后在肠道不被分解，可以降低肠道 pH 值，抑制肠道细菌生长，减少氨的形成和吸收，促进血液中的氨从肠道内排出。

3. 促进体内氨的代谢 目前有效的最常用药物有 L- 鸟氨酸 -L- 门冬氨酸，是鸟氨酸和门冬氨酸混合制剂，常用静脉注射 20g/d，可促进体内的尿素循环（鸟氨酸循环），从而降低血氨。也可用谷氨酸钾和谷氨酸钠（与游离氨结合形成谷氨酰胺，从而降低血氨，药物偏碱性，碱中毒时慎用）、精氨酸（可促进尿素合成而降低血氨，药物为酸性适用于碱中毒时），但疗效有争议。

4. 调节神经递质

（1）**减少或拮抗假神经递质** 口服或静脉注射支链氨基酸制剂（是一种以亮氨酸、异亮氨酸、缬氨酸等为主的复合氨基酸），可竞争性抑制芳香族氨基酸进入脑组织，减少假性神经递质的形成。但疗效有争议，对于不能耐受蛋白质的营养不良患者，可改善氮平衡。

（2）**GABA/BZ 复合受体拮抗药** 氟马西尼是 BZ 受体拮抗药，可拮抗内源性苯二氮䓬导致的神经抑制，对Ⅲ期和Ⅳ期患者具有促醒作用。

5. 人工肝 人工肝支持治疗方式多种，常见血液灌流、血液透析、血浆置换、用分子吸附再循环系统（MRAS）及生物人工肝等，可清除血氨和其他毒性物质，对于急、慢性肝性脑病均有一定疗效，也可以为肝移植赢得时间。

6. 肝移植 肝移植是治疗各种终末期肝病的一种有效手段。适用于严重和顽固性肝性脑病且有移植指征的患者。

7. 对症治疗

（1）**纠正水、电解质紊乱和酸碱失衡** 入液总量以不超过 2500mL/d 为宜，肝硬化腹水患者的入液量一般约为尿量加 1000mL，以免引起血液稀释，血钠过低而加重昏迷。注意纠正低钾和碱中毒，及时补充氯化钾或静脉滴注精氨酸溶液。

（2）**保护脑细胞功能** 可静脉滴注甘露醇和高渗葡萄糖等脱水剂，防治脑水肿；也可用冰帽降低颅内温度，保护脑细胞功能。

（3）**保护呼吸道通畅** 深昏迷患者，可行气管切开以排痰、给氧。

8. 并发症 重度肝性脑病患者常并发脑水肿和多器官衰竭，应积极防治各种并发症。

【护理诊断】

1. 意识障碍 与血氨增高，干扰脑细胞能量代谢和神经传导有关。

2. 营养失调：低于机体需要量 与肝功能减退、消化吸收障碍及限制蛋白质摄入有关。

3. 有受伤的危险 与肝性脑病致精神异常、烦躁不安有关。

4. 有皮肤完整性受损的危险 与黄疸导致皮肤瘙痒有关。

5. 活动无耐力 与肝功能减退，营养摄入不足有关。

6. 有感染的危险 与长期卧床、营养失调、抵抗力低下有关。

【护理措施】

1. 一般护理

（1）休息 患者应有充足的睡眠及休息，减轻肝脏负担。病室环境安静，保持空气新鲜，限制探视。对躁动的患者注意保护，应加床栏，必要时可用约束带，防止发生坠床、跌伤、撞伤等意外。

（2）饮食护理 ①给予高热量饮食：每日总热量保持在 5.0 ～ 6.7kJ（1200 ～ 1600kcal）。以碳水化合物为主，因糖类能促使氨转化为谷氨酰胺，有利于血氨降低。昏迷患者可鼻饲 25% 葡萄糖液供给热量，必要时遵医嘱静脉营养。②蛋白质的摄入：大多数肝硬化患者存在营养不良，长时间限制蛋白质摄入会加重营养不良程度。因此重点在于保持正氮平衡。急性期首日禁蛋白质饮食，给予葡萄糖保证能量供应，昏迷患者可鼻饲饮食；待病情好转、神志清楚后可逐渐恢复蛋白质饮食，以植物蛋白为好，因植物蛋白含甲硫氨酸、芳香族氨基酸较少，含支链氨基酸较多，还可提供纤维素，有利于维护结肠的正常菌群和酸化肠道。蛋白质摄入量在 1 ～ 1.5g/（kg·d）。③不宜使用维生素 B_6，因其可使多巴在周围神经处转为多巴胺，影响多巴进入脑组织，减少中枢神经系统的正常传导递质。④脂肪可延缓胃的排空，尽量少用。⑤注意水、电解质的平衡：肝性脑病患者多有水钠潴留倾向，水不易摄入过多，每天入量以不超过 2500mL 为宜，肝硬化腹水患者一般以每天 1000mL 左右为标准控制入液量，对疑有脑水肿的患者，尤应限制。显著腹水者钠盐应限制在 250mg/d。除肾功能有障碍者，钾应补足。⑥伴有肝硬化的患者应避免刺激性、粗糙食物，以免诱发上消化道出血。

2. 病情观察 密切注意观察肝性脑病的早期征象，如患者有无冷漠或欣快，理解力和记忆力减退，有无行为异常（哭泣、叫喊、当众大小便等），以及扑翼样震颤；观察患者思维及认知改变，可采用刺激、定期呼唤等方法判断其意识障碍的程度；监测并记录患者生命体征及瞳孔的变化，定期复查血氨、肝肾功能、电解质，有异常及时协调医生进行处理。

3. 对症护理

（1）避免和去除诱发因素 应协助医生去除本次发病的诱发因素，并注意避免其他诱发因素：①清除胃肠道内积血，积极预防和控制上消化道出血。因上消化道出血可

码 4-7-2 肝性脑病患者的护理视频

使肠道产氨增高而诱发本病，故出血停止后也应灌肠和导泻，以清除肠道内积血，减少氨的吸收。上消化道出血是最常见的诱因，可用生理盐水和弱酸性溶液灌肠，忌用肥皂水。②避免快速利尿和大量放腹水，防止有效循环血容量减少、大量蛋白质丢失及低钾血症，加重肝脏损害。可在放腹水同时补充血浆白蛋白。在放腹水的过程中突然出现昏迷，应立即停止放腹水。③防止和控制感染。机体感染时会加重肝脏吞噬、免疫和解毒功能负荷，同时组织分解代谢提高而增加产氨和机体耗氧量。故发生感染时，应遵医嘱及时、准确地应用抗生素，有效控制感染。④避免应用催眠镇静药、麻醉剂等。当患者发生抽搐或狂躁不安时，禁用吗啡、水合氯醛、哌替啶及速效巴比妥类药物，这些药物可直接抑制呼吸中枢，导致脑缺氧，降低其对氨毒的耐受性，必要时遵医嘱使用地西泮、东莨菪碱，并减少给药次数。⑤保持大便通畅，防止便秘。便秘使含氨、胺类和其他有毒物质与结肠黏膜接触时间延长，促进毒物的吸收，可采用灌肠和导泻的方法清除肠内毒物。⑥禁止大量输液，过多液体可引起低血钾、稀释性低血钠、脑水肿等，从而加重肝性脑病。⑦禁食或限食者，避免发生低血糖。因葡萄糖是大脑产生能量的重要燃料，低血糖时能量减少，脑内去氨活动停滞，氨的毒性增加。

（2）昏迷患者的护理　①患者取仰卧位，头略偏向一侧以防舌后坠阻塞呼吸道。②保持呼吸道通畅，深昏迷患者应做气管切开以排痰，保证氧气的供给。③做好基础护理，保持床褥干燥平整，定时协助患者翻身、按摩受压部位，防止压疮。做好口腔、眼部的护理，对眼睑闭合不全角膜外露的患者可用生理盐水纱布覆盖眼部。④给患者做肢体的被动运动，防止静脉血栓形成及肌肉挛缩。⑤尿潴留患者给予留置尿管导尿，并详细记录尿量、颜色、气味。

4. 用药护理

（1）降氨药物　谷氨酸钾、谷氨酸钠应依据患者血清钾、钠浓度及病情选用。如患者出现少尿、无尿应慎用钾剂，明显水肿、腹水时慎用钠剂。谷氨酸盐为碱性，使用前可先注射 3～5g 维生素 C，碱血症者不宜使用。应用精氨酸时滴注速度不宜过快，否则可出现流涎、呕吐、面色潮红等不良反应。因精氨酸呈酸性，含氯离子，不宜与碱性溶液配伍使用。

（2）乳果糖　乳果糖有轻泻作用，需观察服药后排便次数，以每日排便 1～2 次、粪 pH 值 5.0～6.0 为宜。该药在肠内产气较多，易出现腹胀、腹痛、恶心、呕吐及电解质紊乱，应从小剂量开始。

（3）新霉素　长期服用少数患者可出现听力和肾脏损害，使用时间不宜超过 1 个月，服药期间应做好听力和肾功能的监测。

（4）其他　大量输注葡萄糖时应注意防止低血钾、心力衰竭和脑水肿；应用支链氨基酸（BCAA）时速度不宜过快。

5. 心理护理　因病情重、病程长、久治不愈、医疗费用高等原因，患者常常出现焦虑、悲观、绝望等情绪，应针对患者不同心理问题进行安慰劝导，提供感情支持，解除其焦虑不安情绪。对患者的异常思维及行为，不能嘲笑或表示不满，切忌伤害患者的人格，以尊重、体谅的态度对待患者。向患者家属讲解疾病相关知识，取得患者家属支持，共同参与患者护理，提高疾病治疗效果。

【健康指导】

1.生活指导　帮助患者建立健康的生活方式，制定合理的饮食原则，限制蛋白质及避免粗糙食物，戒烟、酒，保持大便通畅，避免各种感染。

2.疾病知识指导　向患者及家属介绍肝脏疾病和肝性脑病的有关知识及导致肝性脑的各种诱发因素，指导患者及家属积极治疗原发病，识别、避免诱因。指导患者遵医嘱规定的剂量、用法服药，了解药物的主要副作用，避免使用对肝脏有毒性的药物。告诉患者家属肝性脑病发生时的早期征象，以便患者发生肝性脑病时能及时就医，得到诊治。患者应定期复诊。

【考纲摘要】

1.肝性脑病最常见的病因和诱因。

2.肝性脑病临床分期。

3.肝性脑病诱因的去除和避免。

【复习思考】

1.肝性脑病的脑电图改变有哪些？

2.减少氨生成和吸收的方法有哪些？

3.肝性脑病的饮食护理是什么？

4.肝性脑病的药物护理是什么？

5.优质护理干预可降低肝硬化后肝性脑病患者病死率及肝性脑病发生率。护理人员要在服务的内容及形式上不断地变化和更新，与时俱进，课后查找资料并分组讨论如何对肝性脑病患者进行优质护理。

（周鑫）

码 4-7-3　肝性脑病
患者的护理 PPT

任务八　急性胰腺炎患者的护理

【学习目标】

1.知识目标　明确急性胰腺炎的临床表现、护理措施，熟悉急性胰腺炎的病因、辅助检查、治疗要点、健康教育。

2.能力目标　能对急性胰腺炎患者进行正确评估，并运用护理程序实施护理；能配合医生对重症患者进行抢救。

3.素质目标　培养学生关爱患者的意识，树立敬佑生命、救死扶伤的职业观，提升医护人员的使命感。

【案例导入】

患者，男，25岁。上腹部疼痛5小时入院。患者今天中餐饮酒后出现上腹部疼痛，呈刀割样，以左上腹为甚，阵发性加剧，放射到腰背疼痛，伴有严重的恶心、呕吐，呕吐物为含有胆汁的胃内容物。查体：体温39.5℃，脉搏120次/分，呼吸26次/分，血压70/50mmHg。精神萎靡，全腹压痛、反跳痛及肌紧张，尤以上腹部为甚，移动性浊音阳性，肠鸣音消失。腹穿抽出血性液体。血淀粉酶600U，尿淀粉酶300U。诊断为急性胰腺炎。

请思考：

1. 该患者发病最可能的病因是什么？

2. 该患者首要的护理诊断是什么？护理措施是哪些？

3. 该患者出现哪些表现可以诊断为重症急性胰腺炎？

急性胰腺炎（acute pancreatitis，AP）指多种病因使胰酶在胰腺内被激活引起胰腺组织自身消化，从而导致胰腺水肿、出血甚至坏死的炎症性反应。临床主要表现为急性上腹痛、发热、恶心、呕吐及血、尿淀粉酶或脂肪酶增高，重症伴腹膜炎、继发感染、休克等并发症，部分患者可发生猝死。

【病因与发病机制】

引起急性胰腺炎的病因很多，在我国以胆道疾病为常见原因，在西方国家以大量饮酒多见。

1. 胆道系统疾病　占50%以上，常见主要原因有胆石症、胆道感染、胆道蛔虫等，又称胆源性胰腺炎。十二指肠壶腹部因结石、蛔虫或肿瘤压迫而阻塞，或胆道近段胆石下移，造成Oddi括约肌痉挛、水肿，使十二指肠壶腹部出口梗阻，胆汁逆流入胰管，引起急性胰腺炎；胆石在移行过程中损伤胆总管、壶腹部或胆道感染，引起Oddi括约肌松弛，使富含肠激酶的十二指肠液反流入胰管，引起急性胰腺炎；胆道感染引起细菌毒素、游离胆酸、非结合胆红素通过胆胰间淋巴管交通支扩散到胰腺，引起急性胰腺炎。

2. 胰管梗阻　胰管结石、狭窄、肿瘤或蛔虫钻入胰管等可使胰管梗阻，当胰液分泌旺盛时胰液排出受阻，胰腺内压力增高，致使胰腺腺泡破裂，胰液外溢到间质，被组织液激活引起急性胰腺炎。

3. 酗酒和暴饮暴食　据统计急性胰腺炎20%～60%发生于暴食、饮酒后。大量饮酒和暴饮暴食使胰液分泌增加，刺激Oddi括约肌痉挛，十二指肠乳头水肿，胰液排出受阻，使胰腺内压增加，引起胰腺炎。慢性酗酒者常有胰液蛋白沉淀，形成蛋白栓堵塞胰管，致胰液排泄障碍。酗酒引起剧烈呕吐者，又可使十二指肠压力骤增，导致十二指肠反流入胰管，引起急性胰腺炎。

4. 手术与创伤　腹腔手术特别是胰、胆手术，胃手术及腹部钝挫伤等，少数ERCP检查患者因重复注射造影剂或注射压力过高，直接或间接损伤胰腺组织与胰腺的血液供应引起胰腺炎。

5. 内分泌与代谢障碍　甲状旁腺瘤、维生素 D 摄入过多等原因引起的高钙血症，或任何原因引起的高脂血症（常见家族性高脂血症），可通过胰管钙化或胰液内脂质沉着，引起胰腺炎。

6. 感染　某些急性传染病如流行性腮腺炎、柯萨奇病毒感染、传染性单核细胞增多症等，可引起胰液分泌增多而引起急性胰腺炎。但大多症状较轻，随感染痊愈后急性胰腺炎可自行消退。

7. 药物　噻嗪类利尿剂、糖皮质激素、硫唑嘌呤、四环素、磺胺类药物等，可直接损伤胰腺组织，使胰液分泌或黏稠度增加，引起急性胰腺炎，多发生在服药初 2 个月。

8. 其他　十二指肠乳头周围病变、十二指肠球后穿透性溃疡、胃部手术后输入祥综合征、肾或心移植术后可引起急性胰腺炎。多数患者可找到致病因素，但仍有 5%～25% 的患者病因不明，称为特发性胰腺炎。

各原因引起的急性胰腺炎途径不同，但经研究发病机制相似，即一系列胰腺消化酶被激活所致胰腺的自身消化。

【临床表现】

急性胰腺炎的临床表现轻重取决于病因、病理类型和治疗是否及时等因素。常因饱食、脂餐或饮酒而诱发，也有部分患者在无诱因下发病。急性胰腺炎病理表现可分为急性水肿型和出血坏死型两种。水肿型胰腺炎为轻症急性胰腺炎，临床多见，有自限性，预后良好；出血性坏死胰腺炎为重症急性胰腺炎，起病急骤，症状较重，常继发感染、腹膜炎和休克等多种并发症，病死率高。

码 4-8-1　急性胰腺炎的临床表现视频

1. 症状

（1）腹痛　为本病的首发症状和主要表现，常于暴饮暴食或酗酒后突然发作。疼痛持续而剧烈，可为钝痛、刀割样疼痛、钻痛或绞痛，阵发性加剧。疼痛位于上腹中部、偏左或偏右，向腰背部呈带状放射。取弯腰抱膝位可减轻疼痛，一般肠胃解痉药物不能缓解，进食可加重。轻症急性胰腺炎患者腹痛 3～5 日可缓解。重症急性胰腺炎病情发展迅速，腹痛持续时间较长，并发腹膜炎时疼痛波及全腹。极少数年老体弱患者腹痛轻微或无腹痛。

（2）恶心、呕吐及腹胀　起病后可出现频繁剧烈的恶心、呕吐，吐出食物和胆汁，甚至血液，吐后腹痛不能缓解。常伴有腹胀，重症急性胰腺炎甚至出现麻痹性肠梗阻。

（3）发热　多数患者有中度发热，一般持续 3～5 日，不超过 38℃。若持续出现高热或发热持续不退并伴有白细胞增高者，可能有胰腺脓肿或胆道炎症等继发感染。

（4）水、电解质及酸碱平衡紊乱　多有不同程度的脱水，呕吐频繁剧烈者可有代谢性碱中毒，重症者多有明显的脱水和代谢性酸中毒，常伴血钾、血镁、血钙降低，部分患者可有血糖增高，偶可发生糖尿病酮症酸中毒或高渗昏迷。出现低钙血症导致手足抽搐的患者，预后不良。

（5）低血压和休克　仅见重症急性胰腺炎。常在起病后数小时突然发生，极少数患者可突然出现休克，甚至发生猝死。亦可逐渐出现，或有并发症时出现，提示胰腺有大片坏死。其主要原因是有效循环血容量不足、胰腺坏死释放心肌抑制因子致心肌收缩不良、并发消化道出血及感染等。

2. 体征

（1）轻症急性胰腺炎　往往与主诉腹痛的症状不相符，腹部体征较轻，仅表现为中上腹部压痛，无腹肌紧张及反跳痛，可有腹胀和肠鸣音减弱，轻度脱水貌。

（2）重症急性胰腺炎　患者常有急性病容，辗转不安、脉搏增快、呼吸急促、血压下降。上腹部压痛明显，并发腹膜炎时，出现全腹压痛、反跳痛、肌紧张。伴麻痹性肠梗阻时可有明显腹胀、肠鸣音减弱或消失。并发胰源性腹水时可有移动性浊音，腹水多呈血性。少数病情严重者，在左腰部皮肤上可出现青紫色斑，称 Grey-Turner 征。在脐周围部出现青紫色斑，称 Cullen 征。如有胰腺脓肿或假性囊肿形成，上腹部可扪及肿块。胰头炎性水肿压迫胆总管时，可出现黄疸。

3. 并发症

主要见于重症急性胰腺炎。

（1）局部并发症　主要有胰瘘、胰腺脓肿、假性囊肿。胰腺脓肿在重症胰腺炎起病后 2～3 周发生，因胰腺内及胰腺周围组织坏死继发感染发而来，持续腹痛，上腹部包块，高热不退、呈弛张热。假性囊肿常在起病后 3～4 周发生，因胰液和液化的坏死组织在胰腺内或其周围包裹形成，易破裂致胰源性腹水，系难治性腹水，严重者囊肿破裂后并发急性弥漫性腹膜炎。

（2）全身并发症　常在病后数天发生，易并发不同程度多器官衰竭，主要有急性呼吸窘迫综合征、急性肾衰竭、心力衰竭、消化道出血、胰性脑病、弥散性血管内凝血、败血症、真菌感染、糖尿病等，病死率极高。

【辅助检查】

1. 血常规检查　白细胞计数增多及中性粒细胞核左移。

2. 血、尿淀粉酶测定

（1）血清淀粉酶　一般在在起病后 2～12 小时开始升高，48 小时后开始下降，持续 3～5 日。血清淀粉酶超过正常值 3 倍，即可确诊本病。但病情严重性与淀粉酶升高并不一致，重症急性胰腺炎血清淀粉酶可正常或低于正常。

（2）尿淀粉酶　升高较晚，在发病后 12～14 小时开始升高，下降缓慢，持续 1～2 周。但尿淀粉酶易受患者尿量影响。

3. 血清脂肪酶测定　血清脂肪酶常在发病后 24～72 小时开始升高，持续 7～10 日。对病后就诊较晚的急性胰腺炎患者有诊断价值，且特异性较高。

4. 生化检查

（1）低血钙　可有暂时性血钙降低，低血钙程度与临床严重程度平行，血钙若低于 2mmol/L 则预后不良。

（2）高血糖　暂时性血糖升高与胰岛素释放减少及胰高血糖素释放增加有关。持久空腹血糖高于 11.2mmol/L 反应胰腺坏死，提示预后不良。

（3）C 反应蛋白（CRP）增高　CRP 是组织损伤及炎症的非特异性标志物，当胰腺坏死时 CRP 明显升高，有助于评估和监测急性胰腺炎的严重程度。

5. 影像学检查　腹部 X 射线平片可见"哨兵襻""结肠切割征"，为胰腺炎间接指证，提示肠麻痹或有麻痹性肠梗阻征象；腹部 B 超及 CT 检查、MRI 显像可见胰腺弥漫性增大，其轮廓与周围边界模糊不清，坏死区呈低回声、低密度图像，对并发胰腺脓肿或假性囊肿的诊断有帮助。

【治疗要点】

治疗原则为解痉止痛，减少胰腺分泌，维持水、电解质和酸碱平衡，防治并发症。大多数患者为轻症急性胰腺炎，经 3～5 日积极治疗多可治愈。重症急性胰腺炎必须采取综合性措施，积极抢救治疗。

1. 抑制或减少胰腺分泌　采用禁食、胃肠减压及药物治疗，减少胃酸分泌，抑制胰酶合成，进而减少胰液分泌，以减轻腹痛和腹胀。常用药物有抗胆碱能药物如阿托品、654-2，H_2 受体拮抗剂如西咪替丁、雷尼替丁，质子泵抑制剂如奥美拉唑，生长抑素类药物如奥曲肽等。

2. 解痉止痛　剧烈腹痛者可加用哌替啶。禁用吗啡，以防引起 Oddi 括约肌痉挛，加重病情。

3. 抗感染　因多数急性胰腺炎与胆道疾病有关，故多应用抗生素。常选用氧氟沙星、环丙沙星、克林霉素及头孢菌素等。

4. 抗休克及纠正水、电解质平衡失调　应积极补充体液及电解质（钾、镁、钠、钙离子）以维持有效循环血容量。持续胃肠减压时，尚需补足引流的液量。对休克患者可酌情予以输全血或血浆代用品，必要时在扩容基础上加用血管活性药物抗休克。

5. 抑制胰酶活性　适用于重症急性胰腺炎的早期，常用抑肽酶，20 万～50 万 U/d，分 2 次溶于葡萄糖液中静脉滴注，连用 5 日。

6. 其他　通过观察患者症状体征、实验室检查、影像学变化，了解病情发展。轻症患者应给予鼻导管或面罩吸氧等呼吸功能支持，当并发成人呼吸窘迫综合征者，可作气管切开和应用呼吸机治疗。有血糖升高者可给予小剂量胰岛素治疗。伴腹腔内大量渗液或急性肾衰竭者时，可采用腹膜透析治疗。合并胰腺脓肿、胰腺假性囊肿及腹膜炎时需手术切除或引流。

【护理诊断】

1. 疼痛：腹痛　与胰腺及其周围组织炎症、水肿或出血坏死有关。

2. 有体液不足的危险　与呕吐、禁食、出血或胃肠减压有关。

3. 体温过高　与炎症、坏死和继发感染有关。

4. 潜在并发症　胰腺周围脓肿、胰腺假性囊肿、急性肾衰竭、ARDS、DIC、败血症、低血容量性休克等。

【护理措施】

1. 一般护理

（1）休息与体位 急性期应绝对卧床休息，减轻胰腺负担，促进组织修复。腹痛时协助患者取弯腰、屈膝侧卧位，以减轻疼痛。因剧痛辗转不安者应防止坠床，必要时使用床栏，以保证安全。

（2）饮食护理 轻症患者需禁食、水及胃肠减压3～5天。禁食期间通过静脉输注葡萄糖补充能量，重症患者应行全胃肠外营养。随病情逐渐好转，待腹痛和呕吐基本消失，可给予不含脂肪、低糖、蛋白质<10g/d的流质饮食，如果汁、米汤、藕粉，每日5～6餐，每次100～200mL，逐步恢复饮食，应免刺激性强、产气多、高脂肪和高蛋白质的食物，忌油脂，严格禁酒。若禁食、禁饮1周以上，及时可以考虑X射线引导下经鼻腔置空肠营养管，实施肠内营养。

码4-8-2 急性胰腺炎患者的护理视频

2. 病情观察 密切观察血压、脉搏、尿量、中心静脉压及神志情况，注意有无休克征象发生。观察腹痛程度、部位及解痉止痛药物的效果。注意观察呕吐物的量及性质，行胃肠减压者，应观察和记录引流量及性质。观察患者皮肤黏膜色泽、弹性有无变化，严格记录出入液量。观察有无脱水、低钾和低钙表现。重症急性胰腺炎患者应注意有无多器官功能衰竭的表现。定时留取标本，监测血尿淀粉酶、血糖、电解质、血气分析变化。

3. 对症护理

（1）疼痛的护理 给予患者安慰，使其避免产生紧张、焦虑、恐惧的心理；指导患者减轻腹痛的方法，如松弛疗法、皮肤针刺疗法等。腹痛剧烈者，可遵医嘱给予止痛药，如阿托品、654-2或哌替啶。观察用药前、后疼痛的变化情况，若疼痛持续存在伴高热，则应考虑可能并发胰腺脓肿；如疼痛剧烈，全腹肌紧张、压痛和反跳痛明显，提示并发腹膜炎，应报告医生及时处理。

（2）维持有效的循环血量 严格记录24小时出入液量，观察有无脱水、低钾血症、低钙血症等表现。遵医嘱建立静脉通路，维持有效循环血容量，纠正酸碱平衡失调。禁食患者液体入量需达到3000mL/d以上，并根据患者脱水程度、年龄和心肺功能调整输液速度。

（3）防治低血容量性休克 如患者出现神志改变、脉搏细弱、血压下降、尿量减少、皮肤黏膜苍白、冷汗等低血容量性休克表现，应积极配合医生抢救。

（4）重症急性胰腺炎的抢救护理 ①严密监测生命体征、血尿淀粉酶及电解质，观察有无多器官功能衰竭的表现。②遵医嘱用药，维持血压在正常范围。③发生急性呼吸窘迫综合征时，立即遵医嘱给予高浓度吸氧，配合医生做好气管切开及机械通气。

4. 用药护理 遵医嘱用药，腹痛剧烈者，可遵医嘱给予哌替啶等止痛药。禁用吗啡，以防Oddi括约肌痉挛加重病情。注意监测用药前、后患者疼痛是否减轻，疼痛的性质有无改变。观察药物不良反应，如持续应用阿托品应注意有无心动过速、麻痹性肠梗阻加重等不良反应。有高度腹胀或肠麻痹时，不宜用阿托品。

5. 心理护理 由于本病急性起病，患者有剧烈腹痛，患者及家属常出现烦躁不安、焦虑、恐惧等不良心理反应。应及时解决患者的护理要求，并向患者和家属介绍本病的基本知识、治疗方法及预后，树立信心配合治疗。

【健康指导】

1. 生活指导 指导患者及家属掌握饮食卫生知识，平时应养成规律进食习惯，避免暴饮暴食。腹痛缓解后，可进食少量低脂、低糖饮食，应避免刺激性强、产气多、高脂肪和高蛋白质的食物，戒除烟、酒，防止复发。

2. 疾病知识指导 向患者和家属介绍本病的主要诱发因素、预后及并发症等相关知识；指导患者积极治疗胆道疾病，防治肠道蛔虫症。

【考纲摘要】

1. 急性胰腺炎最主要的临床表现。

2. 急性胰腺炎疼痛的护理。

3. 急性胰腺炎的饮食护理。

【复习思考】

1. 急性胰腺炎最常见的病因有哪些？

2. 急性胰腺炎的治疗要点是什么？

3. 对重症急性胰腺炎患者怎样护理？

4. 分组讨论如何对急性胰腺炎患者进行针对性护理干预，从而缓解患者痛苦？培养分析问题、解决问题能力及评判性思维能力。

（周鑫）

码 4-8-3 急性胰腺
炎患者的护理 PPT

任务九 上消化道大出血患者的护理

【学习目标】

1. 知识目标 掌握上消化道出血的临床表现和护理措施，熟悉上消化道出血的治疗要点、辅助检查。

2. 能力目标 能对上消化道大出血患者出血量进行评估，并进行抢救配合。

3. 素质目标 培养团队协作精神，培养分析、解决问题能力及应变能力，树立敬佑生命、救死扶伤的职业理念。

【案例导入】

患者，男，30 岁。1 天前大量饮酒后呕吐胃内容物 3 次，呕吐物初为咖啡色、后为鲜红色，排稀黑便。伴头晕、心悸、出汗，既往健康。查体：体温 37.2℃，脉搏 120 次 / 分，呼吸 22 次 / 分，血压 80/50mmHg。腹平软，中上腹有压痛，无反跳痛。辅助检查：血红蛋白 80g/L，大便潜血（＋＋＋）。入院诊断为：上消化道出血。

请思考：

1. 该患者消化道出血的原因是什么？

2. 该患者的出血量大约是多少？出现哪些表现考虑出血停止？

3. 对该患者应采取哪些抢救护理措施？

上消化道出血（upper gastrointestinal hemorrhage）是指屈氏韧带以上的消化道，包括食管、胃、十二指肠、胰腺、胆道病变引起的出血，以及胃空肠吻合术后的空肠病变出血。出血的病因可为上消化道疾病或全身性疾病。上消化道大量出血一般指在数小时内失血量超过 1000mL 或循环血容量的 20％，是常见的临床急症。主要临床表现为呕血和（或）黑便，常伴有血容量减少而引起的急性周围循环衰竭，严重者导致失血性休克而危及生命。

【病因与发病机制】

引起上消化道出血的病因很多，其中常见的有消化性溃疡、急性糜烂出血性胃炎、食管 - 胃底静脉曲张破裂出血和胃癌等。食管贲门黏膜撕裂综合征引起出血也可见。病因归类如下：

1. 上消化道疾病

（1）食管疾病和损伤　如反流性食管炎、食管贲门黏膜撕裂综合征、食管憩室炎、食管癌，以及误食强酸、强碱或化学品引起的损伤。

（2）胃、十二指肠疾病和损伤　消化性溃疡、胃泌素瘤、急性糜烂性胃炎、胃黏膜脱垂、胃扩张、胃扭转、胃癌、胃手术后吻合口溃疡和吻合口糜烂等。

（3）空肠疾病　胃肠吻合术后空肠溃疡、空肠克罗恩病。

2. 门静脉高压　引起食管 - 胃底静脉曲张破裂或门脉高压性胃病。

3. 上胃肠邻近器官或组织的疾病　如胆道出血、肝癌、肝脓肿或肝动脉瘤破入胆道、胰腺疾病累及十二指肠等。

4. 全身性疾病　如白血病、再生障碍性贫血、弥散性血管内凝血、血小板减少性紫癜、过敏性紫癜、系统性红斑狼疮、尿毒症、应激相关胃黏膜损害、急性感染性疾病等。

【临床表现】

上消化道出血的临床表现取决于出血的性质、部位、失血量与速度，并与患者的年龄，出血前的状况，如有无贫血及心、肾、肝功能障碍。

1. 呕血与黑便　是上消化道出血的特征性表现。上消化道出血者均有黑便，但不一定有呕血。出血部位在幽门以上者常有呕血和黑便，在幽门以下者可仅表现为黑便。出血量大、速度快的幽门以下病

码 4-9-1　上消化道大出血的临床表现视频

变可因血液反流入胃，引起恶心、呕吐而出现呕血。

呕血与黑便的颜色、性质亦与出血量、部位和出血速度有关。呕血时若出血量少，血液在胃内停留时间长，经胃酸作用形成正铁血红素，呈黑色或棕褐色咖啡渣样；若出血量大，血液在胃内停留时间短，未经胃酸混合即呕出，则呈暗红色甚至鲜红色，需与下消化道出血鉴别。下消化道如空肠、回肠出血量不大，在肠道内停留时间长，也可表现为黑便，应与上消化道出血鉴别。

2. 失血性周围循环衰竭　上消化道大量出血时，由于循环血量迅速减少，静脉回心血量不足，导致心排出量降低，常发生周围循环衰竭。其程度和出血量大小、出血速度快慢有关。患者常表现为头昏、心悸、乏力、出汗、口渴、晕厥、肢端湿冷、心率加快、血压降低等一系列组织缺血的症状。

出血性休克早期有脉搏细速，脉压减小，血压可因代偿作用而正常甚至一时偏高，应严密观察患者血压状态，并予以抢救，否则患者血压迅速下降，严重者呈休克状态，表现为精神萎靡、烦躁不安、血压下降、脉搏增快、面色苍白、呼吸急促、四肢湿冷、口唇发绀，体表静脉塌陷，收缩压降至80mmHg以下，脉压小于25～30mmHg，心率加快至120次/分以上。休克时尿量减少，若补充血容量后仍少尿或无尿，应考虑并发急性肾衰竭。

3. 发热　大量出血后，多数患者在24小时内出现发热，一般不超过38.5℃，持续3～5日可降至正常。发生机制可能与有效循环血容量减少，急性周围循环衰竭引起体温调节中枢功能障碍有关。

4. 氮质血症　上消化道大量出血后，肠道血液的蛋白质分解产物被吸收，引起血中尿素氮浓度增高，称为肠源性氮质血症。一般于出血后数小时血尿素氮开始升高，24～48小时达到高峰，3～4天后降至正常。还可因出血导致循环衰竭，引起肾小球滤过率下降，出现肾前性氮质血症。严重持久的休克可引起急性肾损伤，出现肾性氮质血症。若患者血容量纠正，尿量正常，但血尿素氮持续增高超过3～4日，提示上消化道继续出血或再出血。

5. 贫血及血象变化　上消化道大出血后，均有急性失血性贫血。出血早期血象检查无变化，经3～4小时后，因组织液渗入血管使血液稀释，才出现失血性贫血的血象改变。贫血程度取决于出血前有无贫血、失血量、出血后液体平衡状态等因素。出血24小时即见网织红细胞升高，出血停止后逐渐降至正常，持续升高提示出血不止。出血2～5小时白细胞计数升高，血止2～3天恢复正常。肝硬化脾功能亢进者白细胞计数可不升高。

【辅助检查】

1. 实验室检查　测定红细胞计数、白细胞计数、血小板计数、血红蛋白浓度、血细胞比容、肝功能、肾功能、大便隐血试验等，估计失血量及动态观察有无活动性出血，判断治疗效果及协助病因诊断。

2. 内镜检查　内镜检查是诊断上消化道出血定位、定性诊断的首选检查方法。出血后24～48小时内行急诊胃镜检查，可直接观察出血灶情况，有无活动性出血或评估再出血的危险性，明确出血原因，同时对出血灶进行止血治疗。急诊胃镜检查应在患者生命体征平稳后进行，并尽量在出血的间歇期进行。

3. X 射线钡剂造影检查　对明确病因亦有价值。主要适用于不宜或不愿进行内镜检查者，或胃镜检查未能发现出血原因，需排除十二指肠降段以下的小肠段有无出血病灶者。一般在出血停止数日和病情基本稳定后进行检查。

4. 其他　放射性核素扫描或选择性动脉造影如腹腔动脉、肠系膜上动脉造影有助于确定出血部位，适用于内镜及 X 线钡餐造影未能确诊而又反复出血者。胶囊内镜对排除小肠病变引起的出血有特殊价值。不能耐受 X 线、内镜或动脉造影检查的患者，可作吞线试验，根据棉线有无沾染血迹及其部位，可以估计活动性出血部位。

【治疗要点】

上消化道大量出血为临床急症，识别出血征象，严密观察周围循环衰竭状况，应采取积极措施进行抢救。迅速补充血容量，纠正水电解质失衡，预防和治疗失血性休克，给予止血治疗，同时积极进行病因诊断和治疗。

1. 补充血容量　立即查血型、配血，可先输入平衡液或葡萄糖盐水、右旋糖酐或其他血浆代用品，尽早输入新鲜全血，以恢复和维持血容量并改善周围循环，以防止微循环障碍引起脏器功能衰竭。输液量可根据估计的失血量来确定。紧急输注浓缩红细胞的指征为：改变体位时出现晕厥、收缩压 < 90mmHg 或较基础收缩压降低幅度 > 30mmHg、心率增快 > 120 次 / 分；血红蛋白 < 70g/L 或血细胞比容 < 25%。输血以使血红蛋白上升达到 70g/L 为宜。

2. 止血

（1）非曲张静脉破裂上消化道大出血止血措施　此类出血是指除食管胃底静脉曲张破裂出血之外的其他病因所致的上消化道出血，其中以消化性溃疡最常见。①胃、十二指肠出血：遵医嘱口服去甲肾上腺素，也可经胃管滴注胃内灌注治疗。②抑制胃酸分泌药：对消化性溃疡和急性胃黏膜损伤引起的出血，临床常用 H_2 受体拮抗剂或质子泵阻滞剂。常用药物有西咪替丁、雷尼替丁、法莫替丁、奥美拉唑等。③内镜直视下止血：适用于有活动性出血或暴露血管的溃疡。④介入治疗：少数不能进行内镜止血或手术治疗的严重大出血者，可经选择性肠系膜动脉造影寻找出血病灶，给予血管栓塞治疗。⑤手术治疗。

（2）食管底静脉曲张裂出血止血措施　食管胃底静脉曲张破裂出血往往出血量大、出血速度快，再出血率和死亡率高，需要特殊的治疗措施。①药物止血：血管升压素 0.2U/min 持续静脉滴注，可根据治疗效果，增加药量至 0.4U/min，作用是收缩内脏血管，从而减少门静脉血流量，降低门静脉高压及侧支循环压力。同时用硝酸甘油静脉滴注或舌下含服，可减轻大剂量用血管升压素的不良反应，并且硝酸甘油有协同降门静脉压力的作用。生长抑素类药物如奥曲肽，能明显减少内脏血流量，常用首剂 100μg 缓慢静脉注射，继以 25 ～ 50μg/h 持续静脉滴注。②三（四）腔二囊管压止血：其止血效果肯定，但患者痛苦、并发症多、早期再出血率高，故不推荐作为首选止血措施。③内镜直视下止血：常用治疗方法有硬化剂注射局部静脉止血术、食管曲张静脉套扎术和组织黏合剂注射法。④手术治疗：内科治疗无效时，可考虑手术或经颈静脉肝内门体静脉分流术。

【护理诊断】

1. 潜在并发症：血容量不足 与上消化道大量出血有关。

2. 活动无耐力 与失血性周围循环衰竭有关。

3. 有受伤的危险：创伤、窒息、误吸 与食管胃底黏膜长时间受压、气囊阻塞气道、血液或分泌物反流入气管有关。

4. 恐惧 与上消化道大出血使生命或健康受到威胁有关。

5. 知识缺乏 缺乏上消化道出血的防治知识。

【护理措施】

1. 一般护理

（1）休息与体位 减少活动有利于出血停止，少量出血者应卧床休息，大量出血者绝对卧床休息。协助患者取平卧位并将下肢抬高，以保证脑部供血。保持患者呼吸道通畅，呕吐时头偏向一侧，防止窒息或误吸，必要时用负压吸引器清除气道内的分泌物、血液或呕吐物，给予吸氧。

码4-9-2 上消化道大出血的护理视频

（2）饮食护理 急性大出血伴恶心、呕吐者应禁食。少量出血无呕吐者，可进温凉、清淡流质食物；出血停止后改为营养丰富、易消化、无刺激性的半流质食物、软食，少量多餐，逐步过渡到正常饮食。食管胃底静脉曲张破裂出血的患者，避免生冷、粗糙、坚硬、刺激性食物，且应细嚼慢咽，少食多餐，防止损伤曲张静脉而再次出血。

2. 病情观察

（1）观察指标 密切监测生命体征、精神和意识状态、皮肤和甲床色泽及呕吐物和粪便的性质、颜色、量及性状；定期复查红细胞计数、血细胞比容、血红蛋白、网织红细胞计数、血尿素氮、大便隐血，以了解贫血程度、出血是否停止。准确记录出入量，疑有休克时留置导尿管，测每小时尿量，应保持尿量＞30mL/h。

（2）出血量的估计 病情严重度与失血量呈正相关，每日消化道出血＞5mL，粪便潜血试验阳性；每日出血量超过50mL，可出现黑便；胃内积血量＞250mL，可引起呕血；一次出血量＜400mL，可因组织液与脾贮血补充血容量而不出现全身症状；出血量＞400mL至500mL，可出现头晕、心悸、乏力等症状；出血量＞1000mL，临床即出现急性周围循环衰竭的表现，严重者引起失血性休克。

呕血和黑便的频率和量可以协助估算出血量，但因呕血和黑便分别混有胃内容物和粪便，且出血停止后仍有血液停留在胃肠道内，故不能准确判断出血量。

（3）周围循环状况的观察 周围循环衰竭的临床表现是估计出血量的重要标准，应动态观察患者的心率、血压，可采取改变体位测量心率、血压并观察症状和体征来估计出血量。先测平卧时的心率与血压，然后测改为半卧位时的心率与血压，如改为半卧位时即出现心率增快10次/分以上、血压下降幅度达15～20mmHg、头晕、出汗

甚至晕厥，则表示出血量大，血容量已明显不足，是紧急输血的指征。如收缩压低于 90mmHg，心率大于 120 次 / 分，伴有面色苍白、皮肤湿冷、四肢冰凉、烦躁不安或神志不清，则已进入休克状态，属严重大量出血，需紧急抢救。

（4）活动性出血或再出血的判断　若观察中出现下列迹象，提示有活动性出血或再次出血：①反复呕血，甚至呕吐物由咖啡色转为鲜红色。②黑便次数增多且粪质稀薄，色泽转为暗红色，伴肠鸣音亢进。③周围循环衰竭的表现为经充分补液、输血而改善不明显，或好转后又恶化，血压波动，中心静脉压不稳定。④血红蛋白浓度、红细胞计数、血细胞比容下降，网织红细胞计数持续增高。⑤在补液足够、尿量正常的情况下，血尿素氮持续或再次增高。⑥门静脉高压的患者原有脾大，在出血后脾常暂时缩小，如不见脾恢复肿大亦提示出血未止。

3. 对症护理及特殊专科护理

（1）对症护理　迅速建立静脉通道，保证输液通畅，遵医嘱用药。

（2）三（四）腔二囊管的应用与护理　积极协助医生应用三（四）腔二囊管压迫止血，这是一种临时急救止血的措施，适用于门静脉高压所致的食管下段、胃底静脉曲张破裂出血。熟练的操作和插管后密切观察、细致护理是达到预期止血的关键。

1）操作前准备：①患者准备：向患者详细讲解操作目的、方法、注意事项；检查前 12 小时应禁食。②用物准备：准备好操作用物、急救药品和器械。使用前检查三（四）腔二囊管的性能，如气囊是否漏气、气囊膨胀是否均匀、管道是否通畅等。

2）操作中护理：①安置患者取半卧位或平卧位，头偏向一侧，颌下铺治疗巾，清洁患者插管侧鼻腔。②协助插管：将三（四）腔二囊管前端及气囊外面涂上液状石蜡，然后由患者鼻孔慢慢插入，管端到达咽喉部时患者做吞咽动作。③协助充气、牵引：先向胃气囊内注气 200 ～ 300mL，压力维持在 40 ～ 45mmHg。再向食管气囊注气 100 ～ 150mL，压力维持在 30 ～ 40mmHg。④压迫止血处理妥当后整理床单位及用物。

3）操作后护理：①密切观察应用效果、患者出血情况。如果出现呼吸困难或窒息，应立即将气囊口打开，或剪除三（四）腔二囊管结扎处，放出气体。②监测囊内压：压迫止血期间每 4 ～ 6 小时监测 1 次囊内压，囊内压降低时应抽尽囊内气体，重新注气。③定时放气：三（四）腔二囊管放置 12 ～ 24 小时后，食管气囊应放气 15 ～ 30 分钟，然后再充气牵引，避免局部黏膜因受压过久而发生糜烂、坏死。④保持患者口、鼻腔清洁，嘱患者不要将唾液、痰液咽下。每日两次向鼻腔滴入少量液状石蜡，以免三（四）腔二囊管黏附于鼻黏膜。⑤出血停止后，定时从胃管腔内注入流质饮食。如需要拔管可先放出食管气囊内的气体、放松牵引，继续观察 24 小时，未再出血可考虑拔管。对昏迷患者亦可继续留置管道用于注入流质食物和药液。拔管前口服液状石蜡 20 ～ 30mL，润滑黏膜及管、囊的外壁，缓慢、轻巧地拔出三（四）腔二囊管。24 小时内仍需严密观察，如发现出血征象，仍可用三（四）腔二囊管止血。气囊压迫一般以 3 ～ 4 日为限，继续出血者可适当延长。

4. 用药护理　避免因输液过多过快引起急性肺水肿；肝病患者忌用吗啡、巴比妥类药物；宜输新鲜血，因库存血含氨量高，易诱发肝性脑病；血管升压素可引起血压升高、心律失常、心肌缺血、腹痛，甚至发生心肌梗死，应用时按医嘱准确无误给药，注意滴注速度，严密观察不良反应，高血压、冠心病患者忌用血管升压素。

5. 心理护理　突然大量出血会导致患者及家属极度恐惧不安。护士应安慰鼓励患者，经常巡视患者，解释本病治疗方法和过程，取得患者配合。

【健康指导】

1. 生活指导　生活起居有规律，劳逸结合，保持乐观情绪，保证身心休息。注意饮食卫生和规律，选择营养丰富、易消化的食物，避免过饥和暴饮暴食；避免粗糙、刺激性食物，或过热、过冷、产气过多的食物、饮料等；戒烟、酒。合理饮食是避免诱发上消化道出血的重要环节。

2. 疾病知识指导　帮助患者和家属掌握疾病的病因和诱因、预防、治疗和护理知识，以减少再出血的危险，应遵医嘱用药。指导患者和家属学会早期识别出血征象及应急措施。若出现呕血、黑便或头晕、心悸等不适，立即卧床休息、保持安静，减少身体活动。呕吐时取侧卧位，避免误吸，立即送医院治疗。

【考纲摘要】

1. 上消化道出血的临床表现。

2. 上消化道出血量的估计。

3. 三（四）腔二囊管的应用与护理。

【复习思考】

1. 上消化道出血最常见的病因有哪些？

2. 上消化道出血的饮食护理有哪些？

3. 上消化道出血是否停止的判断标准是什么？

4. 通过角色扮演，模拟消化道大出血患者抢救过程。树立协同护理观念，提升动手能力及实践能力，培养团队协作精神。

（周鑫）

码 4-9-3　上消化道大出血患者的护理 PPT

任务十　消化系统常用诊疗技术及护理

【学习目标】

1. 知识目标　明确消化系统疾病常用诊疗技术的适应证、禁忌证。

2. 能力目标　能正确配合医生完成各项诊疗技术，配合做好术前护理、术中配合、术后护理。

3. 素质目标 培养团队协作意识，树立以人为中心护理观。

一、腹腔穿刺术

腹腔穿刺术（abdominocentesis）是为了诊断和治疗疾病，用穿刺技术抽取腹腔液体，以明确腹水的性质、降低腹内压或注入药物的一项诊疗技术。

【适应证】

1. 腹腔积液原因不明，抽液检查以协助诊断。

2. 对大量腹水者适当放液，可减轻腹水导致的呼吸困难、腹痛、腹胀和循环压迫症状。

3. 向腹腔内注射药物，协助治疗疾病。

【禁忌证】

1. 有肝性脑病先兆者，禁忌腹腔穿刺放腹水。

2. 确诊有粘连型结核性腹膜炎、卵巢肿瘤者。

【操作前准备】

码 4-10-1 腹腔穿刺术视频

1. 患者准备 向患者解释检查方法及目的，以消除其紧张、恐惧的心理。仔细询问病史和体格检查，以排除检查禁忌证。穿刺前测量腹围、血压、脉搏，检查腹部体征，以观察病情。协助患者排尿，以防穿刺时损伤膀胱。

2. 用物准备 腹腔穿刺用物、无菌手套、2% 利多卡因、5mL 注射器、20mL 注射器、50mL 注射器、消毒用品、胶布、量杯、多头腹带、急救药品和器械。

【操作中配合】

1. 安置体位 安置患者取半坐卧位，暴露腹部。放腹水者，腹下部置橡胶单和治疗巾。

2. 选择穿刺点 ①左下腹部脐与左髂前上棘连线的中外 1/3 交界点，此处不易损伤腹壁动脉。②脐与耻骨联合连线的中点上方 1.0cm，稍偏右或偏左 1.0～1.5cm，此处无重要器官且易愈合。③少数包裹性积液者，需在 B 超定位下穿刺。

3. 消毒麻醉 穿刺部位常规消毒，戴无菌手套，铺消毒洞巾，在穿刺点自皮肤至腹膜壁层用 2% 利多卡因溶液做局部浸润麻醉。

4. 协助穿刺、放液 术者左手固定穿刺部位皮肤，右手持针垂直刺入腹壁，待针锋抵抗感消失时，表示针尖已穿透腹膜壁层，可行抽取和引流腹水。放液速度不宜过快，放液量不宜过多，首次放腹水量应 < 1000mL，以后每次不宜超过 3000mL。术中观察患者有无穿刺反应，若出现头晕、恶心、心悸、面色苍白等立即停止放液，并做相应的处理。大量放液后，束以腹带，以防腹内压骤降、内脏血管扩张引起血压下降或休克。

5. 拔针包扎 放液结束后拔出穿刺针，穿刺部位用 2% 碘酊消毒后覆盖无菌纱布，局部加压 5～10 分钟，再用胶布固定。如穿刺处有腹水渗漏，用蝶形胶布或涂上火棉胶封闭。

6.整理、记录、送检标本 清理用物，并做初步消毒处理，避免交叉感染；及时送检标本；记录放液量及性质。

【操作后护理】

1.体位及穿刺点护理 术后嘱患者平卧8～12小时，或卧向对侧，使穿刺针孔位于上方以免腹水漏出。

2.并发症观察与护理 测量腹围，观察腹水消长情况；观察患者面色、血压、脉搏等变化；密切观察穿刺点有无渗液及其他不良反应。对肝硬化放腹水患者应警惕诱发肝性脑病。

二、上消化道纤维内镜检查术

上消化道纤维内镜检查术包括食管、胃、十二指肠的内镜检查，是应用最广、进展最快的内镜检查，亦称胃镜检查。通过检查可直接观察胃及十二指肠溃疡或肿瘤病变的部位、大小、性质和范围，并可进行组织学检查。

【适应证】

1. 不明原因的消化道出血。

2. 有上消化道症状，未能明确性质。

3. 疑有上消化道肿瘤，但 X 线钡餐检查不能确诊者。

4. 需要随访观察的病变，如溃疡病、萎缩性胃炎、胃手术后及药物治疗前后对比观察等。

5. 需做内镜治疗者，如摘取异物、局部止血、摘除息肉、食管静脉曲张的硬化剂注射与结扎等。

【禁忌证】

1. 严重心、肺、肝、肾功能不全者。

2. 各种原因所致的休克、昏迷等危重状态者。

3. 急性食管、胃、十二指肠炎症、穿孔及腐蚀性食管炎的急性期。

4. 神志不清、精神失常等不能配合检查者。

5. 严重咽喉疾病、主动脉瘤及严重的颈胸段脊柱畸形等。

【操作前准备】

1.患者准备 ①术前向患者及家属说明检查的目的、意义、方法、如何配合（如插管时做吞咽动作）及可能出现的不适，以消除其紧张、恐惧的心理。指导患者取出义齿。②仔细询问病史和体格检查，以排除检查禁忌证。了解有无麻醉药物过敏史。检查乙、丙型肝炎病毒标志，对阳性者用专门胃镜检查。③检查前禁食8小时。有幽门梗阻者检查前2～3日给流食，术前应抽尽胃内容物，必要时洗胃。④接受胃肠钡餐检查者，3日内不宜做胃镜检查。⑤术前半小时遵医嘱肌内注射或静脉注射地西泮，以镇静、减少胃蠕动和胃液分泌。

2.用物准备 ①胃镜检查仪一套。②喉头麻醉喷雾器、弯盘、牙垫、润滑剂、橡胶单、治疗巾、活体组织检查用物（甲醛固定液标本瓶、载玻片、活检钳）。③2%利多卡因、地西泮、阿托品、肾上腺素等药物。④无菌手套、无菌注射器和针头、乙醇棉球、纱布。

【操作中配合】

1. 咽喉麻醉　检查前5～10分钟用2%利多卡因咽喉喷雾2～3次。

2. 安置体位　协助患者取左侧卧位，双腿屈曲，头向后仰，头垫低枕，松开领口及腰带。患者口边置弯盘，患者咬紧牙垫。

3. 协助插镜　协助医生缓慢地将纤维内镜从患者口腔内插入。插入过程中，应密切观察患者反应。当胃镜插入15cm时，前端达到环状软骨，嘱患者做吞咽动作，即可通过环咽肌进入食管，但不可将唾液咽下以免呛咳。护理人员嘱患者深呼吸，放松肌肉。

4. 配合医生　当医生确定镜端已通过贲门入胃，即配合医生向胃内注气，使胃壁充分舒展；当镜面被唾液、血迹、食物遮挡时，应注水冲洗。在医生直视检查的同时，护士应配合医生做摄影、取活体组织标本及止血等工作。检查过程中随时观察患者面色、脉搏、呼吸等改变。由于插镜刺激迷走神经及低氧血症，患者可能发生心脏骤停、心肌梗死、心绞痛等，一旦发生应立即停止检查并积极抢救。

5. 协助退镜　检查完毕退出胃镜时尽量抽气，防止患者腹胀，擦净患者口鼻部，扶持患者下检查台。

6. 整理、送检标本　清理用物，做初步浸泡消毒，避免交叉感染；及时送检标本。

【操作后护理】

1. 饮食护理　术后因患者咽喉部麻醉作用尚未消退，嘱其不要吞咽唾液，以免呛咳。麻醉作用消失后，可先饮少量水，如无呛咳可进饮食。当天饮食以流食、半流食为宜，进行活检的患者应进温凉饮食。

2. 咽部护理　检查后少数患者出现咽痛、咽喉部异物感及声音嘶哑等，1至2天症状会自行消失，嘱患者不要用力咳嗽以免损伤咽喉部黏膜。

3. 腹部护理　若患者出现腹痛、腹胀，多为术中注入胃内的气体进入小肠所致，可进行腹部按摩，促进肠道气体排出。

4. 并发症观察与护理　检查后数日内应密切观察患者有无消化道穿孔、出血、感染等并发症，一旦发现，及时协助医生进行处理。

三、纤维结肠镜检查术

纤维结肠镜检查主要用于诊断溃疡性结肠炎、肿瘤、出血、息肉等，并可进行息肉切除、异物钳取等治疗。

【适应证】

1. 原因不明的慢性腹泻、便血及下腹部疼痛，疑有结肠、直肠、末端回肠病变者。

2. 钡剂灌肠有可疑病变需进一步明确诊断者。

3. 炎症性肠病的诊断与随访。

4. 结肠癌术前诊断、术后随访，息肉摘取术后随访观察。

5. 需做止血及结肠息肉摘除等治疗者。

6. 结肠肿瘤普查。

【禁忌证】

1. 严重心肺功能不全、休克及精神病患者。极度虚弱，不能耐受术前肠道准备者。

2. 急性弥漫性腹膜炎、腹腔脏器穿孔、多次腹腔手术、腹内广泛粘连及大量腹水者。

3. 急性重症结肠炎、急性细菌性痢疾、急性重度溃疡性结肠炎及憩室炎等；肛门、直肠严重狭窄者。

4. 妊娠妇女。

【操作前准备】

1. 患者准备　①向患者详细讲解检查目的、方法、注意事项，解除其焦虑、恐惧心理，取得配合。仔细询问病史和体格检查，以排除检查禁忌证。②嘱患者检查前 3 日进无渣或少渣半流质饮食，检查前 1 日进流质饮食，检查当天早晨禁食。做电切除术者禁食牛奶及乳制品。③肠道准备。根据患者的具体状况采取导泻法或灌肠法清洁肠道，直至排出物清亮为止。④因甘露醇可在肠道内被细菌分解，产生易燃气体，故此类诊疗前禁用甘露醇。⑤遵医嘱术前肌内注射地西泮 5～10mg。由于药物会使患者对疾病的反应性降低，发生肠穿孔等并发症时腹部症状可不明显，应予特别注意。有青光眼或明显前列腺肥大者禁用阿托品。

2. 用物准备　结肠镜检查用物、急救药品和器械准备齐全。

【操作中配合】

1. 安置体位　协助患者穿上检查裤后取左侧卧位，双腿屈曲，嘱患者尽量在检查中保持身体不要摆动。

2. 协助进镜　术前先做直肠指检了解有无肿瘤、狭窄、痔疮、肛裂等，并扩张肛门，助手将镜前端涂上润滑剂（一般用硅油，不可用液状石蜡）后，嘱患者张口呼吸，放松肛门括约肌，以右手示指按镜头，使镜头滑入肛门，此后术者口令，遵照循腔进镜原则逐渐缓慢插入肠镜。

3. 术中观察　检查过程中护士应密切观察患者反应，如患者出现腹胀不适，可嘱其做缓慢深呼吸；如出现面色、呼吸、脉搏改变应停止插镜，同时建立静脉通道以备抢救及术中用药。

4. 配合医生　根据内镜观察到的情况可摄像、取活组织行细胞学等检查。

5. 协助退镜　检查结束退镜时，再次观察病变部位，尽量抽气以减轻腹胀。

6. 整理、送检标本　清理用物，清洗消毒，避免交叉感染；及时送检标本。

【操作后护理】

1. 一般护理　检查结束后，患者稍休息，观察 15～30 分钟后再离去。嘱患者注意卧床休息做好肛门清洁。术后 3 日内进少渣饮食。如行息肉摘除、止血治疗者，再给予抗生素治疗，半流质饮食。

2. 并发症观察与护理　注意观察患者腹胀、腹痛及排便情况。腹胀明显者，可行内镜下排气；腹痛明显或排血便者应留院继续观察；观察粪便颜色，必要时行粪便隐血试验。如发现剧烈腹痛、腹胀、面色苍白、心率加快、血压下降、粪便次数增多呈黑色，提示并发肠穿孔、肠出血，应及时报告医生，协助处理。

3. 消毒 做好内镜消毒工作，妥善保管，避免交叉感染。

（周鑫）

码 4-10-2 消化系统常用诊疗技术及护理 PPT

码 4-10-3 消化系统疾病患者的护理习题

项目五　泌尿系统疾病患者的护理　▷▷▷▷

任务一　概述

【学习目标】

1. 知识目标　掌握泌尿系统疾病常见症状和体征；熟悉尿量、尿检查异常的临床意义；了解肾脏的解剖及生理功能。

2. 能力目标　能够对泌尿系统疾病常见症状、体征实施正确的护理措施。

3. 素质目标　培养服务意识及爱伤观念，提升护生在服务交流中的应变能力。

泌尿系统疾病是指原发于泌尿系统或继发于其他系统病变而导致的肾脏等泌尿器官的疾病。在内科疾病中，泌尿系统疾病主要为肾脏疾病。近些年来，慢性肾脏疾病的患病率呈逐年上升的趋势，已成为继心脑血管疾病、恶性肿瘤、糖尿病之后又一个威胁人类健康的重要疾病。某些肾脏疾病常缺乏有效的治疗手段，迁延不愈，最终导致肾功能不全，严重危害人的身心健康，因此，对肾脏疾病患者的防治和护理应从整体护理的角度贯穿护理程序，帮助患者恢复和维持健康。

一、肾脏的解剖与生理

泌尿系统由肾脏、输尿管、膀胱、尿道及其有关血管、淋巴和神经组成。主要生理功能是生成尿液和排泄体内代谢废物及调节水、电解质和酸碱平衡，维持机体内环境的稳定。此外肾脏还具有重要的内分泌功能。

1. 肾脏的解剖

肾脏属实质性器官，位于腹膜后脊柱两旁，左右各一，形似蚕豆。肾脏由肾单位、肾小球旁器、肾间质、血管和神经组成。肾单位是肾脏的结构和功能单位，包括肾小体和肾小管两部分，肾小体由肾小球和肾小囊两部分组成。肾实质分皮质和髓质两部分。皮质位于表层，主要由肾小体和肾小管曲部构成。髓质位于深部，主要为髓袢和集合管。肾单位和集合管生成的尿液，经集合管在肾乳头开口处流入肾小盏，再进入肾大盏和肾盂，最后经输尿管进入膀胱。

2. 肾脏的生理功能

（1）肾小球的滤过功能　正常两肾的血流量约 1200mL/min。血液流经肾小球时，除血细胞和大分子蛋白质外，几乎所有的血浆成分均可通过肾小球滤过膜进入肾小囊，形成原尿。原尿的生成与肾小球滤过膜通透性和面积、有效滤过压及肾血流量等因素有关。

（2）肾小管重吸收和分泌功能

重吸收功能：每天肾小球滤过的原尿可达180L。当原尿流经肾小管和集合管，绝大部分物质被重吸收回血液，如99%的水、全部的葡萄糖和氨基酸、大部分的电解质以及碳酸氢根离子等，最后形成约1.5L的终尿。

分泌和排泄功能：肾小管上皮细胞可将自身产生的或血液内的某些物质排泄到尿中，如有机酸、尿酸、NH_4^+、某些抗生素和造影剂等，以调节机体电解质、酸碱代谢的平衡和废物排出。

浓缩和稀释功能：肾脏对水具有强大的调节功能。体内水过多时，肾脏稀释尿液，排水量增加；体内缺水时，肾小管对水的重吸收增加，排水量减少。肾脏的浓缩和稀释功能可反映远端肾小管和集合管对水平衡的调节能力。

（3）肾脏的内分泌功能　肾脏具有重要的内分泌功能，所分泌的激素分为血管活性激素和非血管活性激素。前者作用于肾脏本身，参与肾的生理功能，调节肾脏的血流动力学和水钠代谢，包括肾素、血管紧张素、前列腺素、激肽释放酶、内皮素和利尿肽等。后者作用于全身，包括1, 25（OH）$_2$D$_3$和促红细胞生成素等。

肾素：肾素是一种蛋白水解酶，主要由肾小球旁器的球旁细胞产生。肾素可使肝脏产生的血管紧张素原转变为血管紧张素Ⅰ，再经肺、肾的转换酶作用生成血管紧张素Ⅱ及Ⅲ。血管紧张素Ⅱ和Ⅲ直接引起小动脉平滑肌收缩并促进醛固酮分泌，使血压上升。

激肽释放酶：当血压升高时，肾分泌激肽释放酶，致激肽增多，激肽能扩张小动脉，促进钠和水的排泄，使血压下降。

1, 25（OH）$_2$D$_3$：活性最强的1, 25（OH）$_2$D$_3$仅在肾生成，它能促进小肠和肾小管对钙和磷的吸收及成骨细胞成熟与钙化，维持钙、磷代谢平衡。

促红细胞生成素（EPO）：90%的促红细胞生成素由肾分泌。EPO具有促进骨髓造血细胞和原红细胞的分化成熟、促进网织红细胞释放入血以及加速血红蛋白合成等作用。

二、泌尿系统疾病常见症状及体征的护理

（一）肾源性水肿

肾源性水肿是指由于肾脏疾病引起的水肿，也称肾性水肿。是肾小球疾病最常见的临床表现，常见于各种肾炎和肾病患者。

【分类】

肾源性水肿按照发病机制不同分为肾炎性水肿和肾病性水肿两大类。

1. 肾炎性水肿　主要指肾小球滤过率下降，而肾小管重吸收功能相对正常。造成"球-管失衡"和肾小球滤过分数（肾小球滤过率/肾血流量）下降，导致水钠潴留发生水肿。肾炎性水肿组织间隙蛋白含量高，水肿多从眼睑、颜面部开始，指压凹陷不明

显。由于水钠潴留，血容量扩张，血压常可升高。而高血压、毛细血管通透性增加等因素又导致水肿持续和加重。

2. 肾病性水肿 主要指长期大量蛋白尿造成血浆蛋白减少，血浆胶体渗透压降低，液体从血管内进入组织间隙产生水肿。此外，继发性有效血容量减少可激活肾素－血管紧张素－醛固酮系统，使抗利尿激素分泌增多，可进一步增加水钠潴留，加重水肿。肾病性水肿一般较严重，多从下肢开始，常为全身性、体位性和凹陷性，可无高血压的表现。

【特点】

1. 肾炎性水肿 肾炎性水肿多从眼睑、颜面部开始，轻者仅于晨起时出现，严重者可波及全身，指压凹陷不明显。肾炎性水肿常伴血尿，蛋白尿，管型尿及血压升高，严重的可发生心力衰竭。

2. 肾病性水肿 肾病性水肿一般较严重，多从下肢部位开始，常为全身性、体位性和凹陷性。常伴有蛋白尿、血尿、管型尿，严重者可出现胸水、腹水等。

【考纲摘要】

肾炎性水肿和肾病性水肿的特点。

【护理诊断】

1. 体液过多 与肾小球滤过率下降、低蛋白血症有关。

2. 有皮肤完整性受损的危险 与皮肤水肿、营养不良有关。

【护理措施】

1. 一般护理

（1）休息与体位 严重水肿患者宜卧床休息，卧床可增加肾血流量和尿量，缓解水钠潴留，减轻肾脏负担。下肢明显水肿者，卧床休息时宜抬高下肢，增加静脉回流，减轻水肿。水肿减轻后可下地活动，但避免劳累。

（2）饮食护理 ①钠盐：限制钠的摄入，予以少盐饮食，每天以 2～3 克为宜。②液体：液体入量视水肿程度和尿量而定。轻度水肿，每日尿量超过 1000mL 者，一般不需严格限水，但不可多饮水。严重水肿或每日尿量小于 500mL 者，严格限制水的摄入，原则上每日液体入量不超过前一日尿量加 500mL 左右。③蛋白质：低蛋白血症所致水肿者，若血尿素氮正常，可给予 $0.8～1.0g/（kg·d）$ 的优质蛋白质但不易给予高蛋白饮食。有氮质血症的水肿患者，应限制蛋白质的摄入，一般给予 $0.6～0.8g/（kg·d）$ 的优质蛋白。④热量：补充足够热量，以免引起负氮平衡。⑤其他：注意补充各种维生素。

2. 病情观察 观察水肿消长情况，准确记录 24 小时出入量；监测尿量、体重变化，监测生命体征，尤其是血压变化；观察身体各部位水肿的消长情况，有无伴随症状，如有无少尿、头晕、乏力、呼吸困难、心跳加快、腹胀等；观察有无胸、腹腔积水及心包积液。

3. 用药护理 观察药物的疗效及不良反应。长期使用利尿剂应注意监测血钾、血钠和酸碱平衡等情况，观察有无低钾血症、低钠血症、低氯性碱中毒。利尿不易过快过猛，以免引起恶心、直立性眩晕、口干、心悸等血容量不足的表现。呋塞米具有耳毒性，应避免与同样具有耳毒性的氨基糖苷类抗生素同时使用。

4. 对症护理 严重水肿时卧床休息，眼睑水肿时可用生理盐水棉球擦拭分泌物，并抬高头部减轻水肿。长期卧床者，嘱其经常更换体位，防止发生压疮。年老体弱者，可协助其翻身或用软垫支承受压部位。

5. 皮肤护理 水肿较重的患者应衣着柔软、宽松。水肿患者皮肤菲薄，需协助患者做好全身皮肤的清洁护理，并注意观察患者皮肤有无红肿、破溃、化脓等情况发生。各种穿刺前必须严格消毒皮肤，肌内注射时，应先将水肿皮肤推向一侧后进针，拔针后用无菌干棉球按压穿刺部位，防止针眼处渗液而发生感染。严重水肿者应避免肌内注射，可采用静脉途径给药。

6. 心理护理 耐心解释病情，指导患者避免情绪激动、紧张等不良情绪，保持良好心态，正确面对疾病。

（二）肾性高血压

由于肾脏疾病引起的血压升高，称为肾性高血压。常见于肾实质性疾病，是肾脏疾病的常见症状，也是继发性高血压常见的原因之一。

【分类】

肾性高血压按照病因不同分为肾血管性高血压和肾实质性高血压两类。前者少见，为单侧或双侧肾动脉狭窄所致。后者多见，主要由急性或慢性肾小球肾炎、慢性肾盂肾炎、慢性肾衰竭等肾实质性疾病所引起。

肾性高血压按发生机制又可分为容量依赖性高血压和肾素依赖性高血压。前者的发生与水钠潴留、血容量增加有关，见于急、慢性肾炎和大多数肾功能不全，限制水钠摄入或增加水钠排出可降低血压；后者为肾素分泌增多、肾素 – 血管紧张素 – 醛固酮系统兴奋所致，一般降压药物效果差，限制水钠或使用利尿药后反而可使病情加重，可应用血管紧张素转化酶抑制剂、血管紧张素Ⅱ受体拮抗剂和钙通道阻滞药降压，多见于肾血管疾病和少数慢性肾衰竭晚期患者。

【特点】

患者大多表现为血压一过性中、重度升高，具有高血压的一般症状。如头痛、头晕、耳鸣、疲劳、心悸等，多于劳累或紧张后加重。也可出现鼻出血，视物模糊等症状。长期高血压可造成全身脏器损害，从而出现心脑血管病变和肾功能的进一步减退。

【护理诊断】

头痛 与肾性高血压有关。

【护理措施】

1. 一般护理 指导患者适当休息，增加肾血流量。对明显水肿的高血压患者要限制水、钠的摄入。保持大便通畅，防止用力排便，引起血压升高。

2. 病情观察 定时监测并记录血压，掌握血压波动的规律；血压骤升时可引起高血压脑病、急性肺水肿和急性肾衰竭等严重并发症，可危及生命，出现异常征象时立即报告医生协助处理。

3. 用药护理 指导患者按时服用降压药，降压速度不宜过快、过猛，以免造成脑供血不足或肾血流量下降。用药期间告知患者起床不易太快，动作不宜过猛，防止体位性低血压的发生。

4. 心理护理 耐心向患者解释病情，向患者说明情绪稳定有利于病情稳定。指导患者避免情绪激动、紧张等不良情绪，保持良好心态，正确面对疾病。

（三）尿路刺激征

尿路刺激征指膀胱颈和膀胱三角区受严重或机械刺激而引起的尿频、尿急、尿痛，可伴有排尿不尽感及下腹坠痛，也称膀胱刺激征。尿频指尿意频繁而每次尿量不多；尿急指一有尿意就迫不及待需立即排出；尿痛指排尿时伴有会阴或下腹部疼痛。

【病因】

膀胱刺激征常因尿路感染所致，可见于泌尿系统结石、结核、肿瘤和前列腺炎、妇科炎症等，也和留置导尿、尿路器械检查等有关。

【特点】

典型症状为尿频、尿急、尿痛。尿路感染时伴有发热。膀胱结石时可表现为尿痛伴血尿，排尿困难或尿流突然中断。膀胱肿瘤时，可伴有血尿。尿急不伴尿痛，白天尿频而夜间排尿次数不增加，常见于精神因素或排尿反射不正常。

【护理诊断】

排尿障碍 与尿路感染所致的膀胱激惹状态有关。

【护理措施】

1. 休息与活动 急性发作期应注意卧床休息，取屈曲位，尽量勿站立。缓解期可适当活动。

2. 增加水分的摄入 如无禁忌证，应尽量多饮水，勤排尿，以达到不断冲洗尿路、减少细菌在尿路停留的目的。尿路感染者每天摄水量不应低于 2000mL，保证每天尿量在 1500mL 以上，且每 2 ～ 3 小时排尿 1 次。

3. 缓解疼痛 指导患者进行膀胱区热敷或按摩，以缓解局部肌肉痉挛，减轻疼痛。

4. 用药护理 遵医嘱给予抗菌药物和口服碳酸氢钠，注意观察药物的疗效和不良反应。碳酸氢钠可碱化尿液，减轻尿路刺激征。

5. 保持皮肤黏膜的清洁 加强个人卫生，增加会阴清洗次数，减少肠道细菌侵入尿路而引起感染的机会。女性月经期间尤应注意会阴部的清洁。

【考纲摘要】

尿路刺激征的表现及饮食护理的要点。

（四）尿异常

尿异常包括尿量异常和尿质异常。尿量异常包括少尿、无尿、多尿和夜尿增多。尿质异常包括蛋白尿、血尿、白细胞尿、脓尿、菌尿、管型尿。

【病因】

1. 尿量异常 正常成人 24 小时尿量平均为 1500mL。

（1）少尿和无尿 24 小时尿量少于 400mL 称为少尿，24 小时尿量少于 100mL 为无尿。引起少尿和无尿的原因有肾前性（血容量不足或肾血管痉挛）、肾性（急、慢性肾衰竭等）、肾后性（尿路梗阻等）。

（2）多尿 24 小时尿量多于 2500mL。其原因分为肾性和非肾性两类。肾性多尿见于各种原因所致的肾小管功能不全，非肾性多尿见于糖尿病、尿崩症和溶质性利尿等。

（3）夜尿增多 指夜间尿量超过白天尿量或夜间尿量超过 750mL。持续的夜尿增多且尿比重低而固定，提示肾小管浓缩功能减退。

2. 尿质异常

（1）蛋白尿 每日尿蛋白定量持续超过 150mg，或尿蛋白定性试验呈阳性反应，称为蛋白尿。每日尿蛋白定量持续超过 3.5g，称为大量蛋白尿，尿蛋白定性实验表现为（+++ ～ ++++）。按照发病机制，常把蛋白尿分为 5 类：肾小球性蛋白尿、肾小管性蛋白尿、混合性蛋白尿、溢出性蛋白量、生理性蛋白尿。其中，肾小球性蛋白尿最为常见。

（2）血尿 尿液中含有一定量的血细胞称为血尿。可呈淡红色云雾状、洗肉水样或混有血凝块。尿沉渣镜检每高倍视野红细胞大于 3 个称为镜下血尿。每升尿液中含血量超过 1mL，尿液外观呈洗肉水样、酱油样，称为肉眼血尿。血尿可由泌尿系统疾病引起，如肾小球肾炎、肾盂肾炎、泌尿系统结石、结核、肿瘤等；也可由全身性疾病引起，如血液病、风湿病、感染性疾病或有药物不良反应引起。也可见于健康人剧烈运动后，多骤然出现且呈暂时性血尿，休息后消失。

（3）白细胞尿、脓尿和菌尿 健康人尿沉渣白细胞每高倍视野不超过 5 个，如新鲜尿沉渣每高倍视野白细胞＞5 个，称为白细胞尿或脓尿。菌尿是指中段尿涂片镜检，每个高倍视野均可见细菌或尿细菌培养菌落计数超过 10^5/mL，仅见于尿路感染。

（4）管型尿 尿中管型由蛋白质、细胞及其碎片在肾小管内凝聚而成。可分为细胞管型、透明管型、颗粒管型、蜡样管型等。正常人尿中偶见透明及颗粒管型。若 12 小时沉渣计数管型超过 5000 个或镜检发现大量其他类型的管型，称为管型尿。白细胞管型提示肾盂肾炎；上皮细胞管型可见于急性肾小管坏死；红细胞管型见于急性肾小球肾炎；蜡样管型提示慢性肾功能衰竭。

【特点】

1. 尿量异常 少尿、无尿、多尿。患者除尿量改变外，常有原发病的表现和伴随症状，如少尿、无尿可引起高钾血症、低钠血症和代谢性酸中毒等；多尿可引起低钾血症、高钠血症及脱水等。

2. 蛋白尿和管型尿 常伴有水肿、血尿、高血压、高脂血症、肾区疼痛、贫血及肾功能减退等。

3. 血尿 有单纯性血尿，也可伴有蛋白尿和管型尿。如血尿伴有较大量蛋白尿和（或）管型尿（特别是红细胞管型），且多为变形红细胞，常提示肾小球源性血尿。均一形态红细胞的血尿多为非肾小球源性血尿。

【考纲摘要】

各种尿异常（少尿、无尿、多尿、蛋白尿等）的含义及其临床意义。

【护理诊断】

1.体液过多　与肾小球滤过率下降有关。

2.有体液不足的危险　与肾功不全、尿量过多有关。

3.焦虑　与蛋白尿、血尿有关。

【护理措施】

1.生活护理　严重者应卧床休息，改变体位时要缓慢。症状较轻的患者可适当参加一些轻微活动，但避免劳累。嘱患者多饮水，补充水分。

2.病情观察　严密观察患者的意识状态、生命体征、体重变化，记录24小时出入量，注意观察有无脱水的表现，密切监测水、电解质（尤其是血钾）、酸碱平衡情况。

3.用药护理　利尿和降压都不易过快过猛，嘱患者严格按医嘱用药，不可自行减量、加量或停药，并注意观察药物疗效和不良反应。

4.心理护理　应注意患者的情绪反应，做好心理疏导，耐心细致地解释病情，解除其心理压力，消除焦虑和不安，保持乐观的情绪，提高治疗的信心。

【复习思考】

1.肾脏的生理功能有哪些？

2.泌尿系统疾病常见症状与体征有哪些？

3.简述尿路刺激征的临床表现及饮食护理要点？

4.简述各种尿异常的含义及临床意义？

（武香丽）

码 5-1-1　概述 PPT

任务二　肾小球疾病患者的护理

【学习目标】

1.知识目标　掌握肾小球肾炎患者的临床表现、护理措施；熟悉肾小球肾炎患者的病因及健康教育；了解慢性肾小球肾炎的辅助检查及发病机制。

2.能力目标　能够对肾小球肾炎患者病情进行观察判断并运用护理程序为患者提供有效的整体护理。

3.素质目标　培养学生树立关心、爱护、尊重患者的行为意识，强化爱岗敬业、无私奉献的职业精神。

【案例导入】

患者，男，30岁，反复水肿、头晕、乏力3年，加重5日入院。于3年前无明显诱因出现眼睑水肿，伴乏力，食欲减退等不适，症状时有时无，未予重视。5日前因受凉水肿加重，尿少，尿中泡沫较多就诊。查体：贫血貌，眼睑、双下肢凹陷性水肿，血压180/110mmHg。实验室检查：尿蛋白（+++），尿潜血（+++），血红蛋白80g/L。

请思考：

1. 该患者最可能的诊断是什么？

2. 该患者存在哪些护理问题？

3. 如何对该患者进行健康教育？

肾小球疾病是一组病因、发病机制、病理、病程和预后不尽相同，而临床表现相似的疾病，主要临床表现为血尿、蛋白尿、水肿、高血压和不同程度肾功能损害，病因复杂，发病机制多与免疫机制有关。病变主要累及双侧的肾小球，分为原发性、继发性和遗传性三大类。其中原发性肾小球疾病占绝大多数，是引起慢性肾衰竭的最主要原因。下面主要介绍原发性肾小球疾病。

一、急性肾小球肾炎

急性肾小球肾炎（acute glomerulonephritis，AGN），简称急性肾炎。是一组起病急，以血尿、蛋白尿、水肿和高血压为主要临床表现的肾脏疾病，可伴有一过性肾功能损害。多见于链球菌感染后，其他细菌、病毒、原虫感染后也可引起。本节主要介绍链球菌感染后的急性肾炎。

【病因与发病机制】

急性链球菌感染后肾小球肾炎常发生于β-溶血性链球菌"致肾炎菌株"引起的上呼吸道感染、皮肤感染、猩红热等所引起的免疫性肾小球肾炎。此外自身免疫反应及不提的异常活化也可能参与了此病。

【临床表现】

一般急性起病，临床表现轻重不一，轻者可无明显临床症状，仅表现为尿检异常；典型者表现为急性肾炎综合征；重者可发生急性肾衰竭。

1.潜伏期 大部分患者发病前1～3周有前驱感染史。呼吸道感染者的潜伏期较皮肤感染者短。

2.全身症状 常有疲乏无力、厌食、恶心呕吐、头痛头晕、视力模糊以及腰部钝痛，少数患者仅有轻微不适。

3.血尿 几乎所有患者均有肾小球源性血尿，30%表现为肉眼血尿，肉眼血尿一般可持续数日至1～2周转为镜下血尿，镜下血尿多数在6个月内消失，少数可持续存在，1～3年内才完全消失。

4.水肿与少尿 80%以上患者均有水肿，典型表现为晨起眼睑水肿，可伴有双下肢可凹性水肿，严重患者可出现全身性水肿、胸腔积液和腹水。

5.高血压 主要为水钠潴留血容量增加引起，常与水肿程度一致，发生率约为80%。多为轻、中度血压升高，少数患者可出现严重高血压，甚至高血压脑病。

6.肾功能异常 起病早期因肾小球滤过率下降，水钠潴留而出现尿量减少，甚至可出现少尿（<400mL/d）。肾功能可出现一过性受损，表现为血肌酐及尿素氮轻度升高。仅少数表现为急性肾衰竭。

7.并发症 部分患者在急性期可发生较严重的并发症。

（1）心力衰竭 以左心衰竭为主，多见于有临床表现的急性肾炎患者，尤其是老年患者。系水钠潴留、循环血量增加、心负荷过重引起。

（2）高血压脑病 较心力衰竭发生率低，儿童患者多见，表现为剧烈头痛、呕吐、嗜睡，重者发生抽搐乃至昏迷，常因此掩盖急性肾炎本身的表现。

（3）急性肾衰竭 部分患者可出现不同程度的肾功能不全，尿量增多后肾功能逐渐恢复，少数患者可发展为急性肾衰竭。

【考纲摘要】

1.急性肾小球肾炎的病因。

2.急性肾小球肾炎的临床表现。

【辅助检查】

1.尿液检查 几乎所有患者均有镜下血尿，可见变形红细胞。尿沉渣中常有白细胞管型、上皮细胞管型，并可见红细胞管型、颗粒管型。尿蛋白多为（＋～＋＋），少数患者可有大量蛋白尿。

2.血清补体测定 发病初期补体 C_3 及总补体（CH50）均明显下降，8 周内逐渐恢复至正常水平。血清补体的动态变化是急性肾小球肾炎的重要特征。

3.抗链球菌溶血素"O"抗体（ASO）测定 ASO 滴度明显升高，表明近期有链球菌感染。多在链球菌感染后 2～3 周出现，3～5 周滴度达高峰，而后逐渐下降。

4.肾功能检查 可有轻度肾小球滤过率降低，出现一过性血清肌酐升高。

【治疗要点】

治疗以卧床休息、对症处理为主，积极预防并发症和保护肾功能，急性肾损伤患者应予短期透析。

1.一般治疗 本病急性期卧床休息，直至肉眼血尿消失，水肿消退及血压恢复正常。限制水钠摄入，根据病情予以特殊的饮食治疗。

2.对症治疗 经休息、限制水钠摄入后水肿仍明显者，适当应用利尿剂。如经休息、低盐和使用利尿剂后，血压仍不能控制者，可给予降压药物治疗。

3.控制感染灶 有上呼吸道或皮肤感染者，应选用无肾毒性的抗生素治疗如青霉素、头孢类抗生素等。一般不主张长期预防使用抗生素。

4.透析治疗 发生急性肾损伤，且有透析指征者，应及时给予短期透析治疗，以度过危险期。本病有自愈倾向，一般无需长期透析。

【护理诊断】

1.体液过多 与肾小球滤过率下降，导致水钠潴留有关。

2. 有皮肤完整性受损的危险 与皮肤水肿，营养不良有关。

3. 活动无耐力 与水肿、高血压等有关。

4. 潜在并发症 高血压脑病、急性肾衰竭。

【护理措施】

1. 一般护理

（1）休息与活动 急性期患者应绝对卧床休息，一般需卧床休息4～6周，待肉眼血尿消失，水肿减退，血压恢复正常后方可逐步增加活动量。病情稳定后，可从事一些轻体力活动。但1～2年内避免重体力劳动和劳累。

（2）饮食护理 饮食要有规律，急性期应严格限制钠的摄入，以减轻水肿和心脏负担。一般每天盐的摄入量低于3g。病情好转，水肿消退，血压下降后可由低盐饮食，逐渐转为正常饮食。尿量明显减少者，还应注意控制水和钾的摄入。另外，应根据肾功能调整蛋白质的摄入量，肾功能不全时应时当减少蛋白质的摄入，同时给予足够热量和维生素。

2. 病情观察 密切观察生命体征的变化，观察尿量异常的程度、病程长短及伴随症状和体征，准确记录24小时出入液量。多尿患者要观察有无口渴、皮肤、黏膜干燥、头晕、心慌等脱水症状，有无低血钾、高血钠；少尿或无尿患者观察有无高血钾、低血钠及代谢性酸中毒等，是否伴有水肿和高血压等症。

3. 用药的护理 嘱患者严格按医嘱用药，不可自行减量、加量或停药，并注意观察药物疗效和不良反应。使用利尿药期间要重点监测有无电解质及酸碱平衡紊乱。利尿药不宜过快过猛，以免导致有效血容量不足，出现口干，心悸，直立性眩晕等症状。呋塞米有耳毒性，应避免与链霉素等具有相同不良反应的药物同用。服用降压药物期间，嘱患者起床时体位变化要缓慢，预防发生体位性低血压、眩晕、跌倒等。服用血管紧张素转换酶抑制剂（ACEI）时要监测电解质变化，观察患者有无持续性干咳等不良反应。

【考纲摘要】

急性肾小球肾炎的一般护理。

【健康指导】

1. 疾病预防指导 介绍本病的发生与呼吸道感染及皮肤感染的关系，并讲解保暖、加强个人卫生等预防上呼吸道感染和皮肤感染的措施。告诉患者患感冒、咽炎、扁桃体炎和皮肤感染后，应及时就医。

2. 疾病知识指导 尽量向患者及家属介绍急性肾小球肾炎的相关知识，使其了解本病为自限性疾病，预后良好，避免紧张，焦虑等不良情绪。患病期间应卧床休息，1～2年内不应从事重体力劳动，定期随访。

二、急进性肾小球肾炎

急进性肾小球肾炎（rapidly progressive glomerulonephritis，RPGN），简称急进性肾炎，是以急性肾炎综合征、肾功能急剧恶化以及多在早期发生急性肾损伤为临床特征的一组肾小球疾病。病理特点为肾小球囊腔内广泛新月体形成，故又称为新月体性肾小球肾炎。

【病因与发病机制】

急进性肾小球肾炎包括原发性急进性肾小球肾炎、继发性急进性肾小球肾炎、在原发性肾小球病的基础上形成的新月体性肾小球肾炎。

急进性肾小球肾炎根据免疫病理表现不同可分为三型。Ⅰ型为抗肾小球基底膜型，系抗肾小球基底膜抗体与肾小球基底膜抗原结合，激活补体而致病。Ⅱ型为免疫复合物型，系循环免疫复合物沉积于或原位免疫复合物种植于肾小球，激活补体而致病。Ⅲ型为非免疫复合物型，肾小球内无或仅有微量免疫球蛋白沉积，与抗中性粒细胞胞浆抗体（ANCA）小血管炎有关。我国以Ⅱ型多见，Ⅰ型多发于青、中年，Ⅱ型、Ⅲ型常见于中老年，男性略多。

目前认为吸烟、吸毒、接触碳氢化合物与急进性肾小球肾炎的发病有关。

【临床表现】

急进性肾小球肾炎约半数以上发病前有上呼吸道感染史，起病急，病情进展快。主要表现为血尿、蛋白尿、水肿、高血压，类似急性肾炎综合征。早期可出现少尿或无尿，肾功能急剧下降。多在数周至半年内发展为尿毒症，常伴有中度贫血。

少数患者起病隐匿。以原因不明的发热、关节痛、肌痛和腹痛等为前驱表现，直到出现尿毒症症状时才就诊。

【考纲摘要】

1. 急进性肾小球肾炎的病理特点。

2. 急进性肾小球肾炎的临床表现。

【辅助检查】

1. 尿液检查 常为肉眼血尿，镜下可见变形红细胞、白细胞和红细胞管型。尿蛋白常呈阳性（+ ～ ++++）。

2. 肾功能检查 血肌酐、尿素氮进行性升高。

3. 免疫学检查 Ⅱ型可有血循环免疫复合物阳性，血清补体 C_3 降低。Ⅰ型可有血清肾小球基底膜抗体阳性。Ⅲ型常有 ANCA 阳性。

4. B 超检查 半数患者双侧肾脏增大。

5. 肾活组织检查 有利于确诊，有助于制定治疗方案和估计预后。

【治疗要点】

本病治疗的关键在于早期诊断和及时强化治疗，治疗措施的选择取决于疾病的病理类型和病变程度。

1. 糖皮质激素冲击治疗 运用大剂量糖皮质激素短时间内冲击治疗，通过受体介导的基因与非基因途径最大限度发挥其抗炎和免疫抑制作用。具有快速改善病情，且副作用相对小的优点。激素冲击适用于三种类型的急进性肾小球肾炎，Ⅲ型疗效最好，Ⅱ型次之，Ⅰ型最差。一般选用甲泼尼龙 0.5 ～ 1.0g 溶于 5% 的葡萄糖液中静脉缓慢滴注，每日或隔日 1 次，3 次为 1 个疗程。必要时间隔 3 ～ 5 日可再用 1 ～ 2 个疗程，然后改为泼尼松 1mg/（kg·d）口服，8 周后逐渐减量，小剂量维持，疗程 2～3 年。

2. 环磷酰胺及其冲击疗法 对于重症急进性肾小球肾炎，肾功能急剧恶化，多在激素冲击同时采用环磷酰胺静滴，每次 0.6～1.0g 稀释后静滴，每月一次，直至病情缓解。

3. 血浆置换疗法 主要用于Ⅰ型急进性肾小球肾炎，需早期施行。血清肌酐已明显升高者获益不大。血清置换法是采用血浆置换机分离患者的血浆、血细胞。弃去血浆后，以等量正常人血浆或血浆白蛋白与患者血细胞一起重新输入体内，每天或隔天一次，每次置换 2～4L。直至血清抗体转阴或者病情好转。一般需要换 10 次左右，此疗法需同时联合泼尼松及细胞毒药物口服治疗。

4. 替代疗法 有急性肾损伤符合透析指征的患者应及时行透析治疗。对强化治疗无效的终末期肾衰竭的患者，应予以长期维持透析治疗，或在病情稳定半年后做肾移植。

5. 对症治疗 包括利尿，降压，抗感染和纠正水、电解质、酸碱平衡紊乱等。

【护理诊断】

1. 体液过多 与肾小球滤过率下降，大量激素治疗导致水钠潴留有关。

2. 有感染的危险 激素、细胞毒药物的应用、血浆置换、大量蛋白尿导致机体抵抗力下降有关。

3. 潜在并发症 急性肾衰竭。

【护理措施】

1. 一般护理 急性期患者应绝对卧床休息。患者出现明显水肿、高血压和少尿时，饮食应限制水钠摄入，但要注意供给富含维生素 B、维生素 C 和叶酸的食物。如为低蛋白血症引起，在无氮质潴留时，可给予正常量优质蛋白质，有氮质潴留时，应限制蛋白质的摄入。要保持皮肤清洁、干燥，衣裤、被褥应柔软、舒适，防止皮肤受损及感染。

2. 病情观察 密切观察病情，及时识别急性肾损伤的发生。检测内容包括：①尿量：若尿量迅速减少或出现无尿，往往提示发生了急性肾损伤。②血清肌酐和尿素氮：急性肾损伤时，可出现血肌酐、血尿素氮快速进行性升高。③血清电解质：重点观察有无高钾血症，急性肾损伤常可出现血钾升高，可诱发各种心律失常。甚至心脏骤停。④其他：有无食欲明显减退、恶心、呕吐；有无气促、端坐呼吸等。

3. 用药的护理 注意严格遵医嘱用药，密切观察激素、免疫抑制剂、利尿剂的疗效和不良反应。使用糖皮质激素的患者要观察有无水钠潴留、血糖升高、消化道出血、骨质疏松、继发感染及满月脸、水牛背、多毛等类肾上腺皮质功能亢进症的表现。尤其是大剂量冲击时，要对患者实行保护性隔离措施，以防继发感染。应用环磷酰胺期间需注意胃肠道反应、骨髓抑制、肝功损害、脱发、感染、出血性膀胱炎及性腺抑制等不良反应。

【考纲摘要】

急进性肾小球肾炎的用药护理。

【健康指导】

1. 疾病预防指导　积极采取措施，预防疾病的发生。注意保暖，避免受凉感冒，减少呼吸道感染的发生。避免接触有机化学溶剂和碳氢化合物。戒烟。

2. 疾病知识指导　向患者及家属介绍本病的疾病特点。告诉患者及家属保护残存肾功能的重要性。讲解避免肾损害、保护肾功能的措施。如避免感染，避免摄入大量蛋白质以及避免使用肾毒性药物。患者应注意休息，避免劳累，急性期绝对卧床休息。

3. 用药指导与病情监测　向患者及家属强调严格遵循诊疗计划的重要性。不可擅自更改用药和停止治疗；告知激素及细胞毒药物的作用、可能出现的不良反应和服药的注意事项，鼓励患者配合治疗。向患者解释如何监测病情变化以及病情好转后仍需较长时间的随访，以防止疾病复发及恶化。

三、慢性肾小球肾炎患者的护理

慢性肾小球肾炎（chronic glomerulonephritis，CGN），简称慢性肾炎。是一组多种病因引起，临床表现为蛋白尿、血尿、高血压、水肿伴有不同程度的肾功能减退的肾小球疾病。大多起病隐匿，病情迁延，进展缓慢。部分患者病变可急性加重和进展，治疗困难，预后相对较差。

【病因与发病机制】

大多数慢性肾炎的病因不明确，起病即属慢性肾炎。仅有少数慢性肾炎是由急性肾炎发展所致。其发病机制主要与原发病的免疫炎症损伤有关，其次非免疫因素在慢性肾小球肾炎的发病中也起到重要的作用。

【临床表现】

本病可发生于任何年龄，以中青年男性多见。起病隐匿，病程冗长、病情进展缓慢。临床表现呈多样性，个体间差异较大。蛋白尿，血尿，高血压，水肿为其基本特征，可有不同程度的肾功能减退，病情迁延，可逐渐进展至慢性肾衰竭。

码 5-2-1　慢性肾小球肾炎的临床表现视频

1. 蛋白尿　多为轻度、中度蛋白尿。尿蛋白定量 $1 \sim 3g/d$，这是慢性肾炎必有的临床表现。长期尿中丢失蛋白可导致低蛋白血症和机体抵抗力下降，易并发感染，尤其泌尿道和呼吸道感染为多见。

2. 血尿　多为镜下血尿，也可见肉眼血尿。

3. 水肿　程度不一，多为眼睑、颜面部和下肢的轻度水肿，卧床休息后可减轻。主要由肾小球滤过率下降导致水钠潴留引起。

4. 高血压　多数患者在肾功能不全时出现血压升高，部分患者血压升高为首发表现。多为轻、中度高血压。肾衰竭时 90% 患者有高血压。长期高血压可引起心脏扩大、心律失常等，严重者出现心力衰竭和高血压脑病。

5. 肾功能损害　呈慢性进行性损害，可因感染、劳累、血压升高或用肾毒性药物后病情急剧恶化，如经及时去除诱因和适当治疗后，病情可有一定程度的缓解，但也可能由此而进入不可逆慢性肾衰竭。

6.其他 早期可出现乏力，疲倦，腰部疼痛，纳差等全身表现。可有不同程度的贫血。长期高血压的患者可出现心脑血管的并发症。

【考纲摘要】

慢性肾小球肾炎的临床表现。

【辅助检查】

1.尿液检查 多数尿蛋白（＋～＋＋＋），定量为 1～3g/d。镜下可见多形性红细胞，可有红细胞管型。

2.血常规检查 早期多正常或呈轻度贫血，晚期可有红细胞计数或血红蛋白明显下降。

3.肾功能检查 晚期内生肌酐清除率明显下降，血肌酐、血尿素氮明显升高。

4.超声检查 晚期双肾明显缩小，皮质变薄。

【治疗要点】

本病治疗原则为防止和延缓肾功能进行性恶化，改善临床症状以及防治严重并发症。

1.一般治疗 凡有水肿、高血压、肾功能不全、尿检异常者，应注意休息，避免加重因素，如劳累、感染、妊娠及肾毒性药物等。肾功能不全者给予优质低蛋白、低磷饮食，有明显水肿及高血压者应低盐饮食。

2.积极治疗高血压和减少尿蛋白 高血压和蛋白尿是加速肾小球硬化，促进肾功能恶化的重要因素，应积极控制。

（1）治疗目标 血压最好控制在 130/80mmHg 以下，尿蛋白控制在 1g/d 以下。若尿蛋白＞1g/d，血压应控制在 125/75mmHg 以下。

（2）常用药物 首选降压药物为血管紧张素转化酶抑制剂（ACEI）和血管紧张素Ⅱ受体拮抗剂（ARB）。此两种药物不仅具有降压作用，还可减少尿蛋白，保护肾功能的作用。若单用效果不佳，可联合其他降压药物，如钙通道阻滞剂、β受体阻滞剂、血管扩张药和利尿药也可选用。肾功能较差使用噻嗪类利尿药无效者，应改为袢利尿剂。

3.防治引起肾损害的各种原因 ①预防与治疗各种感染，尤其上呼吸道感染，因其可使慢性肾炎急性发作，导致肾功能急剧恶化。②禁用肾毒性的药物（如氨基糖苷类抗生素、磺胺类及关木通等）的应用。③及时治疗高脂血症、高尿酸血症等。

【考纲摘要】

慢性肾小球肾炎治疗目的。

【护理诊断】

1.体液过多 与肾小球滤过率下降，导致水钠潴留有关。

2.营养失调：低于机体需要量 与长期低蛋白饮食或蛋白尿致蛋白丢失过多有关。

3.潜在并发症 慢性肾衰竭。

4.焦虑 与病情反复发作、预后不良有关。

【护理措施】

1. 一般护理

（1）休息与活动 保证充足的休息和睡眠，病情严重者宜卧床休息，以增加肾血流量和尿量，缓解水钠潴留。病情稳定后可起床活动，但活动量不易过大。

码 5-2-2 慢性肾小球肾炎的护理视频

（2）饮食护理 氮质血症的患者应予优质低蛋白、低磷、低盐饮食。低蛋白、低磷饮食可减轻肾小球内高压、高灌注及高滤过状态，延缓肾小球硬化。肾功能减退时，应给予优质低蛋白［0.6g/（kg·d）］饮食，如鸡蛋、瘦肉、牛奶、鱼等。对于明显水肿和高血压的患者，限制盐和水的摄入，液体摄入量宜控制在前一日尿量加 500mL，同时应增加碳水化合物的摄入，避免负氮平衡。轻度水肿患者给予低盐饮食，以不超过 3g/d 为宜；重度水肿伴少尿时应限制液体入量。注意补充多种维生素及锌元素，必要时静脉补充必需氨基酸。

2. 病情观察 观察水肿的部位、程度及变化，观察有无胸、腹腔积液，定期监测体重，监测并记录血压，因血压突然升高或持续升高可加重肾功能恶化，观察有无肾衰竭的表现，以便尽早发现和处理。

3. 用药护理 常用的治疗药物有降压药和利尿剂。应用 ACEI 和 ARB 类药物时，应监测电解质，防止出现高血钾。降压过程中应注意不宜降压过快或过低。以免影响肾灌注。应用利尿剂期间，要观察利尿效果，防止出现低钾、低钠和血容量减少等不良反应。应用血小板解聚药时，要注意观察患者有无出血倾向，监测出、凝血时间等。

4. 心理护理 由于病程长、预后不良、无特效治疗方法，患者易产生悲观、焦虑等不良情绪。注意安慰、开导患者，鼓励家属和患者多沟通，一起做好患者的心理疏导工作，使患者积极配合治疗和护理。

【考纲摘要】

慢性肾小球肾炎饮食及用药护理。

【健康指导】

1. 疾病知识指导 向患者及家属介绍本病的疾病特点，使其掌握临床表现，及时发现病情变化。向患者讲解慢性肾炎治疗的关键在于防止或延缓肾功能进行性减退，树立治疗的信心。指导患者避免加重肾损害的因素，注意休息，避免劳累。育龄妇女应避孕，以免因妊娠导致肾炎复发或加重。

2. 饮食指导 向患者解释优质低蛋白、低磷、低盐、高热量饮食的重要性，指导患者合理饮食。

3. 用药指导 告知患者各类药物的疗效、不良反应及使用注意事项。不使用对肾功能有损害的药物，如氨基糖苷类抗生素。病情加重时及时就诊。

【复习思考】

1. 各种肾小球肾炎疾病的主要病因分别是什么？

2. 各种肾小球肾炎疾病的临床表现有哪些？

3. 针对慢性肾小球肾炎患者护理措施有哪些？

4. 如何对急进性肾小球肾炎患者应进行健康宣教？

5. 查阅肾小球疾病治疗新进展，在学习通网络教学平台分组讨论："护士与创新"。

（武香丽）

码 5-2-3　肾小球疾
病患者的护理 PPT

任务三　肾病综合征患者的护理

【学习目标】

1. 知识目标　掌握肾病综合征临床表现、护理措施，健康教育；熟悉肾病综合征的辅助检查和治疗要点；了解其病因及发病机制。

2. 能力目标　能够密切观察病情变化，及时发现并发症，并运用护理程序为患者提供有效的整体护理。

3. 素质目标　培养学生"医德高尚、爱岗敬业、友善关爱"的职业素养，树立"以人的健康为中心"的护理观。

【案例导入】

患者，女，52 岁。眼睑及双下肢水肿 3 个月，加重 5 天。患者于 2 个月前出现颜面部水肿，逐渐波及下肢。5 天前水肿加重，自觉心慌气短，夜间不能平卧。食欲减退，尿少。既往无高血压，心脏病，肝病病史。查体：体温 37.1℃，脉搏 88 次 / 分，呼吸 21 次 / 分，血压 124/78mmHg，肝、脾肋下未触及，双下肢明显凹陷性水肿。辅助检查：血红蛋白 80g/d，红细胞 2.8×10^{12}/L。尿常规检查：尿蛋白（++++），血浆白蛋白 21g/L，血胆固醇 12.0mmol/L，甘油三酯 7.0mmol/L。肾功能检查：Ccr 108mL/min，血肌酐 70μmol/L，BUN 7.5mmol/L。

请思考：

1. 患者最可能的医疗诊断是什么？

2. 该患者存在的主要护理问题有哪些？

3. 应采取哪些护理措施？

肾病综合征（nephrotic syndrome，NS）是多种肾小球疾病引起的一组症状与体征，并非是一独立疾病。临床特点为以大量蛋白尿（尿蛋白 > 3.5g/d）、低蛋白血症（血浆清蛋白 < 30g/L）、水肿、高脂血症，其中前两项为诊断的必备条件。

【病因与发病机制】

引起本综合征的病因较多，可分为原发性和继发性两大类。原发性肾病综合征是指原发于肾脏本身的疾病，包括微小病变型肾病、膜性肾病、系膜增生性肾小球肾炎、局灶节段性肾小球硬化和系膜毛细血管性肾小球肾炎等，主要发病机制为免疫介导性炎症所致的肾损害。继发性肾病综合征指继发于全身性或其他系统疾病的肾损害，如系统性红斑狼疮、糖尿病、过敏性紫癜、多发性骨髓瘤等。本节主要学习原发性肾病综合征。

【临床表现】

原发性肾病综合征有前驱感染者起病较急，部分可隐匿起病，典型临床表现如下：

1. 大量蛋白尿　尿蛋白 > 3.5g/d。当肾小球滤过膜的屏障作用受损，尤其是电荷屏障受损，肾小球滤过膜对血浆蛋白（多以清蛋白为主）的通透性增强，致使原尿中蛋白含量增多，超过肾小管的重吸收能力时，导致大量蛋白尿。

2. 低蛋白血症　血浆清蛋白 < 30g/L。主要为大量蛋白尿所致，其次肝合成血浆蛋白不足、胃黏膜水肿所致蛋白质摄入与吸收减少等因素可进一步加重低蛋白血症。

3. 水肿　水肿是本病最突出的体征，其发生主要与低蛋白血症所致血浆胶体渗透压明显下降有关。久卧或清晨以眼睑、头枕部或骶部为显著，起床活动后以下肢的水肿较为明显，为凹陷性水肿。严重者可出现胸腔、腹腔、心包腔积液、阴囊水肿等。

4. 高脂血症　肾病综合征常伴有高脂血症，其中高胆固醇血症最为常见。低蛋白血症刺激肝脏代偿性合成脂蛋白，而脂蛋白的分解和利用减少，使血中胆固醇、甘油三酯、低密度脂蛋和其极低密度脂蛋白的浓度也增高。长期高脂血症会增加血液黏稠度，促进肾小球系膜细胞增生及肾小球硬化。

5. 并发症

（1）感染　感染是最常见的并发症，也是导致肾病综合征复发和疗效不佳的主要原因。其发生与大量蛋白尿和低蛋白血症、免疫功能紊乱及应用糖皮质激素治疗有关，常见感染部位顺序为呼吸道、泌尿道、皮肤，病原体可为细菌、病毒及霉菌。

（2）血栓、栓塞　由于血液浓缩及高脂血症、利尿剂的应用等造成血液黏稠度增加，使血液呈高凝状态，常可自发形成血栓，以肾静脉血栓最多见，其次为肺血管血栓、栓塞，下肢静脉、脑血管、冠状血管血栓也不少见。

（3）急性肾损伤　患者可因有效血容量不足而致肾血流量下降，诱发肾前性氮质血症，经扩容利尿后可得到恢复。少数患者可出现急性肾衰竭，以微小病变型肾衰竭者居多，发生多无明显诱因，表现为少尿甚至无尿，扩容、利尿无效，其发生机制可能是肾间质高度水肿压迫肾小管及大量蛋白管型阻塞肾小管导致肾小管腔内高压，肾小球滤过率骤然减少所致。

（4）其他　长期高脂血症易引起动脉硬化、冠心病等心血管并发症；长期大量蛋白尿可导致严重的蛋白质营养不良、儿童生长发育迟缓；金属结合蛋白丢失，可致体内微量元素缺乏；内分泌激素结合蛋白不足可诱发内分泌紊乱。

【考纲摘要】

肾病综合征临床表现。

【辅助检查】

1. 尿液检查　尿蛋白定性为（+++ ～ ++++），24小时尿蛋白定量 > 3.5g/d，尿中可见红细胞、颗粒管型等。

2. 血液检查　血浆清蛋白 < 30g/L，血中胆固醇、甘油三酯、低密度脂蛋白及极低密度脂蛋白均可增高，血清 IgG 降低。

3. 肾功能检查　内生肌酐清除率正常或下降，血肌酐、血尿素氮正常或升高。

4. 穿刺活组织病理检查　可明确肾小球病变的病理类型，对指导治疗及判断预后有重要意义。

5. B超检查　双侧肾脏可正常或缩小。

【治疗要点】

治疗原则以抑制免疫与炎症反应为主，一般治疗为辅，达到消除水肿、降低血压、使尿蛋白减少甚至消失，提高血浆清蛋白含量，降低血脂，保护肾功能，避免复发的目的。

1. 一般治疗　注意休息与活动，卧床休息至水肿消退，但长期卧床会增加血栓形成的机会，故应保持适度的床上及床旁活动。肾病综合征缓解后可逐步增加活动量。给予高热量、低脂、高维生素、低盐及富含可溶性纤维的饮食。肾功能良好者给予正常量的优质蛋白，肾功能减退者则给予优质低蛋白。

2. 抑制免疫和炎症反应

（1）糖皮质激素　通过抑制免疫反应、抑制胆固醇和抗利尿激素分泌、影响肾小球基底膜通透性等而发挥其利尿、消除尿蛋白的疗效。目前常用药为泼尼松，开始口服剂量 1mg/（kg·d），8～12周后每2周减少原剂量的10%，当减至20mg/d时，应更加缓慢减量，最后以最小有效量（10mg/d）维持半年左右。激素可采取全日量顿服或在维持用药期间两日量隔日一次顿服，以减轻激素的副作用。肾病综合征患者对激素治疗的反应可分为三种类型：激素敏感型，治疗8周内病情缓解；激素依赖型，药量减到一定程度即复发；激素抵抗型，激素治疗无效。

（2）细胞毒药物　可用于激素依赖型或激素抵抗型的患者，与激素合用有可能提高缓解率，一般不作为首选或单独治疗用药。最常用的药物是环磷酰胺。

（3）环孢素　选择性抑制T辅助细胞及T细胞毒效应细胞，用于治疗激素及细胞毒药物治疗无效的难治性肾病综合征。副作用为肝肾毒性、高血压、高尿酸血症、多毛及牙龈增生等。价格较昂贵，且停药后易复发使其广泛应用受限。

3. 对症治疗

（1）利尿消肿　常用噻嗪类利尿药（氢氯噻嗪）和保钾利尿药（氨苯蝶啶或螺内酯）作为基础治疗，两者合用可提高利尿的效果，防治钾代谢紊乱。对于严重低蛋白血症，高度水肿少尿者，可考虑静脉输注血浆或白蛋白，提高血浆胶体渗透压，同时加用袢利尿剂（呋塞米）获得良好的利尿效果。

（2）减少尿蛋白　应用血管紧张素转化酶抑制药或血管紧张素Ⅱ受体拮抗药，既可有效控制高血压，还可通过降低肾小球内压和直接影响肾小球基膜对大分子的通透性而达到不同程度的减少尿蛋白的作用。

（3）降脂治疗　高脂血症可加速肾小球疾病的发展，增加心脑血管病的发生概率，因此高脂血症者应给予降脂药物治疗。

【护理诊断】

1.体液过多 与低蛋白血症致血浆胶体渗透压下降有关。

2.营养失调：低于机体需要量 与大量蛋白尿、蛋白质摄入减少及吸收障碍有关。

3.有感染的危险 与皮肤水肿、应用激素或免疫抑制剂等有关。

4.有皮肤完整性受损的危险 与水肿、营养不良有关。

【护理措施】

1. 一般护理

（1）休息与活动 全身水肿明显者需卧床休息，但长期卧床会增加血栓的机会，应保持适度的床上或床边活动。待水肿消失，一般情况好转后可下床活动。

（2）饮食护理 给予高热量、低脂、高维生素、低盐及富含维生素的饮食。一般给予正常量的优质蛋白。当肾功能不全时，应根据肾小球滤过率调整蛋白质的摄入量。严重水肿者严格限制水、钠盐的摄入。注意补充维生素及铁、钙、锌等。

（3）营养监测 记录进食情况，评估饮食结构是否合理，热量是否充足。定期测量血浆清蛋白、血红蛋白等指标，评估机体的营养状况。

2.病情观察 准确记录 24 小时出入液量，观察水肿的变化。监测血浆清蛋白、血脂、血肌酐、血尿素氮等检查结果的变化。密切观察生命体征，注意体温有无升高，观察有无咳嗽、咳痰、肺部干湿啰音、尿路感染、皮肤红肿等感染情况发生。有无腰痛、下肢疼痛等血栓栓塞的征象。

3.用药的护理

（1）糖皮质激素 激素的使用原则为起始足量、缓慢减药和长期维持。指导患者遵医嘱用药，切不可擅自加量、减量，甚至停药。告知患者长期服用激素的不良反应，如水钠潴留、血压升高、血糖升高、精神兴奋、消化道出血、骨质疏松、继发性感染、伤口不愈合、满月脸、向心性肥胖等。

（2）细胞毒药物 应用环磷酰胺期间应注意有无胃肠道反映、骨髓抑制、出血性膀胱炎、脱发、感染、肝肾功能损害等不良反应。

（3）环孢素 长期使用可出现肝肾毒性、高尿酸血症、多毛、牙龈增生、血压升高等不良反应。应用环磷酰胺和环孢素时，应定期进行血常规、尿常规、肝肾功能检查。

（4）利尿药物 观察利尿剂的治疗效果及有无不良反应发生，如低钾、高钾、低钠、低氯性碱中毒等。利尿速度不宜过快过猛，以体重下降 0.5 ～ 1.0kg/d，以免引起有效循环血量不足。

4.预防感染 高度水肿、低蛋白血症导致机体免疫功能下降，加上长期使用激素时，免疫功能进一步降低，因此易发生各种感染。注意保持病房环境清洁，定时通风换气，每次 20 ～ 30 分钟，每日 2 次；病房每日紫外线消毒 1 小时；使用激素期间应限制探视；患者应戴口罩，严格执行无菌操作，避免感染。

【考纲摘要】

1.肾病综合征的饮食护理。

2. 肾病综合征的药物护理。

【健康指导】

1. 疾病知识指导　向患者及家属介绍本病的特点，讲解常见并发症及预防方法，耐心解答患者的疑问。指导患者和家属根据病情选择合适的食物，告知患者优质蛋白、高热量、高膳食纤维、低脂、低盐饮食的重要性。指导患者注意休息，避免劳累，同时应适当活动，以免发生血栓等并发症。避免感冒，注意个人卫生。

2. 用药指导　介绍药物的使用方法、注意事项、可能发生的不良反应，嘱患者不可自行增减药量或停药，如有疑问及时联系医生或就诊。

3. 病情监测　指导患者自我监测水肿、尿蛋白等的变化，定期检查肾功能的变化，定期门诊随访。

【复习思考】

1. 肾病综合征患者的临床表现？

2. 肾病综合征患者的常见护理问题有哪些？

3. 肾病综合征患者的常见并发症有哪些？

4. 对肾病综合征的患者应采取哪些护理措施？

5. 查阅肾脏疾病相关医保政策，了解我国基本医疗卫生制度，体会社会主义制度优越性，培养民族自豪感。

（武香丽）

码 5-3-1　肾病综合
征患者的护理 PPT

任务四　尿路感染患者的护理

【学习目标】

1. 知识目标　掌握尿路感染的感染途径、临床表现、护理措施和健康教育；熟悉尿路感染的病因和辅助检查；了解尿路感染的发病机制。

2. 能力目标　能够对尿路感染患者实施正确的护理，并结合所学的知识对患者进行健康知识宣教。

3. 素质目标　培养学生关注健康、注重预防的护理理念；激励学生发扬工匠精神、锤炼护佑生命的本领。

【案例导入】

患者，女，28 岁，已婚，2 日前突然寒战高热、腰痛、小便次数增多，尿急，尿痛，有烧灼感。护理体检：体温 39.1 ℃，脉搏 92 次 / 分，呼吸 24 次 / 分，血压

120/75mmHg，焦虑不安，颜面潮红，心肺无异常，腹软，肝脾未触及，肾区叩击痛，肋脊角压痛。血常规检查：白细胞 $13×10^9/L$，中性粒细胞比例86%。尿常规检查：尿蛋白（+），白细胞（++++）。入院诊断：急性肾盂肾炎。

请思考：

1. 该患者有哪些主要护理问题？

2. 引起患者舒适改变的因素有哪些？

3. 为减轻患者不适可采取哪些护理措施？

尿路感染（urinary tract infection，UTI），简称尿感，是指主要由细菌等各种病原微生物（细菌、病毒、衣原体、支原体）侵袭尿路引起的非特异性感染，包括肾盂肾炎、膀胱炎和尿道炎。本病男女患病比例为1：10，多见于育龄女性、老年人、免疫功能低下及伴有泌尿系统其他疾病者。根据感染发生部位可分为上尿路感染和下尿路感染，前者指肾盂肾炎，后者主要指膀胱炎。上尿路感染易合并下尿路感染，统称为尿路感染。根据病程长短和临床症状的不同，可分为急性或慢性两期。急性期如能及时、彻底的治疗和护理，预后良好；若长期反复发作或迁延不愈超过半年，则发展为慢性，可进一步导致肾实质损害，影响肾功能。

【病因与发病机制】

1. 病因　为细菌感染所致，致病菌以革兰阴性杆菌为主，其中以大肠埃希菌最常见，占门诊尿路感染患者的90%；其次为副大肠杆菌、变形杆菌、肠球菌和葡萄球菌等。有尿路器械检查史或长期留置尿管患者可发生铜绿假单胞菌、葡萄球菌感染。糖尿病和免疫功能低下者可伴发尿路真菌感染。

码 5-4-1　尿路感染的病因及发病机制视频

2. 发病机制

（1）感染途径　上行感染最常见，约占尿感的95%。正常情况下尿道口周围有少量细菌寄居，不引起感染，当机体抵抗力下降，尿道黏膜有损伤或入侵细菌致病强时，细菌可侵入尿道发生上行感染。血行感染临床少见，见于机体免疫功能极差者。当泌尿系统周围器官组织发生感染时，病菌也可通过直接蔓延导致感染。淋巴道感染罕见。

（2）机体防御能力　细菌进入泌尿系统后是否引起感染与机体的防御能力有关。机体的防御机制包括：排尿的冲刷作用；尿路黏膜及其所分泌 IgA 和 IgG 等可抵御细菌入侵；尿液中高浓度尿酸、高渗透压和酸性环境不利于细菌生长；前列腺分泌物含有抗菌成分。

（3）易感因素　①尿路梗阻：最重要的易感因素，如尿路结石、膀胱癌、前列腺增生等。尿流不畅时，细菌易在局部大量繁殖，引起感染。②膀胱输尿管反流：健康人膀胱输尿管结合处具有单向瓣功能，膀胱充盈或排尿时阻止尿液上行。若此瓣功能丧失，当膀胱内压力升高或排尿时，尿液反流到输尿管甚至肾盂并导致感染，称为反流性肾病。③机体免疫功能低下：慢性全身性疾病患者，如糖尿病、慢性肾脏疾病、慢性腹泻、长期卧床的重症慢性疾病和长期使用糖皮质激素等，可使机体抵抗力下降而易发生感染。④其他易感因素：包括尿道口周围及女性内生殖器官炎症、妊娠与分娩、前列腺炎及医源性因素等。

【考纲摘要】

尿路感染最常见的致病菌、感染途径。

【临床表现】

1.膀胱炎和尿道炎　占尿路感染的60%以上，主要表现为尿频、尿急、尿痛、排尿末下腹部疼痛，一般无全身感染症状，仅少数患者出现腰痛、发热，体温一般不超过38.0℃。常有白细胞尿，伴有镜下血尿或肉眼血尿。另有一种间质性膀胱炎，为膀胱各层的慢性炎症，膀胱黏膜充血并有浅表溃疡形成，膀胱容量小，充盈时下腹痛严重，并向会阴、直肠窝放射，尿中极少有细菌。单纯尿道炎少见，排尿时有烧灼感，尿道口有炎性分泌物，无全身症状。

码5-4-2　尿路感染的临床表现视频

2.急性肾盂肾炎

（1）全身症状　多数起病急骤，数小时至1～2天发展为本病。畏寒、发热，体温高达38～40℃，多为弛张热，常伴有头痛、全身酸痛、疲乏无力，可有食欲减退、恶心呕吐或腰腹疼痛。

（2）泌尿系统症状　因伴发膀胱炎，多为尿急、尿频、尿痛等膀胱刺激症状，部分患者此种表现不明显甚至缺如，而以发热等全身中毒症状表现突出。局部症状常有腰痛，肾区叩痛和肋脊角压痛，沿输尿管走向的体表部位及膀胱区常有压痛。高龄及体弱者机体反应差，症状较隐匿。

3.慢性肾盂肾炎　表现复杂多样，大多数由急性肾盂肾炎未彻底治愈反复发作所致。肾盂肾炎反复发作或迁延不愈超过半年者，患者出现低热、全身乏力、食欲减退、腰部酸痛、轻度尿频尿急，有时尿混浊，至后期出现肾小管浓缩功能障碍，如夜尿多、尿比重低，可继发肾小管性酸中毒，应拟诊慢性肾盂肾炎。晚期可称为终末期尿毒症。

4.无症状性菌尿　又称隐匿性尿路感染，即有真性菌尿，而无尿路感染的症状。多见于老年人，其次是孕妇。如不治疗，无症状性菌尿也可在病程中出现急性尿路感染的症状。

5.并发症　肾盂肾炎并发症有急性或慢性肾衰竭、肾乳头坏死、肾盂积水或积脓、肾周围脓肿或败血症等。

【考纲摘要】

急性肾盂肾炎、急性膀胱炎的临床表现异同点。

【辅助检查】

1.尿常规检查　是最简便而可靠的方法。急性期尿检见大量白细胞或成堆脓细胞。轻者新鲜中段尿外观无异常，重者呈米汤样混浊，有异味。若出现白细胞尿、白细胞管型尿，提示肾盂肾炎。部分患者出现镜下血尿，极少数急性膀胱炎患者可有肉眼血尿，尿蛋白多为阴性或微量。

2.尿细菌学检查　尿细菌学检查是诊断的主要依据。应在使用抗生素之前或停药5天以后留取晨中段尿做尿标本，并在1小时内送检。取尿前应充分清洗外阴，消毒尿道口以防出现假阳性结果。

（1）尿沉渣涂片 取新鲜中段尿尿沉渣涂片直接找细菌，革兰染色用油镜，不染色用高倍镜观察，计算 10 个视野，平均每高倍视野有 1 个以上细菌为阳性，阳性率为 90%。染色有助于区分菌种，如球菌或杆菌，革兰染色阳性或阴性，对选择抗生素有指导意义。

（2）尿细菌培养和菌落计数 为尿细菌定量法，可确定真性细菌尿。可用清洁中段尿、导尿及膀胱穿刺尿做细菌培养。其中，膀胱穿刺尿培养结果最可靠。若清洁中段尿细菌定量培养 $\geq 10^5$/mL，如能排除假阳性，即为真性菌尿。如临床上无尿感症状，则要求 2 次清洁中段尿定量培养均 $\geq 10^5$/mL，且为同一菌种，才可确诊；尿细菌定量培养 $10^4 \sim 10^5$/mL 为可疑阳性，需复查；如 $< 10^4$/mL，可能为污染。耻骨上膀胱穿刺尿细菌定性培养有细菌生长，即为真性菌尿。

3. 影像学检查 对于尿路感染反复发作者，可做 B 超检查、X 射线腹部平片、静脉尿路造影检查，以确定有无结石、梗阻、泌尿系统先天性畸形和膀胱 - 输尿管反流等。尿路感染急性期不宜做静脉尿路造影，可做 B 超检查。

【考纲提要】
尿常规、尿细菌学检查的特点。

【治疗要点】

1. 一般治疗 急性发作期应卧床休息，多饮水，勤排尿。膀胱刺激征和血尿明显者可口服碳酸氢钠片，以碱化尿液、缓解症状、抑制细菌生长和避免血凝块形成。反复发作者应积极寻找病因，及时去除诱发因素。

2. 抗感染治疗 原则上应依据致病菌和药敏试验结果选用抗生素，故在给药之前先留取尿标本做细菌培养。轻症患者应尽可能单一用药，口服有效抗生素两周。严重感染者宜采用肌注或静脉给予抗生素，混合感染或细菌耐药可两种抗生素联用。已有肾功能不全，则避免应用肾毒性抗生素，如磺胺类药，氨基糖苷类抗生素。临床常用药物有青霉素类、氨基糖苷类、喹诺酮类、头孢菌素类，也可选用甲硝唑、磺胺类、呋喃类药物。

（1）急性膀胱炎 ①单剂量疗法：常用磺胺甲噁唑 2.0g、甲氧苄啶 0.4g、碳酸氢钠 1.0g，1 次顿服（简称 STS 单剂）；氧氟沙星 0.4g，1 次顿服。②短程疗法：可选用磺胺类、喹诺酮类、半合成青霉素类或头孢菌素类抗生素，任选一种药物，连用 3 日，约 90% 的患者可治愈。与单剂量疗法相比，短程疗法更有效，可减少复发，增加治愈率。③7 日疗法：对于妊娠妇女、老年患者、糖尿病患者、机体免疫力低下及男性患者不宜使用单剂量及短程疗法，应持续抗生素治疗 7 日。

（2）急性肾盂肾炎 轻型肾盂肾炎宜口服抗生素 14 天，可选用喹诺酮类、半合成青霉素类（如阿莫西林）、头孢菌素类（头孢呋辛），一般用药 72 小时可显效，如无效应根据药物敏感试验更改药物。严重肾盂肾炎有明显毒血症状者宜静脉给药，可选用青霉素类（如氨苄西林）、头孢菌素类（如头孢噻肟钠）、喹诺酮类（如氧氟沙星），获得尿培养结果后应根据药敏选药，必要时联合给药，若治疗后好转，热退后继续用药 3 日改为口服抗生素，继续治疗 2 周。

（3）慢性肾盂肾炎 治疗的关键是积极寻找病因、祛除易感因素并加强全身支持疗法、增强抵抗力，维持水、电解质酸碱平衡，治疗并发症。急性发作时治疗同急性肾盂肾炎，疗程宜适当延长。

（4）无症状菌尿 若为非妊娠妇女和老年人，一般不予治疗。妊娠期妇女、学龄前儿童的无症状菌尿必须治疗，可选用肾毒性较小的抗生素，如头孢菌素类抗生素。

3. 疗效评定

（1）见效 全疗程治疗后复查菌尿转阴。

（2）治愈 症状消失，尿菌阴性，停药后 2 周、6 周复查尿菌仍阴性。

（3）治疗失败 治疗后尿菌仍阳性，或治疗后尿菌阴性，但 2 周或 6 周复查尿菌转为阳性，且为同一种菌株。

【考纲摘要】
尿路感染治疗要点。

【护理诊断】

1. 尿频、尿急、尿痛 与泌尿系统感染有关。

2. 体温过高 与急性肾盂肾炎有关。

3. 知识缺乏 缺乏预防尿路感染的知识。

4. 潜在并发症 肾乳头坏死、肾周围脓肿等。

码 5-4-3 尿路感染的护理视频

【护理措施】

1. 一般护理

（1）环境 提供安静、舒适的休息环境，及时更换床单、被褥，加强生活护理。

（2）保证休息与睡眠 急性期应卧床休息，为避免过度打扰患者，加重患者不适，各项护理操作最好能集中进行。

（3）饮食护理 多清淡、易消化、高维生素、营养丰富的饮食。鼓励患者多饮水、勤排尿，每日尿量在 3000mL 以上，以保证达到冲洗尿道的目的，减少细菌在尿道停留的时间，减轻尿路刺激征。

2. 病情观察 监测体温、尿液量及性状的变化，注意有无腰痛加重。如出现高热不退、腰痛加剧或血压降低，应考虑肾周围脓肿、肾乳头坏死等并发症的出现。

3. 用药护理 严格遵医嘱给予抗菌药物，注意药物用法、剂量、疗程和注意事项。如口服复方磺胺甲噁唑片期间应注意多饮水，并同时口服碳酸氢钠、以增强疗效，减少磺胺结晶的形成；如喹诺酮类可出现轻度消化道反应、皮肤瘙痒等。慎用氨基糖苷类抗生素。

4. 对症护理 对肾区疼痛明显的患者应卧床休息。嘱其尽量不要弯腰、站立或坐直，以减少对肾包膜的牵拉力，减轻疼痛。指导患者对疼痛的部位进行局部按摩，热敷。遵医嘱使用碳酸氢钠等药物碱化尿液，必要时服用解痉镇痛药。

5. 心理护理 了解患者身心状况，做好心理沟通，让患者和家属积极配合治疗，以利于康复。鼓励患者多从事自己感兴趣的活动，如阅读、看电视、听音乐等，以分散患

者的注意力，使患者尽量放松，勿过于紧张、焦虑。

【健康指导】

1. 疾病知识指导　向患者及家属讲解尿路感染的病因、疾病特点和治愈标准，使其理解多喝水、勤排尿及注意会阴部、肛周皮肤清洁的重要性，确保出院后仍能严格遵从。积极治疗结石、肿瘤、糖尿病、重症肝病等。教会患者识别尿路感染的临床表现，一旦发生及时就诊。

2. 生活方式指导　多喝水、勤排尿是最简便而有效的预防尿路感染的措施。注意个人卫生，尤其是女性，要注意会阴部及肛周皮肤的清洁。规律生活、避免劳累，加强体育运动，增强机体抵抗力。

3. 用药指导　向患者详细介绍正规应用抗菌药物是治疗成功的关键，不可擅自换药，减量或停药，并按医嘱定期随访。

【考纲摘要】

1. 尿路感染的一般护理特点。

2. 尿路感染患者的健康教育。

【复习思考】

1. 尿路感染的发病与哪些因素有关？

2. 引起尿路感染最常见的致病菌是什么？感染途径有哪些？

3. 尿路感染患者的护理措施有哪些？

4. 制作"尿路感染健康宣教"卡片，评选出优秀作品上传至网络教学平台，提升动手动脑的能力。

（武香丽）

码 5-4-4　视频尿路
感染患者的护理 PPT

任务五　急性肾损伤患者的护理

【学习目标】

1. 知识目标　掌握急性肾损伤的临床表现、主要护理诊断及护理措施，熟悉其病因和治疗要点，了解急性肾损伤的发病机制。

2. 能力目标　能够对急性肾损伤患者正确迅速评估，准确观察病情，识别高钾血症的临床表现并配合医生实施正确的治疗护理。

3. 素质目标　培养学生关注健康、护佑生命的职业责任心；养成严谨的治学态度，认真负责的工作态度，提升职业认同感和职业荣誉感。

【案例导入】

患者，男，36岁。患者以"频繁恶心、呕吐、双下肢水肿伴少尿2天"为主诉入院；1周前患者因"痛风"自服草药（药名不详）后出现双侧腰部疼痛。2日前出现恶心、呕吐，尿量减少至150mL/d。无腹痛、腹泻，伴低热、咽痛。今急来院就诊，查体：体温37.1℃，脉搏78次/分，呼吸22次/分，血压146/95mmHg神志清，双下肢水肿。辅助检查：B超示双肾增大，尿常规：尿蛋白（+++），尿白细胞10～15/HP，红细胞20～30/HP，尿沉渣可见颗粒管型；血液检查：血钾5.5mmol/L，Ccr 60mL/min，血肌酐740μmol/L，BUN 26.5mmol/L。以急性肾衰竭收入院。

请思考：

1. 针对该患者可以提出哪些护理诊断？

2. 对该患者采取哪些主要护理措施？

急性肾损伤（AKI）是由各种原因引起的肾功能在短时间内（几小时至几周）快速下降，导致机体内环境出现严重紊乱的临床综合征。主要表现为少尿或无尿、氮质血症、高钾血症和代谢性酸中毒，病死率较高。急性肾损伤有广义和狭义之分，广义上的AKI根据损伤最初发生的解剖部位分为肾前性、肾性、肾后性三类。狭义的AKI是指急性肾小管坏死（ATN），此为AKI最常见的类型。本项目以最常见的急性肾小管坏死为代表进行讲述。

【病因与发病机制】

1.病因

（1）肾前性　由各种原因造成的肾脏血流灌注不足所致的肾小球滤过率（GFR）降低的肾缺血性肾损伤。其常见病因有：①血容量不足：主要为各种原因导致的出血，体液丢失和细胞外液重新分布。②心排血量减少：如充血性心力衰竭等。③周围血管扩张：如使用降压药物等。④肾动脉收缩及肾自身调节受损：如使用去甲肾上腺素、非甾体抗炎药、血管紧张素转化酶抑制剂等。

（2）肾性　是由肾小管、肾间质、肾血管和肾小球疾病引起的急性肾实质损伤。以肾缺血或毒性物质引起的急性肾小管坏死最常见。

（3）肾后性　由于急性尿路梗阻所致。梗阻可发生在尿路任一水平。常见病因有前列腺增生、肿瘤、输尿管结石等。

2.发病机制　急性肾小管坏死的发病机制目前尚未明了。一般认为，不同病因，不同病理损伤类型，有其不同的发病机制和持续发展因素。主要与肾小球滤过率下降、肾小管上皮细胞损伤有关。

（1）肾小管堵塞学说　毒素、毒物等可直接作用于肾小管上皮细胞，坏死的上皮细胞及脱落的微绒毛碎屑可堵塞肾小管，使堵塞部位以上肾小管内压增加，肾小囊内压也在增高，导致肾小球滤过停止。

（2）肾血流动力学改变　神经-体液因素、肾血管内皮细胞肿胀和肾血管自身调节失常三种因素单独或同时存在，使髓质内红细胞淤积，血管阻塞，肾血流量减少及肾血管阻塞增加，导致急性肾小管坏死。

（3）弥散性血管性凝血 多由败血症、休克、产后出血、急性胰腺炎等引起。

（4）反漏学说 由于肾小管上皮细胞受损后坏死脱落，肾小管壁失去完整性，导致肾小管液反流到肾间质引起间质水肿，压迫肾单位，加重肾缺血，使肾小球滤过率下降。

【临床表现】

典型临床病程分三期。

1. 起始期 此期患者常遭受低血压、缺血、脓毒血症和肾毒性等因素影响。但尚未发生明显的肾实质损伤，在此阶段 AKI 是可预防的。伴随着肾小管上皮细胞发生明显损伤，GFR 下降则进入维持期。

2. 维持期 又称少尿期。一般持续 7～14 日，也可短至数日，长至 4～6 周。患者常出现少尿或无尿，但也有些患者尿量在 400mL/d，称为非少尿型急性肾衰竭，其病情大多较轻，预后较好。然而，无论尿量是否减少，随着肾功能减退，可出现一系列临床表现。

（1）全身症状 ①消化系统：食欲减退、恶心、呕吐、腹胀、腹泻等。严重者可发生消化道出血。②呼吸系统：除感染外，主要是容量负荷过多导致的急性肺水肿，表现为呼吸困难、咳嗽、憋气等症状。③循环系统：多因少尿和未控制饮水，以致体液过多，出现高血压、心力衰竭表现，因毒素蓄积、电解质紊乱、贫血及酸中毒引起各种心律失常及心肌病变。④神经系统：出现意识障碍、躁动、谵妄、抽搐、昏迷等尿毒症脑病症状。⑤血液系统：可有出血倾向、轻度贫血表现。⑥其他：感染是少尿期常见而严重的并发症。常见感染部位依次为肺部、泌尿道、伤口及全身。此外，在本病的发展过程中还可能合并多个脏器衰竭，死亡率较高。

（2）水、电解质和酸碱平衡紊乱 可表现为：①代谢性酸中毒：主要因为肾排酸能力减低，同时因合并高分解状态，酸性产物产生明显增多。②高钾血症：高钾血症是ATN 最严重的并发症之一，也是少尿期的首位死因。其发生除肾排泄钾减少外，酸中毒、组织分解过快也是原因之一。在严重创伤、烧伤等所致横纹肌溶解引起的 AKI，每日血钾可上升 1～2mmol/L。③低钠血症：主要由水潴留引起的稀释性低钠。此外，还可有低钙、高磷血症等，但远不如慢性肾衰竭明显。

3. 恢复期 从肾小管细胞再生、修复，直至肾小管完整性恢复称为恢复期。肾小球滤过率逐渐恢复正常或接近正常范围。少尿型患者开始出现利尿，可有多尿表现，在不使用利尿剂的情况下，尿量每日达 3000～5000mL，甚至更多。通常持续 1～3 周，继而逐渐恢复正常。与 GFR 相比，肾小管上皮细胞的功能恢复相对延迟，常需要数月后才能恢复。少数患者留有不同程度的肾脏结构和功能缺损。

【考纲摘要】

急性肾损伤的临床表现。

【辅助检查】

1. 血液检查 可有轻度贫血，血肌酐和尿素氮进行性上升，血清钾浓度升高，血

pH 值、碳酸氢根离子浓度降低，血清钠浓度正常或偏低，血钙降低，血磷升高。

2. 尿液检查　尿蛋白多为（－～＋），常以小分子蛋白为主。尿沉渣可见肾小管上皮细胞、上皮细胞管型、颗粒管型，偶见红、白细胞。尿比重降低且较固定，多在 1.015以下，因肾小管重吸收功能损伤，尿液不能浓缩所致；应注意尿液指标检查需在输液、使用利尿药、高渗药物前进行，否则会影响结果。

3. 影像学检查　尿路超声显像对排除尿路梗阻很有帮助。必要时 CT 等检查显示是否存在着与压力相关的扩张，如有足够的理由怀疑有梗阻所致，可作逆行性造影。CT、MRI 或放射性核素检查对发现血管病变有帮助，但要明确诊断仍需行肾血管造影。

4. 肾活组织检查　是重要的诊断手段。在排除了肾前性及肾后性原因后，没有明确致病原因（肾缺血或肾毒素）的肾性 AKI 具有肾活检指征。活检结果可确定包括急性肾小球肾炎、系统性血管炎、急进性肾炎及急性间质性肾炎等肾脏疾病。此外，原有肾脏疾病出现 AKI 及肾功能持续不能恢复等情况，也需行肾活检明确诊断。

【治疗要点】

早期诊断，及时干预能最大限度地减轻肾损伤、促进肾功能恢复。AKI 治疗主要包括尽早识别并纠正可逆病因、维持内环境稳定、营养支持、防治并发症及肾脏替代治疗等方面。

1. 尽早纠正可逆病因　AKI 治疗首先要纠正可逆的病因。对于各种严重外伤、心力衰竭、急性失血等都应进行相关治疗，包括输血等渗盐水扩容、处理血容量不足、休克和感染等。停用影响肾灌注或肾毒性的药物。存在尿路梗阻时，应及时采取措施去除梗阻。

2. 维持体液平衡　每日补液量应为显性失液量加上非显性失液量减去内生水量。由于非显性失液量和内生水量估计常有困难，因此每日大致的进液量可按前一天尿量加500mL 计算。发热患者只要体重不增加，可适当增加进液量。透析治疗者进液量可适当放宽。在容量控制治疗中应用袢利尿剂可增加尿量，从而有助于清除体内过多的液体。当使用后尿量并不增加时，应停止使用以防止不良反应发生。

3. 饮食和营养　补充饮食以维持机体的营养状况和正常代谢，有助于损伤细胞的修复和再生，提高存活率。AKI 患者每日所需能量应为 1.3 倍基础能耗量，主要有碳水化合物和脂肪供应；蛋白质摄入量应限制为 0.8g/（kg·d），对于有高分解代谢或营养不良以及接受透析的患者，蛋白质摄入量可放宽。尽量减少钠、钾、氯的摄入量。

4. 高钾血症　血钾超过 6.5mmol/L、心电图表现为 QRS 波增宽等明显的变化时，应予以紧急处理：①钙剂（10% 葡萄糖酸钙 10 ～ 20mL）稀释后静脉缓慢（5 分钟）注射，以拮抗钾离子对心肌的毒性作用。② 11.2% 乳酸钠或 5% 碳酸氢钠 100 ～ 200mL静脉滴注，以纠正酸中毒并同时促进钾离子向细胞内流动。③ 50％ 葡萄糖溶液50 ～ 100mL 加胰岛素 6 ～ 12U 缓慢静脉注射，可促进糖原合成，使钾离子向细胞内移动。④口服聚磺苯乙烯 15 ～ 30g，每日 3 次。以上措施无效时，可采用血液透析的方法。

5. 代谢性酸中毒　应及时治疗，如血清碳酸根离子小于 15mmol/L，可选用 5％ 碳酸氢钠 100 ～ 250mL 静脉滴注。对于严重酸中毒患者，应立即开始透析治疗。

6. 感染 是常见并发症，也是死亡主要原因之一。应尽早使用抗生素，但不提倡预防使用抗生素。根据细菌培养和药物敏感试验，选用对肾脏无毒性或毒性低的药物，并按 GFR 调整用药剂量。

7. 肾脏替代疗法 严重高钾血症（> 6.5mmol/L）、代谢性酸中毒（pH < 7.15）、容量负荷过重且对利尿药治疗无效者，包括心包炎和严重脑病等都是透析治疗指征。可选择间歇性血液透析、腹膜透析或连续性肾脏替代疗法。

8. 多尿期的治疗 多尿开始时，由于 GFR 尚未恢复。肾小管的浓缩功能较差，治疗仍应以维持水，电解质和酸碱平衡，控制氮质血症和预防各种并发症为主。

9. 恢复期的治疗 一般无需特殊处理，定期随访，避免使用肾毒性药物。

【考纲摘要】

高钾血症的表现及救治方法。

【护理诊断】

1. 排尿异常 与急性肾功能损伤有关。

2. 营养失调：低于机体需要量 与氮质血症引起食欲减退、恶心、呕吐有关。

3. 有感染的危险 与营养不良、贫血、机体抵抗力下降有关。

4. 知识缺乏 缺乏疾病治疗，病情监测及饮食管理相关知识。

5. 潜在并发症 水、电解质、酸碱平衡失调、心律失常等。

【护理措施】

1. 一般护理

（1）环境 保持室内空气新鲜、清洁，定期进行空气消毒，预防感染的发生。

（2）休息与活动 少尿期应绝对卧床休息，以减轻肾脏负担。恢复期可适当增加活动量，避免劳累。有抽搐昏迷者，应采取保护措施，防止坠床。烦躁不安者应用镇静剂，保护呼吸道通畅。

（3）饮食护理 原则为高糖、低脂肪、低蛋白、低盐易消化饮食。对于能进食的患者，供给患者充足的热量、优质蛋白饮食，控制水、钠、钾的摄入量。蛋白质摄入量应限制为 0.8 ～ 1.0g/（kg·d），并适量补充必需氨基酸和非必需氨基酸。透析患者，蛋白质摄入量可适当放宽。少量多餐，以清淡流质或半流质食物为主，不能经口进食的患者可用鼻饲或肠外营养。

2. 病情观察 严密监测患者的生命体征和体重变化，准确记录患者 24 小时的出入液量，特别是尿量变化。严密观察患者有无体液过多的表现，如皮肤黏膜水肿、心率增快，呼吸急促、颈静脉怒张等现象。严密监测电解质，酸碱平衡失调，如发现肌无力、感觉异常、恶心、腹泻、心电图改变等异常及时通知医生处理。

3. 用药护理 遵医嘱用药，观察药物疗效及不良反应。

4. 高钾血症的预防及治疗配合 尽量避免摄入含钾较多的食物和药物，输血时禁用库存血，因库存血含钾量较高（贮存 5 ～ 8 日后，每 1000mL 血液的血浆中含钾 22mmol/L）。当血钾高于 6.5mmol/L 时，配合医生进行紧急处理。

5. 心理护理 患者会有恐惧感，应多与其沟通，向患者及其家属详细解释疾病发展过程和可能出现的心理变化，以降低其焦虑和不安情绪，鼓励患者积极配合治疗，促进康复。

【考纲摘要】

1. 急性肾损伤的护理措施。

2. 高钾血症的预防及治疗配合。

【健康指导】

1. 疾病预防指导 老年人、糖尿病、原有慢性肾脏病史及危重患者，应注意避免肾毒性药物、造影剂、肾血管收缩药物的使用，及时维持血流动力学稳定以避免肾脏低灌注。高危患者如必须造影检查需采用水化疗法。加强劳动防护，避免接触重金属、工业毒物等。误服或误食食物，应立即进行洗胃或导泻，并采用有效解毒剂。

2. 疾病知识指导 恢复期患者应加强营养，适当锻炼，增强体质。注意个人卫生，防寒保暖，避免感冒；避免妊娠、手术、外伤；教会患者测量和记录尿量的方法；指导患者定期复查，不适时随诊。

【复习思考】

1. 急性肾损伤的发病与哪些因素有关？

2. 急性肾损伤的临床表现有哪些？

3. 针对患者出现高钾血症时应如何治疗、护理？

4. 收集急性肾损伤临床案例，以小组为单位根据个性特点角色扮演，拍摄微视频上传至学习通平台。通过情景模拟，提升关爱患者，促进健康的职业素养。

（武香丽）

码 5-5-1 急性肾损伤患者的护理 PPT

任务六 慢性肾衰竭患者的护理

【学习目标】

1. 知识目标 掌握慢性肾衰竭的临床表现、护理措施；熟悉慢性肾衰竭的治疗要点、健康教育；了解慢性肾衰的病因、辅助检查。

2. 能力目标 能够对慢性肾衰患者病情进行观察判断并运用护理程序为患者提供有效的整体护理。能够正确的对患者进行健康知识宣教。

3. 素质目标 培养学生关爱患者、细心操作，强化同理心；培养具有工匠精神的高素质人才。

【案例导入】

患者，女，46岁。因间断水肿、头痛10年，乏力、恶心、呕吐1周。10年前无明显诱因出现眼睑和双下肢水肿，伴头痛，血压160/100mmHg，化验室检查尿蛋白（++），尿潜血（++），诊断为慢性肾小球肾炎，药物治疗后症状减轻。劳累后反复出现上述症状。查体：慢性病容，贫血貌，皮肤萎黄，眼睑、颜面部水肿，血压180/100mmHg。血常规检查：血红蛋白62g/L，红细胞计数$1.85×10^{12}$/L，白细胞计数$9.5×10^9$/L，血小板$120×10^9$/L；尿常规检查：尿蛋白（++），尿红细胞8/HP。血生化检查：Ccr 10mL/min，血肌酐955μmol/L，BUN 58.1mmol/L，血钾7.2mmol/L，血钙1.81mmol/L，血碳酸氢根11.8mmol/L。B超示双肾缩小。

请思考：

1. 慢性肾衰竭的病因有哪些？

2. 针对该患者可以提出哪些护理诊断？

3. 应采取哪些护理措施？

慢性肾衰竭（chronic renal failure，CRF），简称慢性肾衰，是慢性肾脏病进展至疾病后期的一种临床综合征，以肾功能减退，代谢产物潴留，水、电解质、酸碱平衡紊乱和全身各系统症状为主要表现。

码5-6-1 透析者的福音

【病因与发病机制】

1. 病因 任何破坏肾的正常结构和功能的泌尿系统疾病均可导致慢性肾衰竭，在我国最常见的病因依次是：原发性肾小球肾炎、糖尿病肾病、高血压肾病等。部分患者起病隐匿，到肾衰晚期才来就诊，往往因双肾固缩而难以确定病因。

2. 发病机制 本病的发病机制甚为复杂，迄今尚未完全阐明。目前多数学者认为，各种病因可引起肾实质疾病，导致肾单位的破坏，残余的"健存"肾单位代偿性地增加排泄负荷，因此发生肾小球毛细血管的高灌注、高压力和高滤过，促使肾小球硬化而丧失功能，使肾功能进一步恶化。此外，慢性肾衰竭的发生与脂质代谢紊乱，肾组织一氧化氮合成减少，各种多肽生长因子以及各种细胞因子等因素亦有关。尿毒症各种症状的发生则与水、电解质酸碱平衡失调，尿毒症毒素蓄积、肾的内分泌功能障碍等有关。

【临床表现】

慢性肾衰竭的早期，常无临床症状或仅表现为基础疾病的症状，当发展至残余肾单位不能适应机体最低要求时，可累及人体各个脏器、系统，出现多脏器、多系统、多种代谢紊乱，疾病程度不同，表现不一。

码5-6-2 慢性肾衰竭的临床表现视频

1. 各系统的表现

（1）消化系统表现 患者常有胃肠道症状。主要表现有食欲减退，恶心、呕吐、腹胀、呃逆，口腔可闻及尿氨味，可有口腔黏膜溃疡，甚至出现消化道出血。食欲减退是最早出现和最常见的症状。

（2）心血管系统的表现 心血管病变是慢性肾脏病患者的常见并发症和最主要死

因。①高血压和左心室肥厚：多数患者存在不同程度的高血压。高血压可引起动脉硬化、左心室肥厚和心力衰竭。②心力衰竭：心力衰竭是尿毒症患者最常见的死亡原因。可出现呼吸困难、不能平卧、肺水肿等症状。但一般无明显发绀。③心包炎病变：心包积液在慢性肾衰竭患者中常见。轻者可无症状，重者可有心音低钝、遥远，少数情况下还可有心包填塞。④动脉粥样硬化：常发展迅速，可引起冠状动脉，脑动脉和全身周围动脉粥样硬化和钙化。

（3）呼吸系统表现　可出现气短、气促，严重酸中毒可致呼吸深长。体液过多、心功能不全可引起胸腔积液及肺水肿。尿毒症毒素引起肺泡毛细血管通透性增加、肺充血、肺部 X 线检查出现"蝴蝶翼"征，称为"尿毒症肺炎"。

（4）血液系统表现　①贫血：是尿毒症患者必有的症状，多为正细胞正色素性贫血。主要原因是肾脏促红细胞生成素减少。铁摄入不足、叶酸缺乏、营养不良、红细胞寿命缩短及透析中失血等也是贫血常见的原因。②出血倾向：常表现为皮肤瘀斑、鼻出血、月经过多等，严重的出现消化道出血、颅内出血。出血倾向主要与血小板聚集和粘附功能障碍有关，部分患者与凝血因子减少有关。③白细胞异常：由于尿毒症毒素、代谢性酸中毒、营养不良等因素，患者中性粒细胞的趋化性、吞噬和杀菌能力减弱，易并发感染。

（5）神经、肌肉系统表现　神经系统的异常与尿毒症毒素，水电解质，酸碱平衡紊乱、感染、药物及精神刺激等有关。可表现为中枢神经系统功能紊乱和周围神经病变。中枢神经系统症状称为尿毒症脑病，可表现为表情淡漠、沉默寡言、谵妄、精神错乱甚至昏迷等。周围神经系统病变多见于晚期患者，以感觉神经障碍最常见，如感觉丧失，肢体麻木、皮肤烧灼感、双下肢难以名状的不适（不安腿综合征）等。

（6）肾性骨营养不良症　指慢性肾衰竭时出现的骨矿化和代谢异常，简称肾性骨病。典型者表现为骨痛，行走不便和自发性骨折。早期有症状者少见，需依靠骨活组织检查诊断。其发生与活性维生素 D_3 不足、继发性甲状旁腺功能亢进等有关。

（7）皮肤症状　由于贫血、色素沉着与面部水肿等，尿毒症患者面部肤色苍白或萎黄，伴轻度水肿称为尿毒症面容。皮肤瘙痒也是常见症状，主要与尿毒症毒素有关，部分与皮肤干燥，继发性甲状旁腺功能亢进和贫血、尿素霜的沉积等有关。

（8）内分泌失调　由于肾脏本身既是内分泌器官，又是多种激素降解、排泄的主要部位，常伴有多种内分泌功能异常。如：女性患者常表现为闭经、不孕，男性患者表现为阳痿、不育等；儿童出现生长发育迟缓；甲状腺功能低下者会出现基础代谢率下降等。

（9）泌尿系统表现　早期为多尿、夜尿增多、水肿；晚期出现少尿，甚至无尿，出现明显水肿。

2. 水、电解质、酸碱平衡失调　可出现高钾或低钾血症、水肿或脱水、高钠或低钠血症、代谢性酸中毒、低钙、高磷等。

3. 糖类、脂类、蛋白质代谢障碍　患者常因蛋白质摄入减少、丢失及分解增多引起血白蛋白水平下降、营养不良等。糖代谢紊乱主要表现为胰岛素抵抗和糖耐量异常。由于胰岛素降解减少，糖尿病肾病患者胰岛素用量减少。脂代谢紊乱常表现为高甘油三酯血症，血浆极低及低密度脂蛋白升高，高密度脂蛋白降低，少数患者胆固醇轻度升高。

4. 感染 感染是慢性肾衰竭的主要死因之一，与机体免疫力低下、白细胞功能异常等有关。最常见的是呼吸道和尿路感染。其次是皮肤和消化道感染，血透患者易发生金黄色葡萄球菌败血症，肝炎病毒感染等。

【辅助检查】

1. 血常规检查 红细胞计数下降，绝对网织红细胞计数减少，血红蛋白浓度降低，白细胞计数可升高或降低。

2. 尿液检查 常见蛋白尿，尿沉渣中可见红细胞、白细胞、颗粒管型及蜡样管型。尿比重或尿渗透压下降或等渗尿。

3. 肾功能检查 肾功能降低，血肌酐、血尿素氮升高，内生肌酐清除率降低。

4. 血生化检查 血浆清蛋白降低，血钙降低，血磷升高，血钾和血钠可增高或降低，可有代谢性酸中毒。

5. 影像学检查 早期肾脏 B 超显示肾脏大小正常。回声增多不均匀，晚期显示皮质变薄，皮髓质分界不清，双肾缩小等。X 线、CT 检查显示双肾缩小。

【考纲摘要】

1. 慢性肾衰竭的常见病因。

2. 慢性肾衰竭患者的临床表现。

【治疗要点】

1. 积极治疗原发疾病和避免加重肾衰竭的因素 积极治疗引起慢性肾衰竭的原发病，如原发病肾小球肾炎、糖尿病肾病、高血压肾病等。避免加重肾衰竭的因素，如及时控制感染、纠正有效血容量不足、停用肾毒性药物，治疗心衰、高血压等常可以使恶化的肾功能得到不同程度的恢复。

2. 纠正水、电解质和酸碱平衡紊乱 首先纠正水钠平衡，钠过多者且伴有水肿患者，应限制水、钠摄入，可使用利尿剂。对于失水者，一般失水可通过口服补充，重度失水者可静脉滴注 5% 葡萄糖液；纠正酸中毒可口服碳酸氢钠，必要时静脉输注。重度慢性肾衰竭者，避免使用噻嗪类利尿剂。并发严重肺水肿和严重左心衰的患者，需及时给予血液透析，严格限制钾的摄入，预防并及时处理高钾血症。纠正低钙、高磷，可口服骨化三醇。

3. 高血压的治疗 对高血压进行及时合理的治疗，不仅是为了控制高血压的症状，也是为了保护心、肾、脑等靶器官。目前认为，血压控制目标需在 130/80mmHg 以下。尽可能减少尿蛋白到最低水平（24 小时小于 0.5g）。可应用血管紧张素转化酶抑制剂（ACEI）、血管紧张素 II 受体拮抗剂（ARB）、钙通道阻滞剂（CCB）、袢利尿剂、β 受体拮抗剂、血管扩张剂等，以 ACEI、ARB 应用较为广泛，这类药物在有效降压的同时还可降低肾小球内压、减少尿蛋白。

4. 贫血的治疗和重组人促红细胞生成素（rHuEPO）的应用 如排除失血、造血原料缺乏等因素、血红蛋白（Hb）< 100g/L 可考虑开始应用 rHuEPO 治疗。影响 rHuEPO 疗效的主要原因是功能性缺铁，因此在应用 rHuEPO 时，应同时重视补充铁

剂。口服铁剂主要有琥珀酸亚铁、硫酸亚铁等。部分透析患者口服铁剂吸收较差，故常需要经静脉途径补充铁，以氢氧化铁蔗糖复合物（蔗糖铁）的安全有效性较好。

5. 防治感染 平时应注意预防各种病原体感染。抗生素的选择应结合细菌培养和药物敏感试验，选择使用无肾毒性或毒性低的抗生素。

6. 替代疗法 当 GFR < 10mL/（min·1.73m^2）并有明显尿毒症表现，则应进行肾脏替代治疗。对糖尿病肾病患者，可适当提前至 GFR10～15mL/（min·1.73m^2）时安排替代治疗。肾脏替代治疗包括血液透析、腹膜透析和肾脏移植。血液透析和腹膜透析疗效相近，各有优缺点，临床上可以互为补充。但透析疗法仅可部分代替肾脏的排泄功能，不能代替肾脏的内分泌和代谢功能。肾移植是目前治疗终末期肾衰竭最有效的方法。成功的肾移植可以使肾功能恢复正常（包括内分泌和代谢功能）。肾移植后需长期使用免疫抑制剂。

【护理诊断】

1. 营养失调：低于机体需要量 与长期限制蛋白质摄入、消化吸收功能紊乱等因素有关。

2. 体液过多 与肾小球滤过率下降等有关。

3. 活动无耐力 与并发高血压、心力衰竭、贫血及水、电解质和酸碱平衡紊乱等因素有关。

4. 有皮肤完整性受损的危险 与水肿、皮肤瘙痒、凝血机制异常、机体抵抗力下降有关。

5. 有感染的危险 与机体免疫功能低下、白细胞功能异常、透析等有关。

6. 潜在并发症 水、电解质和酸碱平衡失调、贫血、感染、高血压等。

【护理措施】

1. 一般护理

（1）休息与活动 以休息为主，避免过度劳累。对能起床活动的患者，应鼓励其适当活动，但应避免受凉或劳累，活动时应有人陪伴，以不出现心慌、气喘、疲乏为宜。病情较重或心力衰竭者，应绝对卧床休息。对长期卧床的患者应进行适当的床上主动和被动活动，避免发生压疮和肌肉萎缩。

（2）皮肤护理 注意观察患者皮肤的颜色、弹性及有无水肿等。指导患者注意个人卫生，勤洗澡、勤剪指甲、勤换内衣、用温水清洗皮肤，禁用肥皂和酒精，洗后涂上润肤剂，防止皮肤过于干燥。皮肤瘙痒时避免抓挠，必要时遵医嘱给予止痒药物。保护好水肿部位的皮肤，指导患者抬高水肿部位，不断变换体位，预防压疮。

（3）饮食护理 合理的营养膳食调配不仅能减少体内氮代谢产物的积聚及体内蛋白质的分解，维持氮平衡，还能在维持营养，增强机体抵抗力、延缓病情发展等方面发挥重要作用。饮食原则为：优质低蛋白、充足热量、低盐、低钾、低磷饮食。

①蛋白质 慢性肾衰竭患者应限制蛋白质的摄入，且饮食中50％以上为优质蛋白质，如鸡蛋、牛奶、瘦肉、鱼等。具体摄入量应根据患者的 GFR 做相应调整。

②热量 供给患者足够的热量，以减少体内蛋白质的消耗。一般每天供应的热量为

126 ～ 147kJ/（kg·d），其中，摄入热量的 70% 由碳水化合物供给，可选用热量高蛋白质含量低的食物，如麦淀粉、藕粉、薯类、粉丝等。对于开始透析的患者应改为透析饮食。

③其他 水肿、高血压、少尿患者需控制食盐摄入量不超过 5g。食物中应补充水溶性维生素，如维生素 C、维生素 B_{12}、叶酸等。补充矿物质和微量元素，如铁、锌等。有高钾血症者，应限制含钾高的食物的摄入。注意烹调方式，提供色、香、味俱全的食物以增强患者食欲。少量多餐。

2. 病情观察

（1）观察病情 严密观察患者的生命体征、意识状态、水肿部位和程度。定期测体重、腹围，记录 24 小时出入液量。观察贫血程度、有无感染征象及有无心衰、高血压脑病等并发症的出现。

（2）定期监测 监测患者肾功能及营养状况的指标，如：血尿素氮、血肌酐、血浆清蛋白、血红蛋白等的变化。

（3）监测血清电解质的变化 如血钾、钠、钙、磷的变化。出现高血钾、低血钾或低钙时及时报告医生，配合处理。

3. 用药护理 遵医嘱合理应用对肾无毒性或毒性低的抗菌药物，并观察药物的疗效和不良反应。在纠正水、电解质紊乱和酸碱平衡失调时，要注意静脉补液的速度和用量，以免引起不良后果。

（1）降压药物 ACEI 和 ARB 有使血钾升高及一过性血肌酐升高的作用，在使用过程中，应注意观察血钾和肌酐水平的变化。

（2）必需氨基酸或 α–酮酸 适当应用必需氨基酸可避免负氮平衡。α–酮酸为氨基酸的前体，可通过转氨基作用转化为相应的氨基酸，故补充 α–酮酸具有减轻尿毒症毒素蓄积，改善蛋白质营养的作用。常用制剂为 α–酮酸片。若需静脉输入必需氨基酸，应控制输液速度。切勿在氨基酸液内加入其他药物。

（3）纠正贫血药物 皮下注射促红细胞生成素时，应注意定期更换注射部位，观察患者有无头痛、高血压及癫痫发作等不良反应，每月定期监测血红蛋白和血细胞比容。输血易用新鲜血，禁用库存血。

（4）治疗肾性骨病药物 口服骨化三醇者，需监测血钙、血磷、甲状旁腺激素的浓度。

4. 对症护理 观察患者呕吐的次数、时间、量及性质，做好口腔护理，去除口臭，减少恶心感，防止细菌和真菌生长。晚间睡前饮水 1 ～ 2 次，以免夜间脱水使血液浓缩致尿素氮相对增高。引起晨起后恶心、呕吐；观察患者水肿的部位、范围、程度等，密切观察有无体液量过多的症状和体征，如短期内体重迅速增加、血压升高、意识改变、肺底湿啰音、四肢水肿、液体入量大于出量等；患者有高血压、心力衰竭、心包炎、感染等要做好相应的护理。

5. 心理护理 慢性肾衰竭为不可逆性病变，病程拖延可长达数年，最终都可能死于尿毒症。因此，护理人员要主动与患者和家属建立有效的沟通，使其感受到真诚和温暖。鼓励患者说出自己的心理感受，耐心倾听患者的诉说，鼓励患者参加力所能及的活动。学会自我调节，保持心情乐观，让患者对病情及各种治疗检查过程有所了解，树立战胜疾病的信心。

6. 透析治疗护理　详见本模块项目七。

【健康教育】

1. 疾病预防指导　向患者及家属讲解慢性肾衰竭的基本知识，使其理解本病虽然预后较差，但只要坚持积极治疗，消除或避免加重病情的各种因素，可以延缓病情进展，提高生存质量。

2. 生活指导　注意休息，避免劳累，严格遵守饮食治疗原则，强调合理饮食对本病的重要性。尤其合理摄入蛋白质和限制水钠摄入。注意保暖，避免受凉，以免引起上呼吸道感染。注意个人卫生，皮肤瘙痒时勿用手抓挠，以免破损引发感染。注意会阴部的清洁，观察有无尿路刺激征的出现。指导患者在血压升高、水肿、少尿时，应严格限制水钠摄入。口渴时可采用漱口、含小冰块、嚼口香糖等方法缓解。有高钾血症时应限制含钾高的食物。

3. 病情监测　①指导患者准确记录每日的尿量和体重。②教会患者自我检测血压的方法，每日定时测量。③监测体温变化。④定期复查血常规、肾功能、血清电解质等，合并糖尿病者定期监测血糖。⑤定期随诊，若出现体重迅速增加超过 2kg，水肿、血压明显升高、气促加剧或呼吸困难、发热、乏力或虚弱感加重、嗜睡或意识障碍等，需及时就医。

4. 用药指导　遵医嘱用药，避免使用肾毒性大的药物，如氨基糖苷类抗生素。

【考纲摘要】

1. 慢性肾衰竭患者的饮食护理、用药护理。

2. 慢性肾衰竭患者的健康教育。

【复习思考】

1. 慢性肾衰的发病与哪些因素有关？

2. 慢性肾衰的临床表现有哪些？

3. 慢性肾衰竭患者的护理措施是什么？

4. 如何对慢性肾衰的患者进行健康指导？

5. 观看《尿毒症患者实录》，在学习通网络教学平台讨论：护理人员的责任与使命。

（武香丽）

码 5-6-3　慢性肾衰
竭患者的护理

任务七　泌尿系统疾病常用诊疗技术及护理

【学习目标】

1.知识目标　掌握血液透析、腹膜透析的目的、方法及注意事项；熟悉血液透析、腹膜透析的适应证和禁忌证；了解血液透析、腹膜透析的原理。

2.能力目标　能够熟练掌握透析机的操作方法并按照护理程序对透析患者实施正确的护理。

3.素质目标　培养学生动手及分析问题、解决问题的实践能力；增强勇于探索的创新精神。

一、血液透析

血液透析简称血透，是最常用的血液净化方法。主要利用弥散对流作用来清除血液中的毒性物质，同时也通过半透膜两侧压力差产生的超滤作用来去除肾衰时体内过多的水分。血液透析能部分替代肾功能，清除血液中的有害物质，纠正体内电解质紊乱，维持酸碱平衡。血清透析装置即"人工肾"，包括透析器、透析液配比装置、透析机与供水系统。

【适应证】

1.急性肾衰竭　出现以下情况需尽快进行血液透析：心包炎、肺水肿、严重脑病、高钾血症、严重代谢性酸中毒、容量负荷过重且对利尿剂无效者。

2.慢性肾衰竭　非糖尿病肾病肾小球滤过率＜ 10mL/（min·1.73m^2），糖尿病肾病肾小球滤过率＜ 15mL/（min·1.73m^2）。如出现药物治疗未能有效控制者（如急性左心衰、顽固性高血压等），高钾血症、代谢性酸中毒、高磷血症、贫血等，可提前开始血液透析。

3.急性药物或毒物中毒　凡分子量小、水溶性高、与组织蛋白结合率低、能通过透析膜的药物或毒物所造成的中毒，可采用透析治疗。如巴比妥类、地西泮、氯丙嗪、水合氯醛等镇静安眠药，阿米替林等三环类抗抑郁药，氨基糖苷类、万古霉素、多黏菌素等抗生素，海洛因、地高辛、有机磷、四氯化碳、砷、汞等毒物。

4.其他疾病　如严重的水、电解质及酸碱平衡紊乱，常规治疗难以纠正者。

【相对禁忌证】

血液透析无绝对禁忌证。相对禁忌证有颅内出血或颅内压升高、严重休克、心力衰竭、严重心律失常、活动性出血、极度衰弱患者及精神障碍不合作者。

【护理措施】

（一）透析前护理

1.物品准备

（1）透析设备准备　护理人员应熟练掌握透析设备的操作，且注意在开机后各项指标达到稳定后才能开始进行透析。包括透析机、透析器、透析液供水装置等。①透析机与供水装置：目前最好的透析用水是反渗水，无离子、无有机物、无菌，用于稀释浓缩透析液。透析机按一定比例稀释浓缩的透析液达到生理要求，按设定温度和流量供应透析液，通过调节透析液一侧的负压实现预定脱水量，用血泵维持血流量。用肝素泵调节肝素用量。同时，透析机对以上各项功能的参数具有相应的监测功能，如透析液的浓度、温度、流量和压力，以及血流量、血管通路内的压力、透析膜有无破损、静脉管路内有无气泡等。②透析器：又称为"人工肾"，是血液透析溶质交换的场所，由半透膜和支撑材料组成。目前最常用的透析器为空心纤维型。血液透析时，血液从空心纤维管腔内流过，空心纤维管外充满了流动方向与血流方向相反的透析液，空心纤维的管壁为人工合成的半透膜，即透析膜。透析时，血液中的尿素氮、肌酐、k^+、H^+、磷酸盐等弥散到透析液中，患者所需的物质如碳酸氢根、醋酸根等从透析液中弥散到血液中。同时，通过透析膜两侧的跨膜压力达到超滤脱水的目的，纠正肾衰竭时的水过多，从而达到"人工肾"的作用。③透析液：含 Na^+、K^+、Ca^{2+}、Mg^{2+}、Cl^-、碱基及葡萄糖等，各种电解质浓度与血液中的正常浓度接近，渗透压与细胞外液相似，一般多用碳酸氢盐透析液。

（2）**物品准备** 如穿刺针、无菌包、穿刺用药（肝素、5%的碳酸氢钠、生理盐水）、高渗葡萄糖注射液、10%的葡萄糖酸钙、急救用药等。

（3）**血管通路的准备** 血管通路又称血液通路，指血液从人体内引出至透析器，进行透析后再返回体内的通道，是进行血液透析的必要条件，因此被称为血透患者的"生命线"。血管通路分临时性和永久性两大类。临时性血管通路用于紧急透析和长期持续性透析内瘘未形成时，主要为中心静脉留置导管。永久性血管通路用于长期维持性透析，主要指自体动静脉内瘘，也包括移植物内瘘。动静脉外瘘即可作为临时性血管通路，又可作为维持性透析的永久性血管通路。如使用动静脉外漏，应熟悉其使用方法。并注意观察导管固定是否完好，有无滑脱、出血、渗血、渗液、感染等情况的发生，保持导管的清洁、无菌。

2. 患者准备

（1）**评估** 评估患者的一般情况，包括生命体征、有无水肿、体重增长情况、全身健康状况、有无出血倾向等。了解患者的透析方式、透析次数、透析时间及抗凝血药应用情况。

（2）**心理护理** 向患者介绍透析的有关知识，消除患者的恐惧和紧张心理，取得患者配合。

（3）**患者签署知情同意书**

（4）**血管通路检查** 检查血管通路是否通畅，局部有无感染、渗血、渗液等，导管是否固定完好。

3. 环境准备 环境必须达到国家相关规定要求，并保持安静，光线充足。

（二）操作过程中的护理

1. 操作过程

（1）患者取平卧位。

（2）正确连接透析管道，用生理盐水及肝素液冲洗，打开水处理及血透机的电源。

（3）选择、消毒穿刺点，穿刺，建立血液回路，常规肝素化，开始血透，血透时间一般为 3～5 小时。

（4）关血泵，分离穿刺针，接生理盐水后开血泵回净体外余血，分离静脉管路。

（5）整理用物、记录。

2. 透析过程中的病情观察　透析过程中严密观察患者的意识状态及生命体征，密切观察透析各项监测指标是否正常，如血流量、静脉压及透析液颜色等，及时发现患者的不适或透析并发症。如发现监测系统报警、机器故障等，应及时处理。透析液颜色变红说明发生了破膜，应立即停止透析并更换装置。

3. 透析过程中常见并发症的预防和护理

（1）低血压　透析中低血压指透析过程中收缩压下降 ≥ 20mmHg，或平均动脉压下降 ≥ 10mmHg，是最常见的并发症之一。患者可出现恶心、呕吐、胸闷、面色苍白、出冷汗、头晕、心悸，甚至一过性意识丧失等。其主要原因是透析开始时部分循环血液进入透析器及其管路，而引起的有效循环血量不足，或由于超滤过多过快引起血容量不足，也可见于患者自主神经功能紊乱、乱用降压药、透析中进食等情况。

低血压预防：①严格控制透析期间体重增加，低钠饮食。②透析前停服一次降压药或减量。③透析期间禁食或少量进食，有低血压倾向者尽量不在透析时进食。④采用序贯透析，或提高透析液钠的浓度。

低血压处理：①立即减慢血流速度，停止超滤，协助患者平躺，抬高床尾，给予氧气吸入。②输注生理盐水、高渗葡萄糖溶液。③监测血压变化，必要时加用升压药，若血压仍不能回升，需停止透析。

（2）失衡综合征　指透析中或透析后不久出现的以神经精神症状为主的临床综合征，严重高尿素氮血症患者开始透析时易发生，表现为头痛、恶心呕吐、高血压、抽搐、昏迷等。由于血清中的尿素和渗透压下降的速度比脑脊液中的快，促使水分进入脑脊液中形成脑水肿，导致颅内压增高。

预防措施：①血清尿素氮水平控制在 30%～40%。②减慢血流速度。③第一次透析时间应短，控制在 2～3 小时。④适当提高透析液钠浓度和葡萄糖浓度。

处理措施：轻者减慢血流速度、吸氧，静脉输注高渗葡萄糖溶液、高渗盐水。严重者立即终止透析，静脉滴注甘露醇并进行相应抢救。

（3）透析器反应　因使用新透析器产生的一组症状，又称为首次使用综合征。系内毒素进入体内引起，常在透析开始 1 小时内出现皮肤瘙痒、荨麻疹、流涕、腹痛、胸痛、背痛，重者可发生呼吸困难，甚至休克、死亡。主要与透析器生物相容性差引起的 Ⅰ 型或 Ⅱ 型变态反应有关。采用生物相容性好的透析器或复用透析器可减少发生。

处理措施：一般给予吸氧、抗组织胺药物、止痛药物等对症处理后可缓解，无需停止透析。但如明确为Ⅰ型变态反应，需立即停止透析，舍弃透析器和管路中的血液，并使用异丙嗪、糖皮质激素、肾上腺激素等控制症状。

（4）出血　多因肝素使用不当、血小板功能不良、高血压所致。表现为牙龈出血、消化道出血，甚至颅内出血。处理上应注意减少肝素的用量、静脉注射鱼精蛋白中和肝素或改用无抗凝剂透析等。

（5）其他　如出现过敏反应、心绞痛、栓塞（血栓栓塞、空气栓塞）、溶血、发热、透析膜破裂等。透析期间询问患者有无头晕、出冷汗等不适，一旦发生不良反应及时处理。

（三）透析结束后护理

1.透析结束时要测量生命体征，留取血标本做生化检查等。

2.穿刺部位的压迫止血，以不出血为原则。中心静脉留置导管者使用肝素或枸橼酸钠封管。

3.测量并记录血压、体重。

4.与患者约定下次透析时间，嘱患者不适时随诊。

【考纲摘要】

1.血液透析的适应证。

2.透析过程中常见并发症的预防和护理。

【健康教育】

1.相关知识指导　告知患者血透的目的和意义以及定期透析的重要性。帮助患者逐步适应透析治疗替代自身肾脏工作所带来的生理功能的变化，学会积极配合治疗要求，增强治疗依从性。指导患者学会检测并记录每日尿量、体重、血压情况，保持大便通畅。帮助患者建立健康生活方式，如戒烟、戒酒、保持生活规律。鼓励患者适当运动，积极参与社会活动。

2.血管通路护理指导

（1）教会患者每日判断内瘘是否通畅，可用手触摸吻合口的静脉端，触及震颤，则提示通畅。

（2）避免内瘘侧肢体受压、负重、戴手表，勿穿紧袖衣服，睡觉时避免压迫内瘘侧肢体。避免肢体暴露于过热或过冷的环境内，避免碰撞等外伤。

（3）保持内瘘局部皮肤清洁，每次透析前清洁手臂。

（4）透析结束当天保持穿刺部位清洁干燥，避免弄湿。

3.饮食指导　营养状况直接影响患者的长期存活及生存质量，因此要加强饮食指导，合理调配饮食。

（1）蛋白质　摄入量为1.2g/（kg·d），合并高分解状态的急性疾病时可增加至1.3g/（kg·d），其中50%以上应为优质蛋白。

（2）控制液体摄入　两次透析之间，体重增加不超过5%或每日体重增加不超过

1kg。每日饮水量按前一天尿量加 500mL 水计算。

（3）热量　供给足够热量。一般为 147kJ/（kg·d），其中碳水化合物占 60%～65%，以多糖为主，脂肪占 35%～40%。

（4）限制钠、钾、磷的摄入　给予低盐、低钾、低磷食物。食盐摄入一般控制在 2～3g/d，严重高血压、水钠潴留或水肿，无尿时食盐摄入应＜2g/d。慎食含钾高的食物，如蘑菇、海带、豆类、莲子、卷心菜、榨菜、香蕉、橘子等。避免食用含磷高的食物，如全麦面包、动物内脏、干豆类、坚果类、奶粉、奶酪、蛋黄、巧克力等。烹调前现将食物浸泡，过沸水后捞出，可去除食物中的部分钾和磷。

（5）维生素和矿物质　透析时水溶性维生素（维生素 C、B 族维生素、叶酸等），丢失严重，需补充。透析患者除膳食中的钙以外，一般需要补充钙剂（碳酸钙等）和活性维生素 D。

【考纲摘要】

对血液透析患者进行的健康教育。

二、腹膜透析

腹膜透析简称腹透，是向患者腹腔内输入透析液，利用腹膜作为透析膜将体内潴留的水、电解质与代谢废物经超滤和渗透作用进入腹腔，而透析液中的某些物质经毛细血管进入血液循环，以补充体内的需要，如此反复更换透析液，可清除体内代谢产物和多余的水分。腹膜透析方法有：持续非卧床腹膜透析（CAPD）、间歇性腹膜透析（IPD）、夜间间歇性腹膜透析（NIPD）、持续循环腹膜透析（CCPD）、潮式腹膜透析（TPD）等。目前以双连袋可弃式"Y"形管道系统（简称双联系统）的持续非卧床腹膜透析在临床应用最广泛，适用于绝大多数患者。

腹膜透析装置主要由腹透管、连接系统和腹透液组成。腹透管是腹透液进出腹腔的通道，需通过手术置入，其最佳位置是膀胱（子宫）直肠窝，因此处为腹腔最低位，且大网膜较少，不易被包绕。腹透管外通过连接系统连接腹透液。腹透液有渗透剂、缓冲液、电解质三种组成部分。葡萄糖是目前临床最常用的渗透剂，浓度分为 1.5%、2.5%、4.25% 三种，浓度越高超滤作用越大，相同时间内清除水分越多，临床上需根据患者液体潴留程度选择相应浓度的腹透液。腹透液应无菌、无毒、无致热源，可根据病情适当加入药物，如抗生素、肝素等。

【适应证】

同血液透析。因腹透无需特殊设备，对血流动力学影响小。对残肾功能影响较小，有无需抗凝等优势，对某些慢性肾衰竭患者可优先考虑腹膜透析。如老年人、幼儿、儿童、原有心脑血管疾病或心血管系统功能不稳定、血管条件差或反复血管造瘘失败、凝血功能障碍及有明显出血倾向者。

【禁忌证】

1. 绝对禁忌证　①腹膜感染或肿瘤导致腹膜广泛粘连或纤维化；②腹壁广泛感染；③严重腹膜缺损。

2. 相对禁忌证　①腹部有创伤或手术3日内；②局限性腹膜炎及腹腔脓肿、肠造瘘术或腹部引流；③严重全身性血管病变致腹膜滤过功能降低；④晚期妊娠；⑤横膈有裂孔等。

（一）透析前护理

1. 物品准备

（1）腹透通路的准备　腹腔插管的切口选择在旁正中线上，耻骨联合上11～12cm处，长2～4cm。透析用硅胶管的一端放入腹腔最低处的膀胱直肠陷窝内，另一端通过皮下隧道引出，接好钛接头和短管，用纱布和胶布固定好导管，用腹带包扎腹部。

（2）准备透析液、腹透装置、透析药物、急救药物等　透析液要用干燥恒温箱加热至37℃。

2. 患者准备

（1）评估患者的健康状况、腹膜透析通路的情况。

（2）向患者介绍腹膜透析的相关知识，说明腹膜透析的过程和防治腹透反应的措施，以消除患者顾虑，使患者积极配合。

（3）患者签知情同意书。

（4）告知患者腹透时取仰卧位。

（5）必要时腹腔内给予肝素或抗生素。

3. 环境准备　腹透室严密清洁消毒。透析前房间以紫外线照射30分钟，每日3次；用0.1%含氯制剂擦拭病床、桌、椅等物及地面；房间注意通风换气。

（二）操作过程中的护理

1. 操作过程　加热透析液，消毒导管接口，连接透析管和透析袋，抬高透析袋，使透析液在10分钟内流入腹腔，然后用夹子加紧管口。4～6小时后将透析袋放在低于腹腔的位置，将腹腔内交换后的透析液引流入透析袋，更换透析袋。消毒导管接口，断开导管接口，关闭腹膜透析管。目前多数CAPD剂量为每日6～10L，白天交换3～4次，每次留腹4～6小时。夜间交换1次，留腹10～12小时。需个体化调整处方（透析剂量、交换次数、留腹时间、糖浓度等），以实现最佳的溶质清除和液体平衡，并尽可能保护残余肾功能。

2. 操作中的护理　熟练掌握腹膜透析的操作方法，分离和连接各种管道前要注意消毒和严格无菌操作，透析液进入腹腔前要加热至37℃。要掌握好各种连接系统，如"O"型管和双联管的应用，准确做好透析的进出量记录，定期送引流液做各种检查。定期测量生命体征。

（三）透析结束后护理

常见并发症的观察及护理如下：

1. 透洗液引流不畅或腹膜透析管堵塞　为常见并发症，一旦发生将影响腹膜透析的正常进行。常见原因有：腹膜透析管移位、受压、扭曲、纤维蛋白堵塞、大网膜包裹等引起。护理：①改变患者体位；②排空膀胱；③导泻或灌肠，促使肠蠕动；④腹膜透析管内注入尿激酶、肝素等，以溶解堵塞的纤维素、血块；⑤X线透视下调整透析管的位置；⑥以上措施无效者可重新手术置管。

2. 腹膜炎　腹膜炎是腹膜透析的主要并发症，大部分感染发生在自透析管道的皮肤出口处，主要有革兰阳性球菌引起。临床表现为腹痛、寒战、发热、腹部压痛、反跳痛、透析液浑浊等。护理：用透析液 1000mL 连续冲洗 3～5 次；暂时改做 IPD；腹膜透析液内加入抗生素及肝素等；全身应用抗生素；如经 2～4 周后感染仍无法控制，应考虑拔除透析管。

3. 腹痛、腹胀　与腹透液流入或流出的速度过快、温度过高或过低、腹透管位置过深、腹膜炎等因素有关。护理：调节好透析液的温度，降低透析液的渗透压以及透析液进出的速度，积极治疗腹膜炎等。

4. 其他并发症　如腹膜透析超滤过多引起的脱水、低血压、腹膜出血、腹透管滑脱、肠粘连等。

【考纲摘要】
腹膜透析常见并发症的观察及护理。

【复习思考】
1. 血液透析的适应证和禁忌证是什么？
2. 血液透析、腹膜透析常见并发症的观察及护理？

（武香丽）

码 5-7-1　泌尿系统常用的诊疗技术及护理 PPT

码 5-7-2　泌尿系统疾病患者的护理习题

项目六　血液系统疾病患者的护理 ▷▷▷▷

【学习目标】

1. 知识目标　掌握血液系统疾病常见症状及其主要护理诊断和护理措施。

2. 能力目标　学生能运用护理程序对贫血、白血病等患者实施护理，能对患者进行健康指导。

3. 素质目标　通过本课程学习培养学生的职业认同感，强化关注健康、护佑生命的职业理念，树立正确的人生观和价值观。

任务一　概述

血液系统由造血器官及组织和血液所组成。造血器官和组织包括骨髓、肝、脾、淋巴结及分布在全身各处的淋巴组织和单核 – 吞噬细胞系统。血液由血液中的细胞成分和血浆组成。其中血浆占血液容积的 55%，为一种淡黄色的透明液体；细胞成分约占血液容积的 45%，包括红细胞、白细胞和血小板。

一、血液系统结构与功能

（一）造血器官及血细胞的生成

在胚胎早期肝、脾为机体主要的造血器官；胚胎后期及出生后，骨髓成为主要的造血器官。当机体需要时（如感染、慢性溶血），已经停止造血的肝、脾可部分恢复其造血功能，成为髓外造血的主要场所。

骨髓是人体内最重要的造血器官，位于骨髓腔内，约占体重的 4.5%，分为红骨髓和黄骨髓。红骨髓为造血组织，黄骨髓为脂肪组织。婴幼儿时期，所有骨髓均为红骨髓造血功能旺盛。随着年龄的增长，除了四肢长骨的骨垢端及躯干骨，其余骨髓腔内的红骨髓逐渐被黄骨髓所取代。但当机体需要大量血细胞时，黄骨髓可转变为红骨髓，而参与造血。

造血干细胞（hemopoietic stem cell，HSC）是各种血细胞的起始细胞，具有不断自我更新、多向分化和增殖的能力，又称为多能或全能干细胞。在一定条件和某些因素的调节下，HSC 能增殖、分化为各类血细胞的祖细胞，即造血祖细胞。造血干细胞最早起源于胚胎期第三周初的卵黄囊中的血岛，后经血流迁移到胚胎的肝、脾和骨髓。脐带血和胎盘血中也含有较多的 HSC。出生后，HSC 主要存在于红骨髓中，外周血含量明显减少。当一些致病因素使 HSC 受损时，可导致一些造血系统疾病。

淋巴系统由中枢淋巴器官与周围淋巴器官组成。中枢淋巴器官包括骨髓和胸腺，周围淋巴器官包括脾、淋巴结、扁桃体及沿消化道和呼吸道分布的淋巴组织。淋巴细胞的生成与 HSC 的分化有关。一部分 HSC 经血流进入胸腺皮质，分化为 T 淋巴细胞，参与机体的细胞免疫；另一部分 HSC 则在骨髓内发育为 B 淋巴细胞，为体液免疫的重要组成部分。

单核 – 吞噬细胞来源于骨髓的祖细胞，在血中为单核细胞，游走至组织成为吞噬细胞。单核 – 吞噬细胞系统包括骨髓内原始和幼稚单核细胞，血液中单核细胞，淋巴结、脾和结缔组织中固定和游走的吞噬细胞，肺泡内吞噬细胞，肝脏的 Kupffer 细胞及神经系统的小神经胶质细胞等。这些细胞有相同的结构、活跃的吞噬功能和体外粘附玻璃的能力，细胞膜上有免疫球蛋白及补体的受体。

（二）血液组成及血细胞的生理功能

成熟红细胞呈双凹圆盘形，具有较大的表面积，有利于气体交换。成熟红细胞内无细胞核和细胞器，胞质内充满具有结合与输送 O_2 和 CO_2 功能的血红蛋白。此外，红细胞还具有可塑变形性、渗透脆性与悬浮稳定性等生理特性。通过测定这些生理特性有无改变，有助于相关疾病的诊断。若红细胞数目明显减少，可导致机体重要器官和组织缺氧，并引起功能障碍。网织红细胞是一种存在于外周血液中的尚未完全成熟的红细胞，其细胞质内有残留的核糖体，尚存一些合成血红蛋白的功能。网织红细胞计数是反映骨髓造血功能的重要指标，对贫血等血液病的诊断和预后有一定的临床意义。

白细胞种类多、形态和功能各异，包括中性粒细胞、嗜酸性粒细胞、嗜碱性粒细胞、单核细胞及淋巴细胞。白细胞具有变形、趋化、游走与吞噬等生理特性，是机体防御系统的重要组成部分。其中，中性粒细胞的含量最多，其功能为吞噬异物尤其细菌，是机体抵御入侵细菌的第一道防线。单核细胞的功能为清除死亡或不健康的细胞、微生物及其产物等，是机体抵御入侵细菌的第二道防线。嗜酸性粒细胞具有抗过敏和抗寄生虫作用。嗜碱性粒细胞可释放组胺及肝素。T 淋巴细胞参与细胞免疫，B 淋巴细胞参与体液免疫。当白细胞数目减少，尤其是粒细胞减少，易诱发各种感染。

血小板主要参与机体的止血与凝血过程，血浆成分复杂，含有多种蛋白质、凝血与抗凝血因子、补体、抗体、酶、电解质、各种激素及营养物质。若血小板减少、血小板功能障碍或各种凝血因子缺乏，均可导致出血。

二、血液系统疾病常见症状及体征的护理

（一）贫血

贫血（anemia）是血液病最常见的症状之一。常见于缺铁性贫血、再生障碍性贫血、溶血性贫血及各种恶性血液病等。详见本章任务二"贫血概述"。

（二）出血

出血（bleeding，hemorrhage）或出血倾向，是血液病和（或）累及血液系统疾病最常见的体征之一。主要与机体血小板数目减少及其功能异常、毛细血管脆性或通透性增加、血浆中凝血因子缺乏以及循环血液中抗凝血物质增加有关。患者多表现为自发性出血或轻度受伤后出血不止。

【病因】

1. 血液系统疾病　如特发性血小板减少性紫癜、急性白血病、再生障碍性贫血、过敏性紫癜与血友病等。

2. 非血液系统疾病或某些急性传染病　如重症肝病、尿毒症、流行性脑膜炎、钩端螺旋体病、登革热及肾综合征出血热等。

3. 其他　毒蛇咬伤、水蛭咬伤、抗凝血药或溶栓药过量等。

【特点】

1. 症状　出血部位可遍及全身，以皮肤、牙龈及鼻腔出血最为多见。此外，还可发生关节腔、肌肉及眼底出血。内脏出血多为重症，可表现为消化道出血（呕血、便血）、泌尿道出血（血尿）及女性生殖道出血（月经过多）等，严重者可发生颅内出血而导致死亡。其中血管脆性增加及血小板异常所致的出血多表现为皮肤黏膜瘀点、紫癜和（或）瘀斑，如过敏性紫癜、特发性血小板减少性紫癜；凝血因子缺乏引起的出血常以关节腔出血或软组织血肿为特征。

2. 体征　观察有无皮肤黏膜瘀点、瘀斑，以及其数目、大小及分布情况；有无鼻腔黏膜与牙龈出血；有无伤口渗血，有无关节肿胀、压痛、畸形及功能障碍等。对于主诉头痛的患者，要注意检查瞳孔和脑膜刺激征。此外，还需监测意识状态和生命体征。

【护理诊断】

出血　与血管壁异常，血小板减少，凝血因子缺乏有关。

【护理措施】

1. 一般护理　为了避免增加出血的危险或加重出血，应做好患者的休息与饮食指导，保持大小便通畅。若出血仅局限于皮肤黏膜，无须太多限制；若血小板计数 $< 50 \times 10^9/L$，应减少活动，增加卧床休息时间；严重出血或血小板计数 $< 20 \times 10^9/L$ 者，必须绝对卧床休息，协助做好各种生活护理。鼓励患者进食高蛋白、高维生素、适量纤维、易消化的软食或半流质，禁食过硬、粗糙的食物。便秘者可酌情使用开塞露或缓泻药，以免排便时过于用力、腹压骤增而诱发内脏出血，尤其颅内出血。

2. 病情观察　注意观察患者出血的发生部位、主要表现形式、发展或消退情况；及时发现新的出血、重症出血及其先兆，如急性早幼粒细胞性白血病（M3）是出血倾向最明显的一种白血病，当血小板计数低于 $20 \times 10^9/L$，可发生严重的自发性出血，特别是内脏出血，甚至是致命性的颅内出血。此外，高热、失眠、情绪波动等均可增加患者出血，甚至颅内出血的风险。

3. 皮肤出血的预防与护理　重点在于避免人为的损伤而导致或加重出血。保持床单平整，衣着轻软、宽松；避免肢体的碰撞或外伤。沐浴或清洗时，避免水温过高和过于用力擦洗皮肤；勤剪指甲，以免抓伤皮肤。高热患者禁用酒精（温水）拭浴降温。各项护理操作动作轻柔；尽可能减少注射次数；静脉穿刺时，应避免用力拍打及揉擦局部，结扎压脉带不宜过紧和时间过长；注射或穿刺部位拔针后需适当延长按压时间，必要时局部加压包扎。此外，注射或穿刺部位应交替使用，以防局部血肿形成。

4. 鼻出血的预防与护理

（1）防止鼻黏膜干燥而出血　保持室内相对湿度在50%～60%左右，秋冬季节可局部使用液状石蜡或抗生素眼膏。

（2）避免人为诱发出血　指导患者勿用力擤鼻，以防止鼻腔内压力增大而导致毛细血管破裂出血或渗血；避免用手抠鼻痂和外力撞击鼻部。

（3）出血的处理　少量出血时，可用棉球或明胶海绵填塞，无效者可用0.1%肾上腺素棉球或凝血酶棉球填塞，并局部冷敷。出血严重时，尤其是后鼻腔出血，可用凡士林油纱条行后鼻腔填塞术，术后定时用无菌液状石蜡滴入，以保持黏膜湿润，3天后可轻轻取出油纱条，若仍出血，需更换油纱条再予以重复填塞。由于行后鼻腔填塞术后，患者常被迫张口呼吸，应加强口腔护理，保持口腔湿润，增加患者舒适感，并可避免局部感染。

5. 口腔、牙龈出血的预防与护理　为防止牙龈和口腔黏膜损伤而导致或加重局部出血，应指导患者用软毛牙刷刷牙，忌用牙签剔牙；尽量避免食用煎炸、带刺或含尖硬骨头的食物、带硬壳的坚果类食品以及质硬的水果（如甘蔗）等；进食时要细嚼慢咽，避免口腔黏膜的损伤。牙龈渗血时，可用凝血酶或0.1%肾上腺素棉球、明胶海绵片贴敷牙龈或局部压迫止血，并及时用生理盐水或1%过氧化氢清除口腔内陈旧血块，以免引起口臭而影响患者的食欲和情绪及可能继发的细菌感染。

6. 关节腔出血或深部组织血肿的预防与护理　详见本项目任务五"出血性疾病患者的护理"。

7. 内脏出血的护理　消化道出血的护理参见项目四任务九"上消化道大出血患者的护理"。月经量过多者，可遵医嘱给予三合激素（苯甲酸雌二醇、黄体酮和丙酸睾酮）治疗。

8. 眼底及颅内出血的预防与护理　保证充足睡眠，避免情绪激动、剧烈咳嗽和屏气用力等；伴高热患者需及时而有效地降温；伴有高血压者需监测血压。若突发视野缺损或视力下降，常提示眼底出血。应尽量让患者卧床休息，减少活动，避免揉擦眼睛，以免加重出血。若患者突然出现头痛、视力模糊、呼吸急促、喷射性呕吐，甚至昏迷，双侧瞳孔变形不等大、对光反射迟钝，则提示有颅内出血。颅内出血是血液病患者死亡的主要原因之一。一旦发生，应及时与医生联系，并积极配合抢救：①立即去枕平卧，头偏向一侧；②随时吸出呕吐物，保持呼吸道通畅；③吸氧；④迅速建立两条静脉通道，按医嘱快速静滴或静注20%甘露醇、50%葡萄糖液、地塞米松、呋塞米等，以降低颅内压，必要时进行输血或成分输血；⑤留置尿管；⑥观察并记录患者的生命体征、意识状态以及瞳孔、尿量的变化，做好重病交接班。

9. 成分输血或输注血浆制品的护理　出血明显者，遵医嘱输注浓缩血小板悬液、新鲜血浆或抗血友病球蛋白浓缩剂等。输注前必须认真核对；血小板取回后，应尽快输入；新鲜血浆最好于采集后 6 小时内输完；抗血友病球蛋白浓缩剂用生理盐水稀释时，应沿瓶壁缓缓注入生理盐水，勿剧烈冲击或振荡，以免泡沫形成而影响注射。输注过程要注意观察患者有无输血反应，如溶血反应、过敏反应等。

10. 心理护理　加强沟通，耐心解释与疏导。要善于观察，耐心倾听，加强与患者及其家属的沟通，及时了解患者及其家属的需求与忧虑，并能给予必要的解释与疏导。如扼要解释出血的成因、如何减轻或避免加重出血、目前治疗与护理的主要措施及其配合要求等，特别要强调紧张与恐惧不利于控制病情。还可通过介绍治疗效果较好的成功例子，增强患者战胜疾病的信心，减轻恐惧感。

（三）继发感染

由于正常白细胞数量减少和质量异常，机体免疫力降低及营养不良、化疗、贫血等因素的影响，血液系统疾病患者容易发生感染。继发感染是白血病患者最常见的死亡原因。感染好发于呼吸道、泌尿道、口腔黏膜及肛周皮肤，可导致败血症而危及患者生命。

【病因】

1. 血液系统疾病　再生障碍性贫血、白血病和淋巴瘤等。其主要原因是由于白细胞减少和（或）功能缺陷、免疫抑制剂的应用以及贫血或营养不良等，导致机体抵抗力下降，从而继发各种感染。

2. 非血液系统疾病　恶性肿瘤等。肿瘤细胞所产生的内源性致热因子，如肿瘤坏死因子（TNF）、白细胞介素 –1（IL–1）和白细胞介素 –6（IL–6）也是血液恶性肿瘤患者持续发热的原因之一。

【特点】

1. 症状　感染可发生在各个部位，其中以口腔炎、咽峡炎、牙龈炎最常见。肺部感染、皮肤或皮下软组织化脓性感染、肛周炎、肛周脓肿等亦常见。泌尿道感染以女性居多。发热常伴以下表现：发热伴口腔黏膜溃疡或糜烂，为口腔炎；伴咽部充血、扁桃体肿大，为咽峡炎；伴咳嗽、咳痰、肺部干湿啰音，为肺部感染；伴皮肤红肿、溃烂，为皮肤软组织感染；伴肛周局部红肿、疼痛、糜烂、出血，为肛周炎或肛周脓肿；伴尿频、尿急、尿痛等，为泌尿道感染。急性白血病和急性再生障碍性贫血患者严重感染时，可出现菌血症或败血症表现。

2. 体征　患者的生命体征可发生改变，尤其是体温会升高；咽和扁桃体会充血、肿大；口腔黏膜出现溃疡；肺部出现啰音；肛周出现红肿等。

【护理诊断】

体温过高　与感染、肿瘤细胞释放内源性致热因子有关。

【护理措施】

1. 休息 卧床休息，采取舒适的体位，减少机体的消耗，必要时可吸氧。维持室温在 20 ～ 25℃、湿度 55% ～ 60%，并经常通风换气。患者宜穿透气、棉质衣服，若有寒战应给予有效保暖。

2. 补充营养及水分 鼓励患者进食高热量、高维生素、营养丰富的半流饮食或软食，以补充机体基本需要和因发热所造成的额外消耗。指导患者摄取足够的水分以防止脱水，每天至少 2000mL 以上，必要时可遵医嘱静脉补液，维持水和电解质平衡。若为重症贫血、并发慢性心力衰竭的患者，则需限制液体摄入量并严格控制补液速度，以免诱发急性左心衰。

3. 降温 高热患者可先给予物理降温，如冰敷前额及大血管经过的部位（颈部、腋窝和腹股沟）；有出血倾向者禁用酒精或温水拭浴，以防局部血管扩张而进一步加重出血。必要时，遵医嘱给予药物降温。降温过程中，要密切监测患者体温与脉搏的变化及出汗情况，及时更换衣物，保持皮肤清洁、干燥，防受凉，并观察患者降温后的反应，避免发生虚脱。

4. 病情观察 与诊治配合定期监测体温并记录；同时还应注意观察感染灶的症状、体征及其变化情况；协助医生做好各种检验标本的采集及送检工作；遵医嘱正确配制和输注抗生素等药物，并注意其疗效与不良反应的观察和预防。

（杨留艳）

码 6-1-1 概述 PPT

任务二 贫血概述

【学习目标】

1. 知识目标 明确贫血的定义、主要护理诊断和护理措施，了解治疗原则。

2. 能力目标 能对不同类型的贫血患者实施护理并进行健康教育。

3. 素质目标 探究贫血的病因和分类，培养学生严谨求实、积极探索的职业精神；通过健康宣教树立全民健康观，强化学生的社会责任感。

贫血（anemia）是指单位容积外周血液中血红蛋白浓度（Hb）、红细胞计数（RBC）和血细胞比容（HCT）低于相同年龄、同性别和同地区正常值低限的一种常见的临床症状。在贫血的诊断及其严重程度的判断中，主要以血红蛋白浓度降低作为依据。一般认为在平原地区，成年人贫血的诊断标准见表 6-1 所示。

表 6-1 贫血的实验室诊断标准

性别	血红蛋白浓度（Hb）	红细胞计数（RBC）	血细胞比容（HCT）
男	< 120g/L	< 4.5 × 10^{12}/L	0.42
女	< 110g/L	< 4.0 × 10^{12}/L	0.37
孕妇	< 100g/L	< 3.5 × 10^{12}/L	0.30

【分类】

贫血有多种分类方法，综合了解与使用贫血分类方法，既有助于对病因、病情及其预后的估计，也有助于指导临床治疗、预防与护理。

1. 按贫血的病因与发病机制分类 根据贫血的病因及其发病机制，可将贫血分为红细胞生成减少性贫血、红细胞破坏过多性贫血和失血性贫血三大类。

（1）红细胞生成减少性贫血 红细胞生成主要取决于造血细胞、造血调节、造血原料。任一因素发生异常，均可导致红细胞生成减少而发生贫血。

①造血干祖细胞异常 任何原因导致造血干祖细胞受损、功能缺陷，或质的异常均可导致贫血。如再生障碍性贫血、骨髓增生异常综合征、白血病及先天性红细胞生成异常性贫血等。

②造血调节异常 各种感染或非感染性骨髓炎等，均可因骨髓基质细胞及造血微环境的其他组成部分受损而影响血细胞生成。此外，各种造血调节因子水平异常也可导致贫血，如慢性肾衰竭、重症肝病、垂体或甲状腺功能低下、肿瘤等。

③造血原料不足或利用障碍 任一种造血原料不足或利用障碍都可能导致红细胞生成减少。如缺铁或铁的利用障碍引起的缺铁性贫血，叶酸、维生素 B$_{12}$ 缺乏或利用障碍所致的巨幼细胞性贫血。

（2）红细胞破坏过多性贫血 可见于各种原因引起的溶血。主要是由于红细胞本身的缺陷（包括细胞膜、红细胞能量代谢有关酶和血红蛋白分子异常），导致红细胞寿命缩短，如遗传性球形红细胞增多症；也可由于免疫、化学、物理及生物等外在因素导致红细胞大量破坏，超过骨髓的代偿功能而发生，如自身免疫性溶血、脾功能亢进等。

（3）失血性贫血 常见于各种急性和慢性失血，根据失血原因可分为：①出血性疾病：如原发性血小板减少性紫癜、血友病等；②非出血性疾病：如外伤、肿瘤、结核、消化道出血、痔疮出血、功能失调性子宫出血及黏膜下子宫肌瘤等。

2. 按血红蛋白的浓度分类 根据血红蛋白的浓度可将贫血按严重度划分为四个等级（见表 6-2）。

表 6-2 贫血严重程度的划分标准

分度	血红蛋白浓度	临床表现
轻度	> 90g/L	症状轻微
中度	60 ～ 90g/L	活动后感心悸、气促
重度	30 ～ 59g/L	安静状态下仍感心悸、气促
极重度	< 30g/L	常并发贫血性心脏病

3. 按红细胞形态特点分类 根据平均红细胞容积（MCV）、平均红细胞血红蛋白浓度（MCHC），可将贫血分成三类：大细胞性贫血，如巨幼细胞性贫血等；正常细胞性贫血，如再生障碍性贫血等；小细胞性贫血，如缺铁性贫血等。

4. 按骨髓红系增生情况分类 按骨髓红系增生情况分为增生性贫血（如缺铁性贫血、巨幼细胞贫血、溶血性贫血等）和增生低下性贫血（如再生障碍性贫血）。

【临床表现】

贫血的临床表现与贫血的严重程度、贫血发生发展的速度、个体的代偿能力及其对缺氧的耐受性有关。主要包括以下几个方面：

码6-2-1 贫血视频

1. 皮肤黏膜苍白 是贫血最突出的体征，常为患者就诊的主要原因。结膜、口唇与口腔黏膜、舌质、甲床及手掌等部位的皮肤黏膜颜色检查结果较可靠，但应注意环境温度、人种肤色及人为因素（如化妆）等的影响。

2. 骨骼肌肉系统 疲乏、无力为贫血最常见和出现最早的症状，与骨骼肌氧的供应不足有关，但对贫血的诊断缺乏特异性。

3. 神经系统 由于脑组织的缺血、缺氧，无氧代谢增强，能量合成减少，患者常可出现困倦、头晕、头痛、耳鸣、眼花、失眠、多梦、记忆力下降及注意力不集中等症状。严重贫血者可出现晕厥，老年患者尚可出现神志模糊及精神异常的表现，儿童患者会出现智力发育低下。

4. 循环系统 心悸、气促，活动后明显加重，是贫血患者心血管系统的主要表现。轻度贫血多无明显表现，仅活动后出现心悸、气促。贫血愈重，活动量愈大，症状愈明显。长期严重贫血，心脏超负荷工作且供氧不足，会导致贫血性心脏病，此时不仅有心率变化，还可有心律失常、心脏扩大，甚至出现全心衰竭，平静状态也可出现心悸、气促甚至端坐呼吸等。

5. 呼吸系统 多见于中度以上贫血的患者。主要表现为呼吸加快及程度不同的呼吸困难。

6. 消化系统 贫血本身可影响消化系统，使消化腺分泌减少甚至腺体萎缩，进而导致消化功能减低、消化不良，出现腹部胀满、食欲减低和便秘等。

7. 泌尿生殖系统 慢性重症贫血者可出现夜尿增多、低比重尿和轻度蛋白尿；急性重症贫血，尤其是失血性贫血可因有效循环血容量不足所致肾血流量减少而出现少尿、无尿。由于长期的贫血影响睾酮的分泌，可减弱男性特征；因影响性激素的合成，分泌减少可导致女性出现月经量增多或继发性闭经；男女均有性欲减退。

【辅助检查】

1. 血液检查 血红蛋白及红细胞计数是确定患者有无贫血及其严重程度的基本检查项目。

2. 骨髓检查 骨髓检查是贫血病因诊断的必查项目之一，包括骨髓细胞涂片分类和骨髓活检等。

3. 与贫血的发病机制相关的检查 根据患者不同情况选择病因相关的检查项目，包

括原发病诊断的相关性检查、各种造血原料水平测定等。

【治疗要点】

1. 对因治疗 积极寻找和去除病因是根治贫血的关键环节。如缺铁性贫血补铁及导致贫血的原发病治疗（如功能失调性子宫出血、消化性溃疡出血等）；溶血性贫血采用糖皮质激素治疗或脾切除术；巨幼细胞贫血补充叶酸或维生素 B_{12} 等。只有针对病因治疗才能达到纠正贫血并彻底治愈的目的。

2. 对症及支持治疗 目的是短期内改善贫血和（或）恢复有效循环血量，缓解重要器官的缺氧状态及恢复其功能，为对因治疗赢得时间和（或）奠定基础。主要方法是输血，适用于急、重症贫血的患者。由于长期多次输血可产生不良反应及较多的并发症，故必须严格掌握输血的指征，并根据所在医院的条件及患者的具体情况输注全血或选择红细胞成分输血。

【护理诊断】

1. 活动无耐力 与贫血导致机体组织缺氧有关。

2. 营养失调：低于机体需要量 与各种原因导致造血物质摄入不足、消耗增加或丢失过多有关。

【护理措施】

1. 休息与运动 指导患者合理休息与活动，减少机体的耗氧量。轻度贫血者，无须太多限制，但要注意休息，避免过度疲劳。中度贫血者，增加卧床休息时间，若病情允许，应鼓励患者生活自理，活动量应以不加重症状为度；并指导患者于活动中进行自我监控，若活动中自测脉搏 ≥ 100 次 / 分或出现明显心悸、气促时，应停止活动；必要时，在患者活动时给予协助，防止跌倒。重度贫血者多伴有贫血性心脏病，缺氧症状明显，应给予舒适体位（如半坐卧位）卧床休息，待病情好转后可逐渐增加活动量。

2. 给氧 严重贫血患者应予常规氧气吸入，以改善组织缺氧。

3. 饮食护理 一般给予高蛋白、高维生素、易消化食物，多食富含所缺营养素的食品。

4. 输血或成分输血的护理 遵医嘱输血或浓缩红细胞以减轻贫血和缓解机体的缺氧症状。输注前必须认真做好查对工作；输血时应注意控制输注速度，严重贫血者输入速度应低于 $1mL/（kg·h）$，以防止心脏负荷过重而诱发心力衰竭，同时应密切观察患者的病情变化，及时发现和处理输血反应。

5. 预防感染 重症患者，尤其是伴有白细胞减少者，应注意预防感染。

（杨留艳）

任务三　缺铁性贫血患者的护理

【学习目标】

1. 知识目标 掌握缺铁性贫血的临床表现、用药护理及健康指导。

2. 能力目标 能对缺铁性贫血的患者正确实施饮食指导与用药护理。

3. 素质目标 培养学生对患者的同理心、责任心和爱心，通过正确实施给药培养学生对技术精益求精、勇于创新的工匠精神，强化热爱护理事业的职业情怀。

【案例导入】

患者，女，38 岁。头晕、乏力、食欲减退、心慌、气短 3 月余。半年前无明显诱因出现头晕、乏力、食欲减退，以为劳累所致，未引起注意，近 3 个月上述症状加重，并出现活动后心慌、气短等症状。患者发病以来神志清醒，精神差，食欲缺乏。既往有痔疮史，大便带血，平时月经量多。查体：T3 6℃，P 104 次 / 分，R 18 次 / 分，Hb 60g/L，RBC 3.0×10^{12}/L，面色苍白，毛发稀疏干枯，指端苍白，指甲脆裂呈匙状。红细胞呈小细胞低色素。

请思考：

1. 该患者最可能的诊断是什么？

2. 该患者的护理诊断有哪些？

3. 如何对该患者进行健康指导？

缺铁性贫血（iron deficiency anemia，IDA）是指当机体对铁的需求与供给失衡，导致体内贮存铁耗尽，继之红细胞内铁缺乏，血红蛋白合成减少而引起的一种小细胞低色素性贫血。缺铁性贫血是常见的贫血，以生长发育期儿童和育龄妇女发病率最高。据世界卫生组织统计，全球多达 80% 的人口缺铁。我国第四次营养调查结果表明，中国居民贫血的患病率为 20.1%，其中一半为缺铁性贫血。尤以 < 2 岁婴幼儿（31.1%）、> 60 岁老年人（29.1%）以及 15 ~ 50 岁育龄女性（19.9%）患病率最高。

【铁的代谢】

1. 铁的分布 铁在体内分布广泛，正常成人含铁总量，男性为 50 ~ 55mg/kg，女性为 35 ~ 40mg/kg。其中，血红蛋白铁约占 67%，贮存铁 29%，余下的 4% 为组织铁，存在于肌红蛋白、转铁蛋白及细胞内某些酶类中。

2. 铁的来源和吸收 正常成人每天用于造血的需铁量为 20 ~ 25mg，主要来自衰老红细胞破坏后释放的铁，但食物中的铁也是重要来源。为维持体内铁平衡，成年人每天需从食物中摄取铁为 1 ~ 2mg，动物类食品铁吸收率可达 20%，植物类食品铁吸收率仅为 1% ~ 7%。目前普遍认为食物中的三价铁需转化为二价铁后才易被机体所吸收。十二指肠及空肠上段是铁的主要吸收部位。胃肠功能（如胃酸水平等）、体内铁贮存量、骨髓造血功能及某些药物（如维生素 C）等是影响铁吸收的主要因素。

3. 铁的转运、贮存、利用与排泄 吸收入血的二价铁经铜蓝蛋白氧化成三价铁，与转铁蛋白结合后转运到组织或通过幼红细胞膜转铁蛋白受体胞饮入细胞内，再与转铁蛋白分离并还原成二价铁，参与形成血红蛋白。多余的铁以铁蛋白和含铁血黄素形式贮存于肝、脾、骨髓等器官的单核 – 吞噬细胞系统。正常成年男性的贮存铁约为 1000mg，女性仅为 300 ~ 400mg。当体内需铁量增加时，铁蛋白可解离后为机体所利用。正常情况下，人体每天排铁不超过 1mg，主要通过肠黏膜脱落细胞随粪便排出，少量通过尿、汗液、哺乳妇女乳汁排出。

【病因】

1.需铁量增加而铁摄入量不足 多见于婴幼儿、青少年、妊娠和哺乳期的妇女。婴幼儿需铁量较大，若不及时补充含铁量较高的辅食，易造成缺铁；妊娠后期的妇女，需铁量高达 3～7mg/d，哺乳期的女性每天需额外增加 0.5～1mg，补充不足均会导致铁的负平衡；青少年的挑食或偏食，均可发生缺铁性贫血。

2.铁吸收障碍 主要见于胃大部切除后，胃酸分泌不足且食物快速进入空肠，绕过铁吸收的部位十二指肠，使铁吸收减少。此外，胃肠功能紊乱或某些药物作用，导致胃酸缺乏而影响铁的吸收，如长期原因不明的腹泻、慢性肠炎（如溃疡性结肠炎、Crohn病等）、服用制酸剂以及 H_2 受体拮抗剂等。

3.铁丢失过多 慢性失血是成人缺铁性贫血最常见和最重要的病因。反复多次或持续少量的失血，如消化性溃疡、肠息肉、消化道肿瘤、痔疮出血、月经过多（宫内放置节育环、子宫肌瘤、功能失调性子宫出血）、钩虫病等，其他如短期反复多次献血、血液透析等。

【临床表现】

本病多呈慢性经过，其临床表现包括原发病和贫血两个方面。

1.缺铁原发病的表现 如消化性溃疡、慢性胃炎、溃疡性结肠炎、克罗恩病、痔疮出血、功能失调性子宫出血、恶性肿瘤等疾病相应的临床表现。主要包括腹痛或腹部不适、黑便或便血、持续腹泻、呕血或咯血、女性月经量增加、不明原因消瘦等。

码 6-3-1　缺铁性贫血临床表现视频

2.一般贫血共有的表现 如乏力、易倦、头晕、头痛、心悸、气促、眼花、耳鸣、纳差及面色苍白、心率增快等。

3.缺铁性贫血的特殊表现

（1）组织缺铁表现　如皮肤干燥、角化、萎缩、无光泽，毛发干枯易脱落，指（趾）甲扁平、不光整、脆薄易裂，甚至出现反甲或匙状甲；黏膜损害多表现为口角炎、舌炎、口角皲裂、舌乳头萎缩，可有食欲下降，严重者可发生吞咽困难。

（2）神经、精神系统异常　儿童较明显，如过度兴奋、易激惹、好动、难以集中注意力、发育迟缓、体力下降等。少数患者可有异食癖，如喜吃生米、冰块、泥土、石子等。约 1/3 患者可发生末梢神经炎或神经痛，严重者可出现智能发育障碍等。

【辅助检查】

1.血象 典型血象呈小细胞低色素性贫血。血涂片中可见红细胞体积小、中央淡染区扩大。白细胞和血小板计数正常或减低。网织红细胞计数正常或轻度增高。

2.骨髓象 增生活跃或明显活跃；以红系增生为主，尤以中、晚幼红细胞为主，其体积小、核染色质致密、细胞质少偏蓝色、边缘不整齐，血红蛋白形成不良，呈"核老浆幼"现象。粒系、巨核系无明显异常。

3.铁代谢 血清铁（ST）低于 8.95μmol/L，总铁结合力（TIBC）升高，大于 64.44μmol/L。血清铁蛋白（SF）低于 12μg/L，是早期诊断贮存铁缺乏的一个常用

指标。

4. 血清转铁蛋白受体测定 血清转铁蛋白受体（sTfR）是至今反映缺铁性红细胞生成的最佳指标。一般 sTfR 浓度 > 26.5nmol/L（> 2.25μg/mL）可诊断为缺铁。

【治疗要点】

1. 病因治疗 是根治缺铁性贫血的关键所在。

2. 补铁治疗 补铁治疗是纠正缺铁性贫血的有效措施。治疗性铁剂有无机铁和有机铁两类。无机铁的不良反应较为明显，以硫酸亚铁为代表；有机铁则包括右旋糖酐铁、富马酸亚铁、多糖铁复合物等。有口服及注射两种剂型。

（1）口服铁剂 一般情况下首选，治疗剂量应以铁剂口服片中的元素铁含量进行计算，成人每天口服元素铁 150 ～ 200mg。常用药物有琥珀酸亚铁（0.1g，每天 3 次）、硫酸亚铁（0.3g，每天 3 次）、富马酸亚铁（0.2g，每天 2 ～ 3 次）等。铁剂治疗有效者于用药后 1 周左右网织红细胞数开始上升，10 天左右渐达高峰；2 周左右血红蛋白开始升高，1 ～ 2 个月恢复至正常。为进一步补足体内贮存铁，在血红蛋白恢复正常后，仍需继续服用铁剂 3 ～ 6 个月，或待血清铁蛋白大于正常后停药。

（2）注射铁剂 对于口服铁剂后胃肠道反应严重而无法耐受、消化道疾病导致铁吸收障碍、病情要求迅速纠正贫血（如妊娠后期、急性大出血）的患者，可选用注射剂型。常用右旋糖酐铁，因注射右旋糖酐铁有导致过敏性休克的可能，首次应用必须做过敏试验。

【护理诊断】

1. 营养失调：低于机体需要量 与铁摄入不足、吸收不良、需要量增加或丢失过多有关。

2. 活动无耐力 与贫血引起全身组织缺氧有关。

3. 口腔黏膜受损 与贫血引起口腔炎、舌炎有关。

4. 有感染的危险 与严重贫血引起营养缺乏和免疫力降低有关。

【护理措施】

1. 病情观察 了解患者治疗的依从性，观察治疗效果及药物的不良反应，要关注患者的自觉症状，特别是原发病及贫血的症状和体征；饮食疗法与药物应用的状况；红细胞计数及血红蛋白浓度、网织红细胞计数；铁代谢的有关实验指标的变化等。

码 6-3-2 缺铁性贫血的护理视频

2. 饮食护理

（1）纠正不良的饮食习惯 指导患者保持均衡饮食，避免偏食或挑食；养成良好的进食习惯，定时、定量，细嚼慢咽，必要时可少量多餐；尽可能减少刺激性过强食物的摄取。

（2）增加含铁丰富食物的摄取 鼓励患者多吃含铁丰富且吸收率较高的食物（如动物肉类、肝脏、血，蛋黄、海带与黑木耳等）或铁强化食物。

3. 用药护理 合理使用铁剂，密切观察并预防其不良反应。

（1）口服铁剂的应用与指导 应向患者说明服用铁剂的目的，并给予必要的指导：

①铁剂不良反应及其预防：口服铁剂的常见不良反应有恶心、呕吐、胃部不适和排黑便等胃肠道反应，严重者可致患者难以耐受而被迫停药。因此，为预防或减轻胃肠道反应，可建议患者饭后或餐中服用，反应过于强烈者宜减少剂量或从小剂量开始。②应避免铁剂与牛奶、茶、咖啡同服，为促进铁的吸收，还应避免同时服用抗酸药（碳酸钙和硫酸镁）以及 H_2 受体拮抗剂，可服用维生素 C、乳酸或稀盐酸等酸性药物或食物促进铁的吸收。③口服液体铁剂时须使用吸管，避免染黑牙齿。④服用铁剂期间，粪便会变成黑色，此为铁与肠内硫化氢作用而生成黑色的硫化铁所致，应做好解释，以消除患者顾虑。⑤强调要按剂量、按疗程服药，定期复查相关实验室检查，以保证有效治疗、补足贮存铁，避免药物过量而引起中毒或相关病变的发生。

（2）注射铁剂的护理　注射铁剂的不良反应主要有注射局部肿痛、硬结形成，皮肤发黑和过敏反应。铁剂过敏反应常表现为脸色潮红、头痛、肌肉关节痛和荨麻疹，严重者可出现过敏性休克。为减少或避免局部疼痛与硬结形成，注射铁剂应采用深部肌内注射法，并经常更换注射部位。首次用药须用 0.5mL 的试验剂量进行深部肌内注射，同时备用肾上腺素，做好急救的准备。若 1 小时后无过敏反应即可按医嘱给予常规剂量治疗。为了避免药液溢出引起皮肤染色，可采取以下措施：①不在皮肤暴露部位注射；②抽取药液后，更换注射针头；③采用 Z 形注射法或留空气注射法。

知识拓展

　　"Z" 形注射 2113 法　Z-track 肌内注射法与常规肌内注射法的注射过程相比，不同之处主要在于注射前以左手食指、中指和无名指使待注射部位皮肌及皮下组织朝同一方向侧移（皮肤侧移 1–2cm 左右）绷紧固定局部皮肤，维持到拔针后迅速松开，此时侧移的皮肤和皮下组织位置复原，原先垂直的针刺通道即变成 Z 型。

---

4. 原发病的治疗配合与护理　原发病的治疗是有效根治缺铁性贫血的前提和基础，详见各有关疾病的治疗与护理。

5. 心理护理　应帮助患者及家属掌握本病的有关知识，解释本病是完全可以治愈的，且治愈后对身体无不良影响。说明患者出现了一些神经精神症状是暂时的，在消除病因、积极治疗后，这些症状会很快消失，以解除患者的心理顾虑。

【健康指导】

1. 疾病预防指导

（1）饮食指导　提倡均衡饮食，荤素结合，以保证足够热量、蛋白质、维生素及相关营养素（尤其铁）的摄入。为增加食物铁的吸收，可同时服用弱酸类食物，避免与抑制铁吸收的食物、饮料或药物同服。家庭烹饪建议使用铁制器皿，可得到一定量的无机铁。

（2）易患人群食物铁或口服铁剂的预防性补充　如婴幼儿要及时添加辅食，包括蛋黄、肝泥、肉末和菜泥等；生长发育期的青少年要注意补充含铁丰富的食物，避免挑食或偏食；妊娠与哺乳期的女性应增加食物铁的补充，必要时可考虑预防性补充铁剂。

2. 疾病知识指导 提高患者及其家属对疾病的认识，如缺铁性贫血的病因、临床表现、治疗、护理等相关知识，让患者及其家属能主动参与疾病的治疗与康复。

3. 病情监测指导 监测内容主要包括自觉症状、静息状态下呼吸与心率变化、能否平卧、有无水肿及尿量变化等。一旦出现自觉症状加重，应及时就医。

【考纲摘要】

1. 缺铁性贫血的定义，成人缺铁性贫血最常见的病因、临床表现。

2. 缺铁性贫血的血象、骨髓象特点。

3. 缺铁性贫血首要的治疗措施，铁剂的正确给药方法，饮食护理要点。

【复习思考】

1. 缺铁性贫血最常见的病因是什么？有哪些主要临床表现？

2. 缺铁性贫血主要护理措施有哪些？

3. 铁剂的正确给药方法是什么？

4. 制作健康饮食宣传海报，标明哪些食物含铁丰富，怎样饮食可以有效改善缺铁性贫血，普及健康知识，树立大健康观念，提升护士的社会责任感。

（杨留艳）

码 6-3-3 缺铁性贫血患者的护理 PPT

任务四 再生障碍性贫血患者的护理

【学习目标】

1. 知识目标 明确再生障碍性贫血的临床表现、护理措施。

2. 能力目标 能对再障患者进行对症护理并进行健康指导。

3. 素质目标 培养内科护士的同理心和爱伤观念，养成端正的学习态度，严谨求实的工作作风。

【案例导入】

患者，男，25岁。长期服阿司匹林，头晕、牙龈出血、皮肤瘀斑、心悸、乏力三个月，查体：体温36.2℃，脉搏80次/分，呼吸18次/分，血压100/70mmHg，贫血貌，四肢多个瘀斑，血液检查：Hb 70g/L，RBC 3.2×10^{12}/L，WBC 2.9×10^9/L，PLT 26×10^9/L，网织红细胞0.1%，骨髓检查：红系、粒系增生低下，全片见巨核细胞1个。

请思考：

1. 该患者最可能的诊断是什么？

2. 该患者的主要护理诊断有哪些？

3. 该患者的主要护理措施有哪些？

再生障碍性贫血（aplastic anemia，AA），简称再障，是一种有多种原因导致造血干细胞数量减少和（或）功能障碍所引起的一类贫血。主要临床表现为骨髓造血功能低下，全血细胞减少、进行性贫血、出血和感染。在我国再障的发病率为 7.4/100 万人口，可发生于各年龄段，老年人发病率较高，男女发病率无明显差异。

码6-4-1　14岁少年
捐髓救父

再障根据患者的病情、血象、骨髓象及预后，分为重型再障（SAA）和非重型再障（NSAA）。

【病因与发病机制】

1. 病因　据统计，目前有 50% 以上的患者无法找到明确的发病原因。但大量临床观察与调查结果发现，再障的发生与下列因素有关：

（1）药物及化学物质　为再障最常见的致病因素。已知具有高度危险性的药物有抗癌药、抗癫痫药、氯霉素、磺胺药、保泰松、苯巴比妥、阿司匹林、吲哚美辛、甲巯咪唑、卡比马唑、异烟肼等。化学物质以苯及其衍生物最为常见，如油漆、塑料、染料、杀虫剂及皮革制品黏合剂等。氯霉素、磺胺类药及接触杀虫剂是否引起再障与个体的敏感性有关，而其他药物与化学物质对骨髓的抑制与剂量有关。

（2）病毒感染　各型肝炎病毒、EB 病毒、巨细胞病毒、登革热病毒、微小病毒 B19 等均可引起再障。其中以病毒性肝炎与再障的关系较明确，主要与丙型肝炎有关，其次是乙型肝炎，临床上又称为病毒性肝炎相关性再障，预后较差。

（3）电离辐射　长期接触各种电离辐射如 X 射线、γ 射线及其他放射性物质，可阻碍 DNA 的复制而抑制细胞的有丝分裂，使造血干细胞的数量减少，对骨髓微循环和基质也有损害。

2. 发病机制　近年来，多数学者认为，再障的主要发病机制是免疫异常；造血微环境与造血干祖细胞量的改变是异常免疫损伤所致的结果。

（1）造血干祖细胞（HSC）缺陷　即（"种子"学说），包括造血干细胞质与量的异常。各种致病因素直接造成骨髓造血干细胞破坏，使造血干细胞的自我复制和分化能力减弱或消失，从而导致骨髓内各系统造血细胞明显减少，继而引起外周血液中全血细胞减少。

（2）造血微环境异常　即（"土壤"学说），再障患者骨髓活检除发现造血细胞减少外，还有骨髓"脂肪化"，静脉窦壁水肿、出血，毛细血管坏死；部分再障患者骨髓基质细胞体外培养生长不良，分泌的各类造血调控因子明显不同于正常人；骨髓基质细胞受损的再障患者造血干细胞移植不易成功。

（3）免疫异常　即（"虫子"学说），再障患者外周血及骨髓淋巴细胞比例增高，T 细胞亚群失衡。异常的 T 淋巴细胞可通过免疫介导反应直接抑制骨髓细胞的生长。多数患者采用免疫抑制剂治疗有效。

【临床表现】

再障的临床表现与全血细胞减少有关，主要为进行性贫血、出血、感染，但多无肝、脾、淋巴结肿大。重型再障和非重型再障的鉴别如表 6-3。

码 6-4-2　再生障碍性贫血临床表现视频

表 6-3　急、慢性再障的鉴别

判断标准	重型再障	非重型再障
起病与病情进展	起病急，进展快，病情重	起病缓，进展慢，病情较轻
首发症状	感染、出血	贫血为主，偶有出血
血象变化及标准		
中性粒细胞	$< 0.5 \times 10^9/L$	$> 0.5 \times 10^9/L$
血小板计数	$< 20 \times 10^9/L$	$> 20 \times 10^9/L$
网织红细胞绝对值	$< 15 \times 10^9/L$	$> 15 \times 10^9/L$
骨髓	多部位增生减低或极度减低	增生减低或活跃，可有增生灶
预后	预后差，多于 1 年内死亡	较好，经治疗多数可长期存活

注：3 项血象指标需有 2 项达标；中性粒细胞绝对值 $< 0.2 \times 10^9/L$，成为极重型再障（VSAA）。

1. 重型再障（SAA）　起病急，进展快，病情重；少数可由非重型再障进展而来。

（1）贫血　苍白、乏力、头昏、心悸和气短等症状进行性加重。

（2）出血　皮肤可出现出血点、紫癜或大片瘀斑，口腔黏膜有血疱，并可出现眼结膜出血、鼻出血、牙龈出血等；深部脏器出血时可见呕血、咯血、便血、血尿、阴道出血、眼底出血和颅内出血。后者常危及患者的生命。

（3）感染　多数患者有发热，体温在 39℃ 以上，个别患者自发病到死亡均处于难以控制的高热之中。以呼吸道感染最常见，其次有消化道、泌尿生殖道及皮肤、黏膜感染等。感染菌种以革兰阴性杆菌、金黄色葡萄球菌和真菌为主，常合并败血症。

2. 非重型再障（NSAA）　起病和进展较缓慢，贫血、感染和出血的程度较重型轻，也较易控制。

【辅助检查】

1. 血象　全血细胞减少，但三系细胞减少的程度不同，少数病例可呈双系或单系细胞减少；淋巴细胞比例相对性增高；网织红细胞绝对值低于正常。其中，SAA 呈重度全血细胞减少，重度正细胞正色素性贫血，网织红细胞百分数多在 0.005 以下，且绝对值 $< 15 \times 10^9/L$，中性粒细胞 $< 0.5 \times 10^9/L$，血小板 $< 20 \times 10^9/L$。NSAA 也呈全血减少，但达不到 SAA 的程度。

2. 骨髓象　为确诊再障的主要依据。重型再障（SAA）：骨髓增生低下或极度低下，粒、红细胞均明显减少，常无巨核细胞；淋巴细胞及非造血细胞比例明显增多。非重型再障（NSAA）：骨髓增生减低或呈灶性增生；三系细胞均有不同程度减少；淋巴细胞相对性增多。骨髓活检显示造血组织均匀减少，脂肪组织增加。

【治疗要点】

1. 支持疗法

（1）加强保护措施　注意饮食及环境卫生，SAA需要保护性隔离；避免诱发或加重出血；避免接触导致骨髓损伤或抑制的因素，如放射性物质、苯及其衍生物，停用或禁用有骨髓抑制作用的药物。

（2）对症治疗

①控制感染　对于感染性高热的患者，应反复多次进行血液、分泌物和排泄物的细菌培养及药物敏感试验，并根据结果选择敏感的抗生素。必要时可先采用经验性广谱抗生素治疗，再根据细菌培养结果，选择敏感的抗生素。对于重症患者，为控制病情，防止感染扩散，多主张早期、足量、联合用药。长期应用广谱抗生素易继发二重感染或导致肠道菌群失调，若发生真菌感染还需同时进行抗真菌治疗。

②控制出血　用促凝血药（止血药），如酚磺乙胺（止血敏）等。合并血浆纤溶酶活性增高者可用抗纤溶药物，如氨基己酸（但泌尿系统出血患者禁用，因氨基己酸从肾脏排泄，抑制尿激酶，可引起血凝块，堵塞尿道）。子宫出血可肌注丙酸睾酮。对于出血严重，如内脏出血（包括消化道出血、颅内出血等）或有内脏出血倾向者（如血小板 $< 20 \times 10^9$/L），可输注同血型浓缩血小板、新鲜冷冻血浆，效果不佳者可改输 HLA 配型相配的血小板。

③纠正贫血　血红蛋白低于 60g/L 伴明显缺氧症状者，可输注浓缩红细胞。但多次输血会影响其日后造血干细胞移植的效果，因此要严格掌握输血指征，尽量减少输血的次数。

2. 针对不同发病机制的治疗

（1）免疫抑制疗法（IST）　主要包括合理应用抗胸腺细胞球蛋白（ATG）抗淋巴细胞球蛋白（ALG）和环孢素（CsA）。其中 ATG/ALG 联合 CsA 的治疗方案已成为目前再障治疗的标准疗法之一。

① ATG 和 ALG　具有抑制 T 淋巴细胞或非特异性自身免疫反应的作用，可用于重型再障的治疗。用药前需做过敏试验。

②环孢素（CsA）　适用于各种类型的再障，与 ATG 或 ALG 合用可提高疗效，被认为是重型再障非移植治疗的一线方案。

③其他　糖皮质激素因其疗效有限且不良反应多，目前不主张单独应用，但可与ATG 或 ALG 联合应用，以减轻 ALG 或 ATG 的不良反应。也有使用 CD_3 单克隆抗体、吗替麦考酚酯、环磷酰胺等治疗重型再障。

（2）促进造血

①雄激素　适用于各种类型的再障，并为 NSAA 的首选治疗。其作用机制是刺激肾脏产生促红细胞生成素，并直接作用于骨髓，促进红细胞生成。长期应用还可促进粒细胞系统和巨核细胞系统细胞的增生。常用药物：司坦唑醇（康力龙）、达那唑、十一酸睾酮（安雄）、丙酸睾酮。用药期间也应根据药物的疗效和不良反应（男性化、肝功

能损害等）调整剂量及疗程。

②造血生长因子 适用于各种类型的再障，尤其是重型再障（SAA）。单用无效，多作为辅助性药物，在免疫抑制治疗时或之后应用，有促进骨髓恢复的作用。常用药物主要有：粒细胞 – 巨噬细胞集落刺激因子（GM–CSF）或粒系集落刺激因子（G–CSF）、重组人促红细胞生成素（EPO）。疗程以 3 个以上为宜。

（3）造血干细胞移植 包括骨髓移植、脐血输注及胎肝细胞输注等，主要用于重型再障。最佳移植对象是年龄 40 岁以下，无感染及其他并发症。详见本章中的"造血干细胞移植"。

一般情况下，治疗后 6 个月内可见药物治疗的效果。1 个月左右网织红细胞开始上升，随之血红蛋白升高，经 3 个月后红细胞开始上升，而血小板上升则需要较长时间。因此，治疗期间应定期复查血象，了解血红蛋白、白细胞计数及网织红细胞计数的变化。

【护理诊断】

1. 有感染的危险 与粒细胞减少有关。

2. 活动无耐力 与贫血所致机体组织的缺氧有关。

3. 有受伤的危险出血 与血小板减少有关。

4. 体像紊乱 与雄激素的不良反应有关。

码 6-4-3 再生障碍性贫血护理视频

【护理措施】

1. 病情监测 密切观察患者体温。一旦出现发热，提示有感染存在时，应寻找常见感染灶的症状或体征，如咽痛、咳嗽、咳痰、尿路刺激征、肛周疼痛等，并配合医生做好实验室检查的标本采集工作，特别是血液、尿液、粪便与痰液的细菌培养及药敏试验。

2. 预防感染

（1）呼吸道感染的预防 保持病室内空气清新，物品清洁，定期使用消毒液擦拭室内家具、地面，并用紫外线或臭氧照射消毒，每周 2 ~ 3 次，每次 20 ~ 30 分钟。秋冬季节要注意保暖，防止受凉。限制探视人数及次数，避免到人群聚集的地方或与上呼吸道感染的患者接触。严格执行各项无菌操作。粒细胞绝对值 ≤ 0.5×10^9/L 者，应给予保护性隔离，并向患者及家属解释其必要性，使其自觉配合。

（2）口腔感染的预防 由于口腔黏膜和牙龈的出血、高热状态下唾液分泌减少以及长期应用广谱抗生素等原因，使细菌易在口腔内滋生、繁殖而继发感染，因此，必须加强口腔护理。督促患者养成进餐前、餐后、睡前、晨起用生理盐水等含漱。

（3）皮肤感染的预防 保持皮肤清洁、干燥，勤沐浴、更衣和更换床上用品；勤剪指甲；蚊虫蜇咬时应正确处理，避免抓伤皮肤。女患者尤其要注意会阴部的清洁卫生，适当增加对局部皮肤的清洗。

（4）肛周感染的预防 睡前、便后用 1∶5000 高锰酸钾溶液坐浴，每次 15 ~ 20 分钟。保持大便通畅，避免用力排便诱发肛裂，增加局部感染的概率。

（5）血源性感染的预防 肌内、静脉内等各种穿刺时，要严格无菌操作。中心静脉

置管应严格按照置管流程，并做好维护。

3. 加强营养支持 鼓励患者多进食高蛋白、高热量、富含维生素的清淡食物，必要时遵医嘱静脉补充营养素，以满足机体需要，提高患者的抗病能力。对已有感染或发热的患者，若病情允许，应鼓励其多饮水，补充机体丢失的水分和有助于增加细菌毒素的排出。

4. 治疗配合与护理 遵医嘱输注浓缩粒细胞悬液，增强机体抗感染能力。遵医嘱正确应用抗生素，注意药物疗效及不良反应的观察。

5. 药物不良反应的护理

（1）ATG 和 ALG 均为异种蛋白，治疗过程中可出现超敏反应（寒战、发热、多型性皮疹、高血压或低血压）、血清病（如猩红热样皮疹、发热、关节痛、肌肉痛）、出血加重以及继发感染等。用药前应做皮肤过敏试验；用药期间应遵医嘱联合应用小剂量糖皮质激素；全天剂量缓慢静滴 12～16 小时；加强病情观察，做好保护性隔离，预防出血和感染。

（2）环孢素 A（CsA） 用药期间，需配合医生监测患者的血药浓度、骨髓象、血象、T 细胞免疫学改变及药物不良反应（包括肝肾功能、牙龈增生及消化道反应）等，以利于指导用药剂量及疗程的调整。

（3）雄激素 丙酸睾酮为油剂，不易吸收，局部注射常可形成硬块，甚至发生无菌性坏死。故需采取深部、缓慢、分层肌注，注意注射部位的轮换，经常检查局部有无硬结，一旦发现须及时处理，如局部理疗等。长期应用雄激素类药物可对肝脏造成损害，用药期间应定期检查肝功能。

6. 心理护理 ①首先与患者及其家属建立相互信任的良好关系；②注意观察患者的情绪反应及行为表现，鼓励患者讲出自己所关注的问题并及时给予有效的心理疏导；③向患者及家属解释雄激素类药物应用的目的、主要的不良反应，如面部痤疮、毛发增多、声音变粗、女性闭经、乳房缩小、性欲增加等，说明待病情缓解后，随着药物剂量的减少，不良反应会逐渐消失；④帮助患者认识不良心理状态对疾病康复的不利影响；⑤如病情允许，鼓励患者自我护理；⑥适当进行户外活动，增强对外界的适应能力；⑦鼓励患者与亲人、病友多交谈，争取社会支持系统的帮助，减少孤独感，增强康复的信心，积极配合治疗。

【健康指导】

1. 疾病预防指导 尽可能避免或减少与再障发病相关的药物和理化物质的接触。针对危险品的职业性接触者，如油漆工、喷漆工，从事橡胶与制鞋、传统印刷与彩印、室内装修的工人等，除了要加强生产车间或工场的室内通风之外，必须严格遵守操作规程，做好个人防护，定期体检，检查血象。使用绿色环保装修材料，新近进行室内装修的家居，要监测室内的甲醛水平，不宜立即入住或使用。使用农药或杀虫剂时，做好个人防护。加强锻炼，增强体质，预防病毒感染。

2. 疾病知识指导 向患者及家属简要介绍疾病的可能原因、临床表现及目前的主要诊疗方法，增强患者及其家属的信心，以积极配合治疗和护理。饮食方面注意加强营养,增进食欲,避免对消化道黏膜有刺激性的食物,避免病从口入。避免服用对造血系统有害的药物,如氯霉素、磺胺、保泰松、安乃近、阿司匹林等。避免感染和加重出血。

3. 休息与活动指导　充足的睡眠与休息可减少机体的耗氧量;适当的活动可调节身心状况,提高患者的活动耐力,但过度运动会增加机体耗氧量,甚至诱发心衰。睡眠不足、情绪激动则易于诱发颅内出血。因此,指导患者根据病情做好休息与活动的自我调节尤为重要。

4. 用药指导　主要包括免疫抑制剂、雄激素类药物与抗生素的使用。为保证药物疗效的正常发挥,减少药物不良反应,需向患者及家属详细介绍药物的名称、用量、用法、疗程及不良反应,应叮嘱其必须在医生指导下按时、按量、按疗程用药,不可自行更改或停用药物,定期复查血象。

5. 心理指导　再障患者常可出现焦虑、抑郁,甚至绝望等负性情绪,这些负性情绪可影响患者康复的信心以及配合诊疗与护理的态度和行为,从而影响疾病康复、治疗效果和预后。因此,必须使患者及家属认识到负性情绪的危害,指导患者学会自我调整,学会倾诉;家属要善于理解和支持患者,学会倾听;必要时应寻求专业人士的帮助,避免发生意外。

6. 病情监测指导　主要是贫血、出血、感染的症状体征和药物不良反应的自我监测。具体包括头晕、头痛、心悸、气促等症状,生命体征(特别是体温与脉搏)、皮肤黏膜(苍白与出血)、常见感染灶的症状(咽痛、咳嗽、咳痰、尿路刺激征、肛周疼痛等)、内脏出血的表现(黑便与便血、血尿、阴道出血等)。若有上述症状或体征出现或加重,提示有病情恶化的可能,应及时向医护人员汇报或及时就医。

【考纲摘要】

1. 再障的临床表现。

2. 再障的治疗要点。

3. 再障的常见护理诊断和护理措施。

【复习思考】

1. 再障的发病与哪些因素有关?

2. 再障的主要临床表现有哪些?

3. 慢性再障一般首选什么药物进行治疗? 有哪些副反应?

4. 学生分组模拟对重症再障患者进行心理指导与健康教育,模拟过程中注意运用同理心,体验出爱伤观念。

(杨留艳)

码 6-4-4　再生障碍性
贫血患者的护理 PPT

任务五 出血性疾病患者的护理

【学习目标】

1. 知识目标 明确出血性疾病的临床表现、护理措施及健康指导。

2. 能力目标 能准确对不同出血性疾病患者进行病情观察并实施护理。

3. 素质目标 引导学生对护理职业的向往，培养其职业信仰和自豪感。坚定其救死扶伤的决心与使命。

一、概述

出血性疾病指由于多种因素导致止血机制缺陷或异常，而引起机体自发性出血或轻微损伤后过度出血的一组疾病。

【出血性疾病分类】

出血性疾病主要有遗传性和获得性两种情况，按病因和发病机制，可分为以下几种主要类型：

1. 血管壁异常 由血管壁结构及周围支撑组织受损或功能异常所致。遗传性因素临床少见，如遗传性出血性毛细血管扩张症、家族性单纯性紫癜、先天性结缔组织病等。获得性因素包括感染性（败血症细菌栓塞性紫癜）、免疫性（过敏性紫癜）、营养性（维生素 C 及 PP 缺乏症）、内分泌代谢性（糖尿病、Cushing 病）、化学及药物性（药物性紫癜）等。

2. 血小板异常

（1）血小板数量减少 ①生成减少：如再生障碍性贫血、白血病、化疗及放疗后和骨髓抑制等；②破坏过多：如特发性血小板减少性紫癜；③消耗过多：如血栓性血小板减少性紫癜、弥散性血管内凝血。

（2）血小板数量增多 常伴有血小板功能下降，如原发性血小板增多症、骨髓增生异常综合征等。

（3）血小板功能异常 ①先天性或遗传性：如血小板无力症、巨大血小板综合征、血小板颗粒性疾病；②获得性：如抗血小板药物作用、尿毒症、重症感染、异常球蛋白血症等，临床较多见。

3. 凝血异常

（1）先天性或遗传性 血友病 A、血友病 B、遗传性凝血酶原缺乏症、遗传性纤维蛋白原缺乏症等。

（2）获得性 重症肝病（肝病性凝血障碍）、尿毒症（尿毒症性凝血异常）、维生素 K 缺乏症及抗因子Ⅷ、Ⅸ抗体的形成等。

4. 抗凝及纤维蛋白溶解异常 主要为获得性疾病，如纤溶酶原激活剂释放入血致纤溶亢进（甲状腺、前列腺、胰腺手术过度挤压）、肝素及香豆素类药物过量、敌鼠钠中毒、蛇或水蛭咬伤、溶栓药物过量等。

5. 复合性止血机制异常

（1）遗传性 如血管性血友病。

（2）获得性 如弥散性血管内凝血、重症肝病性出血等。

【临床表现】

出血性疾病的临床表现可因病因和发病机制的不同而有所不同。常见出血性疾病的临床特征见表6-4。

表6-4 不同类型出血性疾病的临床特征

项目	血管性疾病	血小板性疾病	凝血障碍性疾病
性别	多见于女性	多见于女性	80%以上为男性
阳性家族史	少见	罕见	多见
出生后脐带出血	罕见	罕见	常见
出血的部位	皮肤黏膜为主	皮肤黏膜为主	深部组织及内脏出血为主
出血的表现			
皮肤黏膜	皮肤瘀点、紫癜	牙龈出血、皮肤瘀点、紫癜，大片瘀斑多见	罕有瘀点、紫癜、可见大片瘀斑
血肿	罕见	可见	常见
关节腔出血	罕见	罕见	多见
内脏出血	偶见	重症常见	常见
眼底出血	罕见	常见	少见
月经过多	少见	多见	少见
手术或外伤后出血不止	少见	可见	多见
病程与预后	短暂，预后较好	迁延，预后一般	常为终生性，预后不定

【辅助检查】

实验室检查是出血性疾病诊断与鉴别诊断的重要手段与依据，检查应按筛选、确诊及特殊试验的顺序进行。

1. 筛选试验 简单易行，可初步判断出血性疾病的病因与发病机制。

（1）血管异常 束臂试验、出血时间（BT）。

（2）血小板异常 血小板计数、血块回缩试验、束臂试验、BT。

（3）凝血异常 凝血时间（CT）、活化部分凝血活酶时间（APTT）、血浆凝血酶原时间（PT）、凝血酶时间（TT）等。

2. 确诊试验 在筛选试验异常且临床上怀疑有出血性疾病时，应进一步选择特殊的实验检查以确定诊断。

（1）血管异常 包括血栓调节蛋白、内皮素、血管性血友病因子的测定等。

（2）血小板异常 包括血小板形态、血小板黏附试验、血小板聚集试验、血小板第3因子（PF）有效性测定、血小板相关抗体测定等。

（3）凝血障碍 包括凝血活酶时间纠正试验及凝血酶原时间纠正试验，有条件时直接测定凝血因子的含量及活性，以检出缺乏的凝血因子。

（4）抗凝异常　包括 AT-Ⅲ抗原及活性、凝血酶-抗凝血酶复合物测定和蛋白 C 测定等。

（5）纤溶异常　包括鱼精蛋白副凝试验，FDP、D-二聚体测定，纤溶酶原、t-PA 和纤溶酶原激活物抑制剂的测定等。

【治疗要点】

1.病因防治　主要针对获得性出血性疾病患者。

（1）防治基础疾病　如积极治疗严重肝病、慢性肾病和尿毒症，抑制异常免疫反应，控制重症感染等。对于单基因遗传性出血性疾病，关键在于预防，主要包括进行必要的婚前咨询、禁止近亲结婚以及针对可能的女性疾病基因携带者做好产前诊断及处理等。

（2）避免接触和使用加重出血的物质及药物　如阿司匹林类、吲哚美辛（消炎痛）、噻氯匹啶等抗血小板药物应避免用于血管性血友病、血小板功能缺陷症等患者；华法林、肝素等抗凝血药慎用于血友病患者。过敏性紫癜患者应避免再次接触致敏物质。

2.止血治疗

（1）补充凝血因子或血小板　输注新鲜血浆或新鲜冷冻血浆是紧急情况下一种可靠的补充治疗，因为其含有除Ⅲ、Ⅳ以外的其他 12 种凝血因子。此外，也可根据病情需要输注血小板悬液、纤维蛋白原、凝血酶原复合物等。

（2）止血药物　目前临床上常用的止血药有以下几类：

①促进血管收缩、改善血管通透性的药物　如维生素 C、卡巴克络（安络血）曲克芦丁（芦丁）、酚磺乙胺（止血敏）、垂体后叶素及糖皮质激素等，常用于血管性疾病。

②维生素 K　促进需要维生素 K 的凝血因子的合成，常用于重症肝病所致出血。

③重组活化因子Ⅶ（rFⅦa）　这是一种新的凝血制剂。可直接或与组织因子组成复合物，促使 FX 的活化和凝血酶的形成。

④其他　包括促进止血因子释放的药物，如去氨加压素；促进血小板生成的药物，如血小板生成素、白介素-11；局部止血药，如主要有凝血酶、立止血（注射用血凝酶）及明胶海绵；抑制纤溶亢进的药物，如氨甲苯酸、氨基己酸等。

（3）局部处理　包括局部的加压包扎、肢体制动及手术结扎出血血管等。

3.其他治疗　如免疫因素相关的出血性疾病可用免疫治疗；血浆置换可去除抗体或相关的致病因素；手术治疗包括脾切除、关节成形与置换术等；中医中药治疗，如柿子叶粉、蒲黄等用于止血；基因治疗，为遗传性出血性疾病患者带来希望。

二、特发性血小板减少性紫癜

特发性血小板减少性紫癜（idiopathic thrombocytopenic purpura，ITP）又称原发免疫性血小板减少症（primary immune thrombocytopenia），是一种复杂的、多种机制共同参与的获得性自身免疫性疾病，为临床最常见的血小板减少性疾病。主要是由于患者对自身血小板抗原的免疫失耐受，导致血小板受到免疫性的破坏和生成抑制，以致出现程度不等的血小板减少。临床以自发性的皮肤、黏膜及内脏出血，血小板计数减少，骨髓巨核细胞发育、成熟障碍等为特征。发病率为（0.5～1）/万，育龄期女性发病率高于同年龄男性，60岁以上人群发病率增高。

【病因与发病机制】

病因未明，发病机制则与自身免疫功能紊乱有关。半数以上的ITP患者体内出现了特异性自身抗体，自身抗体致敏的血小板被单核巨噬细胞系统过度破坏，导致血小板减少；自身抗体损伤巨核细胞或抑制巨核细胞释放血小板，导致血小板生成不足，而出现一系列临床表现。

码6-5-1　ITP临床表现视频

【临床表现】

1. 起病方式　成人ITP多起病隐匿。

2. 出血的表现　多数患者出血较轻且局限，但易反复发生。主要表现为皮肤、黏膜的出血，如瘀点、紫癜、瘀斑、外伤后不易止血和（或）牙龈出血、鼻出血等。女性患者常出现月经量过多，且可为部分患者唯一的临床症状。尽管严重的内脏出血较少见，但部分患者可因感染等致病情突然加重而出现广泛且严重的皮肤、黏膜出血，甚至内脏出血，也可因高热、情绪激动、高血压等而诱发致命性的颅内出血。少数患者可无出血症状。

3. 乏力　ITP患者可出现明显的乏力。

4. 其他　长期的月经量过多，可出现不同程度的贫血；出血量过多可引起血压降低或失血性休克；部分患者有血栓形成倾向。

【实验室及其他检查】

1. 血象　血小板计数减少、血小板平均体积偏大。反复出血或短期内失血过多者，红细胞和血红蛋白可出现不同程度的下降。白细胞多正常。

2. 骨髓象　巨核细胞数量增加或正常，但巨核细胞体积变小，胞质内颗粒减少，幼稚巨核细胞增多，有血小板形成的巨核细胞显著减少（＜30%）。

3. 其他　束臂试验阳性、出血时间延长，少数患者可有自身免疫性溶血的证据。

【治疗要点】

1. 糖皮质激素　一般为首选药物，近期有效率约为80%。其作用机制为：①减少血小板自身抗体生成及减轻抗原抗体反应；②抑制单核-吞噬细胞破坏血小板；③降低毛细血管通透性；④刺激骨髓造血及促进血小板向外周的释放。常用泼尼松1mg/（kg·d）口服，待血小板接近正常，可于1个月内逐渐减到最小剂量（5～10mg/d）维持，无效者4周后停药。

2. 丙种球蛋白　常用剂量为400mg/（kg·d），静脉滴注，5天为1个疗程。主要用于ITP的急症处理、不能耐受糖皮质激素、脾切除术前、ITP合并妊娠或分娩前等的一线治疗。

3. 脾切除　可减少血小板抗体产生及减轻血小板的破坏。用于糖皮质激素治疗无效、泼尼松维持量＞30mg/d、有糖皮质激素使用禁忌证患者的二线治疗。脾切除治疗的近期有效率为 70%～90%，长期有效率可达 40%～50%，无效者对糖皮质激素的用量亦可减少。

4.免疫抑制剂 一般不作首选。主要药物有抗 CD20 单克隆抗体（Rituximab，利妥昔单抗）、长春新碱、环孢素 A、霉酚酸酯（MMF，骁悉）环磷酰胺、硫唑嘌呤等。抗 CD20 单克隆抗体可有效除体内 B 淋巴细胞，减少自身抗体的生成。

5.急症的处理 主要的治疗措施有血小板输注、静脉输注丙种球蛋白和静脉注射大剂量甲泼尼龙。适用于：①血小板计数 $< 20 \times 10^9/L$ 者；②出血严重而广泛者；③疑有或已发生颅内出血者；④近期将实施手术或分娩者。

【护理诊断】

1.有受伤的危险：出血 与血小板减少有关。

2.有感染的危险 与糖皮质激素及免疫抑制剂治疗有关。

3.恐惧 与血小板过低，随时有出血的危险有关。

4.潜在并发症 颅内出血。

码 6-5-2 ITP 护理视频

【护理措施】

1.出血情况的监测 应注意观察患者出血的部位、范围和出血量，监测患者的自觉症状、情绪反应、生命体征、神志及血小板计数的变化等，及时发现新发的皮肤黏膜出血或内脏出血。一旦发现患者的血小板计数 $< 20 \times 10^9/L$ 时，应严格卧床休息，避免外伤。对疑有严重而广泛的内脏出血或已发生颅内出血者，要迅速通知医生，配合救治。

2.预防或避免加重出血 护理措施参见本章"出血或出血倾向"的护理。

3.用药护理 正确执行医嘱，密切观察药物不良反应。如长期使用糖皮质激素可引起医源性皮质醇增多症，出现身体外形的变化、胃肠道反应或出血、诱发或加重感染、骨质疏松等。应向患者做必要的解释，并指导患者餐后服药、自我监测粪便颜色，积极采取措施预防各种感染、监测骨密度或遵医嘱预防性用药等。静注免疫抑制剂、大剂量免疫球蛋白时，要注意保护局部血管并密切观察，一旦发生静脉炎要及时处理。

4.成分血的护理 护理措施参见本章"出血或出血倾向"。

【健康指导】

1.疾病知识指导 指导患者避免人为损伤而诱发或加重出血；避免服用可能引起血小板减少或抑制其功能的药物，特别是非甾体类消炎药，如阿司匹林等。保持充足的睡眠、情绪稳定和大便通畅，有效控制高血压等均是避免颅内出血的有效措施。

2.用药指导 服用糖皮质激素者，应告知必须按医嘱、按时、按剂量、按疗程用药，不可自行减量或停药，以免加重病情。为减轻药物的不良反应，应饭后服药，必要时可加用胃黏膜保护药或制酸药；注意预防各种感染。定期复查血象，以了解血小板数目的变化，指导疗效的判断和治疗方案的调整。

3.病情监测指导 皮肤黏膜出血的情况，如瘀点、瘀斑、牙龈出血、鼻出血等；有无内脏出血的表现，如月经量明显增多、呕血或便血、咯血、血尿、头痛、视力改变等。一旦发现皮肤黏膜出血加重或内脏出血的表现，应及时就医。

三、过敏性紫癜

过敏性紫癜（allergic purpura）是一种常见的血管变态反应性疾病，因机体对某些物质过敏而产生变态反应，导致毛细血管脆性和通透性增加，引起血液外渗，患者出现皮肤瘀点、紫癜和某些脏器出血，同时有血管神经性水肿和荨麻疹等过敏表现。本病多见于儿童及青少年，男性略多于女性，以春秋季发病居多，多为自限性，少数患者可迁延不愈。

【病因与发病机制】

1. 病因　本病可由下列多种因素引起。

（1）感染　为最常见的病因和引起疾病复发的原因，包括细菌，主要是 β 溶血性链球菌，可有上呼吸道感染和急性扁桃体炎；病毒，多见于发疹性病毒，如麻疹、水痘、风疹病毒等；寄生虫感染，以蛔虫感染为多。

（2）食物　主要是机体对某些动物性食物蛋白过敏所致，如鱼、虾、蟹、蛋、鸡及乳类等。

（3）药物　包括抗生素类（如青霉素、链霉素、红霉素、氯霉素以及头孢菌素类）、解热镇痛类（如水杨酸类、保泰松、吲哚美辛及奎宁类等）和其他类（如磺胺类、异烟肼、阿托品、噻嗪类利尿药等）药物。

（4）其他　寒冷刺激、尘埃、花粉、昆虫咬伤、疫苗接种等。

2. 发病机制　目前认为是免疫介导的一种全身血管炎症。因各种致敏原作为抗原或半抗原（与体内蛋白质结合构成抗原），刺激机体产生抗体（主要为 IgG），结合后形成抗原抗体复合物，沉积于血管内膜，引起一系列变态反应而发生血管炎症反应，除累及皮肤、黏膜小动脉和血管外，还可累及肠道、肾及关节腔的小血管。

【临床表现】

多为急性起病，病前 1～3 周常有低热、全身不适、乏力或上呼吸道感染的表现，继之出现典型的临床表现。根据受累部位及临床表现的不同，可分为下列五种类型：

1. 单纯型（紫癜型）　为临床最常见的类型。主要表现为皮肤瘀点、紫癜，多局限于四肢及臀部，且以下肢伸侧面最多见，呈对称性，常成批、反复发生。其形状大小不等，可融合成片形成瘀斑。颜色为深红色，压之不退色，数日内渐变成紫色，而后转淡，1～2 周逐渐消退。紫癜同时可伴有皮肤水肿、荨麻疹等过敏表现。躯干及其他部位极少累及。

2. 腹型（Henoch 型）　为最具潜在危险和最易误诊的临床类型。主要与消化道黏膜及腹膜脏层毛细血管受累有关。临床上除皮肤瘀点和（或）紫癜外，还可出现一系列消化道的症状与体征。最常见的表现是腹痛，多位于脐周、下腹或全腹，呈阵发性绞痛，可伴恶心、呕吐、腹泻、便血。发作时可因腹肌紧张、明显压痛及肠鸣音亢进而易误诊为外科急腹症，尤其是部分患者的消化道症状发作在出现皮肤紫癜前。幼儿可因肠壁水肿、蠕动增强等而致肠套叠。

3. 关节型　除皮肤紫癜外，出现膝、踝、肘及腕关节等大关节的肿胀、疼痛、压痛和功能障碍，呈游走性、反复发作，数日而愈且不留关节畸形。因关节部位局部血管受累所致。

4. 肾型 为本病最严重的临床类型。多在皮肤紫癜发生1周后出现血尿、蛋白尿、管型尿，可伴有水肿、高血压和肾功能不全的表现。多数患者在3～4周内恢复，少数患者反复发作而发展为慢性肾炎或肾病综合征。因肾小球毛细血管袢炎症反应所致。

5. 混合型 具有两种以上类型的临床表现。

6. 其他 少数患者可出现视神经萎缩、虹膜炎、视网膜出血及水肿、中枢神经系统受累的表现，因病变累及眼部、脑及脑膜血管所致。

【实验室及其他检查】

本病缺乏特异性实验室检查。出凝血功能的相关检查除出血时间（BT）可能延长外，其余均为正常。肾型或混合型过敏性紫癜可有血尿、蛋白尿、管型尿；肾功能受损时可出现血尿素氮升高、内生肌酐清除率下降等。消化道出血者粪便隐血试验阳性。

【治疗要点】

1. 病因防治 寻找并去除各种致病因素，如消除感染病灶，驱除肠道寄生虫，避免接触可能的致敏药物、食物等。

2. 药物治疗

（1）一般药物治疗 应用异丙嗪、阿司咪唑（息斯敏）、氯苯那敏（扑尔敏）等抗组胺类药物；应用维生素C、曲克芦丁、卡巴克络等改善血管通透性的药物。

（2）糖皮质激素 常用泼尼松30mg/d，顿服或分次口服，重者可用氢化可的松或地塞米松静注，症状减轻后改为口服。疗程一般不超过30天，肾型患者可酌情延长。糖皮质激素可抑制抗原抗体反应、降低毛细血管通透性和减轻炎症渗出。

（3）免疫抑制剂 上述治疗效果不佳或反复发作者可酌情使用免疫抑制剂，如环磷酰胺、硫唑嘌呤和环孢素等。

（4）对症治疗 腹痛较重的腹型患者可口服或皮下注射解痉药，如阿托品或山莨菪碱（6-542）等；关节痛的患者可酌情使用止痛药；肾型患者可使用肝素抗凝；消化道出血的患者可用奥美拉唑等治疗。

【护理诊断】

1. 有受伤的危险：出血 与血管壁的通透性和脆性增加有关。

2. 疼痛：腹痛、关节痛 与局部过敏性血管炎性病变有关。

3. 潜在并发症 慢性肾炎、肾病综合征、慢性肾衰竭。

【护理措施】

1. 避免诱因 与本病发病有关的药物或食物详见本病病因部分。

2. 生活护理 根据具体病情，调整休息与饮食。

（1）卧床休息 临床观察发现，无论何种类型的患者，卧床均有助于症状的缓解，加快症状的消失，而行走等活动则可使症状加重或复发。因此发作期患者均应增加卧床休息，避免过早或过多的起床活动。

（2）饮食指导　避免过敏性食物的摄取。发作期可根据病情选择清淡、少刺激、易消化的普食、软食或半流饮食。若有消化道出血，按消化道出血的饮食要求给予指导。

3. 治疗配合与护理　按医嘱规律用药。给药前，做好相应的解释工作，以取得患者的充分理解和配合。使用糖皮质激素时，应向患者及家属说明可能出现的不良反应，应加强护理，预防感染；用环磷酰胺时，嘱患者多饮水，注意观察尿量及尿色改变；出血严重或禁食者，建立静脉通道，遵医嘱静脉补液，做好配血与输血的各项护理。

4. 病情观察及监测　密切观察患者紫癜的形状、数量、分布及消退的情况；有无新发出血、肾损害、关节活动障碍等表现；有无水肿以及尿量、尿色的变化；有无粪便性质与颜色的变化等。对于腹痛的患者，注意评估疼痛的部位、性质、严重程度及其持续时间；有无伴随恶心、呕吐、腹泻、便血等症状。注意检查腹壁紧张度、有无压痛和反跳痛、局部包块和肠鸣音的变化等，如肠鸣音活跃或亢进，常提示肠道内渗出增加或有出血；出现局部包块者，特别是幼儿，要注意肠套叠；对于关节痛的患者，应评估受累关节的数目、部位、局部有无红肿、压痛与功能障碍等。

5. 对症护理　协助患者采取舒适体位，如腹痛者宜取屈膝平卧位等；关节肿痛者，局部关节要制动，可给予湿冷敷止痛，但禁止热敷肿胀的关节。必要时可遵医嘱使用消炎止痛药；紫癜部位的皮肤避免抓挠、刺激。

【健康指导】

1. 疾病知识指导　向患者介绍本病的病因、临床表现及治疗的主要方法。说明本病为过敏性疾病，避免接触与发病有关的药物或食物，是预防过敏性紫癜的重要措施。养成良好的个人卫生习惯，饭前便后要洗手，避免食用不洁食物，以预防寄生虫感染。注意休息、营养与运动，增强体质，预防上呼吸道感染。

2. 病情监测指导　教会患者对出血情况及伴随症状或体征的自我监测。一旦新发大量瘀点或紫癜、明显腹痛或便血、关节肿痛、血尿、水肿、泡沫尿，甚至少尿者，多提示病情复发或加重，应及时就诊。

四、血友病

血友病（hemophilia）是一组遗传性凝血因子缺乏而引起的出血性疾病。主要包括血友病 A 和血友病 B，其中血友病 A 是临床最常见的遗传性出血性疾病，占血友病的85%。血友病以阳性家族史、幼年发病、自发或轻微外伤后出血不止、血肿形成、关节腔出血为临床特征。血友病发病率为（5～10）/10 万。

【病因与遗传规律】

血友病 A 和 B 均为典型的性染色体（X 染色体）连锁隐性遗传性疾病。血友病 A 又称 FⅧ缺乏症，血友病 B 又称遗传性 FⅨ缺乏症。当遗传或突变而出现缺陷时，机体不能合成足量的 FⅧ或 FⅨ，造成内源性途径凝血障碍及出血倾向。其遗传规律见下图（图 6-1）。

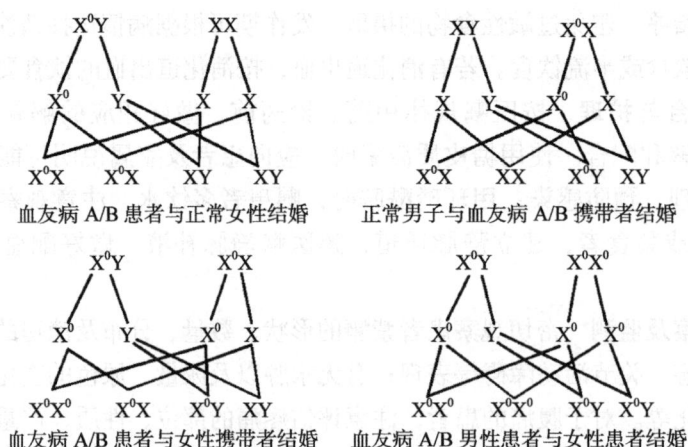

血友病 A/B 患者与正常女性结婚　　正常男子与血友病 A/B 携带者结婚

血友病 A/B 患者与女性携带者结婚　　血友病 A/B 男性患者与女性患者结婚

图 6-1　血友病 A、B 遗传规律示意图

注：XY 正常男性；XX 正常女性；X⁰Y 血友病 A/B 男性患者；X⁰X 血友病 A/B 女性携带者；X⁰X⁰ 血友病 A/B 女性患者。

注：XY 正常男性；XX 正常女性；X^0Y 血友病 A/B 男性患者；X^0X 血友病 A/B 女性携带者；X^0X^0 血友病 A/B 女性患者。

【临床表现】

血友病的临床表现取决于其类型及相应的凝血因子缺乏的严重程度，主要表现为出血和局部血肿形成所致的压迫症状与体征。

1. 出血　是血友病患者最主要的临床表现。出血多为自发性或轻度外伤、小手术（如拔牙、扁桃体摘除）后出血不止，其中血友病 A 出血较重，血友病 B 较轻。血友病患者的出血具有以下特征：①与生俱来并伴随终身；②常表现为软组织或深部肌肉内血肿；③负重关节（如膝关节）反复出血，最终形成血友病关节，表现为关节肿胀、僵硬、畸形，可伴有骨质疏松、关节骨化及相应的肌肉萎缩。

2. 血肿压迫的表现　血肿形成压迫周围神经，可出现局部疼痛、麻木及肌肉萎缩；压迫血管可造成相应部位组织的瘀血、水肿或缺血、坏死；口腔底部、咽后壁、喉及颈部软组织出血及血肿形成，可压迫或阻塞气道，可引起呼吸困难甚至窒息；腹膜后出血可引起麻痹性肠梗阻；输尿管受压可引起排尿障碍。

【实验室及其他检查】

1. 筛查试验　血小板计数、功能正常；出血时间、凝血酶原时间正常，活化部分凝血活酶时间（APTT）延长，但无法鉴别血友病的类型。

2. 确诊试验　凝血活酶生成试验以及纠正试验有助于三种血友病的诊断和鉴别诊断。

3. 基因诊断试验　主要用于携带者和产前诊断。目前常用的方法有 DNA 印迹法、限制性内切酶片段长度多态等。产前诊断的时间是妊娠第 10 周左右做绒毛膜活检检查，妊娠第 16 周左右做羊水穿刺检查。

【治疗要点】

治疗原则是以替代治疗为主的综合治疗。

1. 一般治疗　包括加强自我防护，预防损伤出血，及早有效地处理出血，避免并发症的发生，出血严重的患者提倡预防治疗等。

2. 替代疗法 即补充缺失的凝血因子，为防治血友病患者出血最重要的措施。

（1）常用制剂 FⅧ制剂主要有FⅧ的浓缩剂或基因重组的纯化FⅧ（rFⅧ）、冷沉淀物（FⅧ的含量高于血浆5～10倍）；FⅨ制剂主要有凝血酶原复合物（含FⅨ、Ⅹ、Ⅶ和Ⅱ）、FⅨ浓缩剂或基因重组的纯化FⅨ（rFⅨ）。

（2）常用剂量 每公斤体重输注1IU的FⅧ能使体内FⅧ：C提高2%；每公斤体重输注1IU的FⅨ能使体内FⅨ：C提高1%。凝血因子补充量的计算公式为：

FⅧ剂量（IU）＝体重（kg）×所需提高的活性（%）÷2

FⅨ剂量（IU）＝体重（kg）×所需提高的活性（%）

血友病患者能达到最低止血要求的凝血因子水平为FⅧ：C或FⅨ的活性在20%以上。如患者有中度以上出血如关节腔出血、颅内出血或需行中型以上手术者，应提高到40%以上。

（3）用法 由于FⅧ、FⅨ的半衰期分别为8～12小时、18～24小时，故补充FⅧ需连续静脉滴注或每天2次，而补充FⅨ每天1次即可。

3. 其他药物治疗 去氨加压素、达那唑及糖皮质激素等。

【护理诊断】

1. 有受伤的危险：出血 与某些凝血因子缺乏有关。

2. 有失用综合征的危险 与反复多次关节腔出血有关。

3. 疼痛 与深部组织血肿或关节腔出血有关。

4. 焦虑 与终身性出血倾向、担心丧失劳动能力有关。

【护理措施】

1. 病情观察 监测患者出血情况的变化，及时发现急重症患者，为有效救治、挽救患者生命赢得时间。观察内容包括患者的自觉症状、各部位出血的量和临床表现。定期评估关节外形、局部有无压痛、关节活动能力有无异常等。

2. 预防出血 限制患者的活动范围和程度，禁止从事危险作业及重体力活动；避免外伤，告诉患者不要过度负重或进行剧烈的接触性运动（拳击、足球、篮球），不要穿硬底鞋或赤脚走路。使用刀、剪、锯等工具时应小心操作，必要时戴防护性手套；避免或减少各种不必要的穿刺或注射，必须时，拔针后局部按压5分钟以上，直至出血停止；禁止使用静脉留置套管针，以免针刺点渗血难止；尽量避免手术治疗，必须手术时，术前应根据手术规模大小常规补充足够量的凝血因子；加强口腔卫生，防龋齿；遵医嘱用药，避免使用阿司匹林等抑制凝血作用的药物。其他参，见本章"出血或出血倾向"的护理。

3. 局部出血处理的配合 按医嘱实施或配合止血处理，紧急情况下配合医师救治患者。①皮肤表面的出血，局部可采用压迫止血法。②鼻黏膜出血，可按医嘱使用巴曲酶（立止血）、凝血酶、止血海绵等药物加压或填塞止血。③拔牙后出血不止或出血较多的伤口，可用含相关凝血因子的粘贴物覆盖伤口或创面。④对局部深层组织血肿形成和关节腔出血患者，休息（制动）、局部压迫、冷敷及抬高患肢是最重要的非药物性治疗措施。可根据情况使用夹板、模具、拐杖或轮椅等，使患者出血的肌肉和关节处于休息位。局部予以冰敷或冷湿敷，20分钟/次，每4～6小时1次，直至局部肿胀或疼痛减轻。肌肉出血常为自限性，不主张进行血肿穿刺，以防感染。⑤咽喉部出血或血肿形成时，要避免血肿压迫呼吸道引起窒息，应协助患者取侧卧位或头偏向一侧，必要时用吸引器将血吸出，并做好气管插管或切开的准备。⑥一旦出现颅内出血，遵医嘱紧急输注凝血因子，配合做好其他抢救工作。

4. 正确输注各种凝血因子制品　凝血因子取回后，应立即输注。输注冷冻血浆或冷沉淀物前，应将冷冻血浆或冷沉淀物置于37℃温水（水浴箱）中解冻、融化，并快速输入（以患者可耐受的速度为度）。输注过程中密切观察有无输血反应。

5. 用药护理　快速静注去氨加压素可出现头痛、心率加快、颜面潮红、血压升高及少尿等不良反应，要注意观察，必要时遵医嘱对症处理。

【健康指导】

1. 疾病预防指导　本病目前尚无法根治，重在预防。建立遗传咨询、严格婚前检查和加强产前诊断，是减少血友病发病率的重要措施。

2. 疾病知识指导　向患者及家属介绍疾病的原因、遗传特点、主要表现、诊断与治疗的主要方法与预防等，做好宣传。

3. 病情监测指导　患者应学会自我监测出血症状与体征，一旦发生出血，常规处理效果不好或出现严重出血，应及时就医。

4. 出血的应急处理指导　指导患者及家属掌握常见出血部位的止血方法。有条件者，可教会患者及家属注射凝血因子的方法，以便紧急情况下及时处理严重出血。告诉患者外出或远行时，应携带血友病的病历卡，以备发生意外时可得到及时救助。

【考纲摘要】

1. 出血性疾病常见的病因、临床表现。

2. 出血性疾病的血象、骨髓象特点。

3. 特发性血小板减少性紫癜的治疗措施及护理要点。

五、弥散性血管内凝血

弥散性血管内凝血（disseminated intravascular coagulation，DIC）是在多种致病因素的作用下，以微血管体系损伤为病理基础，凝血和纤溶系统被激活，导致全身微血管血栓形成、凝血因子大量消耗并继发纤溶亢进，从而引起全身性出血、微循环衰竭的临床综合征。本病多起病急骤、病情复杂、进展迅速、死亡率高，是临床急重症之一。早期诊断及有效治疗是挽救病人生命的重要前提和保障。

【病因与发病机制】

病因

（1）**严重感染**　是诱发DIC的主要病因之一。包括细菌感染，病毒感染，立克次体感染，其他病原体感染等。

（2）**恶性肿瘤**　也是DIC的主要病因之一。常见于造血系统肿瘤如急慢性白血病、淋巴瘤和其他实体瘤如胰腺癌、肝癌等，广泛转移者更易发生 DIC。

（3）手术及创伤 手术及创伤等使大量组织因子释放而诱发 DIC。大面积烧伤、骨折、严重挤压伤也易致 DIC。

（4）病理产科 常见于羊水栓塞、前置胎盘、胎盘早剥、重症妊娠高血压综合征、死胎滞留和子宫破裂等。

（5）严重中毒或免疫反应 常见于输血反应、毒蛇咬伤和移植排斥等。

（6）其他 如恶性高血压、溶血性贫血、糖尿病酮症酸中毒、系统性红斑狼疮等。

【临床表现】

DIC 临床表现可因原发病、DIC 类型和病期不同而有较大差异。除原发病的表现外，DIC 常表现为：

1.出血倾向 具有自发性和多发性的特点。部位可遍及全身，多见于皮肤、黏膜和伤口等。其次为内脏出血，严重者可发生颅内出血。

2.低血压、休克或微循环障碍 表现为一过性或持续性血压下降。出现四肢皮肤湿冷、发绀、少尿或无尿、呼吸困难及不同程度的意识障碍等。休克的严重程度与出血量常不成比例，且常规处理效果不佳。顽固性休克是 DIC 病情严重及预后不良的先兆。

3.微血管栓塞 可发生在浅层的微血管栓塞如皮肤、消化道黏膜等。临床上较常出现因深部器官微血管栓塞而导致器官衰竭的表现，如顽固的休克、肾衰竭、呼吸衰竭、颅内高压等。

4.微血管病性溶血 DIC 时微血管管腔变窄，当红细胞通过腔内的纤维蛋白条索时，可引起机械性损伤和碎裂，而产生溶血。表现为进行性贫血，贫血程度与出血量不成比例，皮肤、巩膜黄染少见。

【实验室及其他检查】

1.血小板 $< 100 \times 10^9$/L（肝病、白血病者血小板 $< 50 \times 10^9$/L）或进行性下降。

2.血浆纤维蛋白原含量 < 1.5g/L（白血病及其他恶性肿瘤 < 1.8g/L，肝病 < 1.0g/L）或 > 4g/L，并呈进行性下降。

3.3P 试验阳性或血浆 FDP > 20mg/L（肝病、白血病 FDP > 60mg/L），或 D- 二聚体水平增高（阳性）。

4.凝血酶原时间（PT）呈动态变化，缩短或延长 3 秒以上（肝病、白血病延长 5 秒以上），或 APTT 延长或缩短 10 秒以上。

【治疗要点】

1.去除诱因、治疗原发病 是终止 DIC 病理过程的最关键和根本的治疗措施。包括积极控制感染性疾病、产科及外伤处理、治疗肿瘤、防治休克，纠正缺血、缺氧和酸碱平衡的紊乱等。

2.抗凝疗法 是终止 DIC、减轻器官损伤、重建凝血－抗凝血功能平衡的重要措施。抗凝治疗应在有效治疗基础疾病的前提下，与补充凝血因子的治疗同时进行。常用肝素治疗。

3. 替代疗法　适用于凝血因子及血小板明显减少，且已进行病因及抗凝治疗，但DIC 仍未能有效控制，有明显出血表现的病人。常用血小板悬液、新鲜冷冻血浆等血液制品、纤维蛋白原等。

4. 纤溶抑制药物　仅用于原发病及诱发因素已得到有效治疗，但有明显纤溶亢进的临床或实验检查证据，继发性纤溶亢进成了迟发性出血的主要或唯一原因的病人。常用药有氨基己酸、氨甲苯酸等。

【护理诊断】

1. 有受伤的危险　与 DIC 所致的凝血因子被消耗、继发性纤溶亢进、肝素应用等有关。

2. 潜在并发症　休克、多发性微血管栓塞。

3. 气体交换障碍　与肺栓塞致通气 / 血流比例失调有关。

4. 潜在并发症　急性肾损伤、呼吸衰竭、多器官衰竭。

【护理措施】

1. 一般护理　严格卧床休息，按病情采取合适的体位。休克病人应采取中凹位，呼吸困难严重的病人可取半坐卧位。注意保暖，但应避免局部用热；加强皮肤护理，预防压疮的发生；协助排便，必要时采取留置导尿。按医嘱进食清淡、易消化的流质或半流质食物，必要时禁食。给予吸氧，以改善重要脏器的缺氧状态。

2. 病情观察　严密观察病情变化，及时发现休克或重要器官功能衰竭的发生。应记录 24 小时出入量，定时监测病人的生命体征、神志和尿量变化；注意观察出血的部位、范围及其严重度，以帮助病情轻重及治疗效果的判断。常见的出血有瘀点、紫癜、血肿，黏膜出血，消化道出血，泌尿道出血等。持续、多部位的出血或渗血，特别是手术伤口、穿刺点和注射部位的持续性渗血，是发生 DIC 的特征；出血加重，多提示病情进展或恶化；反之可视为病情有效控制的重要表现。

3. 实验室检查指标的监测　应及时、正确地采集和送检各类标本，关注检查结果，及时报告医生。

4. 出血抢救配合与护理

（1）迅速建立两条静脉通道　以保证液体补充和抢救药物的应用。注意维持静脉通路的通畅。

（2）用药护理　熟悉救治 DIC 过程中各种常用药物的名称、给药方法、主要不良反应及其预防和处理的方法，遵医嘱正确配制和应用有关药物，尤其是肝素等抗凝血药的应用。普通肝素的主要不良反应是出血。在用药过程中，应注意观察病人的出血状况，监测相应实验室指标。

【健康指导】

向病人及家属解释疾病发生的原因、主要表现、临床诊断和治疗配合、预后等。特别要解释反复实验室检查的重要性、必要性以及特殊治疗的目的意义和不良反应。指导家属支持和关怀病人，以利病人不良情绪的缓解，提高战胜疾病的信心，主动配合治疗。保证病人充足的休息和睡眠；根据病人的饮食习惯，提供可口、易消化、易吸收、富含营养的食物，少量多餐；应循序渐进地增加运动量，促进身体的康复。

【考纲摘要】

1.出血性疾病常见的病因、临床表现。

2.出血性疾病的血象、骨髓象特点。

3.特发性血小板减少性紫癜的治疗措施及护理要点。

【复习思考】

1.出血性疾病有哪些主要临床表现？

2.特发性血小板减少性紫癜的主要护理措施有哪些？

3.讨论血友病患者婚育应注意哪些事项，普及生命科学知识、树立健康文明观念，体现对生命全过程全方位呵护的护理理念。

（杨留艳）

码 6-5-3 特发性血
小板减少性紫癜 PPT

码 6-5-4 血友病患
者的护理 PPT

任务六　白血病患者的护理

【学习目标】

1.知识目标　明确白血病的临床表现、分类及治疗原则。

2.能力目标　能够运用护理程序对白血病患者进行护理评估并实施护理。

3.素质目标　加强医者仁心教育，培养内科护士应该具备的素质修养，养成端正的学习态度。

【案例导入】

患者，女，55岁。皮肤、黏膜苍白，出现牙龈出血，手臂散在瘀斑、瘀点。全身浅表淋巴结未扪及肿大。查体：体温36.3℃，脉搏86次/分，呼吸18次/分，血压120/79mmHg。红细胞2.63×10^{12}/L，血红蛋白87g/L，白细胞106.61×10^{9}/L，中性粒细胞比率3%，淋巴细胞比率7%，异常细胞90%，血小板37×10^{9}/L；肝肾功、凝血象正常；骨髓细胞检查：有核细胞增生程度极度活跃。粒系增生极度活跃，以原粒为主，细胞大小不均。外周血细胞学检查：所有有核细胞中，幼稚/原始细胞占82.67%。

请思考：

1.该患者最可能的诊断是什么？

2.该患者护理措施有哪些？

3.该患者主要治疗药物有哪些？注意事项是什么？

白血病是一类造血干细胞的恶性克隆性疾病。其克隆中的白血病细胞增殖失控、分化障碍、凋亡受阻，而停滞在细胞发育的不同阶段。在骨髓和其他造血组织中，白血病细胞大量增生积聚，并浸润其他器官和组织，而正常造血功能受抑制。临床上以进行性贫血、持续发热或反复感染、出血和白血病细胞浸润为主要表现，外周血中出现形态各异、为数不等的幼稚细胞为特征。

白血病约占癌症总发病率的 5 %。在我国白血病发病率为（3 ～ 4）/10 万，接近于其他亚洲国家，但低于欧美，以急性白血病多见，男性发病率略高于女性，各年龄组均可发病。成人急性白血病中以急性粒细胞白血病最多见。在恶性肿瘤死亡率中，白血病居第六位（男性）和第七位（女性），但在儿童和 35 岁以下成人中则居第一位。

码 6-6-1 7岁女孩身患绝症，却要求捐献眼角膜回报社会

【分类】

1. 按病程和白血病细胞的成熟度分类

（1）**急性白血病** 起病急，进展快，病程短，仅为数月。细胞分化停滞在较早阶段，骨髓和外周血中以原始和早期幼稚细胞为主。再根据细胞的类型分为急性淋巴细胞白血病和急性非淋巴细胞白血病。

（2）**慢性白血病** 起病缓，进展慢，病程长，可达数年。细胞分化停滞在较晚阶段，骨髓和外周血中多为较成熟的幼稚细胞和成熟细胞。临床常见类型有慢性粒细胞白血病和慢性淋巴细胞白血病。

2. 按白细胞计数分类 多数患者白细胞计数增高，超过 $10 \times 10^9/L$，称为白细胞增多性白血病；若超过 $100 \times 10^9/L$，称为高白细胞性白血病；部分患者白细胞计数在正常水平或减少，称为白细胞不增多性白血病。

【病因与发病机制】

白血病的病因迄今尚未明确，据国内外研究报道，白血病的发病与下列因素有关。

1. 生物因素 主要包括病毒感染及自身免疫功能异常。目前已经证实，成人 T 细胞白血病是由人类 T 淋巴细胞病毒 I 型（HTLV-I）引起的。此外，EB 病毒、HIV 病毒与淋巴系统恶性肿瘤相关。某些自身免疫性疾病，因其免疫功能异常而致白血病的危险度增加。

2. 化学因素 包括苯及其衍生物和某些药物。长期接触苯及含有苯的有机溶剂的人群白血病发生率高于一般人群。某些抗肿瘤的细胞毒药物如氮芥、环磷酰胺、丙卡巴肼、依托泊苷等，都公认有致白血病的作用。亚硝胺类物质、保泰松及其衍生物、氯霉素、亚乙胺类的衍生物乙双吗啉等可能诱发白血病。

3. 放射因素 包括 X 射线、γ 射线及电离辐射等。其致白血病与否主要取决于人体吸收辐射的剂量。其中全身或部分躯体受到中等或大剂量辐射后都可诱发白血病，小剂量的辐射能否引起白血病，仍不确定。日本广岛、长崎发生原子弹爆炸后，受严重辐射地区白血病的发病率是未受辐射地区的 17 ～ 30 倍。

4. 遗传因素 家族性白血病约占白血病的 7/1000。当家庭中有一个成员发生白血病时，其近亲发生白血病的概率比一般人高 4 倍。单卵孪生者中如一个患白血病，另一个发生率为 1/5 ～ 1/4，比双卵孪生者高 12 倍。此外，21- 三体综合征、先天性再生障碍性贫血等患者白血病的患病率均较高。

5. 其他 某些血液病如骨髓增生异常综合征、淋巴瘤、多发性骨髓瘤等，最终均可能发展为白血病。

白血病的发病机制较复杂。上述各种因素均可促发遗传基因的突变或染色体的畸变，而使白血病细胞株形成，联合人体免疫功能的缺陷，使已形成的肿瘤细胞不断增殖，最终导致白血病的发生。

一、急性白血病

急性白血病是造血干细胞的恶性克隆性疾病，发病时骨髓中异常的原始细胞及幼稚细胞（白血病细胞）大量增殖并广泛浸润肝、脾、淋巴结等脏器，抑制正常造血。临床上以进行性贫血、持续发热或反复感染、出血和组织器官的浸润等为主要表现，以骨髓和外周血中出现大量原始和（或）早期幼稚细胞为特征。

【分类】

目前临床多使用 FAB 分型。FAB 分型将急性白血病分为急性淋巴细胞白血病（acute lymphoblastic leukemia，ALL，简称急淋）和急性非淋巴细胞白血病（acute nonlymphoblastic leukemia，ANLL，简称急非淋）或急性髓系白血病（acute myelogenous leukemia，AML）。成人以 AML 多见，儿童以 ALL 多见。

【临床表现】

起病急缓不一，表现各异。急者多为持续高热或严重出血，缓者常为面色苍白、疲乏或轻度出血。部分患者因皮肤紫癜、月经过多或拔牙出血不止而就医后被发现。

1. 贫血 常为首发症状，呈进行性加重。贫血的原因主要是由于骨髓中白血病细胞极度增生与干扰，造成正常红细胞生成减少。

码 6-6-2 白血病临床表现视频

2. 发热 持续发热是急性白血病最常见的症状和就诊的主要原因之一，50% 以上的患者以发热起病。大多数发热由继发感染所致，但白血病本身也能引起发热，即肿瘤性发热。

（1）继发感染 是导致急性白血病患者死亡最常见的原因之一。主要表现为持续低热或高热，甚至超高热，可伴畏寒或寒战及出汗等。感染的主要原因是由于成熟粒细胞缺乏或人体免疫力降低。可以发生于机体的任何部位，但以口腔黏膜、牙龈、咽峡最常见，其次是呼吸道及肛周皮肤等。局部表现为炎症、溃疡、坏死或脓肿形成，严重者可致败血症或脓毒血症。

（2）肿瘤性发热 与白血病细胞的高代谢状态及其内源性致热原类物质的产生等有关。主要表现为持续低至中度发热，可有高热。常规抗生素治疗无效，但化疗药物可使患者体温下降。

3. 出血 几乎所有的患者在整个病程中都有不同程度的出血。明显的出血倾向也是

导致患者就医的主要原因之一。最主要原因为血小板减少，此外，血小板功能异常、凝血因子减少，以及白血病细胞的浸润和感染，细菌毒素对血管的损伤等也有关系。出血可发生于全身任何部位，以皮肤淤点、紫癜、淤斑，鼻出血、牙龈出血、女性患者月经过多或持续阴道出血较常见。眼底出血可致视力障碍，严重时发生颅内出血而导致死亡。急性早幼粒细胞白血病易并发 DIC 而出现全身广泛性出血，是急性白血病亚型中出血倾向最明显的一种。

4. 器官和组织浸润的表现

（1）肝、脾和淋巴结　急性白血病可有轻中度肝、脾肿大，但并非普遍存在。主要与白血病细胞的浸润及新陈代谢增高有关。约50%患者在就诊时伴有淋巴结肿大（包括浅表淋巴结和纵隔、腹膜后等深部淋巴结），多见于急淋。

（2）骨骼和关节　骨骼、关节疼痛是白血病常见的症状，胸骨中下段局部压痛对白血病诊断有一定价值。急性粒细胞白血病患者由于骨膜受累，还可在眼眶、肋骨及其他扁平骨的骨面形成粒细胞肉瘤（绿色瘤），其中以眼眶部位最常见，可引起眼球突出、复视或失明。

（3）口腔和皮肤　可有牙龈增生、肿胀；皮肤出现蓝灰色斑丘疹（局部皮肤隆起、变硬、呈紫蓝色结节状）、皮下结节、多形红斑、结节性红斑等。

（4）中枢神经系统白血病（central nervous system leukemia，CNSL）　多数化疗药物难以通过血脑屏障，隐藏在中枢神经系统的白血病细胞不能被有效杀灭，因而引起 CNSL，成为白血病髓外复发的主要根源。CNSL 可发生在疾病的各个时期，但常发生在缓解期，以急淋最常见，儿童患者尤甚。轻者表现为头痛、头晕，重者可有呕吐、视乳头水肿、视力模糊、颈项强直、抽搐、昏迷等。

（5）睾丸　睾丸出现无痛性肿大，多为一侧性，另一侧虽无肿大，但在活检时往往也发现有白血病细胞浸润；睾丸白血病多见于急淋化疗缓解后的幼儿和青年，是仅次于 CNSL 髓外复发的根源。

（6）其他　白血病还可浸润其他组织器官，如肺、心、消化道、泌尿生殖系统等。

【辅助检查】

1. 血象　急性：白细胞多在（10 ~ 50）$\times 10^9$/L，少部分低于 4×10^9/L 或高于 100×10^9/L，白细胞过高或过低者预后较差。血涂片分类检查可见数量不等的原始和幼稚细胞，但白细胞不增多型患者的外周血很难找到原始细胞。患者常有不同程度的正细胞性贫血，可见红细胞大小不等，可找到幼红细胞。约50%的患者血小板低于 60×10^9/L，晚期血小板往往极度减少。

2. 骨髓象　骨髓穿刺检查是白血病的必查项目和确诊的主要依据，对临床分型、指导治疗和疗效判断、预后估计等意义重大。多数患者骨髓象呈增生明显活跃或极度活跃，以原始细胞、幼稚细胞为主，而较成熟的中间阶段细胞缺如，并残留少量成熟粒细胞，形成所谓"裂孔现象"。FAB 分型将原始细胞占全部骨髓有核细胞的30%以上作为急性白血病的诊断标准。

3. 细胞化学检查　主要用于急性白血病分型诊断与鉴别诊断。常用方法有过氧化物酶染色、糖原染色、非特异性酯酶及中性粒细胞碱性磷酸酶测定等。

4. 其他　血生化检查、免疫学检查和分子生物学检查等。

【治疗要点】

主要以支持治疗和多药物联合化疗为主，化疗获得完全缓解后或慢性期可及早进行异基因造血干细胞移植。

6-6-3　化疗药物的护理视频

1. 对症支持治疗

（1）高白细胞血症的紧急处理　高白细胞血症（$> 100 \times 10^9$/L）不仅会增加患者的早期死亡率，而且也会增加髓外白血病的发病率和复发率。当循环血液中白细胞极度增高（$> 200 \times 10^9$/L）时，还可发生白细胞淤滞症，表现为呼吸困难、低氧血症、头晕、言语不清、反应迟钝、颅内出血及阴茎异常勃起等。一旦出现可使用血细胞分离机，单采清除过高的白细胞，同时给予水化和化疗前短期预处理、碱化尿液等，并预防大量白血病细胞溶解所诱发的高尿酸血症、酸中毒、电解质平衡紊乱和凝血异常等并发症。

（2）防治感染　是保证急性白血病患者争取有效化疗或骨髓移植，降低死亡率的关键措施之一。患者如出现发热，应及时查明感染部位，做细菌培养和药敏试验，使用有效抗生素。酌情使用细胞因子如粒细胞集落刺激因子（G-CSF）和粒细胞-巨噬细胞集落刺激因子（GM-CSF），可促进造血细胞增殖，减轻化疗所致粒细胞缺乏，缩短粒细胞恢复时间，提高患者对化疗的耐受性。

（3）改善贫血　严重贫血可吸氧，输注浓缩红细胞，维持 Hb > 80g/L。但出现白细胞淤滞症时则不宜立即输注红细胞，以免进一步加重血液黏稠度。

（4）防治出血　血小板低者可输单采血小板悬液，保持血小板 $> 20 \times 10^9$/L。并发DIC 时，则应做出相应处理。

（5）防治高尿酸性肾病　由于白血病细胞的大量破坏，尤其是化疗期间，可使血清及尿液中尿酸水平明显升高，尿酸结晶的析出可积聚于肾小管，导致少尿甚至急性肾损伤。因此，应嘱患者多饮水或给予 24 小时持续静脉补液，以保证有充足尿量；充分碱化尿液；口服别嘌醇。

2. 抗白血病治疗

（1）诱导缓解治疗　是急性白血病治疗的第一阶段。主要是通过联合化疗，迅速、大量地杀灭白血病细胞，恢复机体正常造血，使患者尽可能在较短的时间内获得完全缓解（complete remission，CR），即白血病的症状和体征消失，外周血白细胞分类中无白血病细胞；骨髓中相关系列的原始细胞与幼稚细胞之和 ≤ 5%。患者能否获得 CR，是急性白血病治疗成败的关键。

ALL 诱导缓解的基本方案是长春新碱加泼尼松组成的 VP 方案，儿童 ALL 首选 VP 方案。成人 ALL 推荐 DVLP 方案，即柔红霉素、长春新碱、左旋门冬酰胺酶和泼尼松，也可以用 VLP（VP 加左旋门冬酰胺酶）方案或 VDP（VP 加柔红霉素）方案。

ANLL 诱导缓解国内外普遍采用 DA 方案，即柔红霉素和阿糖胞苷，或 HA

方案，即高三尖杉酯碱和阿糖胞苷。急性早幼粒细胞白血病，采用全反式维甲酸 25～45mg/（m²·d）口服直至缓解。急性白血病常用化疗药物见表 6-5 常用诱导联合化疗方案见表 6-6。

表 6-5　急性白血病常用化疗药物

种类	药名	缩写	主要不良反应
抗代谢药	甲氨蝶呤	MTX	骨髓抑制，口腔及胃肠道黏膜炎症，肝损害
	巯嘌呤	6-MP	骨髓抑制，消化道反应，肝损害
	阿糖胞苷	Ara-C	骨髓抑制，消化道反应，肝损害，巨幼变，高尿酸血症
	环胞苷	Cy	与阿糖胞苷相似但较轻
	氟达拉滨	FLU	骨髓抑制、神经毒性、自身免疫现象
	羟基脲	HU	骨髓抑制，消化道反应
烷化剂	环磷酰胺	CTX	骨髓抑制，消化道反应，出血性膀胱炎
	苯丁酸氮芥	CLB	骨髓抑制，免疫抑制
	白消安	BUS	骨髓抑制，皮肤色素沉着，精液缺乏，停经
植物类	长春新碱	VCR	末梢神经炎，共济失调
	高三尖杉酯碱	HHT	骨髓抑制，心脏损害，消化道反应，低血压
	依托泊苷	VP-16	骨髓抑制，消化道反应，脱发，过敏反应
	替尼泊苷	VM-26	骨髓抑制，消化道反应，肝损害
蒽环类抗生素	柔红霉素	DNR	骨髓抑制，心脏损害，消化道反应
	去甲氧柔红霉素	IDA	同上
	阿霉素	ADM	同上
	阿克拉霉素	ACLA	骨髓抑制，心脏损害，消化道反应
酶类	左旋门冬酰胺酶	L-ASP	肝损害，过敏反应，高尿酸血症，高血糖，胰腺炎，氮质血症
激素类	泼尼松	P	类库欣综合征，高血压，糖尿病
细胞分化诱导剂	维甲酸	ATRA	皮肤黏膜干燥，口角破裂，消化道反应，头晕，关节痛，肝损害
	三氧化二砷	ATO	疲劳，肝脏转氨酶异常，可逆性高血糖
酪氨酸激酶抑制剂	伊马替尼	IM	骨髓抑制，消化道反应，肌痉挛，肌肉骨骼痛，水肿，头痛，头晕
	尼洛替尼		骨髓抑制，一过性血间接胆红素升高症和皮疹
	达沙替尼		体液潴留（包括胸腔积液），消化道反应，头痛，皮疹，呼吸困难，出血，疲劳，肌肉骨骼疼痛，感染，咳嗽，腹痛和发热

表 6-6 常用诱导联合化疗方案见

类型	诱导联合化疗方案
ALL	DVLP 方案：柔红霉素＋长春新碱＋左旋门冬酰胺酶＋地塞米松
AML	DA/IA（"标准"方案）：柔红霉素＋阿糖胞苷或去甲氧柔红霉素＋阿糖胞苷
	HA 方案：高三尖杉酯碱＋阿糖胞苷
	HAD 方案：高三尖杉酯碱＋阿糖胞苷＋柔红霉素
	HAA 方案：高三尖杉酯碱＋阿糖胞苷＋阿克拉霉素
	DAE 方案：柔红霉素＋阿糖胞苷＋依托泊苷
M_3	双诱导方案：维甲酸＋三氧化二砷 维甲酸＋三氧化二砷＋蒽环类

（2）缓解后治疗　是 CR 后患者治疗的第二阶段，主要方法为化疗和造血干细胞移植。由于急性白血病患者达到完全缓解后，体内尚有 $10^8 \sim 10^9$ 的白血病细胞，这些残留的白血病细胞称为微小残留病灶（MRD），是白血病复发的根源。必须进一步降低 MRD，以防止复发、争取长期无病生存（DFS），甚至治愈（DFS 持续 10 年以上）。ALL 可早期采用原诱导缓解方案 2 ～ 4 个疗程，也可采用其他强力化疗方案，以后每月强化治疗 1 次，维持治疗 3 ～ 4 年，常用 6- 巯基嘌呤和甲氨蝶呤交替长期口服。ANLL 可采用原诱导缓解方案巩固 4 ～ 6 个疗程，或用中剂量阿糖胞苷为主的强化治疗，每 1 ～ 2 个月 2 次，共 1 ～ 2 年，以后随访观察。CNSL 常在缓解后鞘内注射甲氨蝶呤，首次 5mg，以后每次 10mg，为减轻药物刺激引起的蛛网膜炎，可同时加用地塞米松 2mg，每周 2 次，共 3 周。对甲氨蝶呤耐药者可改用阿糖胞苷鞘内注射。

3. 防止感染　防止感染是急性白血病患者进行有效化疗或进行骨髓移植、降低死亡率的关键措施之一。患者在化疗、放疗后，常有粒细胞减少，患者宜住进层流病房或消毒隔离病房。可用粒细胞集落刺激因子（G-CSF）或粒 - 单细胞集落刺激因子（GM-CSF）以提升白细胞。当患者出现发热时，应积极查找原因，并做胸部 X 射线检查、咽拭子、血培养及药敏实验，可先用广谱抗生素治疗，当实验结果出来后再更换敏感抗生素。若改药后体温扔未下降，应考虑真菌感染的可能，可试用两性霉素、氟康唑等。病毒感染如带状疱疹可用阿昔洛韦等治疗。

知识拓展

王振义（1924.11.30-），中国工程院院士，内科血液学专家，中国血栓与止血专业的开创者之一，被誉为"癌症诱导分化之父"。2011 年 1 月获得 2010 年度国家最高科学技术奖；2020 年 9 月，获得 2020 未来科学大奖生命科学奖。

他长期以来从事医学内科血液学领域的研究及临床工作，开创了白血病和肿瘤的诱导分化疗法，在国际上首创用国产全反式维甲酸治疗急性早幼粒细胞白血病，可使 5 年生存率上升至 95%。为救更多人，他放弃申请专利，使得一盒药仅 290 元，且已纳入医保。医者仁心，王振义真正做到了一个医生最崇高的精神，无数的中国年轻人在他的影响下走进了医学的大门，成为我国的中流砥柱，王振义对我国医学的贡献，难以估量。

二、慢性白血病

慢性白血病主要包括慢性粒细胞白血病（简称慢粒）和慢性淋巴细胞白血病（简称慢淋）两种。各年龄组均可发病，以中年最多见，男性多于女性。在我国慢性白血病发病中，慢粒多于慢淋，西方白种人则慢淋多于慢粒。

【临床表现】

1. 慢性粒细胞白血病

（1）慢性期　起病缓，早期常无自觉症状，随病情的发展可出现乏力、低热、多汗或盗汗、体重减轻等代谢亢进的表现。巨脾为最突出的体征，可达脐平面，甚至可伸入盆腔，质地坚实、平滑，无压痛。但如发生脾梗死，则压痛明显。部分患者可有胸骨中下段压痛。半数患者肝脏中度肿大，浅表淋巴结多无肿大。慢性期可持续 1～4 年。

（2）加速期　起病后 1～4 年间，70%慢粒患者进入加速期。主要表现为原因不明的高热、虚弱、体重下降，脾脏迅速肿大，骨、关节痛以及逐渐出现贫血、出血。白血病细胞对原来有效的药物发生耐药。

（3）急变期　加速期从几个月到 1～2 年即进入急变期。临床表现与急性白血病类似，多数为急粒变，20%～30%为急淋变。

2. 慢性淋巴细胞白血病　起病十分缓慢，多无自觉症状，早期可出现疲乏、无力，随后出现食欲减退、消瘦、低热和盗汗等。淋巴结肿大常为就诊的首要原因，以颈部、腋下、腹股沟淋巴结为主。50%～70% 患者有肝、脾轻至中度肿大。晚期易发生出血、贫血和感染，尤其是呼吸道感染。

【辅助检查】

1. 血象　可见各阶段的中性粒细胞，数量显著增多，常高于 $20 \times 10^9/L$，疾病晚期可高达 $100 \times 10^9/L$，疾病早期血小板多在正常水平，晚期血小板逐渐减少，并出现贫血。

2. 骨髓象　是确诊的主要依据和必做检查。骨髓增生明显或极度活跃。以粒细胞为主，粒 / 红比例明显增高；原始细胞＜ 10%；嗜酸、嗜碱性粒细胞增多；红系细胞相对减少；巨核细胞正常或增多，晚期减少。

3. 血液生化　由于大量癌细胞被破坏，各型白血病血液、尿液中尿酸浓度均增加，特别是在化疗期，血清乳酸脱氢酶增高。

【治疗要点】

1. 化学治疗　首选羟基脲（HU）治疗，起效快，但持续时间短，用药后 2～3 天白细胞数下降，停药后很快回升。常用剂量为 3g/d，分 2 次口服。待白细胞降至 $20 \times 10^9/L$ 时，剂量减半，降至 $10 \times 10^9/L$ 时改用小剂量（0.5～1）g/d 维持。还可选用白消安治疗，起效比羟基脲慢，但持续时间长，用药 2～3 周后外周血白细胞才开始减少，停药后白细胞减少可持续 2～4 周。开始剂量为 4～6mg/d 口服，当白细胞将至

$20 \times 10^9/L$ 时宜暂时停药，待稳定后改用 2mg/d 维持治疗。慢性急性变时按急粒化疗方案治疗。慢淋良性期不必急于治疗，进展期最常用的药物是苯丁酸氮芥和氟达拉滨。苯丁酸氮芥连续用药剂量为 4 ~ 8mg/d，口服。氟达拉滨用药剂量为 25 ~ 30mg/($m^2 \cdot d$)，静脉滴注。

2. 并发症治疗 反复感染者注射免疫球蛋白；并发自发免疫性溶血性贫血或血小板减少可用较大剂量糖皮质激素；疗效不佳且脾大明显者，可行脾切除或放疗。

3. 免疫治疗 利妥昔单抗是人鼠嵌合型抗 CD20 单克隆抗体，可联合氟达拉滨及环磷酰胺，形成三种药物的联合疗法——FCR 疗法，是目前初治 CLL 反应最佳的方法。

4. 造血干细胞移植 预后较差的年轻患者可在缓解期行自体干细胞移植，效果优于传统化疗，但易复发。

【护理诊断】

1. 有受伤的危险 与血小板减少、白血病细胞浸润等有关。

2. 有感染的危险 与正常粒细胞减少、化疗有关。

3. 疼痛 腹痛与脾大、脾梗死及脾破裂有关。

4. 活动无耐力 与大量长期化疗，白血病引起代谢增高及贫血有关。

5. 悲伤 与急性白血病治疗效果差、死亡率高有关。

6. 潜在并发症 化疗药物的不良反应。

【护理措施】

1. 保护性隔离 对于粒细胞缺乏（成熟粒细胞绝对值 $\leq 0.5 \times 10^9/L$）的患者，应采取保护性隔离，条件允许宜住无菌层流病房或消毒隔离病房。尽量减少探视以避免交叉感染。加强口腔、皮肤、肛门及外阴的清洁卫生。若患者出现感染征象，应协助医生做好血液、咽部、尿液、粪便或伤口分泌物的细菌培养及药物敏感试验，并遵医嘱应用抗生素。

码 6-6-4 白血病护理视频

2. 化学性静脉炎及组织坏死的防护 长期大剂量输入化疗性药物或反复静脉穿刺等机械、物理、化学刺激易造成静脉管壁出现静脉炎。防护措施如下：

（1）化疗时的防护 ①合理使用静脉：首选中心静脉置管，也可深静脉留置导管，如选用外周浅表静脉，易选择粗直的静脉，并经常更换注射部位。②用生理盐水建立静脉通道，确定针头在静脉内方可注入药物。输入刺激性药物前后，要用生理盐水 10 ~ 20mL 冲管，以减轻药物对局部血管的刺激。③联合化疗时，先输注对血管刺激性小的药物，再输注刺激性较大的发疱性药物。

（2）发疱性化疗药物外渗的紧急处理 ①停止：立即停止药物注入。②回抽：不要拔针，尽量回抽渗入皮下的药液。③评估：评估并记录外渗的穿刺部位、面积，外渗药液的量，皮肤的颜色、温度，疼痛的性质。④解毒：局部滴入生理盐水以稀释药液或用解毒剂如 8.4% 碳酸氢钠。⑤封闭：利多卡因局部封闭。⑥涂抹：可用 50% 硫酸镁、中药"六合丹"等直接涂在患处。⑦冷敷与热敷。⑧抬高：药液外渗 48 小时内，应抬高受累部位，以促进局部外渗液的吸收。

（3）静脉炎的处理　发生静脉炎的局部血管禁止静脉注射，患处勿受压，尽量避免患侧卧位。使用多磺酸黏多糖乳膏等药物外敷，鼓励患者多做肢体活动，或红外线仪理疗以促进血液循环。

3. 骨髓抑制的防护　骨髓抑制是多种化疗药物共有的不良反应，主要表现为全血细胞的减少。多数化疗药物骨髓抑制作用最强的时间为化疗后第 7 ～ 14 天，恢复时间多为之后的 5 ～ 10 天，但存在个体差异。因此，需加强贫血、感染和出血的预防、观察和护理，协助医生正确用药。

4. 胃肠道反应的防护　化疗相关的胃肠道反应主要表现为恶心、呕吐、纳差等，患者一般第一次用药后反应较强烈，以后逐渐减轻。进食时为患者提供一个安静、舒适、通风良好的休息与进餐环境，避免不良刺激；避免在治疗前后 2 小时内进食；可给予高热量、富含蛋白质与维生素、适量纤维素、清淡、易消化饮食，以半流质为主，少量多餐，避免进食高糖、高脂、气过多和辛辣的食物，进食后可依据病情适当活动，休息时取坐位和半卧位，避免饭后立即平卧。

5. 口腔溃疡的护理　白血病细胞易浸润口腔黏膜，若应用甲氨蝶呤、阿糖胞苷等化疗药物更易出现口腔溃疡，应加强口腔护理。一般情况下可选用生理盐水、复方硼砂含漱液（朵贝液）等交替漱口；若疑为厌氧菌感染可选用 1% ～ 3% 过氧化氢溶液；真菌感染可选用 1% ～ 4% 的碳酸氢钠溶液、制霉菌素溶液、1∶2000 的氯己定溶液。每次含漱时间为 15 ～ 20 分钟，至少每天 3 次，溃疡疼痛严重者可在漱口液内加入 2% 利多卡因止痛。

6. 心脏毒性的预防与护理　柔红霉素、阿霉素、高三尖杉酯碱类药物可引起心肌及心脏传导损害，用药前、后应监测患者心率、心律及血压；用药时缓慢静滴，< 40 滴 / 分，并注意观察患者面色和心率。一旦出现胸闷、心悸、心动过速或心动过缓等表现，应立即报告医生并配合处理。

7. 尿酸性肾病的预防与护理　化疗期间定期检查白细胞计数、血尿酸及尿液分析等。记录 24 小时出入量，注意观察有无少尿、血尿或腰痛发生。鼓励患者多饮水，化疗期间每天饮水量宜达 3000mL 以上，保证足够多的尿量以利于尿酸和化疗药降解产物的稀释和排泄，减少对泌尿系统的化学刺激。

8. 鞘内注射化疗药物的护理　协助患者采取头低抱膝侧卧位，协助医生做好穿刺点的定位和局部消毒与麻醉；推注药物速度宜慢；拔针后局部予消毒纱布覆盖、固定，嘱患者去枕平卧 4 ～ 6 小时，注意观察有无头痛、呕吐、发热等化学性脑膜炎及其他神经系统的损害症状。

9. 脱发的护理　化疗前向患者说明化疗可能导致脱发现象，但绝大多数患者在化疗结束后，头发会再生，使患者有充分的心理准备，坦然面对。出现脱发后指导患者使用假发或戴帽子，并鼓励其表达内心的感受如失落、挫折，鼓励亲友理解支持患者，鼓励患者参与正常的社交活动。

10. 其他　脾胀痛者，让患者减少活动，多卧床休息，并取左侧卧位，以减轻局部不适感；患者进食宜少量多餐以减轻腹胀；尽量避免弯腰和碰撞腹部，以免造成脾破裂。用药期间还应注意观察患者有无黄疸，并定期监测肝功能。

11. 心理支持 ①护士应耐心倾听患者诉说，了解其苦恼，鼓励患者表达内心的悲伤情感。②向患者说明长期情绪低落、焦虑、抑郁等可造成内环境的失衡，并引起食欲下降、失眠、免疫功能低下，反过来加重病情，从而帮助患者认识到不良的心理状态对身体的康复不利。③向患者介绍已缓解的典型病例，或请一些长期生存的病人进行现身说法。④组织病友之间进行养病经验的交流。

【健康指导】

1. 疾病预防指导 避免接触对造血系统有损害的各种理化因素，如电离辐射，亚硝胺类物质，染发剂、油漆等含苯物质，保泰松及其衍生物、氯霉素等药物。如应用某些细胞毒药物如氮芥、环磷酰胺、丙卡巴肼、依托泊苷等，应定期检查血象及骨髓象。

2. 疾病知识指导 指导患者饮食宜富含高蛋白、高热量、高维生素，清淡、易消化少渣软食，避免辛辣刺激，防止口腔黏膜损伤。多饮水，多食蔬菜、水果，以保持大便通畅。保证充足的休息和睡眠，保持乐观的情绪，避免各种创伤。

3. 用药指导 向患者说明急性白血病缓解后仍应坚持定期巩固强化治疗，以延长疾病的缓解期和生存期。嘱患者应坚持治疗，不要随意减、停药。

【考纲摘要】

1. 急慢性的常见病因。

2. 急慢性白血病的临床表现。

3. 急慢性白血病的护理措施。

【复习思考】

1. 急性白血病的临床表现都有哪些？

2. 何为中枢神经系统白血病？

3. 白血病患者化疗时应怎么保护静脉？

4. 分小组情景模拟：急性白血病出血的抢救，培养团队协作意识和时间就是生命的急救理念，操作中体现爱伤观念和人文关怀。

（杨留艳）

码 6-6-5 急性白血
病患者的护理 PPT

码 6-6-6 慢性白血
病患者的护理 PPT

任务七 血液系统常用诊疗技术及护理

【学习目标】

1. 知识目标 明确造血干细胞移植及骨髓穿刺的概念，熟悉操作过程。

2. 能力目标 能够对造血干细胞移植及骨髓穿刺进行操作配合。

3.素质目标 培养学生的慎独精神，分析问题、解决问题的评判性思维和科学的创新精神。

一、造血干细胞移植

造血干细胞移植（hematopoietic stem cell transplantation，HSCT）指对患者进行全身照射、化疗和免疫抑制预处理后，将正常供体或自体的造血细胞经血管输注给患者，使其重建正常的造血和免疫功能。造血细胞包括造血干细胞和祖细胞。

【适应证】

1.恶性疾病 造血系统恶性疾病如急性淋巴细胞白血病、急性非淋巴细胞白血病、慢性粒细胞白血病、骨髓增生异常综合征、恶性淋巴瘤、多发性骨髓瘤等。其他实体瘤如乳腺癌、卵巢癌、睾丸癌、神经母细胞瘤、小细胞肺癌及儿童肉瘤等。

2.非恶性疾病 重型再生障碍性贫血、阵发性睡眠性血红蛋白尿症、重型海洋性贫血、重型联合免疫缺陷病等。

3.遗传性疾病 如骨硬化病、黏多糖病、重型免疫缺陷病等。

【操作前准备】

1.供体的选择和准备 异基因造血干细胞移植应首先选择供者，供、受者做组织配型，混合淋巴细胞培养细胞遗传及基因检查，首选 HLA 配型相合的有血缘关系的同胞，次选 HLA 配型相合的无血缘关系的供体，若有多个 HLA 相合者，应选择年轻、男性、巨细胞病毒阴性和 ABO 血型相合者。根据造血干细胞的采集方法及需要量的不同，供者可短期留观或住院。若需采集外周血造血干细胞者，为进一步扩增外周血中造血干细胞的数量，常于采集造血干细胞前 5 ～ 7 天皮下注射造血生长因子。

2.患者预处理 在造血干细胞移植前，患者需常规接受一个疗程超剂量的化疗和（或）放疗称为"预处理"，其目的是杀灭患者外周血液和骨髓中的免疫活性细胞，使之失去排斥外来细胞的能力，从而允许供者的造血干细胞植入而使患者骨髓的造血功能得到重建。方法主要包括全身照射、应用细胞毒药物和免疫抑制剂。常用环磷酰胺于移植前 3、4 日或 4、5 日，静脉输注 60mg/（kg·d），移植前 1 日进行全身放射治疗两次，总剂量一般为 800 ～ 1000rad。接受大剂量化疗和放疗时，患者常出现恶心、呕吐、发热、腹泻、面部潮红、腮腺肿胀等反应，应密切观察，鼓励患者每日补水 4000mL 以上，以稀释尿中药物和尿酸浓度，防止出血性膀胱炎和尿酸性肾病的发生。

患者预处理时应置入锁骨下静脉插管，这是造血干细胞移植期间，各项输注性治疗得以顺利进行的重要前提与保障。

3.造血干细胞的采集

（1）骨髓的采集 在手术室内严格无菌操作下对供者进行骨髓采集。应用硬膜外麻醉或全身麻醉，术者用采髓针在供者的髂前或髂后上棘 1 个或多个部位抽取骨髓。将获取的骨髓分离、过滤（通过 17、18 号针头 2 次过滤或通过不锈钢网过滤）以清除内含的脂肪颗粒后装入血袋。根据患者需要可采集 500 ～ 800mL 骨髓血。当采集到 400mL 时，应开始回输事先采集的自身血，以防休克。采髓过程中不断监测供者的呼吸、心率、血压，采髓过程不宜过快，每采集 500mL 的时间应不少于 30 分钟。

（2）外周血造血干细胞的采集 外周血造血干细胞的采集是通过血细胞分离机经多次采集而获得。供者经造血刺激因子（粒细胞集落刺激因子或粒 – 单细胞集落刺激因子）动员后，当白细胞总数＞ 5×10^9/L 时，应用血细胞分离机采集外周血造血干细胞。分离机采集的次数以能达到所需单个核细胞（MNC）而定。一般主张自体外周血造血干细胞移植需 2×10^8/kgMNC，异基因外周血造血干细胞移植需 4×10^8/kgMNC，常需连续采集 2 ～ 3 日。

（3）脐带血造血干细胞的采集 采集在手术室进行。健康产妇分娩时待胎儿娩出后，迅速结扎脐带，以采血针穿刺脐静脉收集残留于脐带和胎盘内的血液。

4. 异体供者的心理准备 供者因担心大量采集骨髓或提取外周血造血干细胞时可能带来的痛苦和出现的危险及以后对身体健康的影响，常常出现紧张、恐惧和矛盾的心理，应及时给予解释和疏导。介绍捐献造血干细胞的安全性及其价值意义；介绍采集造血干细胞的操作方法、目的、意义、注意事项、配合要求、可能出现的并发症及其预防和处理的方法等；还要通过介绍医院现有的医疗设备和安全设施、医务人员的素质水平等，进一步提高异体供者的安全感和信任感，减轻其顾虑。

5. 患者入无菌层流室前的护理

（1）无菌层流室的准备 无菌层流室的设置与应用是有效预防造血干细胞移植后患者继发感染的重要保障之一。使用前室内一切用物均需进行严格消毒、灭菌处理。室内不同空间采样后进行空气细菌学监测，合格后患者方可进住。

（2）患者的准备

1）心理准备 接受造血干细胞移植的患者需要单独居住于无菌层流室内半个月至1 个月，患者容易产生焦虑、恐惧、孤独、失望甚至绝望等各种负性情绪。所以，在操作之前应帮助患者充分做好治疗前的心理准备。首先了解患者、家属对造血干细胞移植的目的、过程、可能的不良反应的知晓程度及家庭的经济状况等。然后帮助患者提前熟悉环境，熟悉医护小组成员，了解无菌层流室的基本环境、规章制度。对自体造血干细胞移植的患者，应详细介绍骨髓或外周血造血干细胞采集的方法、过程、对身体的影响等方面的知识，消除患者的疑虑。

2）全面体检和其他必要的检查 包括骨髓象、血象及心、肺、肝、肾等重要脏器功能检查，免疫功能及内分泌功能检查，并进行尿、粪便、痰、皮肤、耳、鼻、咽拭子的细菌、真菌培养，特别注意有无感染灶，一旦发现，应彻底清除。

3）严格消毒隔离、预防感染 将患者安置在备有层流装置的无菌室内，室外有准备室和监护室。应做好以下护理：①患者从入层流室前 3 日开始，用复方硼酸液或1：20000 氯己定溶液漱口，口服肠道抗生素，进食消毒饮食，便后用高锰酸钾稀释液或氯己定溶液坐浴，坐浴后肛周涂抗生素软膏。用庆大霉素或卡那霉素眼药水滴眼，0.2% 氯己定溶液清洗外耳道、鼻腔，每日 2 次。患者入层流室前 1 日剃毛发（头发、阴毛、腋毛）、修剪指（趾）甲、彻底清洗皮肤。②患者入层流室当日清洁灌肠，用1：2000 氯己定溶液沐浴 20 分钟后，用无菌毛巾擦干，换消毒衣裤、鞋袜进入层流室，告诉患者所有置入室内的物品，包括被子、药物（经紫外线照射30分钟）、衣服、食具、便器、书报等均需消毒处理。

4）静脉置管　移植前1日行颈外静脉或锁骨下静脉置管术备用。

【操作中配合】

1. 造血干细胞输注的护理

（1）骨髓输注的护理　包括异体骨髓的输注和自体骨髓回输。

①异体骨髓的输注　异体骨髓在患者进行预处理后再采集供者的骨髓，采集后如果供受者ABO血型相合时，即可输入；如果ABO血型不合，要待处理后（如清除骨髓中的红细胞）方可输注。输注前悬挂15～30分钟；应用抗过敏药物，如异丙嗪25mg肌注、地塞米松3～5mg静注，呋塞米20mg静注，以利尿、预防肺水肿。输注时用无滤网的输液器由中心静脉导管输入，速度要慢，观察15～20分钟无反应再调整滴速，约100滴/分，一般要求在30分钟内将300mL骨髓输完，最后的少量（约5mL）骨髓弃去，以防发生脂肪栓塞。经另一静脉通道同步输入适量鱼精蛋白，以中和骨髓液内的肝素，或根据骨髓输完后所用肝素总量，准确计算中和肝素所需鱼精蛋白的用量，再予输注，但输注速度不宜过快，以免出现低血压、心动过速和呼吸困难等。在输注骨髓过程中，应密切观察患者的生命体征和各种反应，有无肺水肿征兆等，若出现皮疹、酱油色尿、腰部不适等溶血现象应立即停止输入，并配合医生做好有关的救治工作。

②自体骨髓的回输　自体骨髓液在患者进行预处理前采集，采集后加入保护液放入4℃冰箱内液态保存，一般于72小时内，待预处理结束后，提前取出于室温下放置0.5～1小时复温后再回输给患者。方法同异体骨髓输注。

（2）外周血造血干细胞输注的护理

①自体外周血造血干细胞的回输　为减少因冷冻剂或细胞破坏所引起的过敏反应，回输前15～20分钟应用抗过敏药；冷冻保存的造血干细胞需在床旁以38.5～40℃恒温水迅速复温融化。解冻融化后的干细胞应立即用无滤网输液器从静脉导管输入，同时另一路静脉输等量鱼精蛋白以中和肝素。回输过程中为防止外周血干细胞中混有红细胞而引起的血红蛋白尿，需同时静滴5%碳酸氢钠和0.9%生理盐水、呋塞米和甘露醇，以维持足够的尿量，直至血红蛋白尿消失。此外，在患者能够耐受的情况下，应在15分钟内回输一袋外周血干细胞，回输两袋外周血干细胞之间需用生理盐水冲管，以清洗输血管道。

②异体外周血造血干细胞输注　异体外周血造血干细胞移植同异体骨髓移植一样，患者预处理后，再采集供者的外周血造血干细胞，采集后可立即输注给受者。但输注前先将造血干细胞50～100mL加生理盐水稀释到200mL。余与自体外周血造血干细胞回输相同。

（3）脐带血造血干细胞输注　脐带血回输量较少，一般为100mL左右，因此要十分注意回输过程中勿出现漏液现象，一般采用微量泵推注。同时密切注意患者心率变化，随时调整推注速度。

【操作后护理】

1. 患者入无菌层流室后的护理

（1）无菌环境的保持及物品的消毒　①对工作人员入室的要求：医护人员入室前应沐浴，穿无菌衣裤，戴口罩、帽子，用快速皮肤消毒剂消毒双手，穿无菌隔离衣、无菌袜套，换无菌拖鞋，戴无菌手套。1次入室一般不超过2人，避免不必要的进出，有呼吸道疾病者不能入内。医护人员入室应根据患者病情和感染情况，先进近期无感染患者房间，最后进感染较重的房间，每进一间室必须更换无菌手套、隔离衣、袜套、拖鞋，以免引起交叉感染。②对病室和物品的要求：病室内墙壁、桌面、所有物品表面及地面每日用消毒液擦拭2次；患者被套、大单、枕套、衣裤隔日高压消毒；生活用品每日高压消毒。凡需递入层流室的所有物品、器材、药品等要根据物品的性状及耐受性，采用不同的方法进行消毒灭菌。无菌包均用双层包布，需要时打开外层，按无菌方法递入。

（2）患者的护理

①观察记录　严密观察患者的自觉症状和生命体征，观察口腔黏膜有无变化，皮肤黏膜及脏器有无出血倾向，有无并发症出现，准确记录24小时出入液量。

②心理护理　患者入住层流室，常对自己的健康状况感到恐惧。另外，由于无菌层流室与外界基本隔绝，患者易产生孤独感。护士应多与患者交谈，倾听患者诉说，关心、鼓励、安慰、体贴患者，调节患者情绪，传递家属信息，使其坚定信心。还可根据患者的兴趣与爱好提供经灭菌处理的书籍和音像设备，并利用对讲装置让家属与患者适当对话，可减轻患者的孤独感。

③生活护理　各种食物，如饭菜、汤类、点心等均需经微波炉消毒后食用；水果需用0.5%氯己定溶液浸泡15分钟后削皮方可进食。口腔护理，每日3～4次；进食前后用0.05%氯己定、3%碳酸氢钠交替漱口。用0.05%氯己定溶液或0.05%碘伏擦拭鼻前庭和外耳道，0.5%庆大霉素或卡那霉素、0.1%利福平、阿昔洛韦眼药水交替滴眼，每日2～3次。便后用1%%氯己定擦拭肛周或坐浴；每晚用0.05%氯己定溶液全身擦浴1次，女性患者每日冲洗会阴1次，以保持皮肤清洁，预防感染。

④用药护理　患者入层流室后需继续口服肠道不吸收抗生素，药物需经过紫外线消毒后服用（每片每面各照射15～30分钟）。若应用细胞刺激因子，如促粒素、非格司亭等过程中要注意观察有无发热、皮疹、胸痛、全身肌肉酸痛、关节酸痛、头痛等表现，如有异常应及时报告医生。

⑤成分输血的护理　为促进HSCT的造血重建，必要时遵医嘱输入全血、浓缩红细胞或血小板。为预防输血相关的移植物抗宿主病（GVHD），全血及血制品在输入前必须经过60Co照射，以灭活具有免疫活性的T淋巴细胞。

⑥锁骨下静脉导管的应用与护理　每次应用前均需检查局部伤口情况，严格执行无菌操作和导管的使用原则，防止导管的滑脱与堵塞，导管局部换药每周2～3次，封管用肝素30～100U/mL；血小板降低者禁用肝素，现临床上多采用正压接头，生理盐水封管。

2. 移植后并发症的观察与护理

（1）感染 感染是 HSCT 最常见的并发症之一，也是移植成败的关键。感染率高达 60%～80%。感染可发生于任何部位，病原体可包括各种细菌、真菌与病毒。一般情况下，移植早期（移植后第 1 个月），多以单纯疱疹病毒、细菌（包括革兰阴性菌与阳性菌）和真菌感染较常见；移植中期（移植后 2～3 个月），巨细胞病毒和卡氏肺囊虫为多；移植后期（移植 3 个月后），则要注意带状疱疹、水痘等病毒感染及移植后肝炎等。感染的主要原因：①移植前预处理中使用大剂量化疗，造成了皮肤、黏膜和器官等正常组织损害，使机体的天然保护屏障破坏；②大剂量化疗和放疗破坏了机体的免疫细胞，此时中性粒细胞可降至零，机体免疫力极度低下；③移植中使用免疫抑制剂降低了移植物抗宿主反应的强度，但也进一步抑制了免疫系统对入侵微生物的识别和杀伤的功能；④留置中心静脉导管；⑤GVHD 移植期间应对患者进行全环境保护。

（2）出血 预处理后血小板极度减少是导致患者出血的主要原因，且移植后血小板的恢复较慢。因此要每天监测血小板计数，观察有无出血倾向，必要时遵医嘱输注经 25Gy 照射后或白细胞过滤器过滤后的单采血小板。详见本章"出血或出血倾向"的护理。

（3）GVHD GVHD 是异基因 HSCT 后最严重的并发症，由供者 T 淋巴细胞攻击受者同种异型抗原所致。急性 GVHD 发生在移植后 100 天内，尤其是移植后的第 1～2 周，又称超急性 GVHD。主要表现为突发广泛性斑丘疹（最早出现在手掌、足掌、耳后、面部与颈部）、持续性厌食、腹泻（每天数次甚至数十次的水样便，严重者可出现血水样便）、黄疸与肝功能异常等。100 天后出现的则为慢性 GVHD，临床表现类似自身免疫性表现，如局限性或全身性硬皮病、皮肌炎、面部皮疹、干燥综合征、关节炎、闭塞性支气管炎、胆管变性和胆汁淤积等。发生 GVHD 后治疗常较困难，死亡率甚高。单独或联合应用免疫抑制剂（MTX、CSA、免疫球蛋白、ALG 等）和清除 T 淋巴细胞是目前预防 GVHD 最常用的两种方法。依 GVHD 发生的严重程度不同可采取局部用药或大剂量甲泼尼龙冲击治疗。护理配合中要注意：①遵医嘱正确应用各种治疗药物，如环孢素、甲氨蝶呤、糖皮质激素等，并要注意对各种药物不良反应的观察；②输注各种血液制品时，必须在常规照射等处理后执行；③密切观察病情变化，如自觉症状、生命体征、皮肤黏膜、大小便性质及其排泄情况，及早发现 GVHD 并配合做好各种救治工作；④严格执行无菌操作。

（4）肝静脉闭塞病 亦称肝窦阻塞综合征。主要因预处理中大剂量的化疗及放疗，肝血管和窦状隙内皮的细胞毒损伤并在局部呈现高凝状态所致。近年来因预处理方案的调整，发病率有明显下降，确诊需肝活检。一般在移植后 1 个月内发病，高峰发病时间为移植后 2 周，多以高胆红素血症为首发表现，伴有肝脏增大、右上腹压痛、腹水、体重增加等。危险因素包括高强度预处理、移植时肝功能异常，接受了 HBV 或 HCV 阳性供体等。临床证实低剂量肝素 100U/（kg·d）持续静滴 30 天和前列腺素 E_2、熊去氧胆酸对预防肝静脉闭塞病有效。因此，移植后应注意观察患者有无黄疸等上述改变，并协助医生进行有关检查，如肝功能和凝血功能的检查。

（5）神经系统并发症　HSCT后中枢神经系统并发症及周围神经系统并发症发生率分别为70%与29%。前者包括中枢神经系统感染、脑血管病、癫痫发作、代谢性脑病及药物介导的中枢神经系统不良反应等。周围神经系统并发症最常见吉兰-巴雷综合征。应密切观察患者的神志，有无意识障碍、头痛、抽搐等表现。

【预后】

HSCT的成功开展使很多患者长期存活，部分患者移植后复发，自体HSCT的复发率较高，多发生在移植后3年内，复发者治疗较困难，预后也较差。大多数存活者身心健康状况良好，能恢复正常的工作、学习和生活。有10%～15%的存活者存在不同程度的心理社会问题，慢性GVHD是影响生存质量的主要因素。

二、骨髓穿刺术

骨髓穿刺术（bone marrow puncture）是一种常用诊疗技术，检查内容包括细胞学、原虫和细菌学等几个方面，以协助诊断血液病、传染病和寄生虫病；可了解骨髓造血情况，作为化疗和应用免疫抑制剂的参考。骨髓移植时经骨髓穿刺采集骨髓液。

【适应证】

协助诊断各种贫血、造血系统肿瘤、血小板或粒细胞减少症、疟疾或黑热病。

【禁忌证】

血友病等出血性疾病。

【方法】

1.选择穿刺部位　髂前上棘穿刺点、髂后上棘穿刺点、胸骨穿刺点、腰椎棘突穿刺点。以髂前上棘穿刺点最为常用。

2.消毒麻醉　常规消毒皮肤，戴无菌手套，铺无菌孔巾，用2%利多卡因行局部皮肤、皮下及骨膜麻醉。

3.穿刺抽吸　将骨髓穿刺针固定器固定在一定长度，右手持针向骨面垂直刺入，当针尖接触骨质后则将穿刺针左右旋转，缓缓钻刺骨质，穿刺针进入骨髓腔后，拔出针芯，接上干燥的5mL或10mL注射器，用适当力量抽吸骨髓液0.1～0.2mL滴于载玻片上，迅速送检做有核细胞计数、形态学及细胞化学染色检查，如需做骨髓液细菌检查，再抽取1～2mL。

4.拔针　抽吸完毕，重新插入针芯，用无菌纱布置于针孔处，拔出穿刺针，按压1～2分钟后，胶布固定纱布。

【护理】

1.术前护理

（1）解释　向患者解释本检查的目的、意义及操作过程，取得患者的配合。

（2）查阅报告单　注意出血及凝血时间。

（3）用物准备　治疗盘、骨髓穿刺包、棉签、2%利多卡因、无菌手套、玻片、胶布，需做骨髓培养时另备培养基、酒精灯等。

（4）体位准备　根据穿刺部位协助患者采取适宜的体位，若于髂前上棘作穿刺者取仰卧位；若于髂后上棘穿刺者取侧卧位或俯卧位；棘突穿刺点则取坐位，尽量弯腰，头俯屈于胸前使棘突暴露。

2. 术后护理

（1）解释　向患者说明术后穿刺处疼痛是暂时的，不会对身体有影响。

（2）观察　注意观察穿刺处有无出血，如果有渗血，立即换无菌纱块，压迫伤口直至无渗血为止。

（3）保护穿刺处　指导患者48～72小时内保持穿刺处皮肤干燥，避免淋浴或盆浴；多卧床休息，避免剧烈活动，防止伤口感染。

【复习思考题】

1. 张某，男，50岁。因"头晕、乏力伴脸色苍白半年余，症状加重1个月"拟诊为"贫血原因待查"而收住入院。起病以来无发热、牙龈出血或皮下出血等。有"消化性溃疡"病史5年，近1年来自觉腹痛加重，且伴明显嗳气和反酸，近1个月"痔疮"出血也较严重。否认特殊药物、毒物、放射性物品服用和（或）接触史。平素喜素食，嗜浓茶。身体评估：体温36.6℃，脉搏95次/分，呼吸20次/分，血压90/70mmHg；中度贫血貌，神疲尚合作，巩膜无黄染；皮肤无特殊皮疹、出血点及紫癜等；全身浅表淋巴结无肿大；胸骨无压痛；双肺呼吸音清；心尖搏动位置正常，心率95次/分，律整；肝脾未触及；双下肢无凹陷性水肿。血象：红细胞$3.3 \times 10^{12}/L$，血红蛋白82g/L，平均红细胞容积26%，网织红细胞2%；白细胞$4.2 \times 10^9/L$，分类正常；血小板$200 \times 10^9/L$。

问题：

（1）如何解释上述患者资料（病史、身体评估及实验室检查）提供的相关信息？

（2）导致该患者发生贫血的主要原因有哪些？

（3）该患者最可能发生哪种类型的贫血？

（4）为了更有效地促进疾病的康复及预防，作为主管护士，你应如何进行针对性的健康指导？

2. 张某，女，27岁。原因不明地反复皮肤紫癜伴月经量明显增多半年，症状加剧4天，门诊以"ITP"收住入院。身体评估：体温36.8℃，脉搏100次/分，呼吸22次/分，血压100/60mmHg；神志清，精神较弱，中度贫血貌；全身皮肤可见散在、大小不一的紫癜、瘀斑，以四肢为甚。全身浅表淋巴结未及，胸骨无压痛，肝、脾肋下未及。血象：红细胞$2.8 \times 10^{12}/L$，血红蛋白85g/L，白细胞$5.0 \times 10^9/L$，血小板$1.6 \times 10^9/L$。

问题：

（1）为确诊ITP，应进行哪项实验室检查？请描述此项检查的典型表现。

（2）张女士目前首选的护理诊断/问题是什么？应如何护理？

（3）张女士经过半个月的治疗后病情稳定，拟出院。请你写出健康指导的内容。

3. 郑某，男，52岁。以"皮肤乌青块伴头晕、乏力1个月，鼻出血5天"为主诉收住入院，骨髓检查报告示急性早幼粒细胞白血病。住院期间予以维甲酸加三氧化二砷诱导分化治疗。第10天患者突然出现大量鼻出血，牙龈出血，随后诉头痛，喷射状呕吐，视物模糊，烦躁。身体评估：体温 37.0℃，脉搏 92 次 / 分，呼吸 18 次 / 分，血压 155/85mmHg；全身皮肤见大片瘀斑，球结膜出血。血象：白细胞 2.0×10^9/L，血红蛋白 56g/L，血小板 11×10^9/L。

问题：

（1）该患者最可能发生了什么并发症？

（2）还需要收集患者的哪些资料？还需要哪些辅助检查以进一步明确病情？

（3）请写出该患者的主要护理措施。

（杨留艳）

码 6-7-1 血液系统常用的诊疗技术及护理 PPT

码 6-7-2 血液系统疾病患者的护理习题

项目七　风湿性疾病患者的护理 ▷▷▷▷

任务一　概述

【学习目标】

1. 知识目标　掌握风湿性疾病常见症状及体征的护理措施。

2. 能力目标　能够根据患者的病情制定相应的护理计划并实施护理。

3. 素质目标　培养学生高度的责任心，增强学生的职业素养。

风湿性疾病（rheumatic disease）简称风湿病，是指影响骨、关节及其周围软组织（肌肉、肌腱、滑膜、韧带和软骨）的一组慢性疾病。其病因多种多样，发病机制不甚明了，但多数与自身免疫反应密切相关。临床以骨、关节、肌肉疼痛为主要表现，病程进展缓慢，发作与缓解交替出现，部分患者可发生脏器功能损害，严重的可导致功能衰竭。只有早期诊断、合理治疗、及早康复训练才能改善预后，提高患者的生活质量。

一、风湿性疾病的分类

风湿性疾病的病因和发病机制复杂多样，至今尚无完善的分类。根据其发病机制、病理和临床特点，将风湿性疾病分为 10 大类。

1. 弥漫性结缔组织病　是风湿性疾病的重要组成部分。如系统性红斑狼疮、类风湿关节炎、血管炎等。

2. 脊柱关节病　如强直性脊柱炎、Reiter 综合征等。

3. 退行性变　如骨质增生、骨关节炎（原发性、继发性）等。

4. 与感染有关的关节炎　如化脓性关节炎、反应性关节炎等。

5. 与代谢及内分泌相关的风湿病　如痛风、假性痛风、马方综合征等。

6. 与肿瘤相关的风湿病　如滑膜肉瘤、多发性骨髓瘤等。

7. 神经性疾病所致风湿病　如脊神经根病变。

8. 骨骼、骨膜及软骨疾病　如骨质疏松、缺血性骨坏死。

9. 非关节性风湿病　如软组织风湿症、肌腱炎等。

10. 其他有关节症状的疾病　如周期性风湿病、复发性关节炎、肉瘤样病等。

二、风湿性疾病常见症状及体征的护理

(一) 关节疼痛与肿胀

关节疼痛是关节受累最常见的首发症状，也是患者就诊的主要原因之一。几乎所有的风湿性疾病均可引起关节疼痛。疼痛的关节均可有肿胀和压痛，限制了关节活动。

【病因】
多由滑膜炎或关节周围组织炎症引起，可伴有关节腔积液或滑膜增生。

【特点】
不同疾病关节疼痛的部位和性质有所区别，如类风湿关节炎（RA）可侵犯任何活动关节，以近端指间、掌指、腕等小关节多见，受累关节为对称性、多发性，呈持续性疼痛，活动后疼痛可有所减轻；骨关节炎（OA）也累及多关节，多侵犯远端指间关节、第一腕掌、腰、膝等关节，活动后疼痛加剧；强直性脊柱炎（AS）主要侵犯脊柱中轴关节，最常见的首先侵犯的关节是骶髂关节，多为不对称性，呈持续性疼痛；风湿热引起的关节痛多为对称性、游走性，多侵犯肩、肘、髋、膝等大关节；痛风的关节疼痛剧烈难忍，多累及单侧第一趾指关节。

【护理诊断】
1. 疼痛：慢性关节疼痛　与炎症反应有关。
2. 躯体活动障碍　与关节持续疼痛有关。
3. 焦虑　与疼痛反复发作、病情迁延不愈有关。

【护理措施】
1. 休息与体位　创造整洁、安静、舒适的病房环境，避免各种不良的声光刺激，有利于患者休息。急性期关节肿胀伴体温升高时，应指导患者卧床休息，避免疼痛部位受压，可用支架支起床上盖被。帮助患者采取舒适的体位，尽可能保持关节的功能位置，必要时给予石膏托、小夹板等固定。避免疼痛部位受压，可采用支架撑起床上盖被。同时做好生活护理，协助患者进行日常活动。

2. 对症治疗
（1）协助患者减轻疼痛　①为患者创造适宜的环境，避免杂乱、喧闹，或过于寂静。②指导患者合理应用非药物性止痛措施：如松弛术（缓慢深呼吸、听音乐等）、皮肤刺激疗法（冷敷、热敷、抚摸、震动等）、分散注意力。③根据病情可使用热敷、按摩、磁疗、超短波、红外线等方法，改善血液循环，减轻疼痛，防治肌肉痉挛。④遵医嘱使用非甾体抗炎药，如布洛芬、萘普生、阿司匹林、吲哚美辛等，此类药物最主要的不良反应为胃肠道反应，可引起胃黏膜损伤，应指导患者饭后服用，注意观察药物的不良反应。

（2）指导患者进行功能锻炼　向患者及其家属解释活动对恢复和维持病变关节功能的作用，在病情允许的情况下鼓励缓解期的患者多活动，进行有规律的功能锻炼，并向患者讲解活动对维持关节功能的作用，通过活动达到增强体质、振奋精神、维持关节活

动、改善关节功能、防止关节失用的目的。根据病情调整活动量，应控制在患者能忍受的范围，若活动后疼痛持续数小时，说明活动过量。

3. 心理护理

（1）鼓励患者说出焦虑的原因，并与患者一起分析其原因，耐心听取患者的叙述，评估其焦虑程度。在协助患者认识自身心理不适表现的同时，向患者说明疾病可能对身体状况产生的不良影响，帮助患者积极的应对。劝导患者家属多给予关心、理解及心理支持。指导患者和家属互相关心、体贴、理解，使患者获得良好的心理支持。

（2）观察患者的精神状态是否正常，一旦出现情绪不稳定、精神障碍或意识不清者，应做好安全防护和急救准备，平时应主动介绍治疗成功的病例等有效而积极的信息，从而鼓励患者树立战胜疾病的信心。

（二）关节僵硬与活动受限

关节僵硬是指经过一段时间的静止或休息后，患者再活动关节时，感到局部不适（如胶粘着样感觉），难以达到平时关节活动范围的现象。由于常在晨起时表现最明显，又称为晨僵。

【病因】

引起晨僵的病因较多，如类风湿关节炎、系统性红斑狼疮，损伤性关节炎、淀粉样变等。早期关节活动受限主要由肿胀、疼痛引起，晚期则主要由于关节骨质破坏、纤维骨质粘连和关节半脱位引起，此时关节活动严重障碍，最终导致功能丧失。

【特点】

晨僵是判断滑膜关节炎症活动性的客观指标，其持续时间与炎症的严重程度相一致。类风湿关节炎的僵硬最为典型，可持续数小时，而其他病因所致的则持续时间较短。有时晨僵是关节炎症的前驱症状，非炎症性关节炎病的晨僵持续时间较短，少于1小时，且程度较轻。其他如退变性、损伤性关节炎的僵硬感在白天休息后明显。

【护理诊断】

躯体活动障碍：与关节疼痛、僵硬及关节、肌肉功能障碍有关。

【护理措施】

1. 生活护理　根据患者活动受限的程度，协助患者进行洗漱、进食、排便、翻身及个人卫生等生活护理，将经常使用的生活物品放在患者健侧手伸手可及处，鼓励患者使用健侧手臂从事自我照料，帮助患者尽可能恢复生活自理能力。

2. 休息与功能锻炼　让患者了解休息和治疗性锻炼的重要性。急性活动期关节肿痛明显，应卧床休息，限制活动，夜间睡眠时注意对受累关节保暖，避免潮湿寒冷刺激，有利于预防晨僵。缓解期鼓励患者坚持每日定时进行被动和主动的全关节活动锻炼，并逐步过渡到功能性活动，以恢复关节功能和肌肉力量，活动量以患者能够忍受为度，必要时给予帮助或提供适当的辅助工具，如拐杖、助行器、轮椅等，并教给患者个人安全的注意事项，指导患者及家属正确使用辅助性器材，使患者既能避免长时间不活动而致关节僵硬，又能在活动时掌握安全措施，避免受伤。

3. 病情观察及预防并发症　①评估患者的营养状况；②严密观察患病肢体的情况，并给予肢体按摩，治疗性锻炼，防止肌肉萎缩；③卧床患者，协助患者定时翻身，并使用气圈、气垫等抗压力器材，以防出现压疮；④保持肢体功能位，如使用枕头、沙袋或夹板保持足背屈曲以防止足下垂；⑤加强保护措施，防止受伤；⑥预防便秘，保证足够的液体摄入，多食富含纤维素的食物，适当活动，必要时给予缓泻剂；⑦指导卧床患者进行有效咳嗽和深呼吸，防止肺部感染。

4. 心理护理　提供适当的环境鼓励患者表达自己的感受，耐心倾听，注意疏导、理解、支持和关心患者。帮助患者接受活动受限的事实，鼓励患者积极乐观面对生活，发挥自身的活动能力，以增进患者自我照顾的能力和信心。

（三）皮肤损害

风湿病常见的皮损有皮疹、红斑、水肿、溃疡及皮下结节等，多由血管炎性反应引起。

【病因】

风湿性疾病患者的皮肤皮损多由血管炎性反应及应用免疫抑制剂等因素有关。

【特点】

SLE 患者最具特征性的皮肤损害为面部蝶形红斑，口腔、鼻黏膜主要表现为溃疡或糜烂。类风湿性血管疾病累及皮肤，可见棕色皮疹、甲床瘀点或瘀斑。RA 患者可有皮下结节，多位于肘鹰嘴附近、跟腱、坐骨结节等关节隆突部及经常受压部位的皮下。皮肌炎皮损为对称性的眼睑、眼眶周围紫红色斑疹及实质性水肿。部分患者可因寒冷、情绪波动等刺激，肢端和暴露部位皮肤突然出现苍白，相继青紫再发红并伴有局部发冷、疼痛的表现，称雷诺现象。

【护理诊断/问题】

1. 皮肤完整性受损　与血管炎性反应和使用免疫抑制剂等因素有关。

2. 组织灌注无效　与肢端血管痉挛、血管舒缩功能调节障碍有关。

【护理措施】

1. 避免诱因　①注意保暖，寒冷天气尽量减少户外活动，避免皮肤在寒冷空气中暴露时间过长，指导患者外出时戴帽子、口罩、手套和穿保暖袜子等，保持肢体末梢的温度。②日常清洗用温水洗涤，勿用冷水洗手洗脚。③劝戒烟、避免饮浓茶、咖啡等，以防交感神经兴奋，小血管痉挛，加重组织缺血、缺氧。④劝导患者保持良好的心态，避免情绪波动、过度劳累而诱发血管痉挛等。

2. 饮食护理　鼓励摄入足够蛋白质、维生素和水分，以维持正氮平衡，提供组织修复的需要。避免进食诱发皮肤损害的食物，如芹菜、无花果、烟熏食物及蘑菇等。

3. 用药护理　①非甾体抗炎药：为常用的抗风湿药物，包括塞来昔布、阿司匹林、布洛芬、美洛昔康等。此类药物具有抗炎、解热、镇痛作用，能迅速减轻炎症引起的症状，但也会引起胃肠道不良反应，如消化不良、上腹痛、恶心、呕吐等，严重者可致出血性糜烂性胃炎。因此，应指导患者饭后服药或同时服用胃黏膜保护剂、H_2 受体拮抗剂或米索前列醇等来减轻不良反应。此外，也可引起神经系统不良反应，如头痛、头晕、精神错乱等；长期使用此类药物可出现肝肾毒性、抗凝作用及皮疹等，故用药期间应严密观察有无不良反应，并加强监测肝肾功能。②糖皮质激素：有较强的抗炎、抗过敏和免疫抑制作用，能迅速缓解症状，主要不良反应是可引起继发感染、无菌性骨坏死等；长期使用可致满月脸、水牛背、向心性肥胖、血压升高、血糖升高、电解质紊乱，加重或诱发消化性溃疡、骨质疏松，也可诱发精神失常。患者应严格按照医嘱服药，不能自行停药或减量过快，以免引起"反跳"。在服药期间，应给予低盐、高蛋白质、高钾、高钙饮食，补充钙剂和维生素 D；定期测量血压，监测血糖、尿糖的变化；做好皮肤和口腔黏膜的护理。③免疫抑制剂：通过不同途径产生免疫抑制作用，主要的不良反应有白细胞减少，也可引起胃肠道反应、黏膜溃疡、皮疹、肝肾功能损害、脱发、出血性膀胱炎、畸胎等。服药期间，嘱咐患者多饮水，观察尿液颜色，及早发现出血性膀胱炎。育龄女性服药期间应避孕。④改善微循环药物：遵医嘱给予血管扩张剂和抑制血小板聚集的药物，如他巴唑、硝苯地平、山莨菪碱或低分子右旋糖酐等。肢端血管痉挛引起皮肤苍白、疼痛时，可局部涂硝酸甘油膏，以扩张血管，改善血液循环，缓解症状。

4. 皮肤护理 除做好预防压疮常规的皮肤护理外，应注意：①保持皮肤清洁干燥，用温水擦洗，忌用碱性肥皂。②有皮疹、红斑或光敏感者，指导患者外出时采取遮阳措施。皮疹或红斑处避免涂各种化妆品或护肤品，可遵医嘱局部涂用药物性软（眼）膏；若局部溃疡合并感染者，遵医嘱使用抗生素治疗的同时，做好局部清创换药处理。③避免接触刺激性物品，如染发烫发剂。④避免服用易诱发风湿病症状的药物，如普鲁卡因胺、异烟肼、氯丙嗪等。

【复习思考】

1. 风湿病性疾病常见的皮损表现有哪些？

2. 疼痛部位对疾病诊断的意义是什么？

3. 联系校企医院，前往风湿免疫科，开展基础知识小讲座，理论联系实际，同时增强社会责任感。

（李颖敏）

码 7-1-1 风湿性疾
病概述 PPT

任务二 系统性红斑狼疮

【学习目标】

1. 知识目标 掌握系统性红斑狼疮的概念、临床表现、护理诊断、护理措施。

2. 能力目标 能够根据患者的病情制定护理措施并正确实施。

3. 素质目标 培养学生的职业素质修养，严谨求实的工作作风。

【案例导入】

患者，女，35 岁。面部出现红斑，经日晒后加重，伴发热、关节疼痛两年。两年后红斑狼疮患者自觉日晒后症状较前加重，直至面部红斑呈现蝶状、红褐色。5 个月后全身关节疼痛明显加重，且乏力。于当地医院按风湿性关节炎治疗 1 个月无效。此后关节疼痛、发热、口干等症状反复发作，伴口腔糜烂。体温 38.4℃，脉搏 111 次 / 分，尿蛋白阳性。

请思考：

1. 该患者最可能的诊断是什么？

2. 简述对该患者的护理措施。

系统性红斑狼疮（systemic lupus erythematosus，SLE）是一种多系统损害的慢性自身免疫性疾病，其血清具有以抗核抗体为代表的多种自身抗体。病情反复发作，病程迁延。

SLE 女性发病多见，尤其是 20 ～ 40 岁女性。其发病率随地区、种族、性别、年龄而异，我国患病率约为 70/10 万。

【病因与发病机制】

SLE 发病可能是具有遗传素质的人，在各种致病因子（感染、药物、紫外线等）的作用下，促发了异常的免疫应答，从而持续产生大量的免疫复合物和致病性自身抗体，引起组织损伤。

本病病因未明，目前认为与以下因素有关。

1. 病因

（1）遗传 SLE 的发病有家族聚集倾向，近亲患病率高达 13%。

（2）雌激素 女性患者明显高于男性，在更年期前阶段为 9∶1，儿童及老人为 3∶1。

（3）环境 ①日光：紫外线使皮肤上皮细胞出现凋亡，新抗原暴露而成为自身抗原，40% 的 SLE 患者对日光过敏。②食物：某些含补骨脂素的食物（如芹菜、香菜、无花果等）可增强 SLE 患者对紫外线的敏感性。③药物：药物也是 SLE 重要的致病因素，某些患者在使用普鲁卡因胺、异烟肼、氯丙嗪等药物时可出现狼疮样症状，停药后症状消失。④感染：病毒感染。

2. 发病机制

发病机制尚未明确，目前认为可能是病毒、性激素、环境因素等作用于具有遗传易感基因的人体，促发了异常的免疫应答，持续产生多种自身抗体，引起体液和细胞免疫紊乱，导致组织炎症性损伤。免疫复合物的形成及沉积是 SLE 发病的主要机制。

【临床表现】

临床表现多种多样，可呈暴发性、急性或隐匿性起病。早期表现

码 7-2-1 系统性红斑狼疮的临床表现视频

常常不典型，容易误诊，以后可侵犯多个器官，而使临床表现错综复杂。大多数病情呈缓解和急性发作相交替。

1. 全身症状 活动期大多数患者有全身症状。多表现为发热、疲倦、乏力、体重减轻等表现。约90%患者可出现发热，热型不一，由以长期低、中度热多见。

2. 皮肤和黏膜 约80%的患者可有皮肤损害。表现多种多样，最具特征为颊部蝶形红斑，表现为鼻梁和双颧颊部呈蝶形分布的红斑。多数患者有广泛或局限性斑丘疹，多见于日晒部位，亦可为其他皮疹，如盘状红斑、指掌部和指（趾）甲周红斑，指端缺血及躯干皮疹等。40%的患者可出现光过敏及脱发现象，30%患者常在急性期出现口腔溃疡，可伴有轻微疼痛。30%患者有雷诺现象。

3. 骨关节和肌肉 约85%患者以对称性的指、腕、膝等多关节肿痛最常见，偶有指关节变形，伴红肿者少见。关节X线检查大多正常。约40%患者可有肌肉酸痛，约5%患者可有肌炎。

4. 肾 几乎所有患者均有肾脏病理学异常，狼疮性肾炎为本病最常见和严重的临床表现。27.9%～70%的SLE病程中有肾脏损害表现。早期多无症状，随着病程进展可出现大量蛋白尿、血尿、管型尿、氮质血症、水肿、高血压、慢性肾衰竭。晚期发生尿毒症，是SLE死亡的常见原因。

5. 心血管 ①心包炎：最常见，可为纤维蛋白性心包炎或渗出性心包炎。②心肌炎：约10%患者有心肌损害，可出现胸闷、气促、心前区不适、心律失常，严重者可发生心力衰竭导致死亡。③心内膜炎：疣状心内膜炎是本病特殊表现之一，多无相应的临床症状或体征，但疣状赘生物可脱落引起栓塞，或并发感染性心内膜炎。④心肌缺血：表现为心绞痛和心电图ST-T改变，甚至出现急性心肌梗死。

6. 肺和胸膜 ①胸膜炎：约50%以上患者有胸膜炎，多为干性，也可为中小量胸腔积液，约1/3为双侧性。②狼疮性肺炎：约10%发生狼疮性肺炎，其特征为双侧肺部有斑状浸润阴影，表现为发热、干咳、胸痛及气促。③其他：包括肺间质性病变、弥漫性肺泡出血、肺动脉高压、肺梗死等。

7. 神经系统 又称神经精神狼疮（neuropsychiatric lupus，NP-SLE）。神经系统损害约占20%，最为常见的是中枢神经系统尤其脑损害，可出现精神障碍、精神错乱、头痛、呕吐、癫痫样发作、偏瘫等。出现中枢神经系统症状多提示病情危重，预后不佳。约占15%有脑神经及周围神经损害。严重头痛可为首发症状。

8. 消化系统 ①消化道症状：约30%患者有食欲减退、恶心、呕吐、腹痛、腹泻、腹水、便血等。②肝损害：约40%患者有血清转氨酶升高，10%患者可出现肝大，一般无黄疸。③急腹症：少数可发生急腹症，如胰腺炎、肠坏死、肠梗阻等，往往与SLE活动性相关。SLE的消化系统症状与肠壁和肠系膜的血管炎有关。

9. 血液系统 活动性SLE可有慢性贫血、血小板减少，并可发生各系统出血倾向。20%患者可出现无痛性轻、中度淋巴结肿大，以颈部及腋窝多见。约15%患者有脾脏肿大。

10. 眼 约15%患者有眼底变化。包括眼底出血、视乳头水肿、视网膜渗出等，可影响视力，主要原因为视网膜血管炎，一般可逆，严重者可在数日内致盲。

【辅助检查】

1. 一般检查 血常规检查可出现红细胞、白细胞及血小板计数减少。活动期血沉增快，肝肾功能可出现异常。尿常规检查，可出现蛋白尿、管型尿。

2. 免疫学检查 患者血清中可查到多种自身抗体，是 SLE 诊断的标志及疾病活动性的指标。①抗核抗体（ANA）：阳性率可达95%，但特异性较差，是目前最佳的 SLE 筛选项目。②抗双链 DNA 抗体：特异性高达95%，阳性率约为70%，是诊断 SLE 的标志抗体之一，其含量与疾病活动性密切相关。③抗 Sm 抗体：是诊断 SLE 的标志抗体之一，特异性高达99%，但敏感性仅为25%，有助于早期和不典型患者的诊断或回顾性诊断，与病情活动不相关。④补体：总补体（CH_{50}）、C_3 和 C_4 的降低常提示有 SLE 活动。

3. 其他 X 射线、MRI、CT 及超声心动图对早期发现肺部浸润、中枢神经系统脑损伤、心血管病变等有较高诊断价值。

【治疗要点】

目前尚无根治方法，糖皮质激素加免疫抑制剂仍是主要的治疗方案。合理治疗后可以达到临床缓解。治疗原则是活动且病情重者，给予强有力的药物控制，病情缓解后，给予维持性治疗。SLE 患者宜早期诊断，早期治疗。

药物治疗

（1）**糖皮质激素** 糖皮质激素是目前治疗自身免疫性疾病的首选药物，可显著抑制炎症反应，抑制抗原抗体反应。一般选用泼尼松或甲泼尼龙，仅鞘内注射时选用地塞米松。

对于病情较轻者，可先给予泼尼松 $0.5 \sim 1mg/(kg \cdot d)$，晨起顿服，一般治疗 $4 \sim 6$ 周，病情稳定后，以每 $1 \sim 2$ 周减 10% 的速度缓慢减量，多数患者需 $10 \sim 15mg/d$ 的长期小剂量维持。用药过程密切监测不良反应。

急性暴发性危重狼疮可采用激素冲击疗法，即用甲泼尼龙 $500 \sim 1000mg/d$ 溶于 5% 葡萄糖注射液 250mL 中，静脉滴注，每日 1 次，连用 3 日为 1 个疗程，3 天后接着使用大剂量泼尼松，如病情需要，$1 \sim 2$ 周后可重复使用。

（2）**免疫抑制剂** 对较严重的患者，在给予大剂量激素的同时加用免疫抑制剂，有利于更好地控制病情活动，保护其功能，减少复发以及减少激素的剂量和不良反应。

（3）**其他药物治疗** 生物制剂、大剂量静脉输注免疫球蛋白、血浆置换等。

【护理诊断】

1. 皮肤完整性受损 与疾病所致的血管炎性反应等因素有关。

2. 疼痛 与自身免疫、慢性关节疼痛有关。

3. 口腔黏膜受损 与自身免疫反应、长期使用激素等因素有关。

4. 潜在并发症 慢性肾衰竭、感染、多系统器官功能衰竭。

5. 焦虑 与病情反复发作、迁延不愈、面部毁损及多脏器功能损害等有关。

【护理措施】

1. 安全与舒适管理 急性活动期卧床休息，为患者安排在避免阳光直射的病房，窗帘遮挡、限制探视，减少感染的危险；切忌挤压、抓搔皮损部位；避免一切诱发和加重病情的因素，如劳累、寒冷、妊娠、分娩、手术等。

码 7-2-2 系统性红斑狼疮的护理视频

2. 疾病监测 ①高热、关节和肌肉疼痛。②严密观察皮肤黏膜改变：皮疹、溃疡、红斑。③肾脏方面：水肿、尿液检查结果、24 小时出入量、血清电解质、肾功能等。④血液系统：血红蛋白、出血倾向等。⑤神经系统：头痛、意识障碍、精神错乱等。⑥胃肠道：恶心、呕吐、腹痛、腹泻等。⑦心、肺方面：浆膜腔积液、心衰等。

3. 对症护理

（1）高热 监测体温变化，遵医嘱进行物理或药物降温，嘱患者多饮水，必要时静脉补液，保证出入量平衡。

（2）帮助患者减轻疼痛 提供适宜的环境，指导患者使用非药物性止痛方法，根据病情可采用热敷、蜡疗、红外线等治疗方法，使用非甾体抗炎药。

（3）皮肤及口腔护理 皮肤护理，保持皮肤的清洁卫生，可用清水冲洗皮损处，忌用碱性肥皂，避免使用化妆品及化学药品。保持口腔清洁卫生，每天晨起、睡前及进餐前后用漱口液漱口，出现口腔溃疡者给予中药冰硼散或锡类散涂敷溃疡部。对合并有口腔感染者，遵医嘱局部使用抗生素。

（4）肾脏损害时 给予低盐、限水及优质低蛋白饮食，观察水肿情况，每日监测体重及腹围变化，严格记录 24 小时出入量。

（5）当血液中红细胞、白细胞、血小板下降时 嘱患者注意个人卫生，必要时进行保护性隔离。当血小板低于 $20 \times 10^9/L$ 时，嘱患者绝对卧床，防止外伤，严密观察有无自发性出血。

（6）其他 应注意患者有无性格改变、精神异常，是否有头痛、呕吐、肢体麻木等症状。严密观察神志、瞳孔变化，出现颅内高压者，遵医嘱给予脱水剂降颅压及镇静治疗。对于意识障碍伴有高热、躁动及抽搐等症状的患者，安排专人护理。

4. 用药护理 指导患者严格遵医嘱定时服药，严密观察用药后疗效及不良反应发生。不可擅自更改剂量确保治疗计划得到落实。出现不适及时就医。

5. 饮食护理 避免刺激性食物，忌食芹菜、无花果、蘑菇、烟熏食物、冷冻食品及辛辣刺激性食物。饮食以高蛋白质、高维生素、易消化的食物为主。多食用富含维生素的蔬菜水果。

6. 心理护理 与患者一起分析其原因，耐心听取患者的叙述，使患者积极配合治疗，学习调整情绪的方法。

【健康指导】

1. 疾病知识与心理调适指导 告知本病的相关知识，使患者及家属及时正确有效治疗，病情可长期缓解，过正常生活，消除患者恐惧心理。

2. 避免诱因 指导患者避免一切可能诱发本病的因素，如阳光照射、妊娠、分娩、药物及手术等。病情活动伴有心、肺、肾功能不全者属妊娠禁忌，并避免接受各种预防接种。

3. 休息与活动指导 在疾病的缓解期，患者应逐步增加活动，可参加社会活动和日常工作，但要注意劳逸结合，避免过度劳累。

4. 皮肤护理指导 指导患者注意个人卫生和皮损处的局部清洁，切忌挤压、抓挠皮疹，指甲不要剪得过短，防止损伤甲周皮肤，预防皮损处感染。

5. 用药指导 向患者介绍所用药物名称、使用剂量、服药时间和方法，并教会患者观察药物的不良反应。

6. 生育指导 病情处于稳定期达半年以上且无中枢神经系统、肾脏及其他脏器严重损害的育龄女性，一般能安全妊娠，分娩出正常婴儿。妊娠前 3 个月应用环磷酰胺、硫唑嘌呤、甲氨蝶呤可能影响胎儿的生长发育，故应停用以上药物至少 3 个月才能妊娠。

【考纲摘要】

1. 系统性红斑狼疮的临床表现。

2. 系统性红斑狼疮的治疗要点。

3. 系统性红斑狼疮的健康教育、护理措施。

【复习思考】

1. 系统性红斑狼疮的护理诊断有哪些？

2. 系统性红斑狼疮的最具特征的皮肤改变是什么？

3. 系统性红斑狼疮的患者应如何护理？

4. 制作系统性红斑狼疮临床表现宣传手册，进社区发放宣传手册，培养爱岗敬业精神，以及人际交往能力。

（李颖敏）

码 7-2-3 系统性红斑
狼疮患者的护理 PPT

任务三 类风湿关节炎

【学习目标】

1. 知识目标 明确类风湿关节炎的概念、临床表现及治疗原则。

2. 能力目标 能够对类风湿关节炎患者制定护理计划并实施护理措施。

3. 素质目标 培养学生认真、谨慎的工作态度，树立关心关爱患者的理念。

【案例导入】

患者，女，38 岁。5 年前开始两手指关节肿胀疼痛，晨起时感觉疼痛的指关节僵硬 1 ~ 2 小时，逐渐两腕关节也开始肿胀疼痛。近 1 年来病情逐渐加重，指关节、腕关节均变形。患者愁眉不展，情绪低落。检查：生命体征正常。实验室检查：血红蛋白100g/L。红细胞沉降率加快。类风湿因子阳性（滴度＞1：20）。X 线胸片示胸腔积液；关节片示指关节、腕关节骨质疏松，关节间隙变窄。初步诊断为类风湿关节炎（活动期）、胸腔积液。

请思考：

1. 该患者主要的护理诊断有哪些？

2. 如何对该患者进行护理？

类风湿关节炎（rheumatoid arthritis，RA）又称类风湿，是以侵蚀性、对称性多关节炎为主要临床表现的慢性、全身性自身免疫性疾病。确切发病机制不明。临床主要表现为受累关节疼痛、肿胀、畸形和功能障碍，病变呈持续、反复发作的过程，是造成人类丧失劳动力和致残的主要疾病之一。

我国 RA 的患病率为 0.32% ~ 0.36%，略低于 0.5% ~ 1% 世界水平。RA 可见于任何年龄，其中 80% 见于 35 ~ 50 岁多见。女性为男性的 2 ~ 3 倍。

码 7-3-1 "轮椅上的学霸" 矣晓沅

【病因与发病机制】

确切的病因至今未明，可能与下列因素相关：

1. 感染因子 虽然目前未证实有微生物感染是导致本病的直接原因，但临床及实验研究资料均表明，某些细菌、衣原体、病毒等感染与本病关系密切。

2. 遗传易感性 流行病学调查显示，RA 发病有家族聚集现象，单卵双生子同患RA 的概率为 12% ~ 30%，高于双卵双生子同患 RA 的概率 4%。

3. 环境因素 发病常与受寒、受潮、外伤、吸烟、精神刺激等多种因素有关。

RA 的发病机制尚不清楚，免疫紊乱（体液免疫、细胞免疫紊乱）被认为是 RA 主要的发病机制。以活化的 $CD4^+T$ 细胞和 MHC-Ⅱ型阳性的抗原递呈细胞浸润滑膜为特点。RA 的基本病理改变是滑膜炎。类风湿结节和类风湿血管炎是 RA 重要的病变。

【临床表现】

RA 的临床表现多样，多以缓慢而隐匿的方式起病。在出现明显的关节症状前可有乏力、全身不适、发热、纳差等症状。少数患者急性起病，数日内便出现多个关节的症状。

1. 关节表现 典型患者表现为对称性多关节炎。主要侵犯小关节，以腕关节、近端指间关节、掌指关节及跖趾关节最常见，其次为足趾、膝、踝、肘、肩等关节。远端指间关节、脊柱、腰骶关节极少受累。可有滑膜炎症状和关节结构破坏的表现。

（1）晨僵 病变关节在晨起或日间静止不动后出现胶黏着样的感觉，活动后可缓解，称"晨僵"。95% 以上的患者可出现晨僵。受累关节因炎症所致的充血水肿和渗液，

使关节肿胀、僵硬、疼痛，不能握紧拳头或持重物。晨僵是 RA 突出的临床表现，其持续时间与关节滑膜炎症严重程度成正比，是观察本病活动的一个重要指标。

（2）关节痛与压痛　关节痛往往是最早的关节症状，多呈对称性、持续性疼痛，但时轻时重，常伴有压痛。是患者就诊的主要原因。

（3）关节肿胀　凡受累的关节均可肿胀，多因关节腔内积液或关节周围软组织炎症引起，表现为关节周围均匀性肿大，多呈对称性，其中手指近端指关节的梭形肿胀是类风湿的典型症状之一。

（4）关节畸形　多见于较晚期患者，关节周围肌肉的萎缩、痉挛则使畸形更为加重。

（5）关节功能障碍　关节肿痛、病变引起的关节结构破坏和畸形都会引起关节的活动障碍。

2. 关节外表现

（1）类风湿结节　是本病较特异的皮肤表现。20%～30%的患者在关节隆突部及受压处部位（肘关节鹰嘴突附近、足跟腱鞘、手掌屈肌腱鞘、坐骨结节区域、膝关节周围等）出现。呈对称性分布，结节大小 0.2～3cm，呈圆形或卵圆形，数量不等，触之有坚韧感，按之无压痛。

（2）类风湿血管炎　是关节外损害的病理基础。中小血管影响多见，可发生于任何部位。多见甲床梗死、指端坏死、小腿溃疡或末端知觉神经病变，部分可致局部组织的缺血性坏死。眼受累多为巩膜炎，严重者因巩膜软化而影响视力。神经系统受累可出现脊髓受压、周围神经炎的表现。

（3）器官系统受累　①呼吸系统：侵犯肺部可引起胸膜炎、肺间质病变、肺结节样改变。②循环系统：心包炎是最常见的心脏受累表现，多无相应临床表现，部分可出现小量心包积液。③神经系统：多由神经系统受压所致，可见脊髓受压、腕管综合征、周围神经炎等表现。④血液系统：表现为贫血、血小板增多。如伴脾大、中性粒细胞减少，甚至贫血和血小板减少，称为 Felty 综合征。贫血程度常与病情活动度相关。

（4）其他　30%～40%的患者出现干燥综合征，可出现口干、眼干等。

【辅助检查】

1. 血液检查　有轻、中度贫血。活动期血沉增快。

2. 关节滑液检查　患者关节腔内滑液常超过 3.5mL。患者滑液的黏度差，含糖量低于血糖，白细胞明显增多，可达（2000～75000）×10^6/L，其中中性粒细胞居多。

3. 关节 X 射线检查　本项检查对 RA 的诊断、关节病变的分期和监测病变的演变均很重要，其中以手指和腕关节的 X 射线检查最有价值。RA 的病变可分为四期：关节周围软组织肿胀阴影，关节端的骨质疏松（Ⅰ期）；关节间隙因软骨的破坏而变得狭窄（Ⅱ期）；关节面出现虫蚀样破坏性改变（Ⅲ期）；关节半脱位和关节破坏后的纤维性和骨性强直（Ⅳ期）。TC 和 MRI 对本病的早期诊断有价值。

4. 类风湿结节活检　其典型的病理改变有助于本病的诊断。

【治疗要点】

目前临床上尚无根治和预防的有效措施。其治疗目的：①减轻或消除因关节炎引起的关节肿痛、压痛、晨僵或关节外症状；②延缓疾病的进展，防止和减少关节骨的破坏，尽可能地保持受累关节的功能；③促进已破坏的关节骨修复，并改善其功能。为达到上述目的，早期诊断和尽早治疗极为重要。

治疗措施：一般治疗、药物治疗、外科手术治疗，其中以药物治疗最为重要。

1. 一般治疗　急性期、发热时，患者应卧床休息，平躺于硬床，避免脏器受损，但不宜绝对卧床。限制受累关节活动，保持关节功能位。缓解期鼓励患者及早下床活动，逐步增加活动量。

2. 药物治疗

（1）非甾体抗炎药（NSAID）　具有镇痛消肿作用，可缓解关节肿痛、晨僵和发热等症状。该类药物是治疗 RA 不可缺少的、非特异性的对症治疗的药物。常用药物有阿司匹林、吲哚美辛、布洛芬等。该类药物会引起胃肠道反应，使用中必须加以注意，剂量应个体化。

（2）慢作用抗风湿药　该类药物起效慢，需 1～6 个月，不具备明显的镇痛和抗炎作用，但可改善和延缓病情进展，多与非甾体抗炎药联合应用。常用药物有甲氨蝶呤（MTX）、雷公藤、金制剂、青霉胺、环磷酰胺、环孢素等，一般首选 MTX。

（3）糖皮质激素　有强大的抗炎作用，在关节炎急性发作时可给予较小剂量的短效激素，如泼尼松 < 10mg/d。活动期有关节外症状如心、肺、眼和神经系统等器官受累的重症患者，可给予泼尼松 30～40mg/d，症状控制后递减为 10mg/d 维持。长期使用者应注意不良反应。

（4）生物制剂靶向治疗　是目前治疗 RA 快速发展的治疗方法，疗效显著，其中包括 TNF-α 拮抗剂、IL-1 拮抗剂、IL-6 拮抗剂、CD20 单克隆抗体、细胞毒 T 细胞活化抗原 -4（CTLA-4）等。

（5）植物药制剂　雷公藤总苷、青藤碱等。

3. 外科手术治疗　包括关节置换和滑膜切除手术，前者适用于较晚期有畸形并失去功能的关节；后者可以使病情得到一定的缓解，但当滑膜再次增生时病情又趋复发。

【护理诊断】

1. 疼痛：慢性关节疼痛　与关节炎性反应有关。

2. 有失用综合征的危险　与关节疼痛、畸形引起功能障碍有关。

3. 悲哀　与疾病久治不愈、关节可能致残、影响生活质量有关。

【护理措施】

1. 休息与体位　急性活动期，关节肿痛明显且往往全身症状较重，应卧床休息，以减少体力消耗，避免脏器受损，但不宜绝对卧床。限制受累关节活动，保持关节功能位，如肩两侧可顶枕头等物品，使肩关节不要处于外旋位；膝下放一平枕，使膝关节保持伸直位；足下放置足板，避免垂足；同时使用支架支起床上的盖被，避免

码 7-3-2　类风湿性关节炎的护理视频

肢体受压。

2. 病情观察　①观察关节疼痛、关节肿胀和活动受限的程度、有无畸形、晨僵的程度，以判断病情及疗效。②注意观察关节外症状，如出现胸闷、心前区疼痛、腹痛、消化道出血、头痛、发热、咳嗽、呼吸困难等情况，常提示病情严重，应尽早给予适当的处理。

3. 对症护理　①晨僵患者，鼓励患者早晨起床后行温水浴，或用热水浸泡僵硬的关节，而后活动关节。睡眠时戴弹力手套保暖，可减轻晨僵程度。②预防关节失用：鼓励、督促、协助患者症状基本控制后及早下床活动，必要时提供辅助工具。肢体锻炼由被动向主动渐进，活动强度应以患者能承受为宜，可做肢体屈伸、手抓握提举活动。也可以配合理疗、按摩，以增加局部血液循环，松弛肌肉，活络关节，防止关节失用。

4. 心理护理

（1）认识和疏导负性情绪　提供合适的环境，鼓励患者表达心中的焦虑、孤独、抑郁、愤怒、恐惧等。了解患者的需要，并尽力满足。使患者从语言和行动上感到温暖。

（2）鼓励患者自我护理　与患者一起制定康复的重点目标，激发患者对家庭、社会的责任感，鼓励患者有意识地学会控制和调节自己的情绪，积极与医护人员配合，争取得到好的治疗效果。

（3）建立社会支持体系　指导患者及其家属亲友关心、体贴、爱护和照顾患者，营造和睦家庭氛围，使患者产生良好心境，稳定情绪。

【健康教育】

制定患者及其家庭教育指南，应包括以下内容：

1. 疾病知识指导　帮助患者及家属了解疾病的性质、病程和治疗方案。避免感染、寒冷、外伤、潮湿、疲劳、精神创伤等各种诱因，注意保暖。

2. 休息与活动　让患者了解休息和治疗性锻炼两者的重要性，鼓励患者自理，养成良好的生活方式和习惯，在疾病缓解期，教会患者如何进行各个关节的功能锻炼，每日有计划地进行锻炼，增强机体的抗病能力，保护关节功能。

3. 用药与就医指导　指导患者遵照医嘱服药，知晓用药方法和注意事项，用药期间应严密观察药物疗效及不良反应，不可随意停药、换药、增减药量。一旦病情复发，应及早就诊，以免重要脏器受损。

【考纲摘要】

1. 类风湿关节炎的护理措施。
2. 类风湿关节炎的临床表现。
3. 类风湿关节炎的治疗要点。

【复习思考】

1. 类风湿关节炎的常见护理诊断是什么？
2. 类风湿关节炎的患者晨僵时如何进行护理？
3. 类风湿关节炎患者易造成关节变形、关节疼痛及磨损而失去部分的活动能力，患者对前途忧心忡忡。讨论：作为一名护理人员如何对患者进行心理疏导，鼓励其坚定与疾病做斗争的信心？

（李颖敏）

码 7-3-3　类风湿关
节炎患者的护理 PPT

码 7-3-4　风湿性疾
病患者的护理习题

项目八　内分泌疾病患者的护理 ▷▷▷▷

【学习目标】

1. 知识目标　明确常见内分泌疾病的临床表现、护理措施及健康指导；熟悉甲亢、糖尿病、痛风、库欣综合征的病因和治疗要点。

2. 能力目标　能够识别常见内分泌疾病的临床特点并对患者实施护理。

3. 素质目标　通过系统的学习培养内科护士严谨的工作作风，能够利用专业知识解除或者减轻患者的痛苦。

任务一　概述

内分泌与代谢性疾病主要包括内分泌系统疾病、代谢疾病及营养疾病。内分泌系统疾病是指由各种原因引起的内分泌腺病变；代谢疾病是指机体新陈代谢过程中某一环节障碍引起的相关疾病，如糖尿病。营养疾病则是营养物质不足、过剩或比例失调引起的疾病，如肥胖症。机体在遗传、自身免疫、肿瘤、药物、营养失调及精神刺激等因素的作用下，引起内分泌功能异常或代谢障碍，导致内分泌与代谢性疾病。

一、内分泌系统疾病的解剖与生理

内分泌系统由人体内分泌腺及具有内分泌功能的脏器、组织及细胞组成。包括：垂体、甲状腺、甲状旁腺、肾上腺、性腺、胰岛等。调节人体代谢过程、脏器功能、生长发育、生殖衰老等许多生理活动和生命现象，维持人体内环境稳定。

1. 下丘脑　人体最重要的神经内分泌器官是神经系统与内分泌系统联系的枢纽。

下丘脑分泌的释放激素：促甲状腺激素释放激素（TRH）、促性腺激素释放激素（Gn-RH）、促肾上腺皮质激素释放激素生长（GRH）、生长激素释放激素（GHRH）、泌乳素释放因子（PRF）、黑色素细胞刺激素释放因子（MRF）等。

下丘脑分泌的释放抑制激素：生长激素释放抑制激素（GHRIH）、泌乳素释放抑制因子（PRF）、黑色素细胞刺激素释放抑制因子（MIF）。

2. 垂体　主要的中枢性内分泌腺。垂体（前叶）分泌下列激素：促甲状腺激素（TSH）、促肾上腺皮质激素（ACTH）、黄体生成激素（LH）、卵泡刺激素（FSH）、生长激素（GH）、泌乳素（PRL）、黑色素细胞刺激素（MSH）。

神经垂体（后叶）贮存：抗利尿激素（ADH）、催产素（OXT）。

3. 甲状腺　人体内最大的内分泌腺体。甲状腺滤泡细胞产生并分泌甲状腺素（T_4）

及三碘甲腺原氨酸（T_3）。甲状腺滤泡旁 C 细胞分泌降钙素（CT），降低血钙水平。

4. 甲状旁腺　分泌甲状旁腺激素（PTH），增加骨钙的再吸收。

5. 肾上腺　分为皮质及髓质两部分。

（1）肾上腺皮质分泌　以醛固酮为主的盐类皮质激素，以皮质醇等为主的糖类皮质激素。①醛固酮：促进肾远曲小管和集合管重吸收钠、水和排出钾。②皮质醇：参与物质代谢，能抑制蛋白质合成，促进其分解，使脂肪重新分布，有抑制免疫、抗炎、抗过敏、抗病毒和抗休克作用。

（2）肾上腺髓质分泌　肾上腺素、去甲肾上腺素。肾上腺素作用于 α 和 β 受体，使皮肤、黏膜、肾血管、平滑肌收缩（因 α 受体占优势），以及参与体内物质代谢；去甲肾上腺素：主要作用于 α 受体，有强烈的收缩血管作用，使血压升高。

6. 胰岛　胰岛主要分泌胰岛素和胰高血糖素。胰岛素的作用是促进葡萄糖利用和蛋白质合成，抑制脂肪、糖原及蛋白质的分解；胰高血糖素肝糖原分解和糖异生，拮抗胰岛素。

7. 性腺　男性性腺为睾丸，分泌雄激素。女性性腺为卵巢，分泌雌激素和孕激素。

8. 其他　松果体素：抑制性腺和甲状腺的功能。

9. 内分泌系统的功能调节　在生理状态下，下丘脑、垂体和靶腺激素的相互作用处于相对平衡状态。（图 8-1）

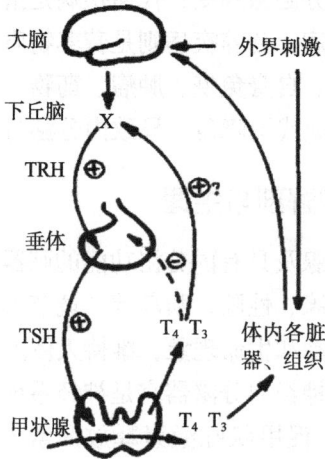

图 8-1　下丘脑、垂体和甲状腺激素的相互作用图示

二、内分泌系统疾病常见症状及体征的护理

（一）特殊外形

特殊外形是指面貌、身高、体形、体态和毛发异常及皮肤黏膜色素沉着等，并可影响患者生理和心理状态的一组临床征象，多与内分泌系统疾病和代谢疾病有关。

【病因】

1. 遗传　家族史。

2. 内分泌疾病　如糖尿病、甲状腺疾病、高血压、肥胖、生长发育有异常等。

3. 习惯　患者的生活规律，饮食习惯及爱好，运动参与程度，吸烟和饮酒情况等有关。

【特点】

1. 体形变化　①成人男性身高超过 200cm、女性超过 185cm 称巨人症，见于发育成熟前生长激素分泌亢进。②成人男性身高低于 145cm、女性低于 135cm 称身材矮小，常见于侏儒症和呆小症。侏儒症患者在发育成熟前生长激素分泌减少，导致生长发育有障碍、身材矮小，但智力不受影响；呆小症患者在发育成熟前甲状腺激素合成不足，影响神经系统发育和骨骼生长，导致智力障碍、身材矮小。

2. 毛发改变　先天性肾上腺皮质增生、Cushing 综合征等可引起全身性多毛。睾丸功能减退、肾上腺皮质和卵巢功能减退等均可引起毛发脱落。

3. 面容变化　①满月脸：面圆似满月、皮肤发红，常伴痤疮和胡须生长，多见于 Cushing 综合征及长期应用糖皮质激素。②甲亢面容：面容惊愕，眼球凸出，眼裂增宽，表情兴奋，见于甲亢。③黏液性水肿面容：面色苍黄，颜面水肿，目光呆滞，反应迟钝，毛发稀疏，见于甲减。④肢端肥大症面容：头颅增大，面部变长，下颌前凸，眉弓、双颧隆起，唇舌肥厚，耳鼻增大，见于肢端肥大症。

4. 皮肤黏膜色素沉着　由于表皮黑色素增多，以致皮肤颜色加深，称为色素沉着，多见于肾上腺皮质疾病患者，尤以摩擦处、掌纹、乳晕、瘢痕处明显。伴全身性色素沉着的内分泌系统疾病有原发性肾上腺皮质功能减退症、先天性肾上腺皮质增生症、异位 ACTH 综合征和 ACTH 依赖性 Cushing 综合征。

【护理诊断】

体像紊乱　与疾病引起身体外形改变等因素有关。

【护理措施】

1. 改善营养状况　针对患者的具体情况，调节饮食，改善患者的营养状况。

2. 修饰指导　教会患者改善自身形象的方法，如有突眼的患者外出时可戴墨镜以保护眼睛免受刺激；鼓励患者进行适当的修饰，以增加心理舒适和美感。

3. 心理护理　向患者讲解疾病的有关知识，告之经过治疗后，身体外观可得到改善，使其消除紧张情绪，树立治愈的信心，积极配合治疗。鼓励患者表达自己的感受，给予正确的引导，使患者勇于面对现实。鼓励患者家属和周围人群主动与患者沟通，切勿歧视患者，避免伤害患者自尊。必要时可安排心理医生给予心理疏导。

（二）消瘦

消瘦是指摄入的营养物质低于机体需要量，即实际体重低于标准体重的 20% 或体重指数（BMI）< 18.5kg/m²。多见于甲状腺功亢进症、1 型及 2 型糖尿病、肾上腺皮质功能减退症等。

【病因】

按病因可分为单纯性消瘦和继发性消瘦。

1. 单纯性消瘦　主要与遗传、营养不足、过度运动、饮食结构失调等有关。

2. 继发性消瘦　主要与甲状腺功能亢进症、内分泌腺的恶性肿瘤等内分泌疾病有关，并与消化功能紊乱及慢性消耗性疾病有关。

【特点】

消瘦患者多表现为无力、精神萎靡、食欲下降、记忆力差等。皮下脂肪减少、皮肤弹性差、皮下静脉显露、皮肤面膜色素沉着等体征。还可伴有生长发育的异常。

【护理诊断】

1. 营养失调：低于机体需要量　与营养不足、内分泌疾病、慢性消耗性疾病有关。

2. 体像紊乱　与疾病引起身体外形消瘦有关。

【护理措施】

1. 生活护理　患者应保持充足睡眠，适当限制活动。选择高热量、高蛋白、高维生素和易消化饮食，增加水果和新鲜蔬菜的摄入。鼓励患者进食，由少量多餐逐步过渡至正常饮食。极度消瘦患者要注意骨隆突处皮肤的保护。

2. 心理护理　鼓励患者参与正常的社交活动，纠正患者对消瘦的错误认识。对于神经性厌食者应帮助其解除精神压力，建立合理的饮食习惯。

（三）肥胖

肥胖是指实际体重超过标准体重的 20% 或体重指数（BMI）> 25kg/m²。分为单纯性肥胖和继发性肥胖。继发性肥胖多见于下丘脑病变、库欣综合征、肥胖型 2 型糖尿病、性腺功能减退症、甲状腺功能减退症等。肥胖可作为某些继发性肥胖的临床表现之一，约占肥胖症的 1%。

【病因】

按病因可分为单纯性肥胖和继发性肥胖。

1. 单纯性肥胖　无明显诱因，常有家族史，与摄食过多而运动过少有关。单纯性肥胖者脂肪分布均匀，若幼年时期发病，脂肪细胞数目增多，常引起终生性肥胖；若成年时期发病，脂肪细胞数不变而体积增大，治疗效果较佳。

2. 继发性肥胖　主要由内分泌功能紊乱引起，如肥胖型 2 型糖尿病、性腺功能减退症、甲状腺功能减退等。继发性肥胖者脂肪分布不均匀，如库欣综合征可出现"向心性肥胖"。

【特点】

患者外表臃肿，严重肥胖者可出现运动障碍及呼吸困难。肥胖可分为：体重超过标准体重 20% 或以下者为轻度肥胖，超过标准体重 20% ～ 30% 者为中度肥胖，超过标准体重 30% 以上者为重度肥胖。

【护理诊断】

1. 营养失调：高于机体需要量　与颅内外血管舒缩功能障碍或脑部器质性病变等因

素有关。

2.体象紊乱 与疾病引起身体外形肥胖有关。

【护理措施】

1.生活护理

（1）运动指导 鼓励患者积极参与运动，增加能量消耗。合理安排运动量，应循序渐进并长期坚持。

（2）合理饮食 控制食物总热量，低糖、低脂、低盐、高维生素、高纤维素饮食。制定饮食计划，定时定量进食。多食低热量的蔬菜与水果，改善饮食习惯。

2.用药护理 经饮食调整运动锻炼未能达到效果时，遵医嘱指导患者短期应用减肥药。

3.心理护理 多与患者接触并鼓励其表达内心感受，鼓励患者多参与社交活动。讲解体形的改变是疾病发病的临床表现，纠正患者对肥胖的错误认识。讲述疾病相关知识及治疗过程中的配合要点。指导患者制定切实可行的减肥计划，增强减肥信心。

（秦芳）

任务二 皮质醇增多症患者的护理

【学习目标】

1.知识目标 明确皮质醇增多症的临床表现、护理措施及健康指导；熟悉皮质醇增多症的治疗要点；了解皮质醇增多症的病因及发病机制。

2.能力目标 能够识别皮质醇增多症的临床特点，并对患者实施正确实施药物治疗及护理。

3.素质目标 培养护士同情理解患者疾苦的同理心，强化了医德教育。

【案例导入】

患者，陈某，女，37 岁。因肥胖、脸红、痤疮闭经 2 年入院。护理体检：体温 37.4℃，脉搏 92 次 / 分，呼吸 18 次 / 分，血压 22.6/13.3kPa（170/100mmHg）。神志清、面色发红、轻度多毛，呈多血质外貌。面部及胸腹部可见散在痤疮斑。下腹部及大腿内侧可见少量紫纹，皮肤较粗糙，颈部及背部不均匀脂肪堆积，腹壁肥厚。

辅助检查：血糖、血脂增高，血钾降低；尿 17- 羟和尿 17- 酮增高；血浆皮质醇正常昼夜节律消失；小剂量地塞米松抑制试验为不能抑制反应；大剂量地塞米松抑制试验为可抑制反应；肾上腺 B 超、CT 扫描可见双侧肾上腺影均增大；垂体 CT 扫描未见异常。

请思考：

1.针对该患者提出哪些可能的护理诊断？

2.采取哪些主要护理措施？

皮质醇增多症（hypercortisolism）又称库欣（Cushing）综合征，是肾上腺皮质分泌过量的糖皮质激素（主要是皮质醇）所致，其中最多见者为垂体促肾上腺皮质激素（ACTH）分泌亢进引起的临床类型，称为库欣病。本病多见于女性，以 20 ～ 40 岁居多。

【病因与发病机制】

1. 依赖 ACTH 的皮质醇增多症 ① Cushing 病：为最常见的临床类型，约占 Cushing 综合征的 70%。系垂体 ACTH 分泌过多，伴肾上腺皮质增生，多为垂体微腺瘤所致。②异位 ACTH 综合征：为垂体以外的恶性肿瘤产生大量 ACTH，刺激肾上腺皮质增生，分泌过量的皮质类固醇所致。

2. 不依赖 ACTH 的皮质醇增多症 包括肾上腺皮质腺瘤、肾上腺皮质癌、不依赖 ACTH 的双侧性肾上腺小结节性增生、不依赖 ACTH 的双侧肾上腺大结节性增生等。

【临床表现】

1. 向心性肥胖 满月脸，面圆而暗红色，胸、腹、颈、背部脂肪甚厚。疾病后期，因肌肉消耗四肢显得相对瘦小，皮肤菲薄，微血管易透见，与红细胞计数增多及血红蛋白量增高有关（皮质醇刺激骨髓增生加强）。

2. 神经系统 肌无力，下蹲后起立困难，常有不同程度的精神、情绪变化，情绪不稳定、烦躁、失眠等。

3. 皮肤表现 皮肤微血管脆性增加，轻微损伤即可引起淤血、淤斑。下腹两侧、大腿外侧等处出现紫纹（紫红色条纹，由于肥胖皮肤薄、蛋白分解皮肤弹性纤维断裂所致）。指（趾）甲、肛周易真菌感染。

4. 心血管表现 高血压常见，常伴有动脉硬化和肾小球动脉硬化，长期高血压可并发左室肥大、心力衰竭和脑血管意外。由于凝血功能异常，脂代谢紊乱，易发生动静脉血栓，使心血管并发症发生率增加。

5. 对感染抵抗力下降 长期皮质醇分泌增多使免疫功能减弱，患者容易感染某些化脓性细菌、真菌和病毒性疾病。又因皮质醇增多使发热等机体防御反应被抑制，发热程度不高易漏诊。

【辅助检查】

1. 皮质醇测定 血浆皮质醇水平增高且昼夜节律消失，表现为早晨略高于正常，晚上下降不明显。24 小时尿 17- 羟皮质类固醇、尿游离皮质醇升高。

2. 地塞米松抑制试验

（1）小剂量地塞米松抑制试验 尿 17- 羟皮质类固醇不能被抑制到对照值的 50% 以下。

（2）大剂量地塞米松抑制试验 当下丘脑 – 垂体 – 肾上腺轴的关系尚存在时，其反馈调节虽未被小剂量地塞米松所抑制，但可被大剂量抑制到对照值 50% 以下，说明病变在下丘脑或垂体，如不能被大剂量所抑制则可能系肾上腺本身或异源性 ACTH肿瘤。

3. 血 ACTH 测定 原发于肾上腺的肿瘤，ACTH 被反馈抑制而明显下降，垂体性

Cushing 病及异位 ACTH 综合征明显增高。

【治疗要点】

1.垂体性 Cushing 病　经蝶窦切除垂体微腺瘤为近年治疗本病的首选方法，摘除瘤后可治愈，少数患者手术后可复发。如经蝶窦手术未发现并摘除垂体微腺瘤，或某种原因不宜做垂体手术，对病情严重者，宜做一侧肾上腺全切，另侧肾上腺大部分或全切除术，术后做垂体放疗。对于垂体大腺瘤患者需做开颅手术，尽可能切除肿瘤，为避免复发，可在术后辅以放射治疗。

2.肾上腺肿瘤　手术治疗，腺瘤切除后可痊愈。肾上腺腺瘤应尽可能早期做手术治疗，未能根治后已有转移者用药物治疗，减少肾上腺皮质激素的产生量。

3.不依赖 ACTH 小结节性或大结节性双侧肾上腺增生　做双侧肾上腺切除术，术后做激素替代治疗。

4.异位 ACTH 综合征　取决于原发肿瘤的治疗，已有转移，原发肿瘤不能手术者，可与其他化疗、放疗合并使用肾上腺皮质抑制剂。

【护理诊断】

1.自我形象紊乱　与 Cushing 综合征使躯体形象改变有关。

2.体液过多　与糖皮质激素过多引起水钠潴留有关。

3.有感染的危险　与营养不良，机体抵抗力低下有关。

4.有受伤的危险　与代谢异常致骨质疏松有关。

【护理措施】

1.一般护理

（1）环境　保持病室清洁干净，减少或避免到公共场所，减少感染机会。

（2）休息与活动　根据患者身体状况制定休息与活动计划，指导患者在无并发症的情况下应参加轻体力活动，适当进行体育锻炼，以逐步提高活动耐力，不要劳累，保证充足的睡眠。如果患者血压比较高或合并有感染时应注意卧床休息。

（3）合理饮食　进食低钠、高钾、高蛋白、低热量的食物，避免刺激性食物，忌烟酒。预防和控制水肿、低钾血症和高血糖，鼓励患者食用柑橘类、香蕉、南瓜等含钾高的水果。适当摄取富含钙及维生素 D 的食物以预防骨质疏松。有糖尿病症状时应按糖尿病饮食计算。

2.病情观察

（1）密切注意患者精神状态及情绪变化，可疑有自杀念头者应及早做好保护工作。

（2）定期测血压、尿糖，以便及时发现高血压及糖尿病。

（3）轻微发热，身体轻微感染均要重视，因皮质醇增多可以抑制免疫及炎症反应，故严重感染可以表现为较轻症状。

（4）每天患者保持同样条件下测量体重，若水肿减轻，体重也应降低。

（5）观察有无心电图改变，并与医师联系配合处理。

3.对症处理

有水肿者，摄入高钾低钠饮食，记录液体出入量，监测电解质，水肿严重时，根据医嘱用利尿剂。有骨质疏松和骨痛者，让患者注意休息，协助其日常生活，保持地面干燥，无障碍物，以减少摔倒受伤的危险。保持口腔、皮肤、会阴部的清洁卫生，预防感染。

4. 治疗护理

（1）药物护理　观察药物副作用，常见满月脸、水肿、体重增加、头痛、失眠、尿频；如出现过敏反应高血压、感染、青光眼、肌肉骨骼改变、周围循环衰竭、体位性低血压应及时就医。按时服药，不可随便停药或减量，可在医师的指导下根据病情适当调整药物剂量。

（2）协助检查　每项检查都要向患者说明检查方法和原因，以及取得患者合作，使化验结果更加可靠。例如测 24 小时尿 17- 羟、17- 酮皮质类固醇时，护士要告诉患者24 小时尿量要全部放在存有防腐剂的容器内，不可有遗漏的原因。

5. 心理护理

皮质醇增多可兴奋大脑皮层，使患者情绪躁动不安、失眠、抑郁等，加之体态改变，更增加他们的烦恼、忧虑，护士应该了解这些心理状态，向他们解释这些变化都是疾病造成的，一旦痊愈，可以恢复正常，使患者增强自信心、自尊感，消除烦恼。必要时可遵医嘱使用镇静剂及安眠药。对有明显精神症状者，避免一些刺激性的言行，尽量避免患者的情绪波动，以防意外事故发生。嘱患者家属多给予关心与照顾，多探视，使患者感到温暖和关怀，以增强战胜疾病的信心。

【健康指导】

1. 指导患者进食高蛋白饮食，食用高钾、低钠食物，如苹果、香蕉、橙子、梨、西瓜、土豆等，以预防水、电解质的失衡。

2. 教会患者自我护理，保持生活规律，心情愉快。

3. 向患者及家属介绍病情，使其了解体态、外貌变化的原因，本病一般经有效治疗后，病情可在数月后逐渐好转、肥胖减轻、尿糖消失、血压下降等。

4. 少去公共场所，以避免造成感染；告知患者有关疾病临床过程及治疗方法，指导患者正确用药并学会观察药物疗效和不良反应。

5. 对使用皮质激素替代治疗者，应详细介绍用法和注意事项，如出现水肿、体重增加、头痛、失眠、兴奋、高血压等症状，应及时去医院就诊。

【考纲摘要】

1. 皮质醇增多症的临床表现。

2. 皮质醇增多症的饮食护理要点。

【复习思考】

1. 皮质醇增多症常见病因有哪些？

2. 皮质醇增多症的常见临床特点有哪些？

3. 模拟皮质醇增多症患者的护理体检，评价操作中的沟通能力以及尊重患者、友善真诚的工作态度。

（秦芳）

码 8-2-1 皮质醇增多
症患者的护理 PPT

任务三　甲状腺功能亢进症患者的护理

【学习目标】

1.知识目标　明确甲亢的临床表现、护理措施及健康指导；熟悉甲亢的治疗要点；了解甲亢的病因及发病机制。

2.能力目标　能够运用护理程序对甲亢患者实施护理。

3.素质目标　提升学生对生命价值的认识，理解护士为患者减轻痛苦、促进健康的责任和使命，树立正确的职业观。

【案例导入】

患者，女，35岁。一年前无明显诱因，出现疲乏无力，夜间失眠，怕热多汗，食欲亢进，体重下降，突眼，门诊检查诊断为甲状腺功能亢进症。服用硫脲类药物治疗症状好转，昨晚因丈夫车祸身亡而悲痛万分，今早出现恶心、呕吐、烦躁不安、心动过速、高热急诊入院。

护理体检：体温39.6℃，脉搏128次/分，呼吸24次/分，血压13.3/8 kPa（100/60mmHg）。发育正常，体质消瘦、甲状腺肿大，眼球稍突出。心率128次/分，律齐，心尖部有收缩期I期杂音，第一心音增强，余无异常。

请思考：

1.针对该患者提出哪些可能的护理诊断？

2.如何对该患者进行健康指导？

甲状腺功能亢进症（简称甲亢）是指甲状腺腺体本身产生甲状腺激素过多而引起的甲状腺毒症。甲状腺功能亢进症是由于血液循环中甲状腺激素过多，引起以神经、循环、消化等系统兴奋性增高和代谢亢进为主要表现的一组临床综合征。其中最常见的是弥漫性毒性甲状腺肿（即Graves病）。

【病因与发病机制】

本病病因及发病机制尚未完全阐明，以下因素与发病密切相关：

1.遗传因素　该病有家族性发病倾向，且与HLA类型有关。同卵双生相继发病率为30%～60%，而异卵双生者仅为3%～9%。

2.自身免疫　本病为自身免疫性疾病。95%本病患者血中可测得TSH受体为抗原的甲状腺刺激性抗体（thyroid-stimulating antibody，TsAb）。TsAb与TSH受体结合后产生与 TSH 一样的生物学效应，T_3、T_4 合成分泌增加导致 Graves 病。

3. 环境因素　感染、应激和创伤等因素都对本病的发生发展有重要影响，尤其是精神因素，精神刺激可使患者血中糖皮质激素急剧升高，进而改变抑制或辅助性 T 淋巴细胞功能，增强免疫反应，使病情加重。

【临床表现】

1. 症状　本症多发生于青年女性，男女之比 1∶（4 ～ 6），高发年龄为 20 ～ 40 岁。通常呈缓慢起病，而少数可在精神刺激或感染等应激后急性发病，有多系统临床表现。

码 8-3-1　甲亢临床表现视频

（1）高代谢综合征　由于甲状腺激素分泌过多导致交感神经兴奋性增高和新陈代谢加速，常有多食、易饥、疲乏无力，怕热多汗，尤以手足掌、脸、颈、胸前、腋下等处明显。

（2）精神神经系统　常出现神经过敏，易激动或烦躁不安，多语多动、紧张、失眠，有时出现幻觉，偶尔出现躁狂症；也有精神淡漠、少动、寡言，但少见，可有手、眼睑和舌细震颤、腱反射亢进等。

（3）心血管系统　心悸气短、心动过速（在静息或睡眠时心率仍增快是本病的特征性表现之一）、心尖部第一心音亢进。收缩压增高，舒张压降低致脉压差增大，可出现周围血管征。合并甲亢性心脏病时可出现心律失常、心脏增大，甚至心力衰竭。

（4）消化系统　常有食欲亢进，多食消瘦，因 TH 可促使胃肠蠕动增快，造成消化吸收不良而排便次数增多，病情重者可有肝大及肝功能损害偶有黄疸。

（5）运动系统　主要为甲亢性周期性麻痹，发作时有低钾血症，常随甲亢的控制而自愈。少数患者发生慢性甲亢性肌病，表现肌无力、肌萎缩，登楼、蹲起行动困难。

（6）其他表现　女性早期月经减少，继之闭经；男性可阳痿，个别男性有乳房增大。由于消耗增加，营养不良和铁利用障碍，可引起各种贫血，周围血中的白细胞总数偏低，淋巴细胞和单核细胞可相对增高，血小板寿命缩短，可出现紫癜。

2. 体征

（1）突眼征　甲亢突眼分为非浸润性和浸润性。

①非浸润性突眼　又称良性突眼、假性突眼神经性突眼和干性突眼。眼球突出在 18mm 以下，占大多数，一般属对称性，有时一侧突眼先于另一侧，以眼睑和眼外部改变为主，球后组织无明显改变，主要因交感神经活动亢进，上眼睑肌张力增高所致（图 8-2）。

②浸润性突眼　又称恶性突眼、眼肌麻痹性突眼、真性突眼和湿性突眼。较少见，约占甲亢患者中 5% ～ 10%，男性多于女性。眼球突出度多在 19mm 以上（正常不超过 16mm）。可进行性双侧或单侧突眼。突眼程度可不对称，相差 2 ～ 5mm。突眼和甲亢无平行关系。

（2）甲状腺肿大　弥漫性对称性肿大。同时甲状腺血流增多，可在上下叶外侧闻及血管杂音和触及震颤，尤以腺体上部明显，此为特征性体征，在诊断上有重要意义。

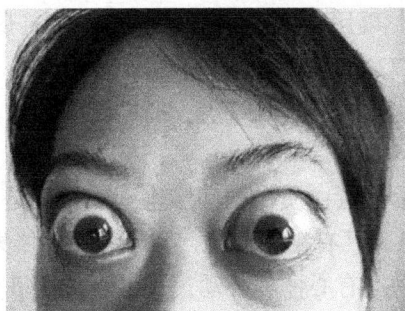

图 8-2 甲亢突眼图示

3. 并发症

（1）甲亢性心脏病　典型甲亢可有心血管的临床表现，心悸、心率增快等，如心脏长期负担过重，以及甲状腺激素对心肌的直接作用，则可产生各种心脏并发症，如心肌肥厚、心律失常，其中以心房颤动最为重要，阵发性较常见，病程过久呈持续性。

（2）甲亢危象　系本病恶化而产生的严重症候群，主要诱因是精神刺激、感染、手术前准备不充分、放射 ^{131}I 治疗等。主要表现原有甲亢症状加重，高热（常在 39℃ 以上）、大汗、心动过速（140 次 / 分以上）、呕吐、腹泻、烦躁不安、谵妄，严重患者可出现心悸、休克及昏迷等。甲状腺危象死亡率较高，可达 20% 以上。

（3）淡漠性甲亢　多见于老年人，一般起病隐匿，症状不典型，无明显的眼征、甲状腺肿和高代谢症候群，主要表现为神态淡漠乏力、嗜睡、反应迟钝腹泻、厌食等，常易发生误诊，本病如未及时治疗易发生危象。

【辅助检查】

1. 血清甲状腺素测定　血清总甲状腺素（TT_4）、总三碘甲状腺原氨酸（TT_3）、血清游离甲状腺素（FT_4）、游离三碘甲状腺原氨酸（FT_3）增高，尤其 FT_3 和 FT_4 直接反映甲状腺功能状态，是诊断甲亢的首选指标。

2. 血清甲状腺素（TSH）测定　是反映甲状腺功能最敏感的指标，甲亢时因 TSH 受抑制而减少。

3. 甲状腺摄 ^{131}I 率测定　^{131}I 摄取率是诊断甲亢的传统方法，目前已经被激素测定技术所替代，本病诊断甲亢的符合率达 90%，用于鉴别不同病因的甲亢，但不能反映病情严重程度与治疗中病情变化。正常值：用盖革计数管测定法，3 小时及 24 小时值分别为 5%～25% 和 20%～45%。高峰在 24 小时出现，甲亢时，3 小时＞25%、24 小时＞45% 且高峰前移。

4. 甲状腺刺激性抗体（TsAb）测定　患者血中 TsAb 阳性检出率可达 80%～95% 以上，对本病有早期诊断意义，可判断病情活动、复发，还可作为治疗停药的重要指标。

5. 基础代谢率（BMR）　正常范围 –10%～+15%。本病患者均高于正常，其增高程度与病情轻重相符。临床上也可用公式估计，方法是禁食 12 小时，睡眠 8 小时后清晨空腹静卧测脉率、血压，再用下列公式计算：BMR% = 脉率 + 脉压 −111 或 BMR% = 0.75（脉率 +0.74 脉压）−72。

6. 影像学检查　B 型超声、CT、MRI 等，有助于甲状腺、异位甲状腺肿大的诊断。

【治疗要点】

1. 一般治疗　补充足量的蛋白质，糖和维生素（尤其是复合维生素 B），以保持高代谢的需要。注意适当休息，凡有精神兴奋、容易激动或伴失眠时，可给予镇静剂（如地西泮）或巴比妥类等药物。有心悸、心动过速者可应用 β 受体阻滞剂（如普萘洛尔）等，以减慢心率，改善症状，但并不能控制基本病变和降低代谢率。

2. 抗甲状腺药物治疗

（1）适应证　①病情较轻，甲状腺较小；②年迈体弱或合并严重心、肝、肾等疾病而不宜手术者；③手术前准备；④甲状腺次全切除后复发而不宜用 ^{131}I 碘治疗者；⑤作为 ^{131}I 碘治疗前后的辅助治疗。

（2）常用药物　甲硫氧嘧啶（MTU）或丙基硫氧嘧啶（PTU）、他巴唑（MMI）及卡比马唑（CMZ，甲亢平）。以上药物可抑制甲状腺激素合成，并可抑制免疫反应，减少甲状腺免疫球蛋白（TSI）的产生，丙基硫氧嘧啶尚在周围组织抑制 T_4 转变为 T_3。

3. 放射性 ^{131}I 治疗　^{131}I 放出射程仅 2mm 的射线，仅限于甲状腺局部，甲状腺又具有高度摄 ^{131}I 的能力，因此 ^{131}I 可使甲状腺泡上皮破坏，萎缩而减少分泌，同时减少腺体内淋巴细胞从而减少抗体产生，以达到治疗甲亢的目的。其适应证为：①中度甲亢年龄在 30 岁以上者；②对抗甲状腺药物治疗无效，或对抗甲状腺药物过敏；③不宜手术或不愿手术者。

4. 手术治疗　通常为甲状腺次全切除术，两侧各留下 2 ～ 3g 甲状腺组织。主要并发症是甲状旁腺损伤导致甲状旁腺功能减退及喉返神经损伤，术后甲亢复发率在 1% 左右。

5. 甲状腺危象治疗　防治感染和充分的术前准备是防治危象发生的关键，一旦发生急需抢救，措施如下。

（1）抑制 TH 合成　首选 PTU，首次剂量 600mg，口服或胃管注入。

（2）抑制 TH 释放　服 PTU 后 1 ～ 2 小时再加复方碘溶液，首剂 30 ～ 60 滴，以后每 6 ～ 8 小时为 5 ～ 10 滴。一般使用 3 ～ 7 天停药。

（3）降低外周组织对 TH 反应　普萘洛尔 20 ～ 40mg，每 6 ～ 8 小时口服一次或 1mg 稀释后静脉缓慢注射，氢化可的松 50 ～ 100mg 加入 5% ～ 10% 葡萄糖溶液静滴，每 6 ～ 8 小时 1 次。

（4）降低 TH 浓度　可选用腹膜透析、血液透析或血浆置换等措施，迅速降低血 TH 浓度。

（5）降温和其他支持治疗

【护理诊断】

1. 营养失调：低于机体需要量　与代谢率增高有关。

2. 活动无耐力　与蛋白质分解增加，甲亢性心脏病，甲亢性肌病等因素有关。

3. 焦虑　与疾病引起情绪激动，精神烦躁不安，病程长等因素有关。

4. 有组织完整性受损的危险　与浸润性突眼有关。

5. 潜在并发症　甲状腺危象。

【护理措施】

1. 一般护理

（1）休息　病情重、心功能不全或合并严重感染的患者，要严格卧床休息，保持环境安静清洁，空气流通，室温20℃左右为佳。病情轻的患者可以下床活动，以不感到疲劳为度。因患者出汗多应经常更换被服，保持床铺干燥，使患者生活舒适。

码8-3-2　甲亢的护理视频

（2）饮食护理　因患者机体处于高代谢状态，能量消耗大，应补充足够的营养，给予高热量、高蛋白、高维生素及含矿物质的饮食。并给予充足的水分。对有心脏病的患者，应避免大量饮水，以防止出现水肿和心衰。禁止摄入刺激性的食物和饮料，如浓茶或咖啡等，以免引起患者神经兴奋。患者腹泻时应食用含纤维素少而且容易消化的食物。避免食用含碘丰富的食物，如海带、紫菜等，以免甲状腺激素合成增加。

2. 病情观察

（1）定时测量并观察患者生命体征的变化。注意体重、神志及精神状态，食欲及大便情况。

（2）观察突眼症状，甲状腺肿大的情况及变化。

（3）严密观察有无甲状腺危象的发生。当患者出现原有症状加重、体温升高、心率加快、大汗淋漓、腹泻、严重乏力时，应立即与医师联系并协助处理。

3. 对症处理

（1）眼部护理　由于高度突眼，球结膜和角膜暴露，易受外界刺激引起充血水肿，继发感染。因而必须采取保护措施：①佩戴有色眼镜，以防光线刺激和灰尘异物的侵害，复视者戴单侧眼罩；②经常用眼药水湿润眼睛，避免过度干燥，睡前涂抗生素软膏，用无菌生理盐水纱布覆盖眼睛；③睡觉或休息时，抬高头部，遵医嘱使用利尿剂，限制钠盐摄入，以减轻球后组织水肿；④指导患者在眼睛有异物感到刺痛或流泪时，勿用手直接搓揉眼睛；⑤定期眼科检查，一旦发生角膜溃疡或全眼球炎等，应配合医师做相应处理。

（2）甲亢危象护理　①保持病室环境舒适和干净，避免各种刺激，绝对卧床休息，患者呼吸困难时应取半卧位，给予吸氧；②观察生命体征按时记录。观察神志，精神状态，腹泻、呕吐、脱水、心功能不全等，及时报告医师并协助处理；③及时准确按医嘱用药，注意观察病情变化及毒副作用；④体温过高者应给予冰块或酒精擦浴以降低体温，必要时实行人工冬眠。昏迷者应定时翻身，进行口腔护理，躁动不安者应使用床栏，保护患者安全；⑤积极准备抢救物品，如镇静剂、血管活性药物、强心剂、糖皮质激素等。

4. 用药护理

（1）使用抗甲状腺药物的护理　①ATD可以引起白细胞减少，发生率为10%左右，严重者可发生粒细胞缺乏症。主要发生在初用药后2～3个月内，所以在用药第1个月内，应每周查一次血常规。1个月后每2周查一次血常规。如白细胞低于3×10^9/L以下或中性粒细胞低于1.5×10^9/L以下，则应考虑停药并对症处理。②皮疹发生率为2%～3%，可先用抗过敏药物治疗，皮疹严重时则应停药并通知医生处理。③胆汁淤积性黄疸、血管神经性水肿、中毒性肝炎等不良反应较为罕见，如发生应立即停药并对症治疗及护理。

（2）使用^{131}I的护理　①观察口腔黏膜有无炎症、有无腹泻、恶心、皮疹等症状；②注意有无放射性甲状腺炎，多发生在摄^{131}I后的7～10天；③有无甲状腺危象；④有无突眼加重，一旦发生异常应及时通知医生处理。

5. 心理护理

护士应态度平和有耐心，随时注意患者的情绪变化，避免过度激动，必要时可使用镇静剂。给予精神上的安慰，告诉患者突眼、甲状腺肿大、消瘦的症状，是由于T_3、T_4分泌过多引起的。控制各种可能对患者造成不良刺激的信息，帮助患者建立舒畅愉快的生活氛围。指导和帮助患者正确处理生活中的突发事件。

【健康指导】

1. 向患者及其家属介绍甲亢发病的基本知识和防治要点，使其认识诱导甲亢发生和病情加重的常见因素，并懂得如何消除和避免。

2. 指导患者合理地安排工作和休息，保持身心愉快，避免过度劳累和精神刺激，鼓励家属与患者建立良好的家庭关系，以减轻患者的精神压力。

3. 向患者解释服药的重要性，指导患者按时服药，定期到医院复查，如服用抗甲状腺药物者应每周查血常规1次，每隔1～2个月做甲状腺功能测定。讲解使用甲状腺抑制剂的注意事项。

4. 指导患者选择高热量高蛋白、高维生素的食物，保证足够营养，食用无碘食盐，忌用含碘食物，戒烟忌酒，避免饮用浓茶及咖啡等饮品。

5. 妊娠期甲亢指导告知患者积极避免对孕妇及胎儿造成影响的因素；应选择抗甲状腺药物控制甲亢，禁用^{131}I治疗，慎用普萘洛尔；产后如需继续服药者，则不宜哺乳。

【考纲摘要】

1. 甲状腺危象的抢救要点及护理措施。

2. 浸润性突眼的眼部护理措施。

【复习思考】

1. 甲状腺危象的临床表现有哪些？

2. 甲亢患者的护理措施有哪些？

3. 思考哪些疾病会引起女性患者月经量减少甚至闭经，影响生育？那么作为一名合格的医护人员，如何引导患者全面正确的认识病因并去实施有效的治疗方法？

4.讨论：甲亢患者急躁易怒，当患者对操作不配合甚至迁怒护士时，我们应该如何处理？体现护士对患者的理解、尊重和关爱的职业态度。

（秦芳）

码8-3-3　甲亢患者
的护理PPT

任务四　甲状腺功能减退症患者的护理

【学习目标】

1.知识目标　明确甲减的临床表现、护理措施及健康指导；熟悉甲减的治疗要点；了解甲减的病因及发病机制。

2.能力目标　能够识别甲亢患者的临床特征并运用护理程序对患者实施护理。

3.素质目标　通过本课程学习，引导学生关心、尊重患者，培养以人的健康为中心的护理观。

【案例导入】

患者，女，37岁。因怕冷、乏力、体重增加9年，近期症状加重伴下肢水肿入院。23岁时产1女，产后月经不规律，3个月前发现下肢及颜面部水肿，四肢肌肉疼痛，怕冷加重。1个月前人工流产1次。查体：神志清，动作言语迟缓，皮肤粗糙。手掌姜黄，少汗，面部水肿，颌下触及4cm×3cm大小软组织包块，质韧。颈部无压痛，听诊无杂音。初步诊断为甲状腺功能减退症。

请思考：

1.对该患者采取哪些饮食护理？

2.如果患者发生昏迷，应采取哪些护理措施？

甲状腺功能减退症（hypothyroidism）简称甲减，是由多种原因引起的TH的合成、分泌或生物效应不足所致的一组内分泌疾病。本病有两种分类方法：一种是根据发病年龄分为三型：呆小病（又称克汀病）、幼年型甲减、成年型甲减。另一种是根据病变部位分类：由于甲状腺本身病变引起的甲减称为原发性甲状腺功能减退症（primary hypothyroidism）；由于垂体疾病引起的TSH分泌减少，称为继发性甲减；由于下丘脑疾病引起的TRH分泌减少，称为散发性甲状腺功能减退症（tertiary hypothyroidism）。本节主要介绍成年型甲状腺功能减退症。

【病因与发病机制】

1.甲状腺病变　由于甲状腺本身病变引起者约占90%以上，以桥本甲状腺炎最常见，占成人甲减的绝大多数。其他还有局部放射治疗、手术、过量碘摄入、碘缺乏、使用致甲状腺肿物质及抗甲状腺药物等所致甲状腺激素水平降低。

2. 垂体性病变 因垂体肿瘤、手术放疗或产后垂体坏死所致垂体分泌不足而引起继发性甲状腺功能减退。

3. 下丘脑疾病 下丘脑肿瘤、慢性炎症和放疗等导致 TRH 分泌减少，引起 TSH 及 TH 相继减少，从而引起继发性甲状腺功能减退。

4. TH 抵抗综合征 大多数是由于 TH 受体基因突变、TH 受体减少或受体缺陷所致。

【临床表现】

1. 一般表现 怕冷、少汗、乏力、少言懒动、动作缓慢、体温偏低、食欲减退而体重不减或增加。典型黏液性水肿（图 8-3）往往呈现表情淡漠、面色苍白、眼睑水肿、唇厚面大、皮肤干燥发凉肿胀增厚粗糙多屑、毛发稀少、眉毛稀疏（外 1/3 脱落）。少数患者指甲厚而脆，多裂纹。由于贫血与胡萝卜素血症，手脚常呈姜黄色。

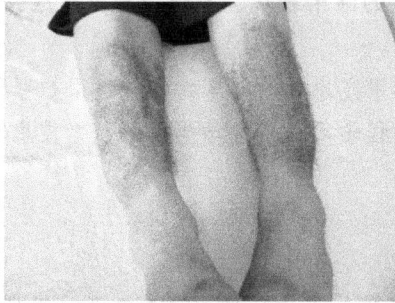

图 8-3 胫前黏液性水肿图示

2. 神经精神表现 记忆力减退、智力低下、反应迟钝、嗜睡、精神抑郁、神经质表现。严重者发展为猜疑型精神分裂症。后期多痴呆、幻觉、木僵等，重者可惊厥。因黏液蛋白沉积，可致小脑功能障碍，出现共济失调、眼球震颤等。

3. 心血管表现 心动过缓，一般为窦性。心音减弱，心输出量减少。心浊音界扩大较常见，常伴有心包积液，经治疗后均可恢复正常。

4. 消化系统表现 常有畏食、腹胀、便秘等，严重者出现麻痹性肠梗阻或黏液性水肿、巨结肠。

5. 内分泌系统表现 原发性甲减，由于 TSH 增高，可同时出现泌乳素增高，约 1/3 患者出现溢乳。女性常有月经过多或闭经，男性常出现阳痿。

6. 血液系统表现 可因甲状腺激素缺乏引起血红蛋白合成障碍，或铁、叶酸、维生素 B_{12} 吸收障碍导致缺铁性贫血和恶性贫血。

7. 肌肉和关节表现 肌肉松弛无力，寒冷时可有肌肉暂时性强直、痉挛、疼痛等。胸锁乳突肌、股四头肌和平滑肌可有进行性肌萎缩。常伴有关节病变，偶见重症肌无力。

8. 黏液性水肿昏迷 见于病情严重者，诱因为严重躯体疾病、中断甲状腺激素治疗、寒冷、感染、手术和使用麻醉镇静药等。临床表现为低体温（<35℃）、呼吸缓慢、

心动过缓、血压下降、四肢肌肉松弛反射减弱或消失，甚至昏迷、休克、心肾功能不全而危及生命。

【辅助检查】

1. 一般检查　由于 TH 不足，影响红细胞生成素合成；骨髓造血功能减低可致轻、中度贫血。血清甘油三酯、LDL-C 增高、HDL-C 降低。

2. 甲状腺功能检测　TSH 升高；血清总 T_4（或 FT_4）降低早于总 T_3（或 FT_3）降低，总 T_3（或 FT_3）下降仅见于后期或病重者；血清 FT_3 明显降低；甲状腺摄 ^{131}I 率降低。

3. 病变部位和病因检查

（1）TRH 兴奋试验　用于病变部位鉴定。静脉注射 TRH 后，血清 TSH 不增高提示垂体性甲状腺功能减退，延迟升高者提示下丘脑性甲状腺功能减退；TSH 在增高的基值上进一步增高，提示原发性甲状腺功能减退。

（2）影像学检查　有助于异位甲状腺、下丘脑-垂体病变等的确定。TGAb、TPOAb 及 TRAb 有助于自身免疫性病因诊断。

【治疗要点】

1. 替代治疗　首选左甲状腺素（L-T_4）该药的半衰期为 7 天，吸收缓慢，每天晨间服药一次即可。老年人应小剂量服用避免诱发和加重冠心病。因为 L-T_3 起效快，持续时间短，一般不用于替代治疗。

2. 对症治疗　有贫血者可补充铁剂维生素 B_{12}、叶酸等胃酸低者应补充稀盐酸。

3. 黏液性水肿昏迷治疗　①立即补充甲状腺激素。首选 L-T_3 静脉注射，重患者症状改善，清醒后改为口服。②氢化可的松 200～300mg/d 静脉滴注，待患者清醒及血压稳定后减量。③给氧，保持呼吸道通畅，必要时人工辅助呼吸及气管切开。④保暖、提高体温。⑤根据需要补液，入液量不宜过多，避免促发心衰、脑水肿、水中毒。⑥积极控制感染、纠正休克等合并症。

【护理诊断】

1. 排便异常　与代谢率低、胃肠蠕动减慢和活动量减少等因素有关。

2. 体温过低　与机体基础代谢率降低有关。

3. 社交障碍　与精神情绪改变造成反应迟钝、冷漠有关。

4. 潜在并发症　黏液性水肿、昏迷。

【护理措施】

1. 一般护理

（1）环境　调节室温在 22～23℃，加强保暖。避免病床靠窗，以免患者受凉。指导患者适当加穿衣服，睡眠时加盖被褥。冬天外出时，应戴手套，穿棉鞋以免四肢暴露在冷空气中，使患者受凉。

（2）休息与活动　应视患者身体状况制定休息与运动计划，如急性感染、胸水、腹水、心包积液、心衰等均应卧床休息；患者一般情况较好，鼓励患者进行适当活动，以刺激肠蠕动，促进排便。

（3）合理饮食　指导患者进食高蛋白、高热量、高维生素、低钠饮食，提高食物中纤维素的含量，如玉米面、荞麦面、豆类、芥菜、蒜苗、白萝卜、香蕉等。

（4）日常生活护理 卧床患者应注意关节及骨突出部位，经常翻身拍背，防止褥疮及肺部感染的发生。患者每日定时排便，以养成规律排便的习惯，必要时根据医嘱给予轻泻剂。

2. 病情观察

（1）观察患者身体与精神智力的变化，以及服药后的改善情况。

（2）观察大便的次数性质、量的改变，观察有无腹胀、腹痛等麻痹性肠梗阻的表现。

（3）观察全身黏液性水肿的变化情况，以及神志、生命体征的变化，若患者出现体温低于35℃，呼吸浅慢、心动过缓、血压降低嗜睡等表现，或出现唇紫、呼吸深长喉头水肿、阻塞呼吸道等症状，应立即通知医师处理。

3. 对症处理

（1）体温过低者，注意保暖，也可用暖水袋，但应避免烫伤。外出时适当增加衣服。

（2）便秘者，可用蜂蜜60g，麻油30mL，加糖或盐，开水冲服，早晚各一次；或晨起空腹服用白开水500mL。便秘严重时可给予缓泻剂。

（3）皮肤干燥者，每日用温水擦洗皮肤并涂以润滑剂，以防皮肤干裂。

（4）黏液性水肿昏迷的护理：①严密监测动脉血气的变化，记录液体出入量，避免水中毒。②保持呼吸道畅通，呕吐物和痰液要及时用吸痰器吸出，吸痰时动作要轻柔，注意勿损伤气管黏膜，给予持续氧气吸入，氧流量为2～4L/min，如果呼吸道不畅，缺氧加重时，及时报告给医生做气管切开术或应用人工呼吸机。③建立静脉通道，给予葡萄糖液，以防发生低血糖。④导尿管留置于床旁，每4小时放尿1次，每天要进行外阴部的清洗，防止泌尿系统感染；每2小时翻身1次，如有排泄物污染床褥应及时更换，并保持床单的整洁、平整。搬动患者时切勿拖拉，应用手臂平托起。有条件者睡气垫床，预防褥疮发生。

4. 用药护理

（1）老年人或合并冠心病者使用左甲状腺素应慎重使用并且用量宜小，外周型TH不敏感综合征者常需大剂量。

（2）在替代治疗中，遇有应激、吸收不良、使用某些药物如胰岛素、利血平、卡马西平、氢氧化铝、苯妥英钠等药物，应适当增加用量，妊娠期的用量需增加5%～100%。尽可能避免使用镇静止痛剂，必须用时应减至常量的1/3～1/2，用后要仔细观察呼吸及神志的变化。

（3）向患者说明服药注意事项，在服药中出现心悸、多汗、大便次数增多等应考虑药物过量，应及时就医调整剂量。

5. 心理护理

（1）护士多与患者交谈，关心患者，鼓励患者家属及亲友来探视患者，使患者感受到温暖和关怀，以增强自信心。

（2）制定活动计划，由简单活动开始，逐渐增加活动量或复杂的活动。鼓励患者做简单的家务事，给予较多的时间学习自我照顾的技巧。鼓励患者多参与社交活动，并与患有相同疾病且病情已改善的病友交流，以降低社交障碍的危机。

【健康指导】

1. 对地方性缺碘采用碘化盐。由药物引起者，应注意及时调整剂量。预防感染，避免皮肤破损、感染和创伤。

2. 给患者讲解甲减发生的原因表现及黏液性水肿发生的原因，使患者学会自我观察。若出现低血压心动过缓、体温降低（体温<35℃）等应立即就医。

3. 向患者解释终生服药的必要性。应按时服药，不可随意停药或改变剂量，以免发生严重后果如心肌缺血、心肌梗死或心力衰竭等。

【考纲摘要】

1. 甲状腺功能减退症的临床表现。

2. 黏液性水肿昏迷的诱因及护理措施。

【复习思考】

1. 甲状腺功能减退症的临床表现有哪些？

2. 黏液性水肿昏迷的护理措施有哪些？

3. 如何知道患者和家属有计划安排力所能及的生活活动，增强其自信心和自尊感？

4. 甲减患者对自己的体貌特征变化不能适应，产生自卑心理。请通过角色扮演，模拟甲减患者的护患沟通，评价护士的沟通能力、语言表达能力和人文关怀精神。

（秦芳）

码 8-4-1　甲状腺功能
减退症患者的护理 PPT

任务五　糖尿病患者的护理

【学习目标】

1. 知识目标　掌握糖尿病的病因分类、发病机制、临床表现、护理措施及健康指导；糖尿病的治疗要点。

2. 能力目标　能正确进行血糖监测及胰岛素注射，能对患者进行健康教育。

3. 素质目标　通过知晓糖尿病患者心理、饮食、运动、药物监测的重要性，培养护士端正的学习态度，严谨的工作作风。

【案例导入】

患者，女，49岁。患糖尿病多年，一直注射胰岛素治疗，近半个月因与家人不和，情绪不佳，拒绝使用胰岛素；因纳差、恶心呕吐、多尿、意识不清入院。查体：体温 36.8℃，脉搏 100 次 / 分，呼吸 28 次 / 分，血压 90/60mmHg，患者皮肤干燥，双眼球下陷，呼之不应，呈昏迷状态，呼吸有烂苹果味。实验室检查：尿糖（++++），尿酮体强阳性，血糖 21.5mmol/L，血气分析，pH 值 7.02。初步诊断为糖尿病酮症酸中毒。

请思考：

1. 糖尿病酮症酸中毒的诱因有哪些？

2. 应如何对该患者进行抢救和护理？

糖尿病（diabetes mellitus，DM）是一组由多病因引起以慢性高血糖为特征的代谢性疾病，是由于胰岛素分泌和（或）利用缺陷所引起。长期碳水化合物以及脂肪、蛋白质代谢紊乱可引起多系统损害，导致眼、肾、神经、心脏、血管等组织器官慢性进行性病变、功能减退及衰竭；病情严重或应激时可发生急性严重代谢紊乱，如糖尿病酮症酸中毒（DKA）、高渗高血糖综合征。

码 8-5-1 化腐朽为神奇的故事

据国际糖尿病联盟（IDF）发布：糖尿病是 21 世纪增长最快的全球突发卫生事件之一，全世界 5.41 亿成年人（10.6%）伴有糖耐量受损，每 18 名成年人中有 1 人空腹血糖受损。我国过去 10 年间（2011 年～ 2021 年）糖尿病患者人数由 9000 万增加至 1 亿 4000 万，增幅达 56%，其中约 7283 万名患者尚未被确诊，比例高达 51.7%。而已接受治疗者，糖尿病控制状况也很不理想。另外，儿童和青少年 2 型糖尿病的患病率显著增加，目前已成为超重和肥胖儿童的关键健康问题。

【病因与发病机制】

1. 1 型糖尿病 胰岛 B 细胞破坏，导致胰岛素绝对缺乏。

（1）**遗传因素** 遗传学研究显示 1 型糖尿病是多基因、多因素共同作用的结果，目前认为人组织相容性抗原（HLA）复合物是决定 1 型糖尿病遗传易感性最主要的因素，但易感基因只赋予个体对本病的易感性，其发病依赖于多个易感基因的共同参与和环境因素的影响。

（2）**病毒感染** 病毒感染（如胞腺炎病毒、风疹病毒、柯萨奇 B_4 病毒）可直接损伤胰岛组织，或损伤胰岛组织后，诱发自身免疫反应，约 90% 的新发病的患者循环血中有多种胰岛细胞自身抗体，如胰岛细胞自身抗体（ICA）、谷氨酸脱羧酶自身抗体（GAD）等。

2. 2 型糖尿病 胰岛素抵抗伴胰岛素进行性分泌不足。

（1）**遗传因素** 2 型糖尿病具有更强的遗传倾向，由多基因变异引起。

（2）**胰岛素抵抗和 B 细胞功能缺陷** 胰岛素抵抗是指机体对一定量的胰岛素的生物学反应低于预计正常水平的一种现象。胰岛素抵抗和胰岛素分泌缺陷（包括二者的相互作用）是 2 型糖尿病发病机制的两个基本环节和特征，并与动脉粥样硬化性心血管疾病、高血压、血脂异常、内脏型肥胖等有关，是所谓的"代谢综合征"的成分之一。

（3）**糖耐量减低（IGT）** 目前认为，大多数 2 型糖尿病患者均经过 IGT 阶段，每年均有 1% ～ 5%（有高达 12%）的 IGT 发展为 2 型糖尿病，目前认为糖耐量减低和空腹血糖调节受损均为糖尿病的危险因素。

（4）与环境因素有关　包括人口老龄化、营养因素、肥胖、体力活动少、都市化生活、应激、化学毒物等。

【临床表现】

1. 代谢紊乱症状群　血糖升高后因渗透性利尿引起多尿继而口渴多饮；外周组织对葡萄糖利用障碍，脂肪分解增多，蛋白质代谢负平衡，渐见乏力、消瘦，儿童生长发育受阻；患者常有易饥、多食。故糖尿病的临床表现常被描述为"三多一少"，即多尿、多饮、多食和体重减轻。可有皮肤瘙痒，尤其外阴瘙痒。血糖升高较快时可使眼房水、晶状体渗透压改变而引起屈光改变致视物模糊。许多患者无任何症状，仅于健康检查或因各种疾病就诊化验时发现高血糖。

码 8-5-2　糖尿病的临床表现视频

2. 急性并发症

（1）糖尿病酮症酸中毒（diabetic ketoacidosis，DKA）　糖尿病加重时，产生大量脂肪分解代谢产物酮体（β羟丁酸、乙酰乙酸、丙酮酸）。超过外周组织利用，造成血中酮体升高或尿酮体出现，临床上称为酮症。若代谢紊乱进一步加剧，血酮体浓度进一步升高，超过体内酸碱平衡调节能力，则血 pH 值下降，造成酮症酸中毒，严重者出现昏迷，危及生命。

①诱因　1 型糖尿病有自发 DKA 倾向，2 型糖尿病患者在一定诱因作用下也可发生 DKA。常见诱因有感染、胰岛素治疗不适当减量或治疗中断、饮食不当、妊娠、分娩、创伤麻醉、手术、严重刺激引起应激状态等。

②临床表现　早期酮症阶段常仅有多尿、多饮、疲倦等，当酸中毒出现病情恶化，出现食欲减退、恶心呕吐、尿量增多，此外伴有头痛、嗜睡、呼吸加深加快（kussmual 呼吸）、呼吸中有丙酮味（烂苹果味），患者后期脱水明显，尿少、皮肤干燥、弹性差、眼球下陷、脉细速、血压下降以至昏迷、死亡。

（2）高渗高血糖综合征（hyperosmolar hyperglycemic syndrome，HHS）　以严重高血糖、高血浆渗透压、脱水为特点，无明显酮症，病人可有不同程度的意识障碍或昏迷。多见于老年 2 型糖尿病病人，急性约 2/3 患者于发病前无糖尿病史或仅为轻症。常见诱因有感染、外伤、手术、急性胃肠炎、胰腺炎、脑血管意外、严重肾脏疾患、血液或腹膜透析治疗以及使用某些药物，如糖皮质激素、免疫抑制剂、噻嗪类利尿药等。起病时先有多尿、多饮，但多食不明显，或食欲减退，失水随病程进展逐渐加重，出现嗜睡、幻觉、定向障碍、偏盲、偏瘫等，晚期陷入昏迷、尿少甚至尿闭。

（3）感染　糖尿病可因毛细血管脆性增加出现皮下出血和淤斑、皮肤小动脉病变致供血不足可引起局部皮肤紫绀或缺血性溃疡，多见于足部，加上神经营养不良和外伤等还可引起营养不良性溃疡。糖尿病患者容易发生感染，如皮肤疖、痈等化脓性感染很常见，有时可有败血症，泌尿系统感染以肾盂肾炎、膀胱炎为多见。

3. 慢性并发症

（1）大血管病变　与非糖尿病患者群相比较，糖尿病患者群中动脉粥样硬化的患病率较高，发病年龄较低。大、中动脉粥样硬化主要侵犯主动脉、冠状动脉、脑动脉、肾动脉和肢体外周动脉等。肢体外周动脉粥样硬化常以下肢动脉病变为主，表现为下肢疼痛、感觉异常和间歇性跛行，严重供血不足，可导致肢体坏疽。

（2）微血管病变　微血管指微小动脉和微小静脉之间，管腔直径在 100μm 以下的毛细血管及微血管网。微循环障碍、微血管瘤形成和微血管基底膜增厚，是糖尿病微血管病变的典型改变。微血管病变主要表现在视网膜、肾、神经、心肌组织，其中尤以糖尿病肾病和视网膜病变为重要。

①糖尿病肾病：毛细血管间肾小球硬化症是主要的糖尿病微血管病变之一，常见于病史超过 10 年的患者，是 1 型糖尿病患者的主要死亡原因，典型表现为蛋白尿、水肿和高血压，晚期出现氮质血症，最终发生肾衰竭。

②糖尿病视网膜病变：糖尿病病程超过 10 年，大部分患者合并程度不等的视网膜病变是糖尿病微血管病变的重要表现，是失明的主要原因之一。

③其他：心脏微血管病变和心肌代谢紊乱可引起心肌广泛灶性坏死等损害，称糖尿病心肌病，可诱发心力衰竭、心律失常、心源性休克和猝死。

（3）神经病变　以周围神经最常见，通常为对称性，下肢较严重，病情进展缓慢。临床上先出现肢端感觉异常，分布如袜（手）套状伴麻木、针刺、灼热或踏棉垫感，有时伴痛觉过敏，随后有肢体痛，呈隐痛、刺痛或烧灼样痛，夜间及寒冷季节加重。后期可有运动神经受累，出现肌张力减弱，肌力减弱以至肌萎缩和瘫痪。自主神经病变也较常见，并可较早出现，影响胃肠、心血管、泌尿系统和性器官功能。临床表现有瞳孔改变（缩小且不规则、对光反射消失、调节反射存在）和排汗异常（无汗、少汗或多汗）；胃排空延迟、腹泻（饭后或午夜）、便秘等胃肠功能失调，直立性低血压、持续性心动过速等心血管自主神经功能失常。

（4）眼的其他病变　除视网膜病变外，糖尿病还可引起黄斑病、白内障、青光眼、屈光改变，虹膜睫状体病变等。

【辅助检查】

1. 尿糖测定　尿糖阳性是诊断糖尿病的重要依据但尿糖阴性不能排除糖尿病的可能。并发肾小球硬化症时，肾小球滤过率减低，肾糖阈升高。此时虽然血糖升高，而尿糖呈假阴性。

2. 血糖测定　血糖升高是目前诊断糖尿病的主要依据，尤其空腹及餐后 2 小时血糖升高是诊断糖尿病的主要依据。静脉血浆测定正常范围是 3.9 ～ 6.0mmol/L（70 ～ 108mg/dL）。血糖测定又是判断糖尿病病情和控制程度的主要指标。

3. 口服葡萄糖耐量试验（OGTT）　有糖尿病可疑而空腹或饭后血糖未达到诊断标准者，应进行 OGTT 试验。成人口服 75g 葡萄糖，实验要求在试验前 3 天每天碳水化合物摄入量不少于 200g，实验日晨空腹取血后将葡萄糖 75g 溶于 250 ～ 300mL 水中，于 5 ～ 15 分钟内服下，服后 30 分钟、60 分钟、120 分钟和 180 分钟取血测血糖。OGTT 2 小时血浆葡萄糖 < 7.7mmol/L（139mg/dL）为正常糖耐量；≥ 7.8 ～ 11.1mmol/L（≥ 140 ～ 200mg/dL）为糖耐量减低；≥ 11.1mmol/L（200mg/dL）应考虑糖尿病。

4. 糖化血红蛋白 AI 和血浆白蛋白测定 糖化血红蛋白 Al（GHbA1）测定可反映取血前 8 ～ 12 周血糖的总水平，为糖原病控制情况的监测指标之一，正常人的 GHbA1 为 4% ～ 6%；人血浆白蛋白可与葡萄糖发生非酶催化的糖基化反应而形成果糖胺（FA），测定反应糖尿病患者近 2 ～ 3 周内血糖总的水平，为糖尿病患者近期病情监测的指标。

5. 其他检查 糖尿病控制不良者血甘油三酯、总胆固醇有不同程度的增高。

【治疗要点】

1. 饮食治疗 糖尿病的饮食治疗是糖尿病治疗的基本措施。

2. 药物治疗

（1）口服降糖药治疗 口服降糖药主要有磺脲类和双胍类。磺脲类常用的有甲苯磺丁脲（D_2）、格列齐特、格列喹酮、格列本脲等。仅用胰岛素分泌的 B 细胞存在者，它可促进胰岛素分泌，也可通过生长抑制素抑制胰高血糖素分泌，从而降低血糖。双胍类降糖药常用药物有二甲双胍，其降糖作用并不通过胰岛素 B 细胞，主要是减少肠黏膜吸收葡萄糖，增加外周组织对葡萄糖的摄取和利用，促进糖进入细胞内进行无氧酵解，从而增加乳酸的生成。

（2）α- 糖苷酶抑制剂治疗 作用机制是竞争性抑制位于小肠上皮细胞刷状缘内的 α- 糖苷酶，延缓肠道对葡萄糖的吸收，因而降低餐后高血糖。常用药物有阿卡波糖（拜糖平）、优格列波糖（倍欣）。

（3）胰岛素治疗

1）适应证 ①1 型糖尿病患者；②2 型糖尿病经饮食及口服降糖药治疗未能良好控制者；③糖尿病急性并发症，如酮症酸中毒、高渗性昏迷、乳酸性酸中毒伴有高血糖者；④糖尿病并发重要脏器功能损害者；⑤伴有重度合并症如感染、创伤或大手术、分娩等。

2）使用原则和剂量调节 无论哪种类型的糖尿病，胰岛素治疗应在一般治疗和饮食治疗的基础上进行，并按患者的反应情况和治疗需要做适当调整。初用胰岛素，剂量尚未掌握前，宜选用普通胰岛素，通常以餐前尿糖定性为依据，一般实际用量较估计用量小，有时第一次仅用其 1/3 ～ 1/2 量，以免发生低血糖。

知识拓展

1956 年初，党中央发出了"向科学进军"的号召。1958 年底，人工合成胰岛素项目被列入 1959 年国家科研计划。在科研基础十分薄弱、设备极其简陋的年代，历经七年的不懈攻关，1965 年 9 月 17 日，我国科学家成功合成结晶牛胰岛素，这也是世界上第一个人工合成的蛋白质。我国科学家成功合成胰岛素，标志着人类在探索生命奥秘的征途中迈出了关键的一步，它开辟了人工合成蛋白质的时代，在生命科学发展史上产生了重大影响，也为我国生命科学研究奠定了基础。

启示：树立正确的价值观，不畏艰难险阻，勇攀科学高峰；培养民族自豪感，厚植爱国主义情怀。

----

3. 糖尿病酮症酸中毒的治疗

（1）纠正水、电解质紊乱 糖尿病酮症酸中毒患者常有重度失水，此时组织微循环灌注不足，致胰岛素不能有效地进入组织间液而发挥生物效应，确诊后必须迅速纠正。开始一般补给生理盐水或复方氯化钠溶液，如心、肾功能正常者可于初始 2～4 小时内快滴 1000～2000mL，以后根据失水、血压及尿量等具体情况决定补液量。当血糖下降至 13.9mmol/L（250mg/dL）以下时可用 5% 葡萄糖盐水静脉滴注以免发生低血糖反应，治疗过程注意补钾（见尿补钾），充分补钾的同时要注意血镁、血磷的纠正。

（2）胰岛素治疗 常用的是小剂量胰岛素连续静脉滴注法，每小时 0.1U/kg，对病情重者可加用首次负荷量 0.2U/kg，当血糖下降至 13.9mmol/L 时，开始输入 5% 葡萄糖溶液（或葡萄糖生理盐水），并按比例加入胰岛素，每 4～6 小时复查血糖，调节输液中胰岛素的比例，使血糖稳定在较安全的范围内。

（3）纠正电解质及酸碱平衡失调 如血 pH 低于 7.1～7.0 给予碳酸氢钠 50mmol/L（约 5% SB84mL），稀释至等渗溶液（1.25%）后静脉滴注，先快后慢。但补充碳酸氢钠不宜过快过多。

4. 高渗性非酮症糖尿病昏迷

（1）补液 一般因患者失水严重，故迅速补液、扩容、纠正高渗为处理关键，24 小时补液量可达 6000～10000mL。主张先用等渗氯化钠溶液。

（2）胰岛素 当血糖在 33.3mmol/L 左右时，可先静脉注射胰岛素首次负荷量，应用短效胰岛素每公斤体重 0.2U，继续以每小时每公斤体重 0.1U 的速度静脉滴注胰岛素。当血糖下降至 13.9～16.7mmol/L 时，可开始输入 5% 葡萄糖溶液并加入胰岛素。同时监测血糖，注意补钾及防止脑水肿，一般不补碱。

（3）其他 诱因及并发症治疗如控制感染，纠正心力衰竭，改善肾功能，治疗脑水肿等。

【护理诊断】

1. 营养失调：低于机体需要量 与体内糖、蛋白质、脂肪代谢紊乱有关。

2. 有感染的危险 与血糖增高、脂代谢紊乱、营养不良、微循环障碍等因素有关。

3. 潜在并发症 尿病酮症酸中毒昏迷、高渗性昏迷、低血糖反应。

4. 知识缺乏 缺乏糖尿病防治及自我护理等方面的知识。

【护理措施】

1. 一般护理

（1）饮食护理 所有糖尿病患者无论采用降血糖药与否，均须控制饮食。对糖尿病患者实施饮食治疗是一项基本治疗措施，可以减轻胰岛负担，有利于控制病情。

码 8-5-3 糖尿病的护理视频

①制订总热量　根据患者的标准体重、职业、劳动强度和年龄可计算出患者应从食物中摄入的总热量。成年人休息者每日每公斤理想体重给予热量105～125.5kJ（25～30kcal）、轻体力劳动或脑力劳动为主者125.5～146.4kJ（30～35kcal）、中度体力劳动者146.4～167.4kJ（35～40kcal）、重体力劳动者167.4kJ（40kcal）以上。对肥胖性2型糖尿病患者给予低热量饮食，以使其体重减轻，而对1型糖尿病患者尤其是儿童、消瘦和营养不良者，则应给予足够的热量和丰富的蛋白质含量。这是生长发育和增加体重所必需的。

②碳水化合物　蛋白质和脂肪的分配：饮食中的成分分配应合理。一般碳水化合物占50%～60%，蛋白质一般不超过总热量的15%，脂肪占总热量的30%，高纤维素食物可以改善餐后高血糖，减少胰岛素和口服降血糖药物的剂量，包括树胶、果胶和植物纤维等。

③每餐热量合理分配　三餐热量分布大概为1/5、2/5、2/5或1/3、1/3、1/3，或分成四餐为1/7、2/7、2/7、2/7，可按患者生活习惯病情及配合治疗的需要来调整。

④糖尿病患者饮食注意事项　严格限制甜食，忌食动物内脏高胆固醇食物，忌烟酒。食盐<10g/d，平时饥饿可增加碳水化合物含量<5%的蔬菜。主副食搭配食用，严格控制总热量。若发生低血糖，应立即饮用糖水或含糖饮料。每周测量体重一次，若体重改变>2kg，尽快报告医师。

（2）运动疗法的护理　应有规律地适当运动，根据年龄、性别、体力、病情等不同条件循序渐进和长期坚持。运动可促进葡萄糖进入肌肉细胞，增加肌肉和组织利用葡萄糖使血糖下降；促使肌肉利用脂肪酸，降低血清甘油三酯极低密度脂蛋白，提高高密度脂蛋白，从而减少胆固醇，降低血压，有利于预防冠心病、动脉硬化等并发症的发生；改善血液循环与肌肉张力，防止骨质疏松；还可减轻患者的压力和紧张，使心情舒畅。

1）运动方式　最好做有氧运动如快走、慢跑、骑自行车、做广播操、游泳、太极拳球类活动等，至少每周3次，可达到重复大肌肉运动、改善循环、加强心肺的功能及降低血糖的目的。运动的强度方式根据个人情况进行选择。

2）运动疗法注意事项　①如果在运动过程中出现饥饿、心悸、出虚汗、头晕及四肢无力或颤抖等提示出现低血糖，应立即停止运动并进食一些食物，若不能缓解应立即去医院治疗。②指导患者逐渐增加运动量及活动时间，以不感到疲劳为度，过度疲劳可使血糖升高，病情恶化。③运动时心脏负担增加、血压升高有诱发心绞痛、心肌梗死和心律失常的危险，增加玻璃体和视网膜出血的可能性。因此，若出现胸闷、胸痛、视力模糊等应立即停止运动并及时处理。④运动应尽量避免恶劣天气，不在酷暑及炎热的阳光下或严冬凛冽的寒风中运动。⑤运动时随时携带糖尿病卡，卡上写有本人的姓名、年龄、家庭住址、电话号码和病情，以备急用，运动后应做好运动日记，以便观察疗效及不良反应。

2. 病情观察

（1）观察患者有无口渴、多饮、多食、多尿、食欲减退、恶心呕吐、头晕、头痛、烦躁、嗜睡；有无呼吸深快、烂苹果味、昏迷等。发现病情变化及时通知医生处理及配合抢救。

（2）观察生命体征的变化，记录神志、瞳孔大小及对光反射、记录液体出入量。

（3）观察患者有无皮肤瘙痒、感觉异常、感染及皮肤黏膜破损，注意下肢及足部情况。

（4）监测并记录尿糖、血糖、尿酮、血酮的变化，遵医嘱检测动脉血气分析及血钾，观察有无酮症酸中毒低血糖低血钾等症状，一旦发生酮症酸中毒，立即建立静脉通路，遵医嘱补液，给予及时治疗及护理。

3. 对症护理

（1）皮肤护理　糖尿病患者皮肤的抵抗力弱，易受感染，如发生外伤，伤口不易愈合，护理人员应注意对患者皮肤、黏膜的保护。鼓励并协助患者勤洗澡勤换衣服，保持皮肤清洁。给予皮肤按摩，促进局部血液循环，以防皮肤化脓性感染。指导患者选择纯棉、柔软、宽松的衣服，避免使用各种束带。如有外伤或皮肤感染时，不可随意用药，特别是对皮肤刺激性大的药物，例如碘酒，必要时由医生来处理。

（2）呼吸道的护理　①指导患者保持口腔清洁，早晚两次刷牙，牙刷要用软毛牙刷，避免损伤牙龈及口腔黏膜，饭后要漱口；②保持呼吸道通畅，避免与呼吸道感染者接触，如肺炎、感冒肺结核等；③重症患者，护士应每日给予特殊口腔护理，防止口腔疾病。

（3）泌尿道的护理　患者因局部尿糖的刺激，会阴部皮肤常有瘙痒现象，保持清洁、干燥以减少瘙痒和湿疹的发生。如有自主神经紊乱造成的尿潴留，尽量避免导尿以防感染，可采用人工诱导排尿、膀胱区按摩或热敷等方法。

（4）足部护理　护理人员应每天检查足部一次，评估足部神经感觉、足背动脉搏动情况皮肤颜色、温度改变，及早发现感染及感觉的异常。检查时应注意指（趾）甲的颜色，有无甲沟炎、甲癣等病变，如发现异常情况要及时报告医生处理。冬天注意足部的保暖，避免受凉，鞋子应选择轻巧、柔软稍宽大一些，袜子要选择弹性好、透气性强的纯棉材质为佳。经常按摩足部，以促进血液循环，避免感染。每天用温水洗脚，避免过烫，浸泡约15分钟左右，用柔软的毛巾轻轻擦干。指甲不要剪得太短，应与脚趾平齐。积极预防足癣，勤换鞋袜，保持足部清洁。如有红、肿、热、痛，应及时治疗。

（5）酮症酸中毒的护理　在原有糖尿病基础出现显著软弱无力、极度口渴、尿量增多伴纳差、呕吐、头痛及意识改变应警惕酮症酸中毒的发生。一旦发生，应准确执行医嘱，确保液体和胰岛素的输入，胰岛素的用量必须准确和及时；患者应绝对卧床休息，注意保暖，昏迷患者应按昏迷处理；在输液和胰岛素治疗过程中，需每1～2小时监测尿糖、血糖、尿酮、血酮、血钾、血钠、二氧化碳结合力等。

4. 治疗护理

（1）口服降血糖药　应了解各类降糖药物的剂量、用法，注意药物的副作用和禁忌证，指导患者正确服药，及时纠正不良反应。磺脲类药物其不良反应：①低血糖反应；②胃肠道反应，有厌食、恶心、呕吐、腹痛、腹泻；③皮肤表现瘙痒、皮疹和过敏性皮炎等；④造血系统以白细胞减少较多见。双胍类药物主要不良反应：胃肠道反应如口干苦、金属味、厌食、恶心、呕吐、腹泻等，少数有过敏反应，表现为皮肤红斑、荨麻疹等。因双胍类促进无氧糖酵解，产生乳酸，如有肝功能不全低血容量休克、心力衰竭等缺氧情况时可诱发乳酸性酸中毒。α–糖苷酶抑制剂不良反应以消化道症状较为常见如腹胀腹泻、胃肠痉挛性疼痛等。

（2）胰岛素　胰岛素需置于冰箱内冷藏（5～15℃）保存，不能剧烈晃动，注射前1小时自冰箱内取出，升温后普通胰岛素于饭前半小时皮下注射，鱼精蛋白锌胰岛素在早餐前1小时皮下注射。长、短效胰岛素混合使用时，应先抽吸短效胰岛素，再抽吸长效胰岛素，然后混合均匀后做皮下注射。注射部位应选皮肤松软处，如上臂三角肌、臀部、腰部、腹部均要离开上次注射处3cm以上，进行交替注射以免形成局部硬结，影响药物吸收及治疗。注射胰岛素时应严格无菌操作，防止发生感染，观察胰岛素的不良反应。

①低血糖反应　为最主要的不良反应，表现为头晕、心悸、多汗、饥饿甚至昏迷。与胰岛素剂量过大或（和）饮食失调有关，对低血糖反应者，及时监测血糖，根据病情进食糖类食物、含糖饮料或静脉推注50%的葡萄糖40～60mL，确保胰岛素的有效使用剂量和时间，定时定量进食及适量运动是预防低血糖的关键。

②胰岛素过敏　主要表现为注射部位瘙痒、荨麻疹、全身性皮疹、血清病，过敏性休克很少见。

③注射部位皮下脂肪萎缩或增生　可致使胰岛素吸收不良，停止该部位注射后可缓慢吸收。

5. 心理护理

关心和理解患者，及时将糖尿病的知识和预后告知患者和家属，使患者了解糖尿病虽不能根治，但可通过饮食控制、终身治疗、规律生活和适当体育锻炼可使血糖控制在正常范围内，能最大限度地避免并发症的发生。帮助患者认识病情，说明不良情绪与病情加重密切相关，解除焦虑、紧张心理，与患者家属共同商讨制定饮食、运动计划，鼓励患者参加各种糖尿病病友团体活动，增加战胜疾病的信心。

【健康指导】

1. 指导患者积极预防危险因素　如改变不健康的生活方式，不吸烟饮酒、清淡、合理膳食、积极参加适当的运动锻炼、减轻体重等均可降低2型糖尿病的发生，教育患者预防糖尿病加重的诱发因素，如急性感染或合并其他疾病，精神紧张、情绪不稳定等；麻醉外伤或手术；妇女妊娠；饮食控制不当；胰岛素及口服降糖药物使用不当；低血糖频繁发作、过度劳累等。

2. 教会患者尿糖测试方法和结果判断　指导患者每日收集四段尿（即早餐至午餐前、午餐后至晚餐、晚餐后至睡前、睡后至次日早餐前），摇匀后取出尿液测尿糖定性，并记录结果，作为药物剂量调整的参考。有血糖仪者，应教会其血糖仪的使用方法，同时让患者了解尿糖和血糖测定结果的临床意义。

码8-5-4　简易血糖仪的使用视频

3. 嘱患者出院后定期复查　定期对眼底、心血管和肾脏功能进行

检查，以早期发现慢性并发症及早进行治疗。病情不稳，易发生低血糖反应的患者应随身携带病例资料，以便发生意外及时救助。

【考纲摘要】

1. 糖尿病治疗的五个方面。
2. 糖尿病的饮食护理。
3. 糖尿病的用药护理。
4. 胰岛素常见不良反应及使用注意事项。
5. 糖尿病足的护理措施。

【复习思考】

1. 糖尿病患者常见并发症有哪些？应如何护理？
2. 常用降糖药物的适应证、不良反应有哪些？
3. 糖尿病最基本的治疗饮食治疗，"民以食为天"，那么作为一名内分泌的护士，应如何指导和关心患者的饮食，提高患者的生活乐趣？
4. 分享《胰岛素的发现》的故事，深入理解胰岛素的生物学作用，并学习胰岛素运用于临床的创新性和严谨性的科学思维；学习《胰岛素的发现》中积极思索和解决问题，迎难而上、坚持不懈的科学精神。同时，了解中国科学家在合成人工胰岛素方面做出的重要贡献，激发热爱祖国的感情。

（秦芳）

码 8-5-5　糖尿病患者的护理 PPT

任务六　痛风患者的护理

【学习目标】

1. 知识目标　明确痛风的临床表现、护理措施及健康指导；熟悉痛风的治疗要点；了解痛风的病因及发病机制。

2. 能力目标　能对痛风患者实施护理，指导其饮食和关节护理的技能。

3. 素质目标　通过痛风患者护理的学习，了解患者的痛苦，增强护士为患者减轻病痛、促进健康的责任感。

【案例导入】

患者，男，72岁。右足部跖趾关节疼痛1日。1日前患者饮酒后右足部趾关节出现红、热及明显压痛，关节迅速肿胀，疼痛剧烈，难以忍受，影响睡眠和活动。既往有高血压病史，正规降压治疗，血压控制可。查体：体温37.1℃，脉搏88次/分，呼吸 20 次 / 分，血压 130/80mmHg。神志清，痛苦面容，两肺无异常，心界不大，心率 88 次 / 分，心律规则，无杂音。腹平软，无压痛及反跳痛。右足部跖趾关节皮肤红肿，皮温高，压痛明显。辅助检查：血白细胞计数 $10.4×10^9$/L；红细胞沉降率 30mm/h；血清尿酸：$458μmol$/L。右足部跖趾关节 X 射线检查：符合痛风关节表现。初步诊断为痛风。

请思考：

1. 针对该患者提出哪些可能的护理诊断？

2. 可采取哪些主要护理措施？

痛风（gout）是嘌呤代谢紊乱和（或）尿酸排泄障碍所致的一组异质性疾病，其临床特征为血清尿酸升高、反复发作性急性关节炎、痛风石及关节畸形、尿酸性肾结石、肾小球、肾小管、肾间质及血管性肾脏病变等。分为原发性、继发性和特发性 3 类，原发性痛风占绝大多数。

本病见于世界各地，由于受地域、民族、饮食习惯的影响，痛风患病率差异较大，并随年龄及血清尿酸浓度升高和持续时间而增加。据估计，我国痛风的患病率为 1%～3%。

【病因与发病机制】

痛风由遗传因素和环境因素共同致病，常与肥胖、糖脂代谢紊乱、高血压、动脉硬化和冠心病等有关。其生化标志是高尿酸血症，临床上 5%～15% 高尿酸血症患者可发展为痛风。在酸性环境中，尿酸可析出结晶，沉积在骨关节、肾脏和皮下组织，造成组织病理学改变，导致痛风性关节炎、痛风性肾病和痛风石等。

【临床表现】

本病多见于 40 岁以上男性，女性多在更年期后发病，近年发病有年轻化趋势。常有家族遗传史。

1. 无症状期 仅有波动性或持续性高尿酸血症，从血尿酸增高至症状出现，可长达数年，有些可终身不出现症状，但随年龄增长，痛风患病率增加，其症状出现与高尿酸血症的水平和持续时间有关。

码 8-6-1 痛风的临床表现视频

2. 急性关节炎期 常有以下特点：①多在午夜或清晨突然起病，关节剧痛，呈撕裂样、刀割样、难以忍受；数小时内出现受累关节的红、肿、热、痛和功能障碍，最易受累部位是拇指及第一跖趾关节，其余依次为踝、膝、腕、指、肘等关节。②常由饮酒、过度疲劳、关节受伤、寒冷，摄入大量高嘌呤食物、手术、感染等因素诱发。③初次发作常呈自限性，经 1～2 日或数周自行缓解，缓解后关节局部可出现特有的脱屑和瘙痒表现。④高尿酸血症。⑤伴发热、白细胞增多等全身症状，经秋水仙碱治疗后，关节炎症状迅速缓解，有特殊治疗效果。⑥关节液或皮下痛风石抽吸物中发现双折光的针形尿酸盐结晶，是确诊本病的依据。

3. 痛风石及慢性关节炎期 痛风石是痛风的特征性损害，是尿酸盐沉积所致，可存在于任何关节、肌腱和关节周围软组织。痛风石破溃后排出白色粉状或糊状物经久不

愈，但较少继发感染。关节内大量沉积的痛风石可造成关节组织破坏、关节周围组织纤维化、继发退行性改变等。

4. 肾病变 包括痛风肾病和尿酸性尿路结石。痛风肾病是痛风特征性病理变化之一，为尿酸盐结晶沉积引起慢性间质性肾炎，进一步累及肾小球血管床，可出现蛋白尿、夜尿增多等，进而发生高血压、氮质血症等肾功能不全表现；尿酸性尿路结石是尿酸盐结晶在肾形成的结石，可出现肾绞痛、血尿等表现。

【辅助检查】

1. 血尿酸测定 男性＞420μmol/L（7.0mg/dL），女性＞358μmol/L（6.0mg/dL），可确定为高尿酸血症。

2. 尿酸测定 限制嘌呤饮食5天后，每天尿酸排出量＞3.57mmol（600mg），提示尿酸生成增多。

3. 关节液或痛风石内容物检查 偏振光显微镜下可见双折光的针形尿酸盐结晶。

4. 其他检查 X线检查可见骨质的穿凿样、凿孔样、虫蚀样等缺损，为痛风的X线特征；CT、MRI检查可发现关节内的痛风石。

【治疗要点】

目前尚无根治原发性痛风的方法。防治目的：①终止急性关节炎发作，防止复发；②控制高尿酸血症，预防尿酸盐沉积；③防止尿酸结石形成和肾功能损害。

1. 终止急性关节炎发作

（1）非甾体抗炎药（NSAID） 均可有效缓解急性痛风症状，为急性痛风关节炎的一线用药。常用药物：吲哚美辛，每次50mg，每天3～4次。此类药物常见的不良反应是胃肠道溃疡及出血，心血管系统毒性反应。活动性消化性溃疡禁用，伴肾功能不全者慎用。

（2）秋水仙碱 治疗急性发作的传统药物，因其毒性反应现已少用。

（3）糖皮质激素 通常用于不能耐受NSAID或秋水仙碱或肾功能不全者，治疗急性痛风有明显疗效。可应用中小剂量口服、肌注、静脉均可，停药后症状宜"反跳"。

2. 间歇期和慢性期处理

（1）促进尿酸排泄药 常用苯溴马隆、丙磺舒、磺砒酮。

（2）抑制尿酸合成药 主要有别嘌呤。

（3）其他 关节理疗，保护肾功能，手术剔除较大的痛风石等。

【护理诊断】

1. 疼痛：关节痛 与尿酸盐结晶、沉积在关节引起炎症反应有关。

2. 躯体活动障碍 与关节受累、关节畸形有关。

3. 潜在并发症 肾功能衰竭等。

【护理措施】

1. 一般护理

（1）休息与活动 痛风性关节炎急性发作时，要绝对卧床休息，抬高患肢。病情控制后，鼓励患者保持适当的活动，可减轻胰岛素抵抗、防止超重和肥胖。

（2）皮肤护理　因痛风石严重时局部皮肤菲薄，注意患处皮肤的保护，保持患处清洁，避免摩擦、损伤，防止溃疡的发生。

2. 饮食护理

（1）控制总热量　患者总热量应限制在 5020 ～ 6276kJ（1200 ～ 1500kcal/d），其中碳水化合物占总热量的 50% ～ 60%，应尽量避免进食蔗糖或甜菜糖，因其分解代谢后一半成为果糖，而果糖能增加尿酸生成。蛋白质控制在 1g/（kg·d）。

码 8-6-2　痛风的饮食护理视频

（2）限制高嘌呤性食物　可减少外源性的核蛋白，降低血清尿酸水平，对于防止或减轻痛风急性发作具有重要意义。患者应禁食动物内脏、鱼卵等；限制食用肉类、菠菜、蘑菇、黄豆、扁豆、豌豆等。

（3）加碱性食物摄入　碱性食物可使患者尿液呈碱性，增加尿酸在尿中的可落性，促进尿酸的排出。应指导患者进食牛奶、鸡蛋、马铃薯、各类蔬菜、柑橘类水果等碱性食物。

（4）鼓励患者多饮水　多饮水可稀释尿液，增加尿酸的排泄。应保证患者液体摄入总量需达 2500 ～ 3000mL/d 以上，防止结石的形成。为防止尿液浓缩，可酌情让患者在睡前或夜间饮水。

（5）禁酒　饮酒易使体内乳酸堆积，乳酸对尿酸的排泄有竞争性抑制作用，故饮酒可使血清尿酸含量明显升高，诱使痛风发作。另外，慢性少量饮酒，还可刺激嘌呤合成增加，使血尿酸水平升高。

3. 病情观察

（1）观察疼痛部位性质、间隔时间，有无夜间因剧痛而惊醒，受累的关节有无红、肿、热和功能障碍表现。

（2）发病前有无过度疲劳、寒冷、潮湿、紧张、饮酒、饱餐、脚扭伤等诱发因素。

（3）有无痛风石的体征。

（4）定期监测血、尿尿酸水平。

4. 对症处理　避免受累关节负重，可在病床上安放支架支托盖被，减少患部受压，疼痛缓解 72 小时后方可恢复活动。当手、腕或肘关节受侵犯时以夹板固定制动，可减轻疼痛，也可在受累关节给予冰敷或 25% 硫酸镁湿敷，消除关节的肿胀和疼痛。

5. 治疗护理　指导患者正确用药，观察药物疗效，及时处理不良反应。

（1）秋水仙碱　①应及早用药，以提高药物的疗效。②口服秋水仙碱的不良反应以恶心呕吐、厌食、腹胀和水样腹泻多见，另外可引起白细胞、血小板的减少及脱发，应予注意。③静脉给药因可引起骨髓抑制、肾衰竭、DIC、肝坏死等严重的不良反应，一般临床上极少应用。必须使用时应注意注射速度要慢，时间不少于 5 分钟，切勿漏出血管外，以免造成组织坏死。

（2）药物护理　观察药物副作用，常见满月脸、水肿、体重增加、头痛、失眠、尿频；如出现过敏反应高血压、感染、青光眼、肌肉骨骼改变、周围循环衰竭、体位性低血压应及时就医。按时服药，不可随便停药或减量，可在医师的指导下根据病情适当调整药物剂量。

（3）别嘌醇　不良反应有皮疹、发热、肝损害、骨髓抑制等，尤其多发生于肾功能不全的患者。因此，对肾功能不全患者，剂量宜减半。

6.心理护理　患者常有较重的思想负担，担心丧失劳动能力，常出现焦虑、抑郁等情绪反应。护理人员应向其宣教痛风的有关知识，讲解饮食与疾病的关系，并给予精神上的安慰和鼓励，使之能配合治疗。

【健康指导】

1.告知患者要劳逸结合，保证睡眠，生活要有规律。保持心情愉快，避免情绪紧张，以消除各种心理压力。肥胖者应减轻体重。严格控制饮食，避免进食高嘌呤的食物，勿饮酒，戒烟。多饮水，每日饮水量应达到 2000mL 以上，有助于尿酸从尿液排出。

2.鼓励患者定期且适度的运动，并教导患者掌握保护关节的技巧：①运动后疼痛超过 1～2 小时，应暂时停止此项运动；②尽量使用大块肌肉完成运动，如能用肩部负重者不用手提，能用手臂者不要用手指；③交替完成轻、重不同的工作，不要让同一肌群长时间持续进行较重工作；④经常改变姿势，保持受累关节舒适，若有局部发热和肿胀，尽可能避免活动该关节。

3.教导患者自我检查，如平时定期触摸耳轮及手足关节处是否产生痛风石；嘱患者定期复查血尿酸，有病情变化时及时就诊。

【考纲摘要】

1.痛风的临床表现。

2.痛风的治疗要点。

3.痛风的护理措施。

【复习思考】

1.痛风发作时最先受累的部位是哪里？

2.痛风患者的饮食护理有哪些？

3.患者男，王某，35 岁。自述小时候总是听父辈说"人是铁，饭是钢"，当时不在乎，乱七八糟的吃，当事业很成功的时候，尿酸一直持续升高不降，并且身边有很多这样的朋友，从来没有当一回事，不看医生不吃药，直到痛风发作，很痛苦很绝望，害怕就此被痛苦缠绕余生。作为一名护士，我们应该如何做好健康宣讲，控制饮食，做到预防疾病，减少全民发病率？

4.请绘制痛风禁忌食物卡片，以图文并茂的形式做成痛风忌口食物一览表，普及健康知识，传播护理理念，体会在健康促进事业中护士的责任与使命。

（秦芳）

码 8-6-3　痛风患者
的护理 PPT

码 8-6-4　内分泌疾
病患者的护理习题

项目九　神经系统疾病患者的护理 ▷▷▷▷

【学习目标】

1. 知识目标　明确脑血管疾病的病因、临床表现、护理措施及健康指导。熟悉三叉神经痛、急性炎症性脱髓鞘性多发性神经病、癫痫、帕金森的临床表现和护理要点。

2. 能力目标　能对神经系统疾病的患者做出正确评估，实施护理，并进行健康教育。

3. 素质目标　培养学生救死扶伤、忠于职守的职业道德，反应敏捷、技术精湛、作风严谨的职业素质，诚信奉献、慎独的职业素养。

任务一　概述

神经系统疾病是指神经系统和骨骼肌由于血管病变、感染、变性、肿瘤、免疫反应、营养代谢性障碍、遗传、先天发育异常、中毒、创伤等致病因素，引起脑、脊髓和周围神经的损害。临床表现为运动、感觉、反射、自主神经及高级神经活动等功能障碍。

神经系统疾病具有起病急、病情重、症状广泛而复杂的特点，是导致人类死亡和残障的主要疾病之一。尤其是脑血管疾病，在我国城市居民主要疾病死因位居第二，仅次于恶性肿瘤，具有发病率高、致残率高和病死率高的"三高"特点。近年来随着社会和医学科学的发展，我国神经系统疾病谱也发生了相应的变化，帕金森病等老年性病日益增多；随着人们生活方式和环境的改变，脑血管病的发病也有年轻化的趋势；同时随着神经系统疾病诊疗技术与康复护理的发展，重症肌无力、急性炎症性脱髓鞘性多发性神经病及出血性脑卒中等疾病的抢救率明显提高，致残率明显下降。对于大多数患者来说，一旦患有神经系统疾病就意味着他们的人生将发生巨大的变化，神经系统很多疾病会引起躯体、情感、行为及认知功能障碍，使护理工作更加复杂，并需要给予长期的护理。如何提高患者的生活质量，取得最佳疗效，在更高层次上满足患者与社会的需要等，都给护理工作带来很多新的挑战，需要我们为之共同努力。

一、神经系统疾病的解剖与生理

（一）神经系统的解剖结构

神经系统是人体最精细、结构功能最复杂的系统，按解剖结构分为中枢神经系统和周围神经系统。中枢神经系统包括脑和脊髓，周围神经系统由脑神经和脊神经组成（图9-1）。

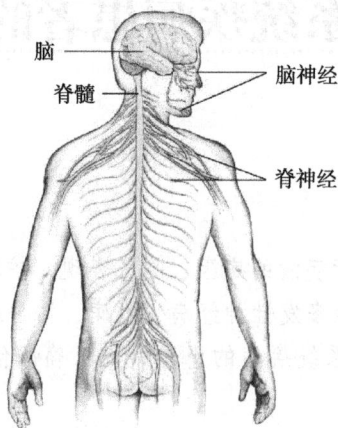

图 9-1 神经系统组成图示

1. 脑　脑由大脑、间脑、脑干和小脑四个部分组成。大脑由左、右半球组成，表面被大脑皮质所覆盖，有隆起的脑回和凹陷的脑沟，内部为白质、基底核和侧脑室。大脑半球分为额叶、顶叶、颞叶、枕叶、岛叶和边缘系统，在内侧面通过胼胝体相互连接。间脑位于中脑和两侧大脑半球之间，连接大脑半球与脑干，主要包括丘脑、下丘脑等。脑干由中脑、脑桥和延髓组成，中脑向上与间脑相连，延髓向下与脊髓相连，脑桥介于中间。小脑位于颅后窝，在小脑幕下方，脑桥与延髓的后方。

2. 脊髓　脊髓位于椎管内，呈椭圆形条索状，上端于枕骨大孔水平与脑干相连接，下端以圆锥终止于腰 1 椎体下缘，是中枢神经的低级部分，为四肢和躯干的初级反射中枢。成人脊髓全长 40 ～ 45cm，相当于椎管长度约 2/3。脊髓由 3 层结缔组织的被膜所包围，由内向外依次为软膜、蛛网膜和硬膜。软膜与蛛网膜之间的腔隙充满脑脊液，称为蛛网膜下腔。蛛网膜与硬膜之间为硬膜下腔。在脊髓的横断面上可见白质和灰质两种组织，中央区为神经细胞核团组成的灰质，呈蝴蝶形或 H 形，外周则是由上、下行传导束组成的白质。

3. 脑神经　共有 12 对，采用罗马数字按次序命名，除第Ⅰ、Ⅱ对脑神经进入大脑外，其他 10 对脑神经均与脑干互相联系，各脑神经的排列、名称与功能见表 9-1。

表 9-1 脑神经的排列与功能

对数	名称	起源	功能
Ⅰ	嗅神经	间脑	司嗅觉
Ⅱ	视神经	间脑	司视觉
Ⅲ	动眼神经	中脑	司眼球运动、瞳孔调节、眼睑调节
Ⅳ	滑车神经	中脑	司眼球运动
Ⅴ	三叉神经	脑桥	司颜面部感觉，支配咀嚼运动

续表

对数	名称	起源	功能
VI	展神经	脑桥	司眼球运动
VII	面神经	脑桥	司味觉和颜面表情
VIII	听神经	脑桥	司听觉、平衡觉
IX	舌咽神经	延髓	司味觉、唾液分泌、吞咽及呕吐反射
X	迷走神经	延髓	主管咽部的感觉和运动，调节内脏活动，与呕吐反射有关
XI	副神经	延髓	主管头部转动和举肩运动
XII	舌下神经	延髓	主管舌肌运动

4. 脊神经 由脊髓发出，共 31 对，其中颈神经 8 对，胸神经 12 对，腰神经 5 对，骶神经 5 对，尾神经 1 对，主要分布到四肢和躯干。每对脊神经由后根（感觉根）和前根（运动根）组成。

（二）神经系统的生理功能

神经系统是人体这个复杂生物学机器的调控中心，能感受内外环境传递的信息，使机体做出适当的反应，调节机体的运动、感觉功能及自主神经活动，以保证体内各器官、系统之间的协调统一，以及与外界环境之间的相互平衡，并参与人类的意识、学习、记忆等高级神经活动，具有抽象思维的能力。

1. 大脑的功能 大脑两半球的功能是不对称的，如言语中枢大多在左侧半球，而习惯左利手者则于右侧。近代神经生理学家认为左侧大脑半球在语言、逻辑思维、分析能力及计算能力等方面起决定作用；右侧大脑半球主要在音乐、美术、空间和形状的识别、综合能力、短暂的视觉记忆等方面起决定作用。大脑的整体功能非常重要，大脑皮质各部分是在整体功能的基础上各有其独特的生理功能。额叶与躯体运动、语言及高级思维活动有关；颞叶与听觉、语言和记忆有关；顶叶与躯体感觉、味觉、语言等有关；枕叶与视觉信息的整合有关；岛叶与内脏感觉有关；边缘系统与情绪、行为和内脏活动有关；内囊聚集了大量的上下行传导束，是重要的交通道口，感知各种外界刺激及大脑皮层下达的各种命令，相当大一部分都是从内囊通过；基底节是锥体外系统的中继站，它与大脑皮质及小脑协同调节随意运动、肌张力和姿势，参与复杂行为的调节。

在神经传导的运作上，两半球相对的神经中枢彼此配合，发生交叉作用。两半球的运动区对身体部位的治理，是左右交叉、上下倒置的。两半球的视觉区与两眼的关系是左半球视觉区治理两眼视网膜的左半，右半球视觉区治理两眼视网膜的右半。两半球的听觉区共同分担治理两耳传入的听觉信息。两半球的联合区，分别发挥左右半球相关各区的联合功能。在整个大脑功能上，两半球并不是各自独立的，两者之间仍具有交互作用。而交互作用的发挥是靠胼胝体的连接来完成。

2. 小脑的功能 小脑与大脑、低位脑干有双向纤维联系，与前庭核、红核等共同调节肌张力、维持身体平衡，控制姿势步态和协调随意运动。此外，小脑对自主神经反射中枢也有调节作用。

3. 脑干的功能 是生命中枢,心跳、呼吸、消化、体温、睡眠等重要生理功能均与脑干的功能有关。

4. 脊髓的功能 脊髓是中枢神经的低级部分,为四肢和躯干的初级反射中枢,和脑的各级中枢之间存在广泛的联系,脊髓的正常活动总是在大脑的控制下进行的。脊髓的主要功能:①传导功能:传导从周围到脑的神经冲动,一方面把大脑皮质的运动兴奋性经过脊髓、脊神经到达效应器官,另一方面把肌肉、关节和皮肤的痛觉、温度觉、触觉等感觉经脊神经、脊髓、脑干到达大脑半球。②反射功能:当脊髓失去大脑控制后,仍能自主完成较为简单的骨骼肌反射和躯体内脏反射活动,如牵张反射、屈曲反射、浅反射及膀胱、直肠反射等。

5. 周围神经系统 脑神经主要控制头面部器官的感觉和运动,脊神经主要支配躯干和四肢的感觉、运动和反射。周围神经系统根据分布部位不同,又可分为躯体神经和内脏神经。躯体神经分布于体表、骨、关节和骨骼肌,内脏神经分布于内脏、心血管和腺体。按纤维性质,内脏神经可分为内脏感觉神经和内脏运动神经。内脏运动神经调节内脏、心血管的运动和腺体的分泌,通常不受人的意志控制,是不随意的,故称为自主神经系统,又称为植物神经系统。自主神经系统包括交感神经和副交感神经。除少数器官外,一般组织器官都接受交感神经和副交感神经的双重支配,交感神经和副交感神经的作用往往具有拮抗的性质。神经对所支配的组织具有两种作用,即功能性作用和营养性作用。功能性作用即神经系统对组织器官的调节作用,营养性作用主要通过神经元生成和释放某些营养性因子来维持所支配组织正常的代谢与功能。如运动神经损伤后,由于完全或部分失去神经的营养性作用,神经所支配的肌肉内糖原合成减慢,蛋白质分解加快,导致肌肉逐渐萎缩。

6. 脑脊液 脑脊液由脑室中的脉络丛产生,为无色透明的液体,略带黏性,充满在各脑室、蛛网膜下隙和脊髓中央管内。脑脊液主要有减震、营养脑和脊髓、化学缓冲作用,并维持正常的颅内压。

二、神经系统疾病常见症状及体征的护理

(一) 头痛

头痛为临床常见症状,指额、顶、颞及枕部的疼痛。颅内的血管、神经和脑膜以及颅外的骨膜、血管、头皮、颈肌、韧带等均属于头痛的敏感结构,这些敏感结构受挤压、牵拉、移位、炎症、血管的扩张与痉挛、肌肉的紧张性收缩等均可引起头痛。

【病因】

1. 颅内病变 颅内各种原因所引起的脑水肿、脑血管扩张、脑血流量急骤增加,脑脊液循环受阻,颅内占位性病变如颅内出血或血肿、肿瘤、脓肿、囊肿、肉芽肿、颅内寄生虫病等,均可引起颅内压增高,刺激、挤压颅内的血管、神经及脑膜等疼痛敏感结构而发生高颅压性头痛。

2. 颅外病变 ①偏头痛是临床常见的原发性头痛，主要是由颅外血管收缩与舒张功能障碍有关。②头颈部神经炎性头痛，如枕大神经、眶上神经和耳颞神经等的炎症。③头颈部皮肤、肌肉、颅骨病变引起的头痛，头皮的急性感染、疖肿、颅骨肿瘤均可引起局部头痛。④面部器官病变引起的头痛，是由原病灶部位的疼痛扩散而来。如鼻窦炎、鼻咽腔癌肿；眼屈光不正（远视、散光、老视）及眼肌平衡失调性头痛、青光眼、眼部急性感染；急性中耳炎、乳突炎；牙痛、颞颌关节痛等。

【特点】

1. 颅内病变所致头痛 如颅内肿瘤、血肿等，特点是持续性全头胀痛，阵发性加剧，伴有喷射性呕吐及视力障碍。晨间加剧且进行性加重的头痛可能为颅内占位性疾病；头痛伴高热常见于颅内感染；伴眩晕常见于小脑肿瘤、椎 - 基底动脉供血不足；伴癫痫发作，见于脑血管畸形、脑肿瘤等。

2. 颅外病变引起的头痛

（1）偏头痛 多见于女性，常于青春期起病，呈周期性发作，多为偏侧、中重度、搏动性疼痛，更有部分患者的头痛与月经周期有密切关系。典型发作前患者常常先有嗜睡、倦怠、忧郁，并可能在眼前出现闪光、暗点，还可出现面、唇、肢体麻木、失语等，先兆症状经过 20 ~ 30 分钟后消退，然后出现剧烈头痛，如钻子钻或针刺样。头痛多从眼眶或前额部开始，向半侧头部扩展，也可遍及整个头部。头痛发作持续数小时或数日后逐渐减轻，可在安静休息、入睡后或服用止痛药物后完全缓解，但常反复发作，患者多有偏头痛家族史。

（2）三叉神经痛 常呈阵发性电击样短促的剧痛。

（3）头颈部神经炎性头痛 可因受寒、感染或外伤引起，多见于枕大神经、眶上神经和耳颞神经等炎症。

（4）头颈部皮肤、肌肉、颅骨病变引起的头痛 原发病灶多较明显。

（5）紧张性头痛 亦称神经性或精神性头痛，病因大多为精神紧张或焦虑所致，也可继发于血管性头痛或五官病变的头痛，有时为头颈部肌炎、颈肌劳损或颈椎病所致，无固定部位，可表现为双侧枕部或全头部的紧缩性或压迫性疼痛或为持续性闷痛、胀痛，常伴有心悸、失眠、多虑、紧张等症状。是临床常见的慢性头痛。

（6）面部器官病变引起的头痛 眼源性、鼻源性及耳源性头痛，多数位于病灶附近，较表浅和局限。鼻窦炎引起的前额头痛，多伴有发热、鼻塞、流涕和局部压痛。屈光不正（远视、散光、老视）及眼肌平衡失调的头痛多为钝痛，可伴眼痛、眼涨，阅读后加重，时间久后可有神经衰弱的表现。青光眼的头痛以患眼为主扩至病侧前额，急性者常伴有呕吐、视力减退、角膜水肿、混浊等，慢性者有视乳头生理凹陷扩大等，测量眼压可明确诊断。眼部急性感染也常引起剧烈头痛，但局部征象明显。急性中耳炎、乳突炎可有严重耳痛并扩及一侧头痛，多呈搏动性。牙痛有时可扩及病侧面部疼痛。颞颌关节痛常自局部扩及一侧头痛，咬合时关节疼痛，并有局部压痛。

【护理诊断】

疼痛：头痛 与颅内外血管舒缩功能障碍或脑部器质性病变等因素有关。

【护理措施】

1. 一般护理

（1）环境　保持环境安静、舒适，光线柔和，避免各种刺激。

（2）休息与体位　非器质性头痛患者增加休息和睡眠时间；器质性头痛患者应绝对卧床休息，减少头部活动；颅内高压患者床头可抬高15°～30°；呕吐时头偏向一侧，以防误吸呕吐物而窒息。

2. 病情观察　观察头痛的部位、性质、持续时间及伴随症状，注意观察患者意识、瞳孔、脉搏及血压等变化，发现时立即报告医师并协助处理。

3. 指导减轻头痛的方法　指导患者做缓慢深呼吸，精神放松、听轻音乐、练习气功或引导式想象。通过自我意识，集中精力使全身各部分的肌肉放松，从而达到增强患者对疼痛的耐受性。还可以用皮肤刺激疗法减轻头痛，如冷敷或热敷。另外理疗、按摩、加压等方法均可减轻头痛，如偏头痛可用手指压迫颈总动脉或单侧头部动脉等，可短暂性的控制血管的扩张而缓解头痛。

4. 用药护理　指导患者遵医嘱、正确服药，告知患者和家属止痛药物的作用与不良反应，让患者了解药物依赖性或成瘾性的特点。

5. 心理护理　长期反复发作的头痛易使患者产生焦虑、紧张的心理，要理解、同情患者的痛苦，耐心解释、适当诱导，解除其思想顾虑，放松身心，鼓励患者树立战胜疾病的信心，积极配合治疗。

（二）感觉障碍

感觉是指各种形式的刺激作用于人体各种器官后在人脑中的直接反应。感觉分为内脏感觉（由自主神经支配）、特殊感觉（视、听、嗅和味觉，由脑神经支配）和一般感觉（由脊神经和某些脑神经的皮肤、肌肉分支支配）。一般感觉由浅感觉（痛、温觉及部分触觉）、深感觉（运动觉、位置觉和振动觉）和复合感觉（实体觉、图形觉及两点辨别觉等）所组成。感觉障碍是指机体对各种形式刺激（如痛、温度、触、压、位置、振动等）无感知、感知减退或异常的一组综合征。

【病因】

常见病因为神经系统的感染、血管病变、毒物及药物中毒、脑或脊髓外伤及脑肿瘤等；常见诱发因素为情绪激动、过度劳累、睡眠不足、意识不清等。

【分类】

感觉障碍临床上分为抑制性症状和刺激性症状两大类。

1. 抑制性症状　感觉传导通路被破坏或功能受抑制时出现的感觉缺失或感觉减退。同一部位各种感觉均缺失，为完全性感觉缺失；同一部位仅有某种感觉障碍，而其他感觉保存者，为分离性感觉障碍。

2. 刺激性症状　感觉传导通路受刺激或兴奋性增高时出现的症状。常见的刺激性症状包括以下内容：①感觉过敏：指轻微刺激引起强烈感觉，如用针轻刺皮肤引起强烈的疼痛感受。②感觉过度：感觉的刺激阈增高，反应剧烈、时间延长，当刺激达到阈值时，经过一段时间的潜伏期，可产生一种强烈的、定位不明确的不适感，患者不能正确指出刺激的部位、性质与强度，且可有从刺激点向四周扩散的感觉，持续一段时间后才消失。③感觉异常：没有外界任何刺激而出现的感觉，常见的感觉异常有麻木感、痒感、针刺感、沉重感、蚁行感、紧束感、电击感、冷热感、肿胀感等。④感觉倒错：指热觉刺激引起冷觉感，非疼痛刺激而出现疼痛感觉。⑤疼痛：为临床上最常见的症状，包括局部疼痛、放射性疼痛、扩散性疼痛、灼性神经痛、牵涉性疼痛等。

【特点】

不同部位损害产生不同类型感觉障碍，典型的感觉障碍的类型具有特殊的定位诊断价值。

1. 末梢型感觉障碍 肢体远端呈对称性、手套或袜子型分布的感觉障碍，痛觉、温度觉、触觉减退，见于多发性周围神经病。

2. 节段型感觉障碍 脊神经后根和后根神经节病变时，可出现节段性带状感觉减退和缺失，并伴有神经根痛，见于脊髓外肿瘤。

3. 传导束型感觉障碍 感觉传导束受到损害时出现受损部位以下的感觉障碍。感觉缺失，如内囊病变的偏身感觉缺失或减退，脊髓横贯性损害的截瘫型或四肢瘫型感觉缺失或减退；分离性感觉障碍，如脊髓半切综合征表现为病变平面以下对侧痛温觉消失、同侧深感觉消失。

4. 交叉型感觉障碍 脑干病变为交叉型感觉障碍，如延髓外侧或脑桥病变时，常出现病变同侧面部和对侧肢体的感觉缺失或减退。

5. 皮质型感觉障碍 中央后回及旁中央小叶附近为大脑皮质的感觉中枢。病变损害某一部分，常产生对侧上肢或下肢分布的感觉障碍，称为单肢感觉缺失。皮质型感觉障碍的特点为精细性感觉障碍（形体觉、两点辨别觉、定位觉、图形觉）。

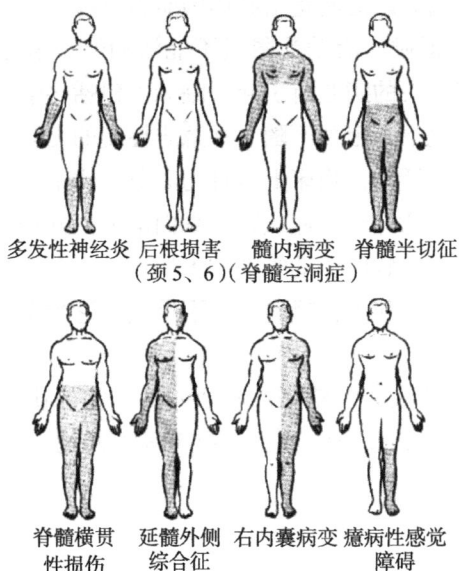

多发性神经炎　后根损害　髓内病变　脊髓半切征
　　　　　　　（颈5、6）（脊髓空洞症）

脊髓横贯　延髓外侧　右内囊病变　癔病性感觉
性损伤　　综合征　　　　　　　　障碍

图 9-2　常见感觉障碍的分布

【护理诊断】

1. 感知觉紊乱　与神经系统病变致感觉传导受损有关。

2. 有皮肤完整性受损的危险　与神经病变导致感觉缺失有关。

【护理措施】

1. 一般护理　保持床单整洁、干燥、无渣屑，防止有感觉障碍的身体部位受压或机械性刺激。避免高温或过冷刺激，慎用热水袋或冰袋，防止烫伤、冻伤；肢体保暖需用热水袋时，应外包毛巾，水温不宜超过 50℃，且每 30 分钟查看、更换 1 次部位；对感觉过敏的患者尽量避免不必要的刺激；对感觉异常者避免搔抓，以防皮肤受损；下肢有深感觉障碍的患者，避免夜间独自行走，以防跌伤。

2. 感觉训练　根据感觉障碍类型进行感觉训练，可进行肢体的拍打、按摩、理疗、针灸、被动运动和各种冷、热、电的刺激。如每天用温水擦洗感觉障碍的身体部位，以促进血液循环；被动活动关节时反复适度地挤压关节、牵拉肌肉、韧带，让患者注视患肢并认真体会其位置、方向及运动感觉，让患者闭目寻找停滞在不同位置的患肢的不同部位，多次重复直至找准，这些方法可促进患者本体感觉的恢复。上肢运动感觉机能的训练时可使用木钉盘，如使用砂纸、棉布、毛织物、铁皮等缠绕在木钉外侧，当患者抓木钉时，通过各种材料对患者肢体末梢的感觉刺激，提高中枢神经的感知能力。还可以通过患侧上肢的负重训练，改善上肢的感觉和运动功能。

3. 心理护理　关心、体贴患者，主动协助完成日常生活活动，多与患者沟通，取得患者信任，使其正确面对病情，积极配合治疗和训练。

（三）运动障碍

运动障碍是指神经系统执行运动功能的部分发生病变而引起的异常，包括瘫痪、僵硬、不随意运动及共济失调等。瘫痪是指肢体因肌力下降而出现的运动障碍。僵硬是指肌张力增高所引起的肌肉僵硬、活动受限或不能活动的一组综合征，由中枢神经、周围神经、肌肉及神经肌肉接头的病变所引起，临床上包括痉挛、僵直、强直等。不随意运动是指在意识清醒的情况下，出现不随主观意志控制的无规律、无目的的面、舌、肢体、躯干等骨骼肌的不自主活动，临床上表现为震颤、舞蹈样运动、手足徐动、扭转痉挛、投掷动作等，所有不随意运动的症状随睡眠而消失。共济失调是指由本体感觉、前庭功能障碍及小脑系统损害所致的运动笨拙和不协调，而并非肌无力，可累及四肢、躯干和咽喉肌，引起姿势、步态和语言障碍。以下重点讨论瘫痪。

【病因】

见于脑和脊髓的占位性病变、感染、脑血管病、脑外伤、中毒和脑先天畸形、癫痫、周围神经炎、偏头痛、高血压脑病、低血糖等引起的神经系统永久性或暂时性受损，也可见于肌肉疾病。

【特点】

1. 瘫痪的程度

肌力测评可了解瘫痪的程度。肌力是受试者主动运动时肌肉产生的收缩力，采用

0–5 的六级记录法。

  0 级 肌肉无任何收缩力（完全瘫痪）。

  1 级 肌肉可轻微收缩，但不能产生动作（不能活动关节）。

  2 级 肌肉可引起关节活动，但不能抵抗地心引力，即不能抬起。

  3 级 肢体能抵抗地心引力而抬离床面，但不能抵抗阻力。

  4 级 肢体能做抗阻力运动，但未达到正常。

  5 级 正常肌力。

2. 瘫痪的性质 分为上运动神经元瘫痪（痉挛性瘫痪或中枢性瘫痪）和下运动神经元瘫痪（弛缓性瘫痪、软瘫或周围性瘫痪），两者的区别见表 9–2。

表 9–2 上、下运动神经元性瘫痪的鉴别

鉴别点	上运动神经元性瘫痪	下运动神经元性瘫痪
瘫痪分布	以整个肢体为主（单瘫、偏瘫等）	以肌群为主
肌张力	增高，呈痉挛性	减低，呈弛缓性
腱反射	增强	减低或消失
病理反射	有	无
肌萎缩	无或轻度失用性萎缩	明显
肌束颤动	无	有
皮肤营养障碍	多无	常有
肌电图	正常，无失神经电位	异常，有失神经电位

3. 瘫痪的类型

（1）单瘫 指单个肢体的运动不能或运动无力，多为一个上肢或一个下肢。病变部位在大脑半球、脊髓前角细胞、周围神经或肌肉。

（2）偏瘫 指一侧面部和肢体瘫痪，常伴瘫痪侧肌张力增高、腱反射亢进和病理征阳性等体征。多见于一侧大脑半球病变，如内囊出血、大脑半球肿瘤、脑梗死等。

（3）交叉性瘫痪 为病变侧颅神经麻痹和对侧肢体的瘫痪。常见于脑干肿瘤、炎症和血管性病变。中脑病变时表现为病灶侧动眼神经麻痹，对侧肢体瘫痪；脑桥病变时表现为病灶侧展神经、面神经麻痹和对侧肢体瘫痪；延脑病变时表现为病灶侧舌下神经麻痹和对侧肢体瘫痪。

（4）截瘫 为双下肢瘫痪。多见于脊髓胸腰段的炎症、外伤、肿瘤等引起的脊髓横贯性损伤。

（5）四肢瘫痪 为四肢不能运动或肌力减退。见于高颈段脊髓外伤、肿瘤、炎症等损伤，也可见于周围神经病变，如吉兰 – 巴雷综合征。

【护理诊断】

1. 躯体活动障碍 与大脑、小脑、脊髓病变及神经肌肉受损、肢体瘫痪或协调能力异常有关。

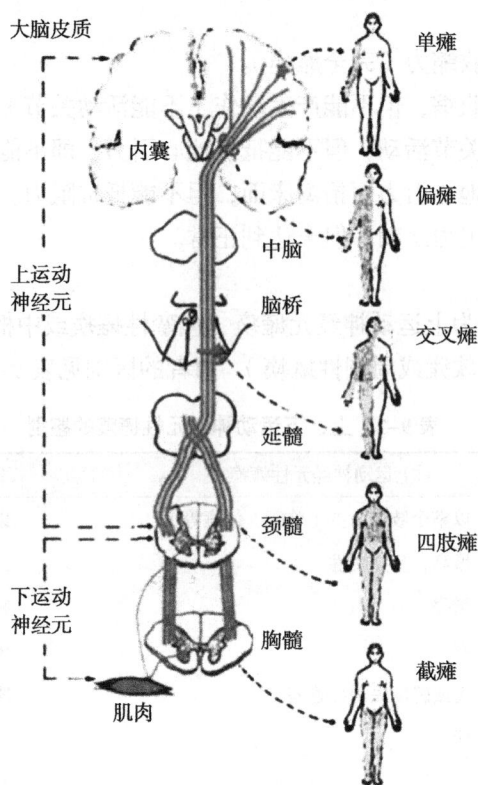

图 9-3　瘫痪的几种常见形式

2. 有失用综合征的危险　与肢体瘫痪、僵硬、长期卧床或异常运动模式有关。

3. 生活自理能力缺陷　与肢体瘫痪有关。

4. 有皮肤完整性受损的危险　与长期卧床、肢体瘫痪不能活动有关。

【护理措施】

1. 一般护理　保持床单位整洁、干燥，减少对皮肤的机械性刺激。帮助卧床患者采取舒适卧位，协助患者定时翻身、拍背、活动关节和按摩骨隆突部位。每天全身温水擦拭1～2次，促进肢体血液循环，增进睡眠。鼓励患者摄取充足的水分和均衡的饮食，养成定时排便的习惯，便秘者可适当运动和按摩下腹部，促进肠蠕动，预防肠胀气，保持大便通畅。需要在床上大、小便者，应提供方便的条件、隐蔽的环境和充足的时间，指导患者学会和配合使用便器，便盆置入和取出时动作要轻柔，避免拖拉和用力过猛，以免损伤皮肤。注意口腔卫生，保持口腔清洁。

2. 安全的护理　瘫痪的患者应防止跌倒，保证安全。床铺高度适中，要设保护性床栏；地面要保持干燥平整，防滑，不设门槛；走廊、厕所要有扶手；患者活动的场所应宽敞明亮，无障碍物；行走不稳者用手杖等辅助工具，并有人陪伴，防止受伤；患者在行走时避免突然呼唤患者，以免分散注意力；常用物品和呼叫器应置于患者伸手可及之处；上肢肌力下降者不要自行打开水或用热水瓶倒水，防止烫伤。

3. 康复护理　与患者和家属一起制定康复训练计划，告知患者和家属早期康复干预有助于抑制和减轻肢体痉挛姿势的出现与发展，能预防并发症，促进康复、减轻致残程度和提高患者生活质量。急性期床上患肢要以功能位摆放，防止关节变形而失去正常功能，如患肢平放，腕关节背伸 20°～25°，肘关节稍屈曲，维持手臂外展姿势，仰卧时肩关节高于肩水平，防止肘、腕关节屈曲痉挛，肩关节内收，下肢用夹板将足底垫起，使踝关节呈直角，膝下略垫高，防止下肢外旋、足下垂。急性期后及早对瘫痪肢体进行被动运动和按摩，关节运动由被动变为主动运动，循序渐进，活动量由小到大，时间由短到长。患者有自主运动时，应鼓励患者以自主运动为主，辅以被动运动，以健肢带动患肢在床上练习坐起翻身及患肢运动；随着身体的康复，要鼓励患者自行功能锻炼并及时离床活动，运动过程中应注意防止患者碰伤、跌倒或坠床，同时配合针灸、理疗、按摩加快康复；等自主运动恢复后，尽早进行日常生活自理能力的训练。

4. 心理护理　关心、尊重患者，多与患者沟通交流，鼓励患者表达自己的感受，指导患者克服焦躁、悲观情绪；在协助患者进食、洗漱和如厕时不要流露出厌烦情绪；正确对待康复训练过程中患者所出现的诸如注意力不集中、缺乏主动性、畏难情绪、急于求成心理等现象，鼓励患者克服困难，摆脱对照顾者的依赖心理，增强自我照顾能力与自信心，营造和谐的亲情氛围和舒适的休养环境。

（四）意识障碍

意识是指机体对自身和周围环境的刺激所做出应答反应的能力。意识为高级神经活动，包括定向力、感知力、注意力、记忆力、思维、情感和行为等。意识障碍是指人对外界环境刺激缺乏反应的一种精神状态。

【病因】

各种原因引起的大脑皮质、皮质下结构、脑干网状上行激活系统等部位的损害或功能抑制，均可出现意识障碍。引起意识障碍的常见原因有颅内疾病、心血管疾病、全身感染性疾病、代谢性疾病及中毒性疾病等。

【特点】

1. 意识障碍的类型

（1）以觉醒度改变为主的意识障碍　包括嗜睡、昏睡、浅昏迷、深昏迷。

（2）以意识内容改变为主的意识障碍　包括意识模糊和谵妄状态。

（3）特殊类型的意识障碍

①去皮质综合征　患者对外界刺激无反应，无自发性言语及有目的动作，能无意识地睁眼闭眼或吞咽动作，瞳孔对光反射和角膜反射存在。去皮质强直时上肢屈曲，下肢伸直姿势；去大脑强直时则为四肢均伸直。见于缺氧性脑病、大脑皮质损害较广泛的脑卒中和脑外伤。

②无动性缄默症　又称睁眼昏迷。为脑干上部和丘脑的网状激活系统损害所致，而大脑半球及其传导通路无损害。患者可以注视检查者和周围的人，貌似觉醒，但缄默不语，四肢不能活动，肌张力低，腱反射消失，肌肉松弛，大小便失禁，无病理征。对外界刺激无意识反应，睡眠觉醒周期存在。见于脑干梗死。

③植物状态 是大脑半球严重受损而脑干功能相对保留的一种状态。患者对自身和外界的认知功能完全丧失，呼之不应，有自发反射性睁眼，存在吮吸、咀嚼及吞咽等原始反射，有觉醒睡眠周期，大小便失禁。

④脑死亡 是指全脑功能不可逆丧失。表现为深昏迷、自主呼吸停止、脑干和脑神经反射完全消失，但脊髓反射可以存在。

2. 意识障碍的程度

国际通用 Glasgow 昏迷评定量表（表 9-3）可较准确的评价意识障碍的程度。最高分 15 分，最低分 3 分，分数越低病情越重。得分在 8 分以上恢复机会较大，7 分以下者预后较差，3 ~ 5 分并伴有脑干反射消失的患者有潜在死亡的危险。

表 9-3　Glasgow 昏迷评定量表

检查项目	临床表现	评分
睁眼反应	能自动睁眼	4
	呼唤可睁眼	3
	疼痛引起睁眼	2
	不能睁眼	1
语言反应	定向正常	5
	应答错误	4
	语言错乱	3
	语言难辨	2
	不语	1
运动反应	能按指令动作	6
	对针刺痛能定位	5
	对针刺痛能躲避	4
	刺痛肢体屈曲反应	3
	刺痛肢体过伸反应	2
	无动作反应	1

【护理诊断】

1. 意识障碍 与脑组织受损、功能抑制有关。

2. 有误吸的危险 与意识障碍、呼吸道分泌物、咳嗽反射减弱有关。

3. 有皮肤完整性受损的危险 与昏迷患者不能自动变换体位、皮肤受压、营养不良有关。

4. 有感染的危险 与意识障碍、机体抵抗力下降、呼吸道分泌物排出不畅、留置导尿管等有关。

【护理措施】

1. 一般护理 给予气垫床或按摩床，保持床单位整洁、干燥，减少皮肤的机械性刺激。定时给予翻身、拍背，按摩骨突受压处，预防

码 9-1-1 意识障碍的护理视频

压疮。谵妄躁动者加床栏，必要时做适当的约束，防止坠床、自伤和伤人。注意口腔卫生，不能自口进食者应每天口腔护理2～3次，防止口腔感染。做好大小便的护理，保持外阴部皮肤清洁，预防尿路感染。慎用热水袋，防止烫伤。给予丰富维生素、高热量饮食，补充足够的水分。遵医嘱鼻饲流质者应定时喂食，保证足够的营养供给，喂食前、后抬高床头防止食物反流。

2. 病情观察　严密监测并记录生命体征、瞳孔变化，判断意识障碍程度，观察皮肤、全身营养状况、肢体活动、精神状态等变化，观察有无恶心、呕吐及呕吐物的性状与量，准确记录出入液体量，预防消化道出血和脑疝发生，并做好抢救准备。

3. 保持呼吸道通畅　取平卧位头偏向一侧或侧卧位，开放气道，取下活动的义齿，及时清除口鼻分泌物并吸痰，防止舌根后坠、防止呕吐物被误吸入呼吸道引起窒息或肺部感染，必要时做好气管切开和使用呼吸机的准备工作。

4. 心理护理　关心、体贴患者，多与家属沟通，详细解释患者病情进展，解除家属的焦虑、紧张情绪。

【复习思考】

1. 神经系统疾病有哪些常见症状体征？

2. 何谓感觉障碍，感觉障碍有哪些类型，各种类型有什么特点？

3. 如何区分上、下运动神经元性瘫痪？

4. 用什么方法能较准确地评价意识障碍的程度？

5. 分组情景模拟对瘫痪患者进行康复护理，体会患者的需求，积极为患者提供帮助，体现以人为本的护理理念。

（赵淑艳）

码 9-1-2　概述 PPT

任务二　三叉神经痛患者的护理

【学习目标】

1. 知识目标　明确三叉神经痛的诱因、临床表现、护理措施及健康指导，熟悉三叉神经痛的治疗要点。

2. 能力目标　能对三叉神经痛的患者做出正确评估，实施护理，并进行健康教育。

3. 素质目标　培养学生正确的学习态度，提高综合职业素养，树立全心全意为患者服务的理念。

【案例导入】

患者，女，45岁。两年前出现右侧面颊、下颌部疼痛，疼痛时轻时重，遇风或刷牙、咀嚼时明显加重，疼痛呈针刺样、烧灼样、电击样间断疼痛，每次疼痛持续时间约3～5分钟，春、冬季节发病较为频繁，约1小时每次。于当地行针灸治疗数月，效果欠佳，因疼痛影响患者工作生活，来我院就诊。

请思考：

1. 该患者最可能的诊断是什么？

2. 对该患者还可以怎样治疗？

3. 如何对该患者进行护理和健康指导？

三叉神经痛（trigeminal neuralgia）是一种原因未明的三叉神经分布区内短暂而反复发作的剧痛，又称为原发性三叉神经痛。三叉神经痛是最常见的脑神经疾病，国内统计的发病率为52.2/10万，女性略多于男性，发病率可随年龄而增长，疼痛是突出特点，可以缓解，但极少自愈。

【病因与发病机制】

原发性三叉神经痛的病因及发病机制至今尚不清楚，目前多数支持的是邻近微血管压迫三叉神经导致神经逐渐脱髓鞘，伪突触形成而发生"短路"，轻微触觉刺激即可通过"短路"传入中枢，并且中枢的传出冲动也可通过短路成为传入冲动，并叠加达到一定总和，引起一阵剧烈疼痛。也有认为三叉神经痛是一种癫痫样神经痛发作，病变部位在中枢神经系统，是与面部疼痛有关的丘脑 - 皮质 - 三叉神经脊束核的刺激性病变有关。继发性三叉神经痛多为脑桥小脑角占位病变、炎症、血管病变、多发性硬化等病因引起。

码9-2-1　三叉神经痛的护理视频

【临床表现】

1. 好发人群　以中、老年人为多见，40岁以上的患者占70%～80%，女性稍多于男性。

2. 临床特点　头面部三叉神经分布区域内短暂的发作性剧痛是其特点。

（1）疼痛部位　多为一侧发作，右侧多于左侧，疼痛由面部、口腔或下颌的某一点开始扩散到三叉神经某一支或多支，以第二支、第三支发病最为常见，第一支者少见，可固定累及一支，也可同时累及两支，三支同时受累少见。其疼痛范围绝对不超越面部中线，亦不超过三叉神经分布区域。偶尔有双侧三叉神经痛者。

（2）疼痛特点　疼痛呈闪电样、刀割样、烧灼样或撕裂样的顽固性、难以忍受的剧烈性疼痛，严重者可伴有面部肌肉反射性抽动，口角牵向一侧，又称"痛性抽搐"。三叉神经痛呈周期性发作，发作常无预兆，每次持续数秒或1～2分钟，疼痛发作性质及部位固定，骤发、骤停，间歇期完全正常。病情大多数呈逐渐加重趋势，发作次数由少到多，发作持续时间由短到长，间歇期越来越短。疼痛程度严重时，发作时患者为减轻疼痛常以手掌或毛巾紧按患侧面部或用力揉搓，导致患侧面部皮肤粗糙、色素沉着、眉

毛脱落、结膜充血、流泪及流涎等现象。

（3）疼痛的扳机点　"扳机点"亦称"触发点"，常位于上唇、鼻翼、齿龈、口角、舌、眉等处。轻触或刺激扳机点可激发疼痛发作，如说话、吃饭、洗脸、剃须、刷牙、轻叩或微风拂面，甚至走路时都会诱发剧烈疼痛，患者不敢做这些动作而导致个人卫生差、面色憔悴、情绪低落等。

3. 体征　原发性三叉神经痛者神经系统经查无阳性体征。继发性三叉神经痛者多伴有脑神经及脑干受损的体征。

【考纲摘要】

1. 三叉神经痛的常见诱因。

2. 三叉神经痛的临床表现。

【辅助检查】

1. 颅脑 CT、MRI　继发性三叉神经痛者可发现颅脑肿瘤、炎症等。脑桥小脑角肿瘤占多数，其中胆脂肿瘤占首位，炎症是指脑桥小脑角的蛛网膜炎。

2. 磁共振断层血管成像（MRTA）　对原发性三叉神经痛者神经血管关系有诊断价值。95%可发现患侧神经血管接触或压迫。

3. 脑干三叉神经诱发电位（BTEP）　三叉神经病变者 BTEP 有异常变化，且周围神经病变和中枢神经病变异常 BTEP 表现各异，故可用其作为一种新的可靠的评价三叉神经功能的电生理方法。

4. 血糖或葡萄糖耐量实验　部分患者尚需做血糖或葡萄糖耐量实验以排除糖尿病性神经病变。

【治疗要点】

1. 药物治疗　本病首选卡马西平，开始为 0.1g，口服，2 次 / 日，以后每天增加 0.1g，直至疼痛消失，最大剂量为 1.0 ～ 1.2g/d；然后再逐渐减量，最小有效维持剂量一般为 0.6 ～ 0.8g/d，维持数月。其次可选用苯妥英钠、氯硝西泮、氯丙嗪、氟哌啶醇等。轻者可服用解热镇痛药。中药治疗有一定疗效。

2. 手术治疗　可选用三叉神经感觉根部分切断术或伽马刀治疗，止痛效果确切。近年来推崇行三叉神经显微血管减压术，止痛同时不产生感觉及运动障碍，是目前广泛应用的最安全有效的手术方法，但可出现听力减退、气栓及滑车、展、面神经暂时性麻痹等并发症。

3. 封闭治疗　药物治疗无效或有明显副作用、拒绝手术治疗或不适于手术治疗者，可试行无水乙醇或甘油封闭三叉神经分支或半月神经节，破坏感觉神经细胞，可达止痛效果。不良反应为注射区面部感觉缺失。

4. 经皮半月神经节射频电凝治疗　适用于年老体衰有系统疾病、不能耐受手术者，可缓解疼痛数月至数年。但可致面部感觉异常、角膜炎、复视、咀嚼无力和带状疱疹等并发症。

【考纲摘要】

三叉神经痛的治疗要点。

【护理诊断】

1. 疼痛：面颊、上下颌及舌疼痛　与三叉神经受损害有关。

2. 焦虑　与疼痛剧烈、反复发作有关。

【护理措施】

1. 一般护理

（1）避免发作诱因　吃饭、漱口、说话、刷牙、洗脸等动作宜轻柔，水温适中；注意头面部保暖，避免局部受冷、受潮。生活规律、充分休息，保持心情愉快。提供安静、舒适的环境，避免因周围环境刺激而产生焦虑情绪，以免诱发或加重疼痛。

（2）饮食护理　饮食清淡，营养丰富，宜选择质软、易嚼的食物；忌食生冷、坚硬、油炸、辛辣、过酸过甜以及寒性食物等。因咀嚼诱发疼痛的患者，则要进食流食。

2. 病情观察　注意观察面部皮肤和发作时的表情，监测疼痛的部位、性质、程度、持续时间及发作的诱因等。

3. 疼痛的护理　与患者讨论减轻疼痛的方法和技巧，鼓励患者运用指导式想象、听轻音乐、看电视、阅读等方法分散注意力，以放松精神、减轻疼痛。

4. 药物治疗的护理　指导患者遵医嘱正确服药，告知药物可能出现的不良反应，如卡马西平可引起嗜睡、眩晕、口干、恶心、行走不稳、肝功能损害、皮疹和白细胞减少等不良反应，轻者多数日后可消失，重者应告知医师给予对症处理；氯硝西泮可引起嗜睡、步态不稳。

5. 心理护理　由于咀嚼、哈欠、讲话等可诱发疼痛，患者常不敢做这些动作，且出现面容憔悴，精神忧郁和情绪低落，护理人员应给与疏导、安慰和支持，帮助患者树立与疾病做斗争的信心，积极配合治疗。

【健康指导】

1. 疾病知识指导　保持精神愉快，避免精神刺激；不宜疲劳熬夜、常听柔和音乐，心情平和，保持充足睡眠。尽量避免触及"扳机点"，洗脸、刷牙、剃须、咀嚼时动作要轻柔，吃软食、小口咽，不用太冷、太热的水洗面；注意头、面部保暖，避免局部受冻、受潮。室内环境应安静，整洁，空气新鲜，不受风寒侵袭。适当参加体育运动，锻炼身体，增强体质。

2. 用药与就诊　遵医嘱合理用药，指导患者服用卡马西平期间不要独自外出，不驾驶或高处作业。服用卡马西平者每1～2个月检查1次肝功能和血常规，出现眩晕、行走不稳或皮疹时及时就医。

【考纲摘要】

三叉神经痛的护理与健康指导要点。

【复习思考】

1. 三叉神经痛的发病有哪些常见诱因？

2. 何为三叉神经痛的"扳机点"？

3. 三叉神经痛首选治疗药物是什么？

4. 三叉神经痛的常见护理问题有哪些？

5. 三叉神经痛被称为"天下第一痛"，发作时疼痛剧烈，患者难以忍受，请设计止痛方案，帮助患者缓解疼痛，充分体现人文关怀。

（赵淑艳）

码 9-2-2 三叉神经
痛患者的护理 PPT

任务三 急性炎症性脱髓鞘性多发性神经病患者的护理

【学习目标】

1. 知识目标 明确急性炎症性脱髓鞘性多发性神经病的临床表现、护理措施和健康教育，熟悉急性炎症性脱髓鞘性多发性神经病的病因、发病机制及治疗要点。

2. 能力目标 能对急性炎症性脱髓鞘性多发性神经病的患者做出正确评估，实施护理，并进行健康教育。

3. 思政目标 培养学生乐于探索的习惯，勇于创新的精神和爱岗敬业、吃苦耐劳的职业素养。

【案例导入】

患者，女性，31岁。40天前曾做过剖宫产术，术后第10天出现气促、呼吸费力、胸闷、心悸。心电图、肝肾功能、胸片、超声心动图检查等均无异常发现。但上述症状逐渐加重。1周前出现口唇发绀、意识丧失，呼吸浅速，送往医院急诊抢救，留观期间咳嗽无力，痰窒息出现呼吸骤停，予以经口气管内插管，呼吸机辅助通气，意识逐渐转清，1天后予以拔管，拔管后又复口唇发绀，意识不清，重行插管呼吸机辅助通气。既往无重症肌无力、周期性麻痹等病史。入院查体：体温38℃，脉搏80次/分，血压124/77mmHg，呼吸为机控呼吸。意识清晰，心、肺（－），腹稍膨隆，可见妊娠纹，肝脾未及，两侧瞳孔等大，对光反射、角膜反射灵敏，闭目有力，面部感觉正常，两侧鼻唇沟对称，听力正常，经口气管插管，抬头无力，两侧耸肩及转颈无力，双侧 Babinski 征均（－）。实验室检查血：白细胞 $14.70×10^9$/L，淋巴细胞0.30，单核细胞0.04，中性粒细胞0.66，红细胞 $3.96×10^{12}$/L，血小板 $137×10^9$/L；脑脊液细胞数 $4.6×10^6$/L，蛋白1.07g/L，糖、氯化物正常。拟诊：吉兰-巴雷综合征。

请思考：

1. 该患者有哪些护理问题？

2. 如何进行护理？

3. 该病有什么危险？

4. 如何观察？

急性炎症性脱髓鞘性多发性神经病（acute inflammatory demyelinating polyneuropathy, AIDP）又称吉兰 – 巴雷综合征（Guillain-Barre syndrome，GBS），是以周围神经和神经根的脱髓鞘病变及小血管炎性细胞浸润为病理特点的自身免疫性周围神经病。主要累及脊神经根和周围神经，也常累及脑神经，有时也累及脊膜、脊髓及脑部。以急性或亚急性起病，临床以急性对称性弛缓性肢体瘫痪及脑脊液蛋白 – 细胞分离现象为特点。

本病可见于任何年龄，以青壮年及儿童多见，男性略高于女性，一年四季均有发病，以夏季发病率最高。本病经合理、及时的综合抢救治疗，预后一般较好，经数周或数月后开始好转，约85%患者可获完全或接近完全恢复，大多在6个月到1年基本痊愈。少数患者可留下后遗症。3%～8%的患者可能死于延髓病变、呼吸肌麻痹、肺部感染及心力衰竭等并发症。

【病因与发病机制】

1.病因 尚未充分阐明。约70%的患者发病前8周内有前驱感染史，通常见于病前1～2周，妊娠、外科手术和疫苗接种可能为某些病例的诱发因素。感染常见病原体有空肠弯曲菌，也可能为巨细胞病毒、EB病毒、肺炎支原体、水痘 – 带状疱疹病毒、乙型肝炎病毒、HIV等。腹泻为前驱症状的吉兰 – 巴雷综合征患者空肠弯曲菌感染率高达85%，常与急性运动轴索型神经病变有关；巨细胞病毒与严重感觉型吉兰 – 巴雷综合征的发生有关；发生于传染性单核细胞增多症发病前后的吉兰 – 巴雷综合征常伴EB病毒感染；肺炎支原体感染的吉兰 – 巴雷综合征患者年龄较轻。另外，白血病、淋巴瘤和器官移植后应用免疫抑制剂，或系统性红斑狼疮、桥本甲状腺炎等自身免疫性疾病可合并GBS。

2.发病机制 目前认为吉兰 – 巴雷综合征是一种自身免疫性疾病。分子模拟学说认为，病原体某些成分的结构与周围神经的组分相似，机体免疫系统发生错误的识别，产生自身免疫性T细胞和自身抗体，对周围神经的施万细胞和髓鞘进行免疫攻击而受损，导致周围神经脱髓鞘。

【临床表现】

1.起病情况 急性或亚急性起病，一年四季都可发病。多数患者起病前1～4周可有胃肠道或呼吸道感染症状，或疫苗接种史。

2.运动障碍 多数患者首发症状为四肢对称性弛缓性无力。多从双下肢开始，并逐渐加重和向上发展至躯干上肢或累及脑神经，出现四肢对称性弛缓性瘫痪，腱反射减低或消失，一般下肢重于上肢，近端重于远端，多于数日至2周达高峰。病情危重者在1～2日内迅速加重，出现四肢完全性瘫痪、吞咽肌麻痹和呼吸肌麻痹，危及生命。

3.感觉障碍 一般比运动障碍轻，表现为肢体远端感觉异常如烧灼、麻木、刺痛和不适感等，以及手套袜子样感觉减退，可先于瘫痪或与之同时出现。振动觉和关节运动觉不受累，也可无感觉障碍。约30%的患者可有肌肉痛，尤其是腓肠肌的压痛。

4.脑神经损害 部分患者出现脑神经麻痹，可为首发症状。成人以双侧面神经麻痹多见；儿童以延髓麻痹多见，导致吞咽困难、构音障碍、清除分泌物及维持气道通畅困难，易并发肺炎、肺不张、窒息及营养不良等；其他脑神经也可受累。

5. 自主神经损害 常见皮肤潮红、发作性面部发红、出汗增多、心动过速、体位性低血压、手足肿胀及营养障碍等；交感神经受损出现 Horner 征、体温调节障碍、胃扩张和肠梗阻等；膀胱功能障碍通常仅发生于严重病例，且一般为一过性尿潴留。

6. 并发症 重症患者因瘫痪、气管切开和机械通气等，卧床时间较长，机体抵抗力低下，容易发生窒息、肺部感染、心力衰竭、压疮、营养低下、深静脉血栓形成、肢体挛缩和肌肉废用性萎缩、便秘、尿潴留等并发症。

【辅助检查】

1. 脑脊液检查 出现蛋白-细胞分离现象是吉兰-巴雷综合征的特征之一，即蛋白水平明显升高而细胞数正常；通常在 2～4 周最明显。

2. 神经传导速度和肌电图检查 运动及感觉神经传导速度减慢或潜伏期延长，肌电图异常有助于吉兰-巴雷综合征的诊断及确定原发性髓鞘损伤。

【考纲摘要】

1. 急性炎症性脱髓鞘性多发性神经病的常见病因。

2. 急性炎症性脱髓鞘性多发性神经病的运动障碍特点。

3. 急性炎症性脱髓鞘性多发性神经病的脑脊液检查特征。

【治疗要点】

急性期主要采取辅助呼吸、支持治疗、对症治疗、预防并发症和病因治疗。药物治疗主要是免疫治疗，可抑制异常免疫反应，消除致病因子的神经损伤，促进神经再生。

1. 免疫球蛋白 应用大剂量的免疫球蛋白目前作为首选，用于急性期患者，可缩短疗程，每天剂量 0.3～0.4g/kg，连用 5 日。过敏或存在 IgA 型抗体者、心力衰竭、肾功能不全患者禁用。免疫球蛋白与甲基强的松龙联合使用疗效优于单独应用免疫球蛋白。

2. 血浆置换疗法 推荐有条件者尽早应用，清除特异的周围神经髓鞘抗体和血液中其他可溶性蛋白，以减轻神经髓鞘的中毒性损伤，促进髓鞘的修复和再生。宜在发病后 2～3 周内进行，用于重症或者呼吸肌麻痹患者，可迅速降低抗周围神经髓鞘抗体滴度，缩短患者的临床症状及使用呼吸机的时间，降低合并症发生率。每次血浆交换量为 30～50mL/kg 体重或 1～1.5 倍血浆容量计算，每周 2～4 次。严重感染、心律失常、心功能不全及凝血系统疾病患者禁用。

3. 糖皮质激素 多项临床试验结果均显示单独应用糖皮质激素治疗吉兰-巴雷综合征无明确疗效，因此，现已不主张应用糖皮质激素治疗。但慢性型对激素有良好反应，一般用地塞米松 10mg/d 静脉滴注，7～10 天为 1 个疗程。

4. 神经营养剂 如 B 族维生素，包括维生素 B_1、维生素 B_{12}、维生素 B_6 治疗；并可选用神经生长因子、甲钴胺、重组牛（人）碱性成纤维细胞生长因子等。

5. 辅助呼吸 重症患者可有呼吸肌麻痹，急性期治疗旨在挽救生命。在疾病进展期严密观察呼吸肌的功能状况，如有呼吸变浅、肺活量低于 1L、呼吸节律加快、胸式呼吸减弱、脉搏加快、血压升高即应送入重症监护室观察，必要时行气管插管或气管切开，呼吸机辅助呼吸。

6. 其他治疗 考虑空肠弯曲菌感染者，可用大环内酯类抗生素治疗；合并肺部感染者应选用有效、足量的抗生素治疗。恢复期可继续使用 B 族维生素及促进神经功能恢复的药物，并酌情选用主动或被动运动、理疗、针灸和按摩等康复措施。

【护理诊断】

1. 低效性呼吸形态 与周围神经损伤、呼吸肌麻痹有关。

2. 躯体活动障碍 与四肢肌肉进行性瘫痪有关。

3. 焦虑 / 恐惧 与呼吸困难、濒死感或害怕气管切开有关。

4. 吞咽障碍 与颅神经受损所致延髓麻痹、咀嚼肌无力及气管切开等有关。

5. 清理呼吸道无效 与肌麻痹致咳嗽无力、肺部感染所致分泌物增多等有关。

6. 潜在并发症 急性呼吸衰竭、心脏损害、肺部感染等。

【护理措施】

1. 一般护理

（1）休息与体位 急性期绝对卧床休息，保持床单位平整、干燥，协助患者选择最佳的呼吸姿势和体位。及时排出呼吸道分泌物，保持呼吸道通畅，必要时给予吸氧。呼吸肌瘫痪患者取平卧位时，头偏向一侧。

（2）饮食护理 给予高蛋白、高维生素、高热量易消化的软食，多食蔬菜、水果，补充足够水分。吞咽困难者可予鼻饲流质饮食。合并有消化道出血或胃肠麻痹者，则给予静脉营养支持。

2. 病情观察 观察吞咽困难、运动障碍、感觉障碍的程度和分布。严密观察患者的生命体征，尤其是呼吸的变化，注意判断患者呼吸困难的程度、肺活量及血气分析变化，当患者有咳嗽无力、呼吸浅快以及缺氧表现时，应迅速吸痰、吸氧，报告医生，备好气管插管、气管切开用物及人工呼吸器等。

3. 药物治疗的护理 指导患者遵医嘱正确用药，告知患者药物的使用时间、方法、注意事项及不良反应。严重感染、心律失常、心功能不全或有凝血系统疾病者禁用血浆置换疗法；使用免疫球蛋白治疗时常导致发热、面红，减慢输液速度可减轻症状；应用激素治疗时可能出现应激性溃疡所致消化道出血，应注意观察有无胃部疼痛不适和柏油样大便等。

4. 对症护理

（1）瘫痪的护理 对于肢体瘫痪的患者，定时翻身、按摩、被动和主动运动，保持瘫痪肢体功能位；对有足下垂的患者，用"T"型板固定；病情稳定后，及时进行肢体的被动和主动运动，加强功能锻炼，促进瘫痪肢体功能恢复；咽肌瘫痪，做好进食护理，选择适合患者吞咽且营养丰富的食物，保证进食安全，保持营养状况良好，发现误吸应及时急救。

（2）呼吸肌麻痹的护理 严密观察呼吸情况，定时监测血气分析，注意气管切开后的护理。

（3）神经性疼痛的护理 按医嘱给予镇静止痛剂，注意禁用哌替啶等麻醉性止痛剂。

（4）自主神经功能障碍的护理 应给予心电监护，如出现体位性低血压、高血压、心动过速、心动过缓、严重心脏传导阻滞、窦性停搏时，需及时采取相应措施处理。

（5）其他对症处理　面神经受损、眼睑不能闭合者，涂金霉素眼膏，加用眼罩或纱布覆盖。患者如出现尿潴留，则应留置尿管以帮助排尿。如出现肺部感染、泌尿系感染、褥疮、下肢深静脉血栓形成，注意给予相应的积极处理，以防止病情加重。

5. 心理护理　本病发病急、病情进展快、恢复期较长，加之长期活动受限，患者常产生焦虑、恐惧、失望等情绪。护士应及时了解患者的心理状况，积极主动关心患者，耐心倾听患者的感受。告知患者本病经过积极治疗和康复锻炼大多预后良好，帮助患者消除紧张情绪，树立战胜疾病的信心。

【健康指导】

1. 疾病知识指导　帮助患者和家属掌握本病相关知识与自我护理方法，鼓励患者保持心情愉快和情绪稳定。出院后要按时服药，加强营养，注意锻炼，注意保暖，避免受凉、淋雨、疲劳和创伤，预防感冒。告知患者消化道出血、腹痛、柏油样便、肢体肿胀疼痛以及咳嗽、发热、外伤等情况时立即就诊。

2. 康复指导　病情稳定后，早期进行正规的神经功能康复锻炼和日常生活活动训练，以预防废用性肌萎缩和关节挛缩，减少并发症，促进康复。肢体被动运动和主动运动均应保持关节的最大活动度，督促患者坚持运动锻炼，以加强机体抵抗力。

【考纲摘要】

1. 急性炎症性脱髓鞘性多发性神经病的主要护理问题。
2. 急性炎症性脱髓鞘性多发性神经病的病情观察。
3. 急性炎症性脱髓鞘性多发性神经病的健康指导。

【复习思考】

1. 急性炎症性脱髓鞘性多发性神经病的发病与哪些因素有关？
2. 急性炎症性脱髓鞘性多发性神经病首发症状是什么？主要死亡原因是什么？
3. 急性炎症性脱髓鞘性多发性神经病脑脊液检查有什么特点？
4. 急性炎症性脱髓鞘性多发性神经病患者如何进行健康指导？
5. 分组讨论：急性炎症性脱髓鞘性多发性神经病出现呼吸肌麻痹时护理需要注意什么？面对重症患者时，要体现"不抛弃，不放弃"的精神，做到敬佑生命。

（赵淑艳）

码 9-3-1　急性炎症性脱髓鞘
多发性神经病患者的护理 PPT

任务四 急性脑血管疾病患者的护理

【学习目标】

1. 知识目标 明确常见急性脑血管疾病的概念、病因、临床表现、护理及健康指导,熟悉常见脑血管疾病的鉴别、治疗原则、辅助检查。

2. 能力目标 能对急性脑血管疾病的患者做出正确评估,实施抢救配合与护理,并进行健康教育。

3. 素质目标 培养学生救死扶伤、爱岗敬业的职业道德和维护社会群体健康的社会责任意识。

【案例导入】

患者,男,62 岁。昨日早晨起床时发现左侧肢体麻木,活动无力,中午开始不能活动,言语不清,同时伴有头晕、恶心欲吐。有"高血压"病史 20 年。查体:体温 36.6℃,脉搏 87 次 / 分,呼吸 20 次 / 分,血压 160/90mmHg,神志清楚,语言不清,左侧鼻唇沟变浅,伸舌左偏,左侧肢体病理征阳性、痛觉减退,双眼左侧偏盲。头颅 CT 示左侧基底节区低密度灶。

请思考:

1. 患者最可能的医疗诊断是什么?

2. 可以提出哪些护理诊断?

3. 可以采取那些护理措施?

码 9-4-1 中国医生:"不敢死的医生"朱良付

一、概述

脑血管疾病(cerebral vascular diseases,CVD)是指在脑血管病变或血流障碍的基础上形成脑局部或弥漫性脑部神经功能紊乱或结构受损的一组疾病。脑卒中(stroke)是脑血管疾病的主要临床类型,包括缺血性脑卒中和出血性脑卒中,以突然发病、迅速出现局限性或弥漫性脑功能缺损为共同临床特征,为器质性脑损伤。脑血管疾病是危害中老年人身体健康和生命的主要疾病之一,与心脏病、恶性肿瘤构成人类的三大致死病因。近年来急性脑血管病在临床上以高发病率、高致残率、高致死率为主要特点,给患者、家庭和社会带来沉重的负担和痛苦。我国脑血管疾病的发病呈现北高南低、东高西低的地理分布特征,随着人口老龄化的加剧,脑血管疾病造成的危害日趋严重。

【脑的血供】

脑是人体最重要的器官,虽然脑重量仅占体重的 2%～ 3%,但正常成人全脑血流量约为 800 ～ 1000mL/ 分,占每分钟心搏出量的 20%,葡萄糖和氧耗量占全身供给量的 20%～ 25%。脑组织几乎无葡萄糖和氧的储备,脑的能量代谢几乎全靠脑组织丰富的血液供应,当脑部血供障碍导致脑细胞葡萄糖和氧的供应减少时,将出现脑细胞受损和功能障碍。脑血管病所引起的神经系统症状和体征与受累脑血管的血供区域一致。

脑的血供来源于颈内动脉和椎动脉。颈内动脉进入颅内后主要分支有大脑前动脉、大脑中动脉、眼动脉、脉络前动脉和后交通支，供应大脑半球前 3/5、部分间脑及眼部的血液；两侧椎动脉经枕骨大孔入颅后合成基底动脉，椎 – 基底动脉系统主要分支有脊髓前动脉、脊髓后动脉、小脑后下动脉、小脑前下动脉、迷路动脉、脑桥动脉、小脑上动脉和大脑后动脉，该系统主要供应大脑半球后 2/5、部分间脑、脑干和小脑的血液。颈内动脉和椎 – 基底动脉通过几组吻合支形成丰富的侧支循环，其中最重要的是脑底动脉环（Willis 环），由两侧大脑前动脉、两侧颈内动脉起始段及两侧大脑后动脉分别借前、后交通支连接起来，使两侧大脑半球及一侧大脑半球的前、后部分有充分的侧支循环，具有脑血流供应的调节和代偿作用。

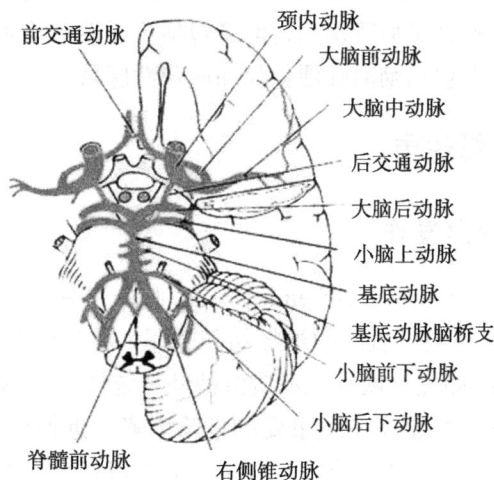

图 9–4　脑部各动脉分支示意图

【病因和危险因素】

1. 病因

（1）血管壁病变　动脉粥样硬化及高血压性动脉硬化所致的血管损害最常见，其次为动脉炎（钩端螺旋体、风湿、结核、梅毒）、先天性血管病（先天性脑动脉瘤、脑动脉畸形）、外伤所致的动脉损害等。

码 9-4-2　脑血管疾病概述视频

（2）血流动力学改变及血液成分改变　①血流动力学改变：如高血压、低血压或血压急骤波动、心功能障碍、心律失常、心脏瓣膜病、心肌病等；②凝血机制异常：如血小板减少性紫癜、血友病、使用抗凝剂、DIC等，此外妊娠、产后及术后也可出现高凝状态；③血液黏滞度增高：如高脂血症、高血糖症、高蛋白血症、白血病、严重贫血、脱水、红细胞增多症等。

（3）其他　各种栓子（如空气、脂肪、肿瘤和寄生虫等）引起的脑栓塞、脑血管痉挛等。

2. 危险因素

一类是无法干预的因素，如年龄、性别、家族遗传等，随着年龄的增长，脑卒中的危险因素持续增加，男性发病率高于女性，父母双方有脑血管疾病史的子女风险增加；另一类是可以干预的因素，高血压、心血管病、糖尿病和短暂性脑缺血发作是脑卒中的最重要危险因素，高脂血症、血黏度增高、无症状性颈动脉杂音、吸烟、酗酒、肥胖、口服避孕药、饮食因素（高摄盐量、肉类和含饱和脂肪酸的动物油食物的高摄入）等亦与脑血管病发病有关。

【分类】

脑血管疾病按症状持续时间分为短暂性脑缺血发作和脑卒中；按病变性质将脑血管疾病分为出血性脑血管病和缺血性脑血管病，前者包括脑出血和蛛网膜下腔出血，后者包括短暂性脑缺血发作、脑梗死（脑血栓形成、脑栓塞、腔隙性脑梗死）；按发病急缓分为急性脑血管疾病和慢性脑血管疾病，前者包括短暂性脑缺血发作、脑梗死、脑出血和蛛网膜下腔出血，后者包括脑动脉硬化症和血管性痴呆。

二、缺血性脑血管疾病

（一）短暂性脑缺血发作

短暂性脑缺血发作（transient ischemic attach，TIA）是由于局部脑或视网膜缺血导致突发短暂性、可逆性相应供血区的神经功能障碍。临床症状一般持续数分钟至1小时，最长不超过24小时即完全恢复，不遗留神经系统体征，不存在责任病灶，可反复发作。TIA被公认为缺血性脑卒中最重要的危险因素，近期频繁发作的TIA预示患者处于发生脑梗死和其他血管意外的高度危险中，应予以积极处理，以减少发生脑梗死的概率。

【病因与发病机制】

本病的病因和发病机制尚未完全清楚，其发病与动脉粥样硬化、动脉狭窄、心脏病、血液成分改变及血流动力学变化等多种病因有关，多数认为主要的病因是动脉粥样硬化导致的动脉狭窄。发生机制主要有以下两种类型：

1. 血流动力学改变 各种原因（如动脉硬化、动脉炎等）所致动脉严重狭窄的基础上，血压的急剧波动和下降导致一过性脑缺血。其临床特点为症状比较刻板，发作频率高，每次发作持续时间多不超过十分钟。

2. 微栓塞 主要来源于动脉粥样硬化的不稳定斑块或附壁血栓的破碎脱落、瓣膜性或非瓣膜性心源性栓子及胆固醇结晶等。微栓子阻塞小动脉导致其供血区域脑组织缺血，当栓子破碎移向远端或自发溶解时，血流恢复，症状缓解。其临床特点为症状多变，发作频率不高，每次发作持续时间较长，可达数十分钟至两小时。

【临床表现】

TIA好发于中老年人，男性多于女性。患者多伴有高血压、动脉

码9-4-3 短暂性脑缺血发作的护理视频

粥样硬化、糖尿病、心脏病或高血脂等脑血管病危险因素。突然起病，表现为脑组织某一局部的神经功能或视网膜功能障碍，历时短暂，持续数分钟或十余分钟，最长不超过24小时，症状完全恢复不留后遗症。常反复发作。临床上常将TIA分为颈动脉系统TIA和椎-基底动脉系统TIA两大类。

1. 颈动脉系统 TIA

（1）常见症状 对侧发作性单肢体无力或不完全性偏瘫、感觉异常或减退。

（2）特征性症状 颈内动脉分支眼动脉缺血可表现为单眼一过性黑蒙或失明、对侧偏瘫及偏身感觉障碍；颈内动脉外壁上的交感神经节后纤维受损可出现患侧Horner征、对侧偏瘫及感觉障碍；优势半球（通常为左侧）缺血时，可有失语症。

（3）可能出现症状 对侧同向性偏盲。

2. 椎 - 基底动脉系统 TIA

（1）常见症状 眩晕、恶心、呕吐和平衡障碍，一般不伴耳鸣。

（2）特征性症状 跌倒发作（突然出现双下肢失去张力而跌倒，但可很快自行站起，无意识丧失）和短暂性全面性遗忘症（短时间记忆丧失，对时间、地点定向障碍，但谈话、书写、计算能力正常，持续数分钟或数小时缓解，然后完全好转，不遗留记忆损害）。

（3）可能出现症状 复视、眼球震颤、构音障碍、吞咽困难、共济失调和交叉性瘫痪等。

【辅助检查】

1. 常规检查 如血常规、凝血功能、血糖、血脂等检测，对查找病因、判断预后及预防脑卒中十分必要。

2. 头部 CT 或 MRI 尽快进行头部CT或MRI检查，一般头部CT平扫或普通MRI检查大多正常，部分病例弥散加权MRI可以早期显示一过性小片状缺血灶。

3. 经颅多普勒（TCD）及颈动脉超声 TCD检查可监测微栓子；能发现狭窄或闭塞的颅内大动脉，并判断其狭窄程度；可评估侧支循环的代偿，了解脑血液循环状况。颈动脉超声对颈部动脉和椎-基底动脉的颅外段进行检查，可发现动脉硬化斑块并评价斑块性质；也可判断血管狭窄的程度及是否存在闭塞。

4. 脑血管造影 磁共振血管造影（MRA）和CT血管造影（CTA）是无创性血管成像技术，可以初步了解脑部血管狭窄等情况。数字化减影血管造影技术（DSA）检查是评估颅内外血管病变最准确的方法。

【治疗要点】

TIA是脑卒中的高危因素，要积极进行治疗。治疗原则为消除病因、减少及预防复发、保护脑功能。

1. 病因治疗 积极筛查病因及危险因素，积极进行相应治疗。针对可能存在的危险因素如高血压、糖尿病、血脂异常、心脏疾病等进行积极有效的干预治疗。同时应建立健康的生活方式，合理运动、避免酗酒、适度降低体重等。病因治疗是预防TIA复发的关键。

2. 药物治疗

（1）抗血小板聚集药　非心源性 TIA 建议给予抗血小板治疗，减少微栓子发生。常用药物有阿司匹林、氯吡格雷、双嘧达莫等。

（2）抗凝药　心源性 TIA 或频繁发作的 TIA，用其他药物疗效不佳，又无出血禁忌证者（如消化性溃疡病史、出血倾向、血压高于 180/100mmHg、严重糖尿病和其他严重的系统疾病、临床不能除外脑出血者），可考虑抗凝治疗。可用肝素静脉用药，也可选择华法林口服。

（3）钙通道阻滞剂　缺血再灌注使钙离子大量内流引起细胞内钙超载可加重脑组织损伤，可用钙通道阻滞剂（如尼莫地平、盐酸氟桂嗪等）治疗，扩张血管，防止脑动脉痉挛，改善微循环。

（4）中药治疗　常用川芎、丹参、红花等药物，改善微循环。

3. 外科手术和血管内介入治疗　对颈部有明显动脉粥样硬化斑块、狭窄＞70％或血栓形成，影响了脑内供血并反复 TIA 者，根据病情可考虑采用颈动脉内膜切除术（CEA）或颈动脉血管成形和支架植入术（CAS）。

【考纲摘要】

1.TIA 的临床表现特点。

2.TIA 的治疗原则。

【护理诊断】

1. 有受伤的危险　与突发眩晕、平衡失调、一过性黑蒙有关。

2. 知识缺乏　缺乏疾病防治与自我保健知识。

3. 潜在并发症　脑卒中。

【护理措施】

1. 一般护理　发作时需卧床休息，枕头不宜太高（15°～ 20°为宜），以免影响头部的血液供应。仰头或头部转动时应缓慢、动作轻柔，转动幅度不要太大，防止因颈部活动幅度过大或过急导致发作或摔伤。频繁发作的患者应避免重体力劳动，必要时如厕、沐浴、外出活动时应有家人陪伴。指导患者低脂、低胆固醇、低盐、充足蛋白质和丰富维生素饮食，戒烟酒，忌刺激性及辛辣食物，避免暴饮暴食。

2. 病情观察　频繁发作的患者，应注意观察和记录每次发作的持续时间、时间间隔和伴随症状，观察患者肢体无力或麻木是否减轻或加重，以及其他脑功能受损的表现，警惕完全性缺血性脑卒中的发生。

3. 药物治疗的护理　指导患者遵医嘱用药，注意药物的不良反应。如阿司匹林刺激胃肠道，要餐后服用，定期检查血常规和肝肾功能；抗凝药物在使用时要密切观察有无出血倾向，如皮肤瘀点和瘀斑、牙龈出血、大便颜色等，有消化性溃疡和严重高血压者禁用。

【健康指导】

1. 疾病知识指导　告知患者本病的病因、常见症状、预防及治疗知识。告知患者和家属，TIA 为脑卒中的一种先兆表现或警示，未经正确治疗而任其自然发展，约 1/3 的患者在数年内发展成为脑卒中。积极治疗高血压、动脉硬化、心脏病、糖尿病、高脂血症和肥胖症等。

2. 生活指导 帮助患者了解肥胖、吸烟、酗酒、饮食结构不合理与本病的关系，改变不良生活方式。生活起居规律，坚持适当的体育锻炼和运动，注意劳逸结合，尽量避免单独外出。积极调整心态、情绪稳定，避免精神紧张，保持心情愉快，多参加有益身心的社交活动。

3. 用药指导 遵医嘱服药，不要随意更改药物及停药；告知患者药物的作用、不良反应及用药注意事项。如发现短暂性脑缺血反复发作或症状加重应及时就医。

【考纲摘要】

1.TIA 的护理。

2.TIA 的健康指导。

（二）脑血栓形成

脑血栓形成（cerebral thrombosis，CT）是脑血管疾病中最常见的类型。是指各种原因导致供应脑组织的动脉血管腔变狭窄或闭塞，在此基础上形成血栓，造成脑局部急性血流减少或中断，引起该血管供血范围脑组织缺血、缺氧，软化坏死，出现相应的神经系统症状和体征。

【病因与发病机制】

1. 病因 脑动脉粥样硬化是脑血栓形成最常见的病因。可见于颈内动脉和椎-基底动脉系统的任何部位，但以动脉分支处或转弯处多见，如大脑中动脉、前动脉和后动脉的起始部位，颈总动脉与颈内、外动脉的分叉处；高血压、高脂血症、糖尿病可加速脑动脉硬化的进展。另外各种病因所致动脉炎、先天性血管狭窄、红细胞增多症、血小板增多症、血栓栓塞性血小板减少性紫癜、弥散性血管内凝血、颅内外夹层动脉瘤等也可引起该病。

2. 发病机制 在动脉粥样硬化、高脂血症等病因基础上，使脑血管受损，管壁粗糙，管腔狭窄，当血流缓慢、血压下降、血液黏度增高时，血小板及纤维素等血中有形成分在病变的动脉壁处黏附、聚集、沉着，形成血栓，血栓逐渐增大，最终完全闭塞，受累血管供应区的脑组织出现缺血、水肿、坏死。

【临床表现】

动脉粥样硬化所致者中老年人多见，可伴有高血压、冠心病或糖尿病；各种原因的脑动脉炎所致者中青年多见。多数在安静休息时发病，不少患者在睡眠中发生，次晨患者被发现不能说话，一侧肢体瘫痪。部分患者病前可有头昏、头痛、肢体麻木及无力、眩晕等前驱症状，约有1/4的患者曾有 TIA 史。神经系统局灶性症状通常在发病10小时后，1～2日内达到高峰。多数患者意识清楚，少数患者可有不同程度的头痛、呕吐、意识障碍等全脑症状。

码 9-4-4 脑血栓形成的临床表现视频

1. 不同动脉闭塞的临床特点

（1）颈内动脉闭塞　病灶侧单眼一过性黑蒙，偶见永久性失明（视网膜动脉缺血）或病灶侧 Horner 征（颈上交感神经节后纤维受损）；对侧偏瘫、偏身感觉障碍、偏盲等（大脑中动脉或大脑中、前动脉缺血）；优势半球受累可有失语症。患侧颈动脉搏动减弱或消失，可闻及血管杂音。

（2）大脑中动脉闭塞　主干闭塞主要影响内囊区供血，导致"三偏征"，即对侧躯体偏瘫、偏身感觉障碍和对侧同向偏盲，优势半球受累出现失语，并可出现意识障碍，大面积脑梗继发脑水肿时，可导致脑疝，甚至死亡。

（3）大脑前动脉闭塞　发生在前交通支之前，因对侧动脉的侧支循环代偿而不出现症状。发生于前交通支之后的大脑前动脉远端闭塞，表现为对侧偏瘫，下肢重于上肢，有轻度感觉障碍，可伴有尿失禁（旁中央小野受损）、淡漠、反应迟钝、欣快和缄默等，对侧强握和吮吸反射。深穿支闭塞表现为对侧中枢性面舌瘫、上肢近端轻瘫。

（4）大脑后动脉闭塞　主干闭塞可出现对侧同向性偏盲、偏身感觉障碍，不伴有偏瘫，优势半球受累可有失读。深穿支闭塞引起丘脑综合征，表现为对侧深感觉障碍、自发性疼痛、感觉过度、轻偏瘫、共济失调、手部痉挛和舞蹈 – 手足徐动症等。

（5）椎 – 基底动脉闭塞　主干闭塞表现为眩晕、恶心及呕吐、眼球震颤，复视、构音障碍、吞咽困难及共济失调等，病情进展迅速，可出现延髓性麻痹、四肢瘫痪、昏迷、中枢性高热、应急性溃疡，甚至呼吸及循环衰竭而迅速死亡。

2. 临床类型　根据病情演变过程可分为以下几型。

（1）完全型　病情重，常有一侧肢体完全性偏瘫甚至昏迷，在起病 6 小时内达到高峰。

（2）进展型　发病后神经功能缺失症状在 48 小时内逐渐进展或呈阶梯式加重。

（3）缓慢进展型　起病两周后症状仍逐渐发展，多见于颈内动脉颅外段血栓形成，脑灌注减少有关。

（4）可逆性缺血性神经功能缺失　发病后症状体征较轻，持续 24 小时以上，但可在 1 ～ 3 周内恢复，不留后遗症。

【辅助检查】

1. 血液检查　血常规、血糖、血脂、血液流变学、凝血功能检查。有利于发现危险因素。

2. 影像学检查　CT 是最常用的检查，多数患者发病 24 小时后逐渐显示低密度梗死灶。核磁共振（MRI）检查可以早期显示缺血组织的大小、部位，甚至可以显示皮质下、脑干和小脑的小梗死灶。经颅多普勒超声检查（TCD）有利于判断颅内外血管狭窄或闭塞、血管痉挛以及侧支循环建立程度，还可用于溶栓监测。数字减影脑血管造影（DSA）可发现血管狭窄和闭塞的部位，显示动脉炎、动脉瘤和血管畸形等。

3. 脑脊液检查　大多正常，大面积梗死时脑脊液压力可增高。

【考纲摘要】

1. 脑血栓形成的病因。

2. 脑血栓形成的临床表现一般特点。

3. 脑血栓形成的影像学检查特点。

【治疗要点】

1. 急性期治疗　挽救缺血脑组织，避免或减轻脑损伤，是急性期治疗的根本目标。

（1）早期溶栓　脑血栓形成后，在发病后6小时内迅速进行溶栓治疗，使血管尽快再通，恢复缺血区的血液供应，抢救梗死周围仅有功能改变的半暗带组织，缩小梗死灶，称为挽救"缺血区半暗带"。常用的溶栓药物：①尿激酶（UK）：100万单位～150万单位，溶于生理盐水100～200mL，持续静滴30分钟。②重组组织型纤溶酶原激活剂（rt-PA）：剂量为0.9mg/kg（剂量最大不超过90mg）静脉滴注，其中10%在最初1分钟内静脉推注，其余持续滴注1小时。使用溶栓药物期间及用药24小时内要严密监测患者有无合并脑出血征象。

码9-4-5　脑梗死的抢救视频

（2）调整血压　约70%患者在急性期血压升高，最初24小时内谨慎降压，处理紧张、焦虑、疼痛、恶心、呕吐及颅内压增高等情况后血压多自发降低；血压持续升高（收缩压≥200mmHg，舒张压≥110mmHg）或伴有严重心功能不全、主动脉夹层、高血压脑病者，可予缓慢降压治疗，并严密观察血压变化，最初发病24小时内降压不应超过原有血压水平的15%，可使用拉贝洛尔、尼卡地平等，避免使用血压急剧下降的药物，使脑灌注压降低，导致脑缺血加剧，加重脑梗死，如舌下含化硝苯地平；有高血压病史的患者如果病情平稳，24小时后开始恢复使用降压药物。血压低者积极查明原因，必要时采用扩容或给予适量升压药物，如多巴胺等。

（3）降低颅压　严重脑水肿和颅内压增高是急性重症脑梗死的常见并发症，是造成死亡的主要原因之一。发病48小时至5天为脑水肿高峰期，如患者出现剧烈头痛、喷射性呕吐、意识障碍加重等颅内压增高症状，应进行降低颅内压治疗。常用20%甘露醇125～250mL快速静滴，每6～8小时一次；对心、肾功能不全患者可改用呋塞米20～40mg静脉注射，每6～8小时一次。还可使用甘油果糖、白蛋白等辅助治疗。

（4）抗血小板聚集　常用药物有阿司匹林、氯吡格雷等。未行溶栓治疗的急性脑梗死患者应在48小时之内尽早服用阿司匹林150～325mg/d，但对阿司匹林过敏或者不能使用时，可用氯吡格雷代替。在溶栓后24小时内不推荐抗血小板或抗凝治疗，以免增加脑出血风险。

（5）抗凝　一般不推荐发病后急性期应用，但对于合并高凝状态有形成深静脉血栓和肺栓塞风险的高危患者，可使用预防剂量的抗凝治疗。常用药物有肝素、华法林等。

（6）脑组织保护治疗　可通过降低脑代谢，减轻缺血性脑损伤，保护脑神经元。包括自由基清除剂、阿片受体阻断剂、钙通道阻滞剂等。目前推荐早期（发病2小时内）应用头部或全身亚低温治疗。

（7）高压氧治疗　患者呼吸正常、无抽搐及血压正常者尽早高压氧舱治疗，可以提高血氧供应，增加病变部位脑血液灌注，为神经功能恢复提供良好的基础。

（8）外科或介入治疗　对大面积脑梗死出现颅内高压危象，内科治疗困难时，可行开颅切除坏死组织和去颅骨减压；对急性小脑梗死产生明显肿胀及脑积水患者，可行脑室引流术或去除坏死组织以挽救生命；颈动脉狭窄超过50%的患者可根据具体情况考虑颈动脉内膜切除术；介入性治疗包括颅内外血管经皮腔内血管成形术及血管内支架置入等，其与溶栓治疗的结合已经越来越受到重视。

2. 康复治疗　康复对脑血管病整体治疗的效果和重要性已被国际公认，病情稳定后应尽早进行，康复的目标是减轻脑卒中引起的功能缺损，提高患者的生活质量。急性期主要是抑制异常的原始反射活动，重建正常的运动模式，其次才是加强肌肉力量的训练，促进患者患肢随意运动的出现，强化日常生活活动能力训练；除运动康复治疗外还应注意语言、认知、心理、职业与社会康复，为恢复患者日常生活自理能力及早日回归家庭和社会做好必要准备。

【护理诊断】

1. 躯体活动障碍　与偏瘫或平衡能力降低有关。

2. 语言沟通障碍　与语言中枢功能受损有关。

3. 吞咽障碍　与意识障碍或延髓麻痹有关。

4. 焦虑　与肢体瘫痪、感觉障碍、语言沟通困难、担心预后或家庭照顾不周等有关。

【护理措施】

1. 一般护理　急性期绝对卧床休息，取平卧位，头偏向一侧，避免呕吐引起窒息。头部禁冷敷，以免血管收缩使血流量减少。给予低盐、低脂、丰富维生素、足量纤维素的清淡饮食，鼓励并指导患者用健侧手自行进食。有面肌麻痹者，应将食物送至口腔健侧舌后部；有吞咽困难、呛咳者，进食宜慢，防止误吸；不能进食者，应给予鼻饲。瘫痪患者使用气垫床或按摩床，保持肢体功能位，定时翻身；患者能坐起时，指导并协助患者健肢辅助瘫痪肢完成穿脱衣物、洗漱、进食、大小便等活动。

2. 病情观察　密切监测患者的生命体征、意识状态及瞳孔变化，注意血压过高或过低的情况；观察患者神经系统表现，及时发现病情加重的征象及颅内压增高的症状。

3. 药物治疗的护理　向患者讲解各类药物的作用、不良反应及使用注意事项，指导患者遵医嘱正确用药。①溶栓、抗凝药物：应严格把握药物剂量，密切观察意识和血压变化，监测出凝血时间、凝血酶原时间，观察有无皮肤及内脏出血倾向，如黑便、牙龈出血、皮肤青紫淤斑等。如果患者出现严重的头痛、视物模糊、喷射状呕吐，应考虑是否并发颅内出血，立即停药，协助紧急头颅CT检查。②脱水剂：使用20%甘露醇宜选择粗大的静脉给药，保证药物能快速静脉滴注（250mL20%甘露醇在15～30分钟内滴完），易出现肾损害及电解质紊乱，应监测尿常规和肾功能。

4. 对症护理

（1）躯体活动障碍　详见本项目任务一。

（2）吞咽障碍　①评估吞咽障碍的程度，观察患者能否自口进食，进食不同稠度食物的吞咽情况，进食量和速度，进食及饮水时有无呛咳。②饮食护理：鼓励能吞咽的患者自主进食，少量多餐，进食时抬高床头，选择软饭、半流质或糊状食物，避免刺激性食物，并提供充足进餐时间，以利于充分咀嚼，如有食物滞留在口腔中，鼓励患者用舌的运动将食物后送以利于吞咽。保持进餐环境安静、舒适，告诉患者进食时不要说话，以免呛咳、误吸等，床旁备好吸引装置。若患者不能进食应遵医嘱鼻饲，并做好相应的护理。

（3）语言障碍 ①评估患者听、说、理解等情况，判断其语言障碍的程度和失语的类型。②指导家属营造轻松愉快的交流氛围，鼓励患者采取任何方式向医护人员或家属表达自己的需要，使患者克服羞怯心理，大声说话。制订语言康复计划，遵循由易到难、由简单到复杂的原则。协助患者进行床旁的肌群运动训练（如缩唇、叩齿、鼓腮、吹气、咳嗽等训练）、发音训练、复述训练、命名训练和刺激训练等。与患者沟通时，说话速度要慢，应给予其足够的时间做出反应，并及时鼓励患者，增加患者的信心，持之以恒。

5. 心理护理 指导家属关心体贴患者，为患者提供安全、舒适、无刺激的环境，鼓励患者树立信心，给予精神支持和生活照顾，鼓励和督促患者坚持锻炼，增强自我照顾的能力。

【考纲摘要】

1. 脑血栓形成的急性期治疗要点。

2. 脑血栓形成的护理诊断。

3. 脑血栓形成的护理措施。

【健康指导】

1. 疾病知识指导 指导患者和家属了解本病的基本病因和危险因素，积极治疗原发病、祛除诱因、养成良好的生活习惯是干预危险因素、防止脑血栓形成的重要环节。指导患者正确用药，定期到医院进行复查，若出现头晕、肢体麻木等脑血栓前驱症状或TIA 要及时就医。

2. 生活指导 合理饮食，戒烟限酒；建立正常生活方式，每日坚持适度锻炼，劳逸结合，尽量做力所能及的家务，合理休息和娱乐；缓慢起床，改变体位动作要慢，转头不宜过猛过急，洗澡时间不宜过长，训练或外出时有人陪伴，防止跌倒；气候变化注意保暖，防止感冒。

3. 康复指导 向患者和家属介绍本病的康复治疗知识，制订康复计划；瘫痪康复和语言康复都需要较长的时间，应鼓励患者要循序渐进，坚持锻炼，树立信心；重视心理康复，自我情绪调节，逐步达到职业康复和社会康复。

（三）脑栓塞

脑栓塞（cerebral embolism）是由于各种栓子随血流进入脑动脉，使血管急性闭塞或严重狭窄，导致局部脑组织缺血、缺氧坏死，而迅速出现相应神经功能缺损的一组临床综合征。

【病因与发病机制】

根据栓子来源不同，脑栓塞可分为心源性、非心源性、来源不明性三大类。

1. 心源性　心源性栓子是脑栓塞最常见的原因。引起心源性脑栓塞的心脏疾病有心房颤动、心房扑动、心脏瓣膜病、人工心脏瓣膜、感染性心内膜炎、心肌梗死、心肌病、心力衰竭、心脏黏液瘤等，存在以上疾病时，在心脏内壁和瓣膜形成的血栓或赘生物脱落后，可阻塞脑动脉，引起脑栓塞。心房颤动是心源性脑栓塞中最常见的原因。

2. 非心源性　主动脉弓及其发出的大血管动脉粥样硬化斑块与附着物脱落形成栓子，沿颈内动脉或椎 – 基底动脉进入颅内，也是脑栓塞的重要原因。其他如肺静脉血栓、败血症或肺部感染性脓栓、脂肪栓子、气体栓子、癌性栓子、寄生虫虫卵栓子、异物栓子等均可引起脑栓塞。

3. 来源不明性　约30%的脑栓塞不能确定原因。

【临床表现】

1. 起病情况　任何年龄均可发病，风湿性心脏瓣膜引起的脑栓塞以青年女性多见，非瓣膜性心房颤动、冠心病及大动脉病变引起的脑栓塞以中老年居多。一般发病无明显诱因，也很少有前驱症状，安静与活动时均可发病，以活动中发病多见。

2. 临床特点　脑栓塞是起病速度最快的一类脑卒中，症状常在数秒或数分钟之内发展达到高峰，多为完全性卒中，偶尔有患者病情在数小时内逐渐进展，可能是脑栓塞后有逆行性的血栓形成。临床症状取决于栓塞的血管及阻塞的位置，发生于颈内动脉系统的脑栓塞约占80%，发生于椎基底动脉系统的脑栓塞约占20%。常见的临床症状为局限性抽搐、偏盲、偏瘫、偏身感觉障碍、失语等，多数患者起病后有意识障碍，但持续时间较短且很快恢复。严重者可突起昏迷、全身抽搐，可因脑水肿或颅内压增高，继发脑疝而死亡。

【辅助检查】

1. 脑 CT 和 MRI 检查　可明确病灶部位、性质和范围。定期复查头颅 CT，特别是发病 2 ~ 3 天，以便早期发现继发梗死后出血，及时调整治疗方案。

2. 常规心电图和超声心动图检查　心电图检查可确定心律失常和协助诊断心肌梗死；超声心动图检查可发现心腔内附壁血栓，有助于证实心源性栓子的存在。

3. 脑脊液检查　压力一般正常，大面积栓塞性梗死可升高；出血性梗死时可有红细胞增多；感染性心内膜炎产生含细菌的栓子，脑脊液中白细胞增加，蛋白多升高。

4. 其他　疑为感染性心内膜炎时，应进行血常规、血沉和血细菌培养等检查。

【治疗要点】

1. 脑栓塞的治疗　与脑血栓形成治疗基本相同。当发生出血性脑梗死时，要立即停止溶栓、抗凝和抗血小板聚集的药物，防止出血加重，适当应用止血药物，治疗脑水肿，调节血压；若血肿较大，考虑手术治疗。

2. 原发病的治疗　主要在于消除栓子的来源，预防栓子形成是防止脑栓塞的重要环节。有心律失常的，应予以纠正；对于感染性栓塞应使用抗生素，并禁用溶栓和抗凝治疗，防止感染扩散；对于空气栓塞的处理应采取头低、左侧卧位，行高压氧治疗；脂肪栓的处理可以用扩容药、血管扩张药、5%碳酸氢钠注射液。

【护理诊断】、【护理措施】、【健康指导】

参见"脑血栓形成"。

【考纲摘要】

1. 脑栓塞的最主要病因。

2. 脑栓塞的临床表现特点。

三、出血性脑血管疾病

(一) 脑出血

脑出血 (intracerebral hemorrhage, ICH) 是指原发性非外伤性脑实质内出血，也称自发性脑出血，占急性脑血管疾病的20%～30%。在脑出血中，发生于大脑半球者占80%，脑干或小脑者约占20%。脑出血发病率为每年 (60～80) /10万人，急性期病死率为30%～40%，是病死率最高的急性脑血管疾病，脑水肿、颅内压增高和脑疝形成是导致患者死亡的主要原因。

【病因与发病机制】

1. 病因　高血压合并细小动脉硬化是脑出血最常见的病因。其他病因包括颅内动脉瘤、脑内动静脉畸形、脑动脉炎、血液病、脑淀粉样血管病变、抗凝及溶栓治疗等。用力活动和情绪激动等使血压进一步升高，是脑出血最常见的诱因。

2. 发病机制　颅内动脉壁薄弱，具有中层肌细胞和外层结缔组织少及外弹力层缺失的特点。长期高血压可使脑细小动脉发生玻璃样变性，纤维素样坏死，甚至形成微动脉瘤或夹层动脉瘤，在此基础上，血压骤然升高时易导致血管破裂出血。脑出血的发病部位以基底节区最多见，主要是因为供应此处的豆纹动脉从大脑中动脉呈直角发出，在原有血管病变的基础上承受较高压力的血流冲击，且此处也是微动脉瘤多发的部位，因此当血压骤然升高时，易导致血管破裂出血，从而导致内囊附近出血。

【临床表现】

脑出血常发生于50岁以上患者，男性稍多于女性，寒冷季节发病率较高，多有高血压病史，多在体力活动、情绪激动、劳累、用力排便或脑力紧张活动时突然起病，症状在数分钟至数小时内达高峰。患者一般无前驱症状，少数可有头晕，头痛，肢体无力等。发病后血压明显升高，大部分患者均有不同程度的意识障碍，并出现头痛、呕吐、肢体瘫痪、轻度脑膜刺激征等。临床表现的轻重取决于出血量和出血部位。脑水肿、颅内压增高和脑疝形成是致死的主要原因。

码9-4-6　脑出血的临床表现视频

1. 壳核出血　最常见，占脑出血的50%～60%，系豆纹动脉尤其是其外侧支破裂所致。血肿常向内扩展波及内囊，出现典型的"三偏"症状，即出血灶对侧偏瘫、偏身感觉障碍和同向偏盲。此类患者常有头和眼转向出血病灶侧，呈双眼"凝视病灶"状。如出血灶在优势半球，可伴有失语。出血量较小者可仅表现纯运动、纯感觉障碍；出血

量大时患者很快出现昏迷，病情在数小时内很快恶化。

2. 丘脑出血 占脑出血的10%～15%。常有对侧偏瘫、偏身感觉障碍，通常感觉障碍重于运动障碍，深、浅感觉同时受累，而深感觉障碍更明显，可伴有偏身自发性疼痛和感觉过度。可有特征性眼征如上视不能或凝视鼻尖、眼球偏斜或分离性斜视、眼球会聚障碍和无反应性小瞳孔等；可出现精神障碍，表现为淡漠、视幻觉及情绪低落等；还可出现丘脑性失语（语言缓慢不清，重复语言、发音困难、复述较好、朗读存在障碍等）和丘脑性痴呆（记忆力减退、计算力下降、情感障碍、人格改变等）。出血侵及内囊可出现对侧肢体瘫痪，多为下肢重于上肢。

3. 脑桥出血 约占脑出血的10%，是脑干出血最高发的部位，是基底动脉脑桥支破裂所致。小量出血可无意识障碍，表现为交叉性瘫痪，头和眼转向非出血侧，呈"凝视瘫肢"状；大量出血（＞5mL）迅速波及两侧，常破入第四脑室，患者迅速进入昏迷、双侧瞳孔缩小呈针尖样、呕吐咖啡样胃内容物、四肢瘫痪、去大脑强直、中枢性高热、中枢性呼吸障碍，病情常迅速恶化，在24～48小时内死亡。

4. 小脑出血 约占脑出血的10%。常表现为突发的枕部剧烈头痛、频繁呕吐、眩晕、共济失调等。少量出血者主要表现为小脑症状，如患侧共济失调、眼球震颤等，但无肢体瘫痪。当出血量较多时，发病时或病后12～24小时内出现昏迷、双侧瞳孔缩小至针尖样、呼吸不规则等，最后枕骨大孔疝死亡。

5. 脑叶出血 占脑出血的5%～10%。出血以顶叶最常见，其次为颞叶、枕叶、额叶，也有多发脑叶出血。顶叶出血表现为偏侧感觉障碍，轻偏瘫；颞叶出血表现为对侧中枢性面、舌瘫及上肢为主的瘫痪；枕叶出血表现为对侧同向性偏盲、视物变形，可有一过性黑蒙，多无肢体瘫痪；额叶出血表现为前额痛、对侧偏瘫、尿便障碍、精神障碍、Broca失语、摸索和强握反射等。

6. 脑室出血 占脑出血的3%～5%。出血量较小时，仅表现为头痛、呕吐、脑膜刺激征阳性，一般无意识障碍和神经系统定位症状，预后良好。出血量大时，患者迅速出现昏迷、针尖样瞳孔、四肢肌张力增高、病理反射阳性、去大脑强直及脑膜刺激征阳性，预后差，多迅速死亡。

7. 并发症 脑干、丘脑及大量脑室出血患者可并发脑水肿、脑疝、消化道出血、肺部感染等导致患者死亡。

知识拓展

颅内压增高与脑疝 当颅内压增高超过一定的代偿能力或继续增高，尤其是局限性颅内压升高，可使颅内各分腔的压力失去平衡，脑组织受挤压并向邻近阻力最小的方向移动，若被挤入硬膜或颅腔内生理裂隙，即为脑疝形成。疝出的脑组织可压迫周围重要的脑组织结构，当阻塞脑脊液循环时使颅内压进一步升高，危及生命安全。

【考纲摘要】

1. 脑出血的最常见的病因。

2. 脑出血的临床表现特点。

3. 三偏征的表现。

【辅助检查】

1. 血液检查 可有白细胞计数暂时性增高，血尿素氮和血糖也可暂时升高。

2. 影像学检查 头颅 CT 是临床确诊脑出血的首选检查，可准确显示脑出血灶的部位、大小、脑水肿情况和是否破入脑室等，有助于指导治疗和判断预后，早期血肿表现为圆形或椭圆形高密度影，边界清楚，血肿吸收后呈现低密度或囊性变；MRI 检查对检出脑干和小脑的出血灶和监测脑出血的演进过程优于 CT 扫描，对急性脑出血诊断不及 CT。

3. 脑脊液检查 脑脊液压力常增高，多为血性脑脊液。仅在不能进行头颅 CT 检查且临床无明显颅内压增高症状时进行，以免诱发脑疝。

【治疗要点】

脑出血急性期治疗原则是安静卧床、脱水降颅压、控制脑水肿、调整血压、防止继续出血和再出血、维持生命体征和防治并发症。

1. 一般治疗 卧床休息，保持安静，避免情绪激动和血压升高；保持呼吸道通畅，吸氧；维持生命体征稳定，维持营养和水、电解质平衡，保持大小便通畅；预防和及时治疗压疮、泌尿道和呼吸道感染等。

2. 控制脑水肿 脑出血后，由于脑实质内突然出现血肿的占位效应，引起脑室受压，颅内压急剧增高时，可出现脑疝，是脑出血患者死亡的最主要原因。因此，控制脑水肿、降低颅内压是脑出血急性期处理的一个重要环节。可选用 20% 甘露醇 250mL 静滴，也可用呋塞米 20 ～ 40mg 缓慢静注，病情比较平稳时可用甘油果糖 250mL 静滴。

3. 调控血压 一般认为急性期脑出血患者的血压升高，是由于脑出血后颅内压增高，为保证脑组织供血的自动调节反应，随着颅内压下降时血压也会随之下降，因此降低血压应首先以脱水降颅压治疗为基础。一般对原血压正常又无严重颅内压增高的患者，将血压控制在出血前原有水平或略高。但如果血压过高，又会增加再出血的风险，因此需要控制血压。当收缩压＞ 200mmHg 或平均动脉压＞ 150mmHg 时，要用持续静脉降压药物积极降低血压；当收缩压＞ 180mmHg 或平均动脉压＞ 130mmHg 时，如果同时有疑似颅内压增高，要考虑监测颅内压，可用间断或持续静脉降压药物来减低血压，但要保证灌注压＞ 60mmHg；如果没有颅内压增高，降压目标为 160/90mmHg 或平均动脉压 110mmHg。降血压不能过快，加强监测，防止因血压下降过快引起脑灌注不足。

4. 止血药和凝血药 仅用于并发消化道出血或有凝血障碍时，常用药物有 6- 氨基乙酸、氨甲苯酸等。

5. 手术治疗 对壳核出血量≥ 30mL、小脑出血量≥ 10mL 及重症脑室出血均可考虑手术治疗，可采取去骨瓣减压术、开颅血肿清除术、钻孔血肿抽吸术和脑室穿刺引流术等。

6. 早期康复治疗　早期将患肢置于功能位，急性期过后患者的生命体征平稳，病情不再进展，宜尽早进行肢体功能、言语障碍及心理的康复治疗，对恢复患者的神经功能，提高生活质量有益。

【考纲摘要】

1. 脑出血的治疗原则。

2. 脑出血头颅 CT 检查的特点。

【护理诊断】

1. 意识障碍　与脑出血、脑水肿所致大脑功能受损有关。

2. 生活自理缺陷　与出血所致瘫痪或意识障碍有关。

3. 语言沟通障碍　与语言中枢功能受损有关。

4. 有皮肤完整性受损的危险　与意识障碍、肢体瘫痪及长期卧床致皮肤受压有关。

5. 有废用综合征的危险　与意识障碍、运动障碍、长期卧床有关。

6. 潜在并发症　脑疝、上消化道出血、感染、压疮等。

【护理措施】

1. 一般护理

（1）休息与体位　一般需要卧床休息 2 ～ 4 周。发病 24 ～ 48 小时内避免搬动患者，抬高床头 15° ～ 30°以减轻脑水肿；侧卧位，防止呕吐物反流；保持环境安静，严格限制探视，避免各种刺激，各项治疗护理操作应集中进行；保持床单被褥整洁、干燥，也可以使用气垫床或减压床，以预防压疮；协助做好口腔、皮肤和大小便护理，保持肢体的功能位；谵妄、躁动患者加保护性床档，必要时给予约束带约束；康复期指导并协助患者进行肢体的被动运动，预防肌肉萎缩和关节僵硬。

码 9-4-7　脑出血患者的护理视频

（2）饮食　有意识障碍、消化道出血者宜禁食 24 ～ 48 小时，必要时应排空胃内容物。昏迷或吞咽障碍者，发病第 2 ～ 3 日应遵医嘱给予胃管鼻饲，进食高蛋白、高维生素、清淡、易消化的饮食，保证患者的水、电解质和热量。待病情好转后逐渐恢复正常饮食，饮食原则同脑血栓形成。

2. 病情观察　严密观察病情变化，监测生命体征、意识、瞳孔变化并详细记录；观察有无脑疝的先兆、上消化道出血等表现；使用脱水降颅压药物时注意监测尿量与水、电解质的变化，防止低钾血症和肾功能受损。

3. 药物治疗的护理　甘露醇低温易结晶，故应用前应仔细检查，如有结晶，可置热水中待结晶完全溶解后再使用，要在 15 ～ 30 分钟内滴完，防止药液外渗透，注意观察尿量，肾功能及血电解质情况。

4. 并发症护理

（1）脑疝的护理　密切观察患者有无剧烈头痛、喷射性呕吐、躁动不安、血压升高、脉搏减慢、呼吸不规则、一侧瞳孔散大、意识障碍加重等脑疝的先兆表现。一旦出现，立即通知医生。抢救配合：①保持呼吸道通畅，防止舌根后坠和窒息，及时清除

呕吐物和口鼻分泌物；迅速吸氧。②建立静脉通路，遵医嘱给予快速脱水降颅压药物。③备好气管切开包、脑室穿刺引流包、监护仪、呼吸机和抢救药物。

（2）防治上消化道出血　遵医嘱禁食，病情好转后给予清淡、易消化、无刺激性、营养丰富的流质饮食，注意少量多餐和温度适宜，防止损伤胃黏膜；也可给予保护胃黏膜的药物预防出血，如雷尼替丁、奥美拉唑等，并密切观察用药后的不良反应；注意患者的呕吐物、胃液及大便性状，做粪便隐血试验，发现出血情况立即通知医生，并严密观察脉搏、血压、出血量等，准确及时执行医嘱，控制出血。

5. 心理护理　关心体贴患者，安抚患者及其家属，消除其紧张情绪；创造安静舒适的环境，保证患者休息。指导患者进行自我心理调节，鼓励患者进行力所能及的活动，告诉患者只要坚持功能锻炼，许多症状、体征可在 1 ~ 3 年内逐渐改善。告知家属要充分理解患者，并给予精神与经济的支持，帮助患者树立战胜疾病的信心，增强锻炼的意志。

6. 康复护理　详见本项目任务一。

【健康指导】

1. 疾病知识指导　向患者及家属介绍脑出血的病因、诱因、疾病进展、治疗及预后，讲解积极治疗原发病、避免诱因及康复训练的重要性。指导患者尽量避免使血压骤然升高的各种因素，保持情绪稳定和心态平衡，避免不良心理和刺激。教会患者其家属康复训练的方法，给予患者充分的关心、照顾和协助，督促康复训练，使患者最大限度地自理。

2. 生活指导　保证充足睡眠，适当运动，合理饮食，戒烟、忌酒，养成定时排便的习惯，保持大便通畅，避免用力排便。

3. 用药指导　遵医嘱正确服用药，维持血压稳定，减少血压波动对血管的损害，定期到医院复查。

【考纲摘要】

1. 脑出血的主要护理诊断。
2. 脑出血急性期休息的要求。
3. 脑疝的评估与护理。
4. 脑出血的健康指导。

（二）蛛网膜下腔出血

蛛网膜下腔出血（subarachnoid hemorrhage，SAH）是指脑底部或脑表面血管破裂后，血液直接流入蛛网膜下腔，又称原发性蛛网膜下腔出血，约占急性脑卒中的10%。若因脑实质出血、脑室出血、硬膜外或硬膜下血管破裂，血液流入蛛网膜下腔者，称为继发性蛛网膜下腔出血。本内容主要介绍原发性蛛网膜下腔出血。

【病因与发病机制】

蛛网膜下腔出血的病因有多种：①颅内动脉瘤最常见，占75%~80%，其中囊性动脉瘤占绝大多数，其次为高血压动脉硬化所致梭形动脉瘤、夹层动脉瘤及感染所致的真菌性动脉瘤。②血管畸形，约占 SAH 病因的 10%，主要为动静脉畸形，青少年多见。③其他：各种感染所致的脑动脉炎、脑底异常血管网病（moyamoya 病）、血液病、结缔组织病、颅内肿瘤、凝血障碍性疾病等。

脑动脉瘤好发于动脉分叉处，尤其是脑底动脉环前部，特别是颈内动脉与后交通动脉、大脑前动脉与前交通动脉分叉处最为多见。在脑动脉瘤或血管畸形等已形成脑血管病变的基础上，当重体力劳动、情绪变化、血压骤升、饮酒尤其是酗酒时，使病变血管发生破裂，血液流入蛛网膜下腔。

【临床表现】

任何年龄均可发病，青壮年更常见，女性多于男性。临床表现差异较大，轻者可没有明显临床症状和体征，重者可突然昏迷甚至死亡。起病急骤，常有剧烈运动、过度疲劳、情绪激动、用力咳嗽和排便等明显诱因。

码 9-4-8　蛛网膜下腔出血的护理视频

1. 典型表现　突然发生剧烈头痛，呈胀痛或爆裂样疼痛，难以忍受，持续不能缓解或呈进行性加重。多伴有一过性意识障碍和恶心、呕吐；少数患者可出现烦躁、谵妄、幻觉等精神症状；有些患者可伴有局灶性或全身性癫痫发作；也可以头晕、眩晕等症状起病。

发病数小时后查体可发现脑膜刺激征（颈项强直、Kernig 征、Brudzinski 征）阳性，以颈强直最明显，是蛛网膜下腔出血最典型的体征。部分患者眼底检查可见玻璃体下片状出血、视神经盘水肿或视网膜出血，发病 1 小时内即可出现，是急性颅内压升高和眼静脉回流受阻所致，有诊断特异性。少数患者可有轻偏瘫、动眼神经麻痹、失语或感觉障碍等局限性神经体征。

2. 不典型表现　老年人蛛网膜下腔出血临床表现常不典型，起病较缓慢，头痛、脑膜刺激征等不明显而精神症状及意识障碍较重。

3. 并发症　本病紧急处理大多数预后较好；部分患者可并发再出血、脑血管痉挛、脑积水等危及患者生命或遗留神经功能缺损；个别重症患者可很快进入深昏迷，出现去大脑强直，因脑疝形成而迅速死亡。

【辅助检查】

1. 头颅 CT 检查　是诊断 SAH 的首选检查方法，敏感性在 24 小时内为 90% ～ 95%，CT 显示蛛网膜下腔内高密度影。

2. 头颅 MRI 检查　当 SAH 发病后数天 CT 检查的敏感性降低时，MRI 可发挥较大作用。可诊断蛛网膜下腔出血和了解破裂动脉瘤部位。

3. 脑脊液（CSF）检查　CT 检查已确诊者，腰穿不做常规检查。但如果出血量少或距起病时间较长，CT 检查无阳性发现时，临床疑为 SAH 且病情允许时，则需要腰穿检查脑脊液，最好在发病 12 小时后进行。SAH 时脑脊液的特征性表现为肉眼可见的均匀一致血性，压力增高（> 200mmH$_2$O）。

4. 数字减影脑血造影检查（DSA）　可确定蛛网膜下腔出血的病因。能清楚显示动脉瘤的位置、大小、与载瘤动脉的关系、有无血管痉挛等，血管畸形和烟雾病也能清楚

显示。宜在发病 3 天内或 3 ～ 4 周后进行，以避开脑血管痉挛和再出血的高峰期。

【常见脑血管疾病鉴别】

见表 9-4。

表 9-4 常见脑血管疾病鉴别

	缺血性		出血性	
	脑血栓形成	脑栓塞	脑出血	蛛网膜下腔出血
发病年龄	老年人多见	青壮年多见	中老年人多见	各年龄组均见，青壮年多见
常见病因	动脉粥样硬化	各种心脏病	高血压	动脉瘤、血管畸形
TIA 史	较多见	少见	少见	无
起病时状态	多在安静时	不定	多在活动或情绪激动时	多在活动或情绪激动时
起病急缓	缓慢（时、日）	最急（秒、分）	急（分、时）	急骤（分）
意识障碍	无或轻度	少见、短暂	多见、持续	少见、短暂
头痛	多无	少有	多有	剧烈
呕吐	少见	少见	多见	最多见
血压	正常或增高	多正常	明显增高	正常或增高
眼底	动脉硬化	可见动脉栓塞	可有视网膜出血	可见玻璃体膜下出血
偏瘫	多见	多见	多见	无
脑膜刺激征	无	无	可有	明显
脑脊液	多正常	多正常	压力高，含血	压力高，血性
CT 检查	脑内低密度灶	脑内低密度灶	脑内高密度灶	蛛网膜下腔高密度影

【考纲摘要】

1. SAH 的主要病因与诱因。

2. SAH 的典型临床表现。

3. SAH 的首选检查。

【治疗要点】

蛛网膜下腔出血的治疗目的是防治再出血和血管痉挛，降低颅压，治疗原发病，预防复发，降低病死率和致残率。

1. 一般治疗 对急性蛛网膜下腔出血的一般处理与脑出血相同。如维持生命体征稳定、降低颅内压、纠正水电解质平衡紊乱等。

2. 预防再出血

（1）卧床休息 应严格绝对卧床休息 4 ～ 6 周，避免诱发血压和颅内压增高的一切因素，包括用力、情绪激动等，保持大便通畅。对头痛和躁动不安者及时使用镇痛、镇静药，以保持患者能安静休息。

（2）调控血压 去除疼痛等诱因后，如果平均动脉压 > 120mmHg 或收缩压 > 180mmHg，可在密切血压监测下静脉持续输注短效安全降压药，保持血压稳定于正常或起病前水平。可用钙离子通道阻滞剂、β 受体阻滞剂或 ACEI 类等。可将收缩压控制在 160mmHg 以下，同时避免突然将血压降得过低。

（3）**抗纤溶药物**　SAH 不同于脑内出血，出血部位没有脑组织压迫止血，为制止继续出血和预防再出血，一般主张在急性期使用大剂量止血剂。常用止血药物有 6- 氨基乙酸，能抑制纤维蛋白溶酶原形成，还可用氨甲苯酸、酚磺乙胺等。

3. 解除脑动脉痉挛　避免过度脱水，维持血容量和血压，早期使用钙通道阻滞剂解除血管痉挛。常用药物有尼莫地平，口服 40 ～ 60mg，每日 4 ～ 6 次，共服 21 天。

4. 放脑脊液疗法　腰椎穿刺放出少量脑脊液（5 ～ 10mL），对缓解头痛、减少出血引起的脑膜刺激症状有一定效果。不过，腰穿放脊液有引起脑脊液动力学改变、诱发脑疝的危险，因此需要小心操作，谨防脑疝发生。

5. 手术或介入治疗　对于颅内动脉瘤、颅内血管畸形者可采用手术切除、血管内介入治疗，是防止再出血的最好方法。

【护理诊断】

1. 疼痛：头痛　与脑水肿、颅内高压、血液刺激脑膜或继发性脑血管痉挛有关。

2. 焦虑 / 恐惧　与剧烈头痛、担心再出血、手术及预后有关。

3. 潜在并发症　脑疝、蛛网膜下腔再出血。

【护理措施】

1. 一般护理　同脑出血护理相似，主要预防再出血。

2. 病情观察　密切监测生命体征、瞳孔、意识、神经系统体征变化，保持气道通畅，维持呼吸、循环稳定，出现脑疝先兆及时通知医生并配合抢救。SAH 病情稳定好转，突然再次出现剧烈头痛、恶心呕吐，意识障碍加重、原有局灶症状和体征重新出现等均提示可能有再出血，及时报告医生处理。

3. 药物治疗的护理　遵医嘱使用甘露醇等脱水剂治疗时应快速静滴，必要时记录 24 小时尿量；使用尼莫地平时可能出现皮肤发红、多汗、心动过缓或过速、胃肠不适等反应，应适当控制输液速度，密切观察有无不良反应发生。

4. 预防再出血的护理

（1）**活动与休息**　绝对卧床休息 4 ～ 6 周，为患者提供安静、安全、舒适的休养环境，控制探视，避免不良的声、光刺激，集中进行治疗护理活动，避免频繁接触和打扰患者休息。如患者症状好转，可遵医嘱逐渐床上坐位或适当活动。避免用力排便、情绪激动、剧烈咳嗽等增加颅内压的因素。

（2）**病情监测**　SAH 再发出血率较高，多在首次出血后 1 个月内，需要严密监护。注意观察有无再出血征象，如原有症状加重、突发剧烈头痛、喷射状呕吐、意识障碍程度加深等，一旦发现及时通知医生。同时，观察生命体征、神志及瞳孔有无变化，加强心电监护，防止其他脏器受累。

5. 心理护理　向患者介绍蛛网膜下腔出血相关知识，使患者能够消除紧张、焦虑、恐惧的心理，配合治疗护理。告知家属应关心、体贴患者，为其创造良好的休养环境，增强战胜疾病的信心。

【健康指导】

1.避免诱因　告诉患者及家属容易诱发再出血的各种因素，指导患者与医护人员密切配合，避免精神紧张、情绪波动、用力排便、屏气、剧烈咳嗽及血压过高等，一旦发现再出血征象及时就诊。女性患者 1～2 年内应避免妊娠及分娩。

2.检查指导　蛛网膜下腔出血患者一般在首次出血 3 周后进行 DSA 检查，使患者了解 DSA 检查的目的与安全性等相关知识，指导患者积极配合检查，以明确病因，尽早手术或介入治疗，解除隐患或危险。

3.合理饮食　进食低盐、低脂、维生素丰富、富含纤维素的易消化食物，养成良好的排便习惯。避免辛辣刺激食物，戒烟、酒。

【考纲摘要】

1.SAH 的治疗要点。

2.SAH 的护理及健康指导。

【复习思考】

1.各种急性脑血管疾病的主要病因分别是什么？

2.如何对短暂性脑缺血发作进行健康指导？

3.如何鉴别脑血栓形成与脑出血的临床特点？

4.脑出血脑疝时如何护理？

5.如何对蛛网膜下腔出血患者进行再出血的预防及护理？

6.脑卒中已成为世界人口的第二大死因，全世界每年有超过 1500 万人罹患卒中，其中 500 万人死亡，500 万人落下残疾，仅次于缺血性心脏病。10 月 29 日是世界卒中日（world stroke day），在我国脑卒中被称为人民群众生命健康的"头号杀手"，脑卒中是完全可以预防的，为了提高群众对脑卒中防治的意识，请制作预防脑卒中的宣传海报，进入社区进行健康宣教，体现珍爱生命、维护健康的社会责任感与使命感。

（赵淑艳）

码 9-4-9　脑血管疾病概述 PPT

码 9-4-10　短暂性脑缺血发作患者的护理 PPT

码 9-4-11　脑梗死患者的护理 PPT

码 9-4-12　脑出血患者的护理 PPT

码 9-4-13　蛛网膜下腔出血患者的护理 PPT

任务五　癫痫患者的护理

【学习目标】

1. 知识目标　明确癫痫的概念，癫病大发作的临床表现、用药护理和发作时处理。熟悉癫痫的诱因、诊断要点、健康教育。

2. 能力目标　能对癫痫的患者做出正确评估，实施护理，并进行健康教育。

3. 素质目标　培养学生善于思考、乐于探究的学习习惯，对待患者具有爱心、耐心、高度的责任心。

【案例导入】

患者，女，19 岁，学生。一天前上晚自习时无明显诱因出现头痛、心慌，随后大声尖叫，头后仰，两眼上翻，跌倒在地，四肢抽搐，牙关紧闭，呼之不应，口吐少许白沫，口唇及面部发紫，无大小便失禁。持续 5～6 分钟，醒后仍感头痛、心慌，遂入院就诊。入院后做脑电图检查，显示左叶有痫性放电。患者性格内向，否认有其他外伤使。

请思考：

1. 患者最有可能是哪种类型的癫痫？

2. 患者主要存在哪些护理问题？

3. 患者在癫痫发作时应如何对其保护？

癫痫（epilepsy）是多种原因导致的脑部神经元高度同步化异常放电所致的，以短暂中枢神经系统功能失常为特征的慢性脑部疾病。临床表现具有发作性、短暂性、重复性和刻板性的特点。异常放电神经元的位置不同，患者的表现形式不一，可表现为感觉、运动、意识、精神、行为、自主神经等功能障碍。癫痫是神经系统常见疾病，我国有近千万患者，每年新发癫痫患者 65 万～70 万。癫痫可发生于任何年龄，青少年和老年是发病的两个高峰阶段。

【病因】

引起癫痫的病因非常复杂，根据病因学不同，癫痫可分为如下三类：

1. 原发性癫痫　又称特发性癫痫。病因未明，未发现脑部有足以引起癫痫发作的结构损伤或功能异常，可能与遗传因素有关。多在儿童或青少年期首次发病，具有特征性临床及脑电图表现，药物治疗效果较好。

2. 继发性癫痫　称症状性癫痫。由各种明确的中枢神经系统结构性损伤和代谢疾病所致，包括先天性脑部疾病、颅脑外伤、颅内感染、颅内肿瘤、脑血管病、一氧化碳中毒、儿童期的高热惊厥、药物或食物中毒、尿毒症、肝性脑病等。可发生于各年龄组，药物治疗效果欠佳。

3. 隐源性癫痫　临床表现提示为症状性癫痫，但现有检查手段不能发现明确病因，其约占全部癫痫的 60%～70%。

此外，缺乏睡眠、女性月经期或妊娠早期、疲劳、饥饿、便秘、饮酒、情绪激动等是常见的激发癫痫发作的诱因。

【临床表现】

癫痫临床表现丰富多样，但都具有如下共同特点：①发作性：症状突然发生，持续一段时间后迅速恢复，间歇期正常。②短暂性：发作持续时间非常短，通常为数秒钟或数分钟，除癫痫持续状态外，很少超过半个小时。③重复性：反复发作特征，仅发作一次不宜轻易诊断为癫痫。④刻板性：某一患者，每次发作的临床表现几乎一致。

码 9-5-1　癫痫患者的临床表现视频

1. 部分性发作　是指源于大脑半球局部神经元的异常放电，包括单纯部分性、复杂部分性、部分性发作继发全面性发作三类。前者为局限性放电，无意识障碍，后两者放电，从局部扩展到双侧脑部，出现意识障碍。

（1）单纯部分性发作　以局部症状为特征，发作时间较短，一般不超过 1 分钟，不伴意识障碍，发作的起始部位常提示癫痫病灶在对侧脑部。可表现为发作性一侧肢体、局部肌肉感觉障碍或节律性抽搐，或表现为特殊感觉性发作。如果抽搐从局部开始，沿大脑皮质运动区的分布顺序扩散，发作自手指 – 腕部 – 肘部 – 肩部 – 口角 – 面部逐渐发展，称为 Jackson 发作；也可旋转性发作，表现为双眼突然向一侧偏斜，继之头部不自主同向转动，伴有身体扭转，但很少超过 180°，部分患者过度旋转可引起跌倒，出现继发性全面性发作。

（2）复杂部分性发作　也称精神运动性发作，病灶多在颞侧，故又称为颞叶癫痫。伴有意识障碍，以精神症状及自动症为特征。患者可出现一些无意识的活动，如反复咂嘴、噘嘴、咀嚼、舔舌、磨牙或吞咽；或反复搓手、抚面，不断地穿衣、脱衣、解衣扣、摸索衣服；也可表现为游走、奔跑、无目的的开门、关门、乘车上船；还可出现自言自语、叫喊、唱歌或机械重复原来的动作。发作一般持续数分钟至数小时不等，发作后患者意识模糊，常有头昏，不能回忆发作中的情况。

（3）部分性发作继发全面性发作　单纯部分性发作可发展为复杂部分性发作，单纯或复杂部分性发作均可发展为全面强直 – 阵挛发作。

2. 全面性发作　异常放电起源于双侧脑部，多在发作初期就有意识丧失。

（1）全面强直 – 阵挛发作　又称大发作，此类发作最常见，以意识丧失和双侧强直后阵挛为特征。发作前可有瞬间疲乏、麻木、恐惧或无意识动作等前驱症状，其发作过程可分为 3 期：①强直期：突发意识丧失，跌倒在地，全身骨骼肌持续性收缩。喉肌和呼吸肌收缩致患者尖叫一声；眼肌收缩，眼睑上牵，眼球上翻；咀嚼肌收缩出现口强张，随后猛烈闭合，可咬伤舌头；颈部和躯干肌肉强直收缩使颈和躯干先屈曲后反张，头部后仰，上肢上举后屈肘，下肢先屈曲后猛烈伸直。常持续 10～20 秒进入阵挛期。②阵挛期：肌肉交替性收缩与松弛，呈现一张一弛的节律性抽动，频率逐渐减慢，间歇期延长，在一次剧烈痉挛后，发作停止，进入发作后期。历时 1～3 分钟。以上两期患者均可出现呼吸停止、血压升高、心率增快、唾液和其他分泌物增多，瞳孔散大、对光反射消失，病理反射阳性。③发作后期：此期尚有短暂阵挛，以面肌和咬肌为主，牙关紧闭，可发生舌咬伤。全身肌肉松弛，大小便失禁；呼吸首先恢复，随后瞳孔、血压、心率渐至正常，意识逐渐恢复。醒后患者常有头痛、全身酸痛和疲乏感，对整个发作过程全无记忆。发作全过程 5 ～ 15 分钟。

（2）失神发作　典型的失神发作又称小发作，主要见于儿童。特点为突然、短暂的（5 ～ 10 秒）意识障碍，表现为动作中断，手持物体掉落，两眼茫然凝视，呆立不动，呼之不应等，但无抽动、不跌倒。发作后仍继续原来的活动，一日可发作数次至数百次不等，对发作无记忆。

3. 癫痫持续状态　指一次癫痫发作持续 30 分钟以上未自行停止，或连续发作、发作间期意识或神经功能未恢复至正常水平。任何类型癫痫均可出现癫痫持续状态，但多见于全面强直 – 阵挛发作。多由于突然停用抗癫痫药或因饮酒、感染、疲劳、睡眠不足而诱发，常伴有高热、脱水和酸中毒，如不及时治疗，继而发生多脏器衰竭而死亡。

【辅助检查】

1. 血液检查　血液常规、血糖、血寄生虫（如血吸虫、囊虫）检查，了解有无贫血、低血糖、寄生虫等。

2. 脑电图检查（EEG）　EEG 是诊断癫痫最重要的检查。有助于明确癫痫的诊断与分型。约半数以上癫痫患者，在发作或发作间歇期可出现各种痫样放电，如棘波、尖波、棘 – 慢或尖 – 慢复合波等病理波。但部分癫痫患者的脑电图检查始终正常。

3. 影像学检查　通过 CT、MRI 检查可确定脑结构异常或病变，可对癫痫做出病因诊断或分类，如颅内肿瘤、灰质异位、脑萎缩等。

【治疗要点】

目前癫痫以药物治疗为主，主要是控制发作或最大限度地减少发作次数，使患者保持或恢复其原有的生理、心理和社会功能状态。

1. 病因治疗　对明确病因者应针对病因治疗，如寄生虫、低血糖、低血钙、脑部肿瘤等应分别尽可能彻底治疗。

2. 发作时的治疗　应立即将患者就地平放，解开衣领、衣扣、放低头并让头侧向一侧保持呼吸道通畅，及时给氧；尽快将压舌板、牙垫、纱布、手帕或小布卷等置于患者口腔的一侧上下磨牙之间，以防咬伤舌头及颊部；不可用力按压抽搐肢体，以免造成骨折、肌肉撕裂及关节脱位；为预防再次发作，可选用地西泮、苯妥英钠、异戊巴比妥钠等药物。

3. 发作间歇期治疗　间歇期正确规律使用抗癫痫药物治疗，80% 的癫痫患者可得到有效控制。药物治疗原则：①从单一用药开始，剂量由小到大，逐步增加。②一种药物剂量增加到最大且已到有效血药浓度仍不能控制发作者再加用第 2 种药物。③不能随意减量或突然停药：药物治疗完全控制发作 4 ～ 5 年，脑电图随访异常电活动消失者可以开始逐渐减量，减量过程一般不少于 1 ～ 1.5 年无发作方可停药。④根据癫痫发作类型选择药物：全面强直 – 阵挛发作选用卡马西平、苯巴比妥、苯妥英钠；部分性发作选用卡马西平或苯妥英钠、苯巴比妥；失神发作选用乙琥胺、丙戊酸钠、氯硝西洋。

4. 癫痫持续状态的治疗

（1）迅速控制抽搐　迅速建立静脉通道。首选地西泮 10～20mg 缓慢静脉注射，如 15 分钟后复发可重复注射。可配合使用其他药物，如异戊巴比妥钠、苯妥英钠、10%水合氯醛等。

（2）其他处理　保持呼吸道通畅，吸痰，给予鼻导管或面罩吸氧，必要时气管切开；高热时采取物理降温，及时纠正酸碱失衡和电解质紊乱；发生脑水肿时要及时用甘露醇和呋塞米降低颅内压；预防或治疗感染等。

【考纲摘要】

1. 癫痫大发作的特征性表现。

2. 癫痫持续状态的概念及抢救。

【护理诊断】

1. 有窒息的危险　与癫痫发作时喉痉挛、气道分泌物增多、意识障碍有关。

2. 有受伤的危险　与癫痫发作意识突然丧失或全身肌肉抽搐发作有关。

3. 知识缺乏　缺乏疾病相关知识及预防保健的知识。

4. 潜在并发症　脑水肿、酸中毒或水、电解质紊乱。

【护理措施】

1. 一般护理

（1）环境与活动　保持环境安静，室内光线柔和，避免闪光、惊吓、噪声刺激等；适当参加体力和脑力活动，做力所能及的工作，间歇期可下床活动，出现先兆即可卧床休息，避免过度疲劳、睡眠不足、情绪激动等。

码 9-5-2　癫痫患者的护理视频

（2）饮食护理　给予清淡、无刺激、营养丰富饮食，饮食要有规律，避免饥饿和过饱，戒烟、酒、咖啡及辛辣刺激性食物，防止便秘。对大发作的患者一次饮水不要过量，以免诱发发作。

2. 病情观察　发作过程中应严密观察生命体征及神志、瞳孔变化，注意发作过程有无心率加快、血压升高、呼吸减慢、瞳孔散大等；记录发作时间、频率、发作停止后意识恢复的时间及患者有无头痛、疲乏、肌肉酸痛等表现。

3. 用药护理　根据癫痫发作的类型遵医嘱用药，注意观察用药疗效和不良反应。①用药注意事项：药物治疗从单一小剂量开始，尽量避免联合用药；坚持长期服药，切忌癫痫发作控制后自行减量或停药，或不规则服药。②药物不良反应的观察和处理：多数抗癫痫药物有胃肠道反应，宜分次餐后口服。卡马西平可引起胃肠道反应、眩晕、共济失调、中性粒细胞减少、骨髓抑制等；苯妥英钠可引起胃肠道反应、牙龈增生、共济失调、粒细胞减少等；丙戊酸钠可引起食欲减退、恶心呕吐、血小板减少、肝损害等；乙琥胺可引起胃肠道反应、共济失调、精神异常、骨髓抑制等。应告知患者及家属，出现异常及时就医。对血液、肝肾功能有损害的药物，服药前应做血、尿常规和肝肾功能检查，服药期间定期做血常规和生化检查，以防出现毒副作用。

4. 对症护理

（1）防止窒息　癫痫发作时将患者的头放低且偏向一侧，使涎液和呼吸道分泌物由口角流出。床边备吸引器，及时吸痰，以保持呼吸道通畅。发作时不可喂水、喂食物，以免发生呛咳、窒息。观察呼吸情况，有无呼吸困难、心率加快、表情恐怖、两手乱抓等窒息表现，出现窒息立即取头低位，拍打背部，吸取痰液及口腔分泌物，吸氧，必要时可行气管插管甚至气管切开。

（2）避免受伤　①发现发作先兆时，迅速将患者就地平放，避免摔伤，松解领口和腰带，摘下眼镜、义齿，将手边柔软物垫在患者头下，移去身边的危险物。②用牙垫或厚纱布塞在上下磨牙之间，以防咬伤舌头及颊部；抽搐发作时，不可用力按压肢体，以免造成骨折、肌肉撕裂及关节脱位。③发作后患者可有短期的意识模糊，禁用口温表测量体温，防止患者咬断体温计而损伤舌头、口腔黏膜等。

5. 癫痫持续状态的护理　避免癫痫持续状态的诱发因素，正确判断癫痫持续状态，如发现，及时配合医生抢救。具体措施：①专人守护，加床栏以保护患者免受外伤。②立即建立静脉通道，遵医嘱缓慢静脉注射地西泮 10 ~ 20mg，速度不超过每分钟 2mg，必要时可在 15 ~ 30 分钟内重复给药，也可用地西泮 100 ~ 200mg 溶于 5% 葡萄糖液或生理盐水中缓慢静脉滴注，用药中密切观察患者呼吸、心率、血压的变化。③严密观察病情变化，做好生命体征、意识、瞳孔等方面的观察，及时发现并处理高热、周围循环障碍、脑水肿等严重并发症。④注意保持呼吸道通畅和口腔清洁，防止继发感染，给予吸氧，备好气管插管、气管切开器械。⑤保持病房环境安静，避免外界的各种刺激。

6. 心理护理　向患者解释所患癫痫的类型、临床特征及可能的诱发因素，帮助患者正确面对自己的疾病。鼓励患者说出害怕及担忧的心理感受，给予同情和理解，指导患者进行自我调节，克服自卑心理，树立自信、自尊的良好心理状态。告知疾病相关知识、预后和药物治疗知识，帮助患者掌握自我护理的方法，尽量减少发作次数。鼓励家属向患者表达不嫌弃、亲切关怀的情感，解除患者的精神负担。指导患者承担力所能及的社会工作，在自我实现中体会到自身的价值，从而提高自信心和自尊感。

【健康指导】

1. 疾病知识指导　向患者及家属介绍本病的基本知识及发作时的家庭急救护理方法。遵医嘱按时服药，不可随意增减药物剂量及随意停药，告知患者服用药物的名称、剂量、用法及不良反应，定期复查血常规、肝肾功能和生化检查。告知患者外出时随身携带病情诊疗卡，注明姓名、地址、病史、家庭联系电话等，以备发作时及时了解情况及与家人联系。

2. 生活指导　保持良好的生活规律，避免过度疲劳、便秘、睡眠不足和情感冲动等诱发因素。保持良好的饮食习惯，食物应清淡且富含营养，避免辛、辣、咸的食物，不宜过饿或过饱，戒烟、酒。适当参加力所能及的社会工作，多参加有益的社会活动。禁止从事带有危险的活动，如游泳、驾驶等，以免发作时危及生命。

【考纲摘要】

1. 癫痫的用药护理。

2.癫痫发作时的处理。

3.癫痫持续状态的护理。

4.癫痫的健康教育。

【复习思考】

1.癫痫全面强直-阵挛性发作的临床表现是什么？

2.癫痫持续状态的临床表现是什么？如何抢救与护理？

3.癫痫发作时的护理要点是什么？

4.大家查阅资料，看看历史上哪些名人有过癫痫病史，患了癫痫病并不可耻，也不可怕，更没必要活在自卑之中。请分组情景模拟对癫痫患者进行健康指导，做到尊重患者、严谨细致。

（赵淑艳）

码9-5-3　癫痫患者
的护理PPT

任务六　帕金森病患者的护理

【学习目标】

1.知识目标　明确帕金森病的临床表现、护理诊断和护理措施，熟悉帕金森病的病因、治疗要点。

2.能力目标　能对帕金森的患者做出正确评估，实施护理，并对患者或家属进行健康教育。

3.素质目标　培养学生树立正确的价值观与人生观，培养对职业的认同感和投身祖国护理事业的爱国情怀。

【案例导入】

患者，男，74岁。行动迟缓伴左上肢不自主抖动9年余。患者9年前无明显诱因下出现行走困难，步伐变小变慢，转身及翻身困难，左手静止性震颤，穿衣、夹菜动作迟缓，呈进行性加重，伴有头昏，卧床坐立或站立后头昏明显，无视物旋转、恶心呕吐等，服用多巴丝肼片后，行动迟缓及肢体不自主抖动好转，但头昏无明显好转，平素精神一般，有焦虑情绪，夜间睡眠可，大便干结，2～3天1次，小便无明显异常，近期体重无明显改变。查体：神清，面具脸，面部油脂分泌较多，伸舌居中，鼻唇沟对称，四肢肌张力呈齿轮样增高，腱反射双侧正常，双手放置时呈搓丸样不自主震颤，无明显共济失调。双侧病理征（-），交谈时语音低沉，写字时可见字越写越小。

请思考：

1. 该患者可能是什么病？

2. 该患者的主要护理诊断有哪些？

3. 应该如何护理和照顾该患者？

帕金森病（Parkinson's disease，PD）又称震颤麻痹（paralysis agitans），是一种常见于中老年人的神经系统变性疾病，临床上以静止性震颤、运动迟缓、肌强直和姿势平衡障碍为主要特征。我国 65 岁以上人群患病率为 1700/10 万，与欧美国家相似，发病率随年龄增高而升高，男性稍多于女性。

码 9-6-1 "数学怪才"陈景润

【病因与发病机制】

主要病理改变为黑质多巴胺（DA）能神经元变性死亡，但为何会引起黑质多巴胺能神经元变性死亡的病因及发病机制尚未完全明了，可能与下列因素有关。

1. 遗传因素 目前认为约 10% 的帕金森患者有家族史，呈常染色体显性遗传或隐性遗传。绝大多数患者为散发性。

2. 环境因素 长期接触某些杀虫剂、除草剂、鱼藤酮、异喹啉类化合物、重金属等可能是帕金森病的病因之一。

3. 神经系统老化 帕金森病主要发生在中老年人，30 岁以后，随着年龄的增长黑质多巴胺能神经元开始呈退行性变，多巴胺能神经元渐进性减少。但其程度不足以导致发病，老年人发病者也仅是少数，所以神经系统老化只是 PD 发病的促发因素。

4. 多因素交互作用 目前认为帕金森病并非单因素所致，而是多因素交互作用下发病。除基因突变导致少数患者发病外，只有在环境因素、神经系统老化等因素的共同作用下，通过氧化应激、线粒体功能紊乱、蛋白酶体功能障碍、炎性和（或）免疫反应、钙稳态失衡、兴奋性氨基酸产生毒性、细胞凋亡等机制导致黑质多巴胺能神经元大量变性、丢失，才会导致发病。

【临床表现】

本病多于 60 岁以后发病，40 岁以前相对少见，发病年龄平均约 55 岁。隐匿起病，缓慢进展。症状常始于一侧上肢，逐渐波及同侧下肢，再波及对侧上肢及下肢。

码 9-6-2 帕金森的临床表现视频

1. 静止性震颤 常为首发症状，多始于一侧上肢远端，典型表现是拇指与示指呈"搓丸"样动作，静止时出现或明显，随意运动时减轻或停止，紧张或激动时加剧，入睡后消失，故称为"静止性震颤"。令患者一侧肢体握拳或松拳，可使另一侧肢体震颤更明显，该试验有助于发现早期轻微震颤。随着病程进展，震颤可逐步涉及下颌、唇、面和四肢。少数患者无震颤，尤其是发病年龄在 70 岁以上者。

2. 肌强直 被动运动关节时阻力增加，且阻力大小始终一致，基本不受被动运动的速度和力量的影响，类似弯曲软铅管的感觉，故称"铅管样强直"；在有静止性震颤的患者中可感到在均匀的阻力中出现断续停顿，如同转动齿轮感，称为"齿轮样强直"。

颈部、躯干、四肢肌强直可使患者出现特殊的屈曲体姿，表现为头部前倾，躯干俯屈，上肢肘关节屈曲，腕关节伸直，前臂内收，髋及膝关节略微弯曲。

3. 运动迟缓　随意动作减少，动作缓慢、笨拙。早期表现为手指精细动作如解纽扣、系鞋带等动作缓慢，逐渐发展成全面性随意运动减少、缓慢，晚期因合并肌张力增高致起床、翻身均有困难。体检可见面容呆板，双眼凝视，瞬目减少，呈现"面具脸"；口、咽、腭肌运动徐缓时，语速变慢，语音低调；书写时有字越写越小，呈现"写字过小征"；做快速重复性动作如拇、示指对指时可表现运动速度和幅度进行性降低。

4. 姿势平衡障碍　平衡功能减退、姿势反射消失引起的姿势步态不稳、易跌跤。在疾病早期，表现为走路时患侧下肢拖曳，上肢摆臂幅度减小或消失。随着病情的进展，步伐逐渐变小变慢，启动、转弯或跨越障碍时步态障碍尤为明显，自坐位、卧位起立困难。有时行走中全身僵住，不能动弹，称为"冻结"现象。有时迈步后以极小的步伐越走越快，不能及时止步，称为前冲步态或慌张步态。这一症状是病情进展的重要标志，对治疗反应不佳，是致残的重要原因。

5. 其他　常见自主神经功能障碍，如便秘、多汗、脂溢性皮炎（油脂面）等，吞咽活动减少可导致流涎，疾病后期也可出现性功能减退、排尿障碍或体位性低血压。近半数患者伴有抑郁和（或）睡眠障碍。15%～30%的患者在疾病晚期出现认知障碍乃至痴呆，以及幻觉。

【考纲摘要】

帕金森病的典型症状。

【辅助检查】

血液、脑脊液常规检查均无异常；CT、MRI检查亦无特征性改变；功能性影像学检查如正电子发射计算机断层扫描（PET）或单光子发射计算机断层扫描（SPECT）与特定的放射核素检查，疾病早期可发现PD患者脑内多巴胺转运体（DAT）功能显著降低和DA递质合成减少，有较高的诊断价值；另外，通过基因检测技术可能在少数家族性PD患者中发现基因突变。

【治疗要点】

运动症状主要影响患者的工作和日常生活能力，而非运动症状则明显干扰患者的生活质量，因此对PD的治疗应包括对运动症状和非运动症状的治疗，采取综合治疗，包括药物、手术、运动疗法、心理疏导及照料护理等。药物治疗是首选且是主要治疗手段。目前应用的治疗手段，无论药物或手术，均只能改善症状，不能有效地阻止病情的发展，更无法治愈。

1. 药物治疗　用药原则以达到有效改善症状、提高工作能力和生活质量为目标，提倡早期诊断、早期治疗，力求实现"尽可能以小剂量达到满意临床效果"的用药原则。

（1）*复方左旋多巴（或左旋多巴）*　是治疗本病最基本、最有效的药物，对强直、震颤、运动迟缓等均有良好疗效。由于多巴胺不能透过血脑屏障进入脑内，对脑部多巴胺缺乏的替代疗法需应用其前体左旋多巴。复方多巴制剂可增强左旋多巴的疗效和减少其外周不良反应。常用的药物有美多巴和息宁控释剂，初始用量62.5～125mg口服，

2 ～ 3 次 / 日，根据病情而渐增剂量至疗效满意和不出现不良反应为止，餐前 1 小时或餐后 1.5 小时服药。

（2）抗胆碱能药　可协助维持纹状体的递质平衡，部分改善震颤和强直症状，适用于震颤明显的年轻患者。常用药物有苯海索（安坦），1 ～ 2mg 口服，3 次 / 日。此外有丙环定、甲磺酸苯扎托品、东莨菪碱等。青光眼及前列腺肥大者禁用。

（3）金刚烷胺　能促进神经末梢释放多巴胺，并阻止其再吸收，对少动、强直、震颤均有改善作用，对异动症有一定的治疗作用。可与左旋多巴等药合用，50 ～ 100mg 口服，2 ～ 3 次 / 日。肾功能不全、癫痫、严重胃溃疡、肝病患者慎用。

2. 外科治疗　早期药物治疗显效，而长期治疗疗效明显减退，或出现严重的症状波动或异动症者可考虑手术治疗。但是手术可以明显改善运动症状，但不能根治疾病，术后仍需应用药物治疗，但可减少剂量。手术方法主要有神经核毁损术和脑深部电刺激术（DBS），DBS 因其相对无创、安全和可调控性而作为主要选择，手术靶点包括苍白球内侧部、丘脑腹中间核和丘脑底核，对运动迟缓和震颤有效。

3. 康复治疗　进行肢体运动、语言、进食等训练和指导，可改善患者生活质量，减少并发症。

【护理诊断】

1. 躯体移动障碍　与肢体震颤、肌强直、体位不稳、随意运动异常有关。

2. 自尊低下　与震颤、流涎、运动迟缓、面肌强直等身体形象改变和语言障碍、生活依赖他人有关。

3. 营养失调：低于机体需要量　与咀嚼、吞咽困难所致饮食减少和肌强直、震颤所致机体消耗增加等有关。

4. 知识缺乏　缺乏本病相关知识与药物治疗知识。

5. 语言沟通障碍　与咽喉部、面部肌肉强直及运动减少、减慢有关。

6. 无能性家庭应对　与疾病进行性加重，患者长期需要照顾，经济或人力困难有关。

7. 潜在并发症　外伤、压疮、感染。

【护理措施】

1. 一般护理

（1）饮食护理　①饮食原则：给予高热量、高维生素、高纤维素、低盐、低脂、适量优质蛋白的饮食；食物应细软、易消化，便于咀嚼和吞咽；禁烟、酒及刺激性食物，如咖啡、辣椒、芥末、咖喱等。②饮食内容：可根据患者的年龄、活动量给予足够的总热量，膳食中注意满足糖、蛋白质的供应，以植物油为主，少进动物脂肪。服用多巴胺治疗者宜限制蛋白质摄入量，因蛋白质可影响多巴胺的治疗效果，蛋白质摄入量的限制在每日每千克体重 0.8g 以下，全日总量 40 ～ 50g，在限制范围内多选用乳、蛋、瘦肉、豆制品等优质蛋白质。适量进食海鲜类，能够提供优质蛋白质和不饱和脂肪酸，有利于防止动脉粥样硬化。多吃新鲜蔬菜和水果，能够提供多种维生素、无机盐、膳食纤维，并能促进肠蠕动，防止大便秘结。患者出汗多，应注意补充水分。③进食方法：进食或饮水时抬高床头，餐前、餐后让患者坐在椅子上或床沿上10～15分钟。给予患者充足的时间和安静的进餐环境，不催促、打扰患者进食，餐具最好使用不易打碎的不锈钢餐具。对咀嚼和消化功能减退的患者应给予易咀嚼、易消化的细软、无刺激的软食或半流质饮食，少量多餐。对于咀嚼和吞咽功能减退的患者应选用稀粥、面片、蒸蛋等精细制作的小块食物或黏稠不易反流食物，少量分次吞咽。对进流质、饮水反呛的患者，经口进食易引起误吸、窒息或吸入性肺炎，应及时给予鼻饲并做好相应护理。

（2）生活指导和帮助　本病早期，患者运动功能无障碍，能坚持一定的劳动，应指导和鼓励患者尽量参与各种形式的活动，坚持四肢各关节的功能锻炼。对于出汗多的患者，指导其勤洗澡、勤换洗被褥和衣服，穿柔软、宽松的衣物。随着病情的发展，患者运动功能发生一定程度的障碍，生活自理能力显著降低，洗漱、进食、穿脱衣服、扣纽扣、系腰带、鞋带等，均需给予帮助。患者活动时有人看护，注意安全，走路时持拐杖助行，防止患者摔倒和发生意外。注意生活设施的布置，家居布置要方便合理、减少障碍。

2. 运动护理　告知患者运动锻炼的目的在于防止和推迟关节强直与肢体挛缩，有助于维持身体的灵活性，增加肺活量，防止便秘、保持并增强自我照顾能力，与患者和家属共同制定切实可行的具体锻炼计划。①早期指导患者维持和增加业余爱好，鼓励患者积极参与家居活动和参加社交活动，坚持适当运动锻炼，如养花、下棋、散步、太极拳、体操等，注意保持身体和各关节的活动强度与最大活动范围屈伸、旋转等活动，以预防肢体挛缩、关节僵直的发生。②疾病中期，对于已出现某些功能障碍或起坐已感到困难的动作要有计划有目的地锻炼，告诉患者知难而退或简单的家人包办只会加速其功能衰退。如患者感到从椅子上起立或坐下有困难，应反复多次练习起坐动作；起步困难者可以在患者脚前放置一个小的障碍物作为视觉提示，帮助起步，也可使用有明显节拍的音乐进行适当的听觉提示练习走路；步行时指导患者思想放松，尽量跨大步，向前行进时脚尽量抬高，双臂尽量摆动，以增加平衡，双眼注视前方、不要注视地面；护士或家人在协助患者行走时，不要强行拉着患者走，当患者感到脚粘在地上时，可告诉患者先向后退一步，再往前走。③晚期患者出现显著的运动障碍而卧床不起，应帮助患者采取舒适体位，被动活动关节，按摩四肢肌肉，以促进肢体血液循环，注意动作轻柔，勿造成患者疼痛和骨折。

3. 用药护理　告知患者或家属本病一旦发生，一般不会自动缓解，但病情大多发展缓慢，需长期或终生药物治疗。因长期用药，会产生一定副作用，故早期治疗用药量从小剂量开始，药物的调整必须在医生指导下进行。①服用美多巴或息宁时，餐前1小时或餐后1.5小时服药，避免饭后高蛋白质抑制多巴的吸收并注意观察药物的不良反应。多巴胺能药物副作用有消化道症状、体位性低血压、心律失常、幻觉、焦虑、"剂末现象""开－关现象"和异动症等并发症。②抗胆碱能药副作用有口干、视物模糊、便秘和排尿困难，严重者幻觉、妄想，老年患者慎用，闭角型青光眼及前列腺肥大患者禁用。③金刚烷胺不良反应有食欲不振、头晕、失眠、神志模糊、下肢网状青斑、踝部水肿等，肾功能不全、癫痫、严重胃溃疡、肝病患者慎用，哺乳期妇女禁用。

知识拓展

"**开－关现象**" 是指每天症状在突然缓解（开期）与加重（关期）两种状态之间波动。一般与服药时间和剂量无关，不可预料，减少每次剂量，增加服药次数而每日总药量不变或适当加用多巴胺受体激动剂，减少左旋多巴用量，可以防止或减少发生。

"**剂末现象**" 又称"剂末恶化"，指每次服药后药物的作用时间逐渐缩短表现为症状有规律性的波动，与有效血药浓度有关，可以预知，增加每日总剂量并分开多次服用可以预防。

---

4. 心理护理 随着病情的发展，肢体震颤加重，动作迟缓而笨拙，表情淡漠、刻板而呈"面具脸"，语调单一、谈吐断续，使患者有自卑感，不愿到公共场合，回避人际交往，并感到孤独，患者可以产生焦急、忧虑等情绪。建立信任的护患关系，细心观察患者的心理反应，鼓励患者表达并注意倾听他们的感情和对自己的想法与看法；鼓励患者现实地积极评价自己，尽量维持过去的兴趣与爱好，帮助培养和寻找新的简单易做的爱好；促进患者产生有利于稳定情绪、树立抗病信心的积极心理活动；避免批评性意见。到疾病后期阶段，患者生活不能自理，可产生悲观失望或厌世轻生的心理。晚期患者常有痴呆存在，可以淡化心理活动。促进患者与社会的交往，为患者创造良好的亲情和人际关系氛围，重获角色责任的愿望和能力、安排家属和朋友多探视患者，有助于减轻患者心理压力；鼓励患者参与活动、尽量多走动，避免对患者过于保护，也不要给患者提出过多的要求，协助患者接受他人的帮助，提供机会与有同样经历的人接触和交往，帮助亲人或朋友接受患者的形象改变和感受，以获得社会支持。根据患者的具体情况，要注意个体化，因人施护，可获得心理护理的更好效果。

【健康指导】

1. 疾病知识指导 向患者及其家属讲解帕金森病的病因、进展、治疗及预后，避免诱发因素；强调早期用药的重要性，嘱患者按医嘱正确用药和坚持用药，告知其药物的主要不良反应和处理方法；嘱患者定期复查肝、肾功能、血常规等指标；当患者出现发热、外伤、骨折或运动障碍、精神、智能障碍加重时及时就诊。

2. 生活指导 指导患者合理饮食和活动；注意安全，不要独自外出，防止跌倒、摔伤；根据患者病情制定具体的锻炼计划，防止关节的强直；保持平衡心态和有规律的生活，避免情绪紧张、波动；根据气候、天气调整室温、增减衣服、决定活动的方式、强度与时间，预防受凉感冒；吞咽困难的患者，喂饭时防止呛咳和误吸，以防吸入性肺炎。

【考纲摘要】

1. 帕金森病的运动护理。

2. 帕金森病的饮食护理、用药护理。

【复习思考】

1. 帕金森病患者的主要临床表现是什么？

2. 如何对帕金森病的患者进行健康教育？

3. 请分组情景模拟对帕金森病患者进行运动护理，过程中体会此类患者的需求，通过护理提高患者生命质量，培养职业认同感。

（赵淑艳）

码9-6-3　帕金森患者的护理PPT

任务七　神经系统疾病常用诊疗技术及护理

【学习目标】

1. 知识目标　明确各项诊疗技术的护理要点，熟悉操作过程及配合。

2. 能力目标　能够对做腰椎穿刺术、脑血管内介入治疗、高压氧舱治疗进行操作配合及护理。

3. 思政育人目标　培养学生分析问题、解决问题的评判性思维，良好的职业道德和职业认同感。

一、腰椎穿刺术

腰椎穿刺术是通过穿刺第 3、4 腰椎或第 4、5 腰椎间隙进入蛛网膜下腔放出脑脊液的技术，常用于检查脑脊液的性质，对诊断脑炎、脑膜炎、脑血管病变、脑瘤等有重要意义；亦可测定或降低颅内压力，了解椎管是否阻塞，施行脊髓腔或脑室造影，有时用于鞘内注射药物治疗等。

【适应证】

1. 脑血管病　观察颅内压高低，脑脊液是否为血性，以鉴别病变为出血性或缺血性，帮助制定治疗方针。

2. 中枢神经系统炎症　各种脑膜炎、脑炎，如乙型脑炎、流行性脑脊髓膜炎、结核性脑膜炎、病毒性脑炎、真菌性脑膜炎等，通过脑脊液检查可以确诊，并跟踪治疗结果。

3. 脑肿瘤　中枢神经系统恶性肿瘤和转移性癌的诊断及鉴别诊断。

4. 脊髓病变　了解脊髓病变的性质，鉴别出血、肿瘤或炎症。

5. 脑脊液循环障碍　如吸收障碍、脑脊液鼻漏等，通过注入示踪剂及核医学检查，确定循环障碍的部位。

6. 缓解症状和促进恢复　对颅内出血、炎症和颅脑术后的患者，通过穿刺引流出血性或炎性脑脊液。

7. 鞘内注射药物　中枢神经系统疾病需椎管内给药者。

【禁忌证】

1. 颅内压增高和明显视神经盘水肿，特别是怀疑有颅后窝肿瘤或已有脑疝先兆者。

2. 穿刺部位皮肤和软组织有局灶性感染或脊椎结核者。

3. 开放性颅脑损伤或有脑脊液漏者。

4. 脊髓压迫症的脊髓功能处于即将丧失的临界状态。

5. 明显出血倾向、病情危重、躁动不安、高位颈椎外伤或占位性病变者，不宜搬动和强行腰椎穿刺。

【操作前准备】

1. 评估患者 患者的病情、意识、生命体征及合作程度。

2. 解释 向患者说明穿刺的目的、特殊体位、过程及注意事项，消除其紧张、恐惧心理，以取得患者配合和家属签字同意。

3. 用物准备 准备好腰穿包、压力表包、无菌手套、所需药物、氧气等，用普鲁卡因局麻时先做好过敏试验。

4. 患者准备 嘱患者排空大小便，在床上静卧 15 ～ 30 分钟。

【操作中配合】

1. 患者体位 协助患者去枕平卧，后背齐床沿，低头双手抱膝，腰部尽量后凸使椎间隙增宽。

2. 确定穿刺点 一般选择第 3 ～ 4 腰椎棘突间隙或第 4 ～ 5 腰椎棘突间隙为穿刺点，即髂后上棘连线与后正中线相交处。

3. 穿刺 穿刺部位严格消毒，打开无菌包，术者戴无菌手套，铺消毒洞巾，在穿刺点作皮内、皮下至韧带的浸润麻醉。术者将穿刺针沿腰椎间隙垂直进入，推进 4 ～ 6cm 深度或感到阻力突然降低时，表明针尖已进入蛛网膜下腔，拔出针芯，脑脊液自动流出，接上测压管先进行测压。若脑压不高，可拔出针芯放出脑脊液 2 ～ 5mL 置于无菌试管内备查；如脑脊液压力显著增高的，则一般不放脑脊液，以防脑疝形成；如怀疑椎管梗阻，可协助术者做脑脊液动力学检查。当术者进针时应协助患者保持腰穿正确体位，防止乱动，以免发生断针、软组织损伤及污染手术视野，并协助术者测压和留取脑脊液标本送检。

4. 拔针 穿刺完毕放液及测压后插入针芯，拔出穿刺针，穿刺点消毒后覆盖无菌纱布，并稍加压迫防止出血，再用胶布固定。

5. 病情观察 在操作过程中，要密切观察病情变化，如面色、呼吸、脉搏、意识等。询问患者有无不适，如有异常立即报告医生并做处理。

【操作后护理】

1. 指导患者去枕平卧 4 ～ 6 小时，不可抬高头部，以防出现穿刺后反应，如头痛、恶心、呕吐、眩晕等不适。

2. 病情监测：注意观察患者有无头痛、腰背痛、脑疝及穿刺点感染等并发症。穿刺后头痛最多见，多发生在穿刺后 1 ～ 7 天，可为脑脊液量放出较多或持续脑脊液外漏所致颅内压降低，应指导患者多饮水，延长卧床休息时间至 24 小时，遵医嘱静滴生理盐水等。

3.保护穿刺点纱布干燥，观察有无渗液、渗血，24小时内不宜淋浴。

二、脑血管内介入治疗

脑血管内介入治疗指在X线下，经过血管途径借助引导器械递送特殊材料进入中枢神经系统的血管病变部位，对累及神经系统血管内的病变进行治疗。如动脉狭窄球囊扩张术、支架植入术、动脉瘤的介入栓塞、急性脑梗死的动脉溶栓等。脑血管介入治疗具有创伤性小、恢复快、疗效好的特点。

【适应证】

颅内动脉瘤、颅内动静脉畸形及动脉硬化性脑血管疾病，如颈动脉狭窄、椎动脉狭窄等。

【禁忌证】

1.凝血障碍有严重出血倾向或对肝素有不良反应者。

2.对造影剂和麻醉药过敏者。

3.病情危重不能耐受手术者。

4.动脉粥样硬化性脑血管病患者显示双侧颈动脉、椎动脉闭塞，严重血管迂曲，狭窄部位伴有软血栓，严重神经功能障碍，3周内有严重的卒中发作或合并严重的全身器质性疾病。

【操作前准备】

1.评估患者的文化水平、心理状态及对该技术认识的程度，并对患者和家属讲解治疗的操作目的、步骤、可能出现的意外或并发症，尽量消除患者的顾虑和征得家属的签字同意。创造安静环境保证患者休息，避免情绪激动，维持血压稳定，保持大便通畅，避免颅内高压，必要时予适量镇静剂以保证患者有充足的睡眠。

2.遵医嘱做好各种化验检查，如血常规、血型、出凝血时间、肝肾功能、心电图和胸片等。

3.准备好手术用品：注射泵、监护仪、介入材料、各种抢救药品等。

4.遵医嘱备皮、沐浴、更衣，术前4～6小时禁食、禁水，术前导尿并留置尿管。

5.做碘过敏试验；术前30分钟肌内注射苯巴比妥钠0.1g及地塞米松5mg。

6.在不插导管的肢体建立可靠的静脉通道，尽量减少穿刺，防止出血及瘀斑。

【操作中配合】

1.遵医嘱给药，并调节和记录给药时间、剂量、速度与浓度；准确记录术中所用材料、药品的规格及数量、用法。

2.术中密切观察患者的意识状态、瞳孔、生命体征、血氧饱和度、情绪等变化，注意患者术侧下肢皮肤颜色及足背动脉搏动情况，随时询问患者有无头痛、心慌等不适，注意患者的语言、肢体运动及感觉情况。

3.遵医嘱吸氧和心电监护，保持各种管道通畅。

【操作后护理】

1. 术后平卧，穿刺部位按压 30 分钟，沙袋（1kg）压迫 6 ~ 8 小时，术侧肢继续制动 2 ~ 4 小时，并保持术侧肢伸直的状态下，可进行足趾及踝关节的活动。卧床休息 24 小时后无异常情况可下床活动。

2. 严密观察患者的意识状态、瞳孔、生命体征、血氧饱和度的变化，观察手术部位有无渗血、手术部位周围有无血肿，观察患者的四肢活动、语言状况、术侧下肢足背动脉搏动及肢体远端皮肤颜色、温度等情况，并与术前比较。

3. 鼓励患者大量饮水以促进造影剂排出，4 小时内饮水 2000mL。术后即可吃饭，但避免食用甜汤、鸡蛋，以防胀气。

4. 使用肝素和华法林时注意监测凝血功能，观察有无皮肤、黏膜、消化道出血，有无发热、皮疹、哮喘、恶心、腹泻等药物不良反应。

5. 术后休息 2 ~ 3 天，避免情绪激动、精神紧张、剧烈运动，防止球囊或钢圈脱落移位。

三、高压氧舱治疗

高压氧舱治疗是让患者在密闭的加压装置中吸入高压力（2 ~ 3 个大气压）、高浓度的氧，使其大量溶解于血液和组织，从而提高血氧张力、增加血氧含量、收缩血管和加速侧支循环形成，以降低颅内压、减轻脑水肿、改善纠正脑缺血缺氧，促进觉醒和神经功能恢复。

【适应证】

1. 一氧化碳中毒。

2. 缺血性脑血管疾病。

3. 脑炎、中毒性脑病。

4. 神经性耳聋。

5. 多发性硬化、脊髓及周围神经外伤、老年性痴呆等。

【禁忌证】

1. 恶性肿瘤，尤其是已发生转移者。

2. 出血性疾病，如颅内血肿、椎管或其他部位有活动性出血可能者。

3. 颅内病变诊断不明者。

4. 严重高血压（>160/95mmHg）、心力衰竭。

5. 原因不明的高热、急性上呼吸道感染、急慢性鼻窦炎、中耳炎、咽鼓管通气不良。

6. 肺部感染、肺气肿、活动性肺结核。

7. 妇女月经期或怀孕期。

8. 有氧中毒和不能耐受高压氧者。

【操作前准备】

1. 评估患者的文化水平、心理状态及对高压氧治疗的了解程度，详细介绍高压氧治疗的目的、过程和治疗环境，及升压时的正常反应，消除其紧张与恐惧心理；告诉患者进舱前勿饮食、酗酒，一般在餐后 1 ～ 2 小时进舱治疗。

2. 高压氧舱治疗是在密闭的舱室内进行，且舱内氧浓度较高，故应高度重视防火防爆，确保安全。禁止患者和陪护人员携带易燃易爆品物（打火机、火柴、移动电话、电动玩具、爆竹、汽油、清凉油、万花油等）进舱；禁止穿戴腈纶、氨纶、丙纶、尼龙、混纺织品等可发生静电火花的衣帽，指导患者和陪护人员及时更换全棉织品；同时告诉患者不要将手表、钢笔、保温杯等带入舱内，以防损坏。

3. 首次治疗或有慢性鼻咽部炎症的患者及陪护人员可用 1% 麻黄碱液滴鼻；发热、血压过高、严重疲劳及妇女月经期应暂停治疗。

4. 教会患者预防气压伤的各种知识，使患者掌握调节中耳气压的方法与要领，如打哈欠、捏鼻鼓气法、咀嚼法、吞咽法等，以防鼓膜被压破。若采用上述方法仍耳痛不止，应报告医生，立即停止加压并对症止痛。鼓膜未破者，休息数日可恢复；若鼓膜已破，应保持局部干燥，避免冲洗及用药，可加用抗生素防止感染，愈合前不要再加压治疗。

5. 加压和减压过程中舱内有一定温度变化，应备好棉制衣服，以防着凉；进舱前告知患者及陪护人员排空大小便。

6. 向患者介绍舱内供氧装置及通信系统使用方法，教会患者正确使用吸氧面罩，掌握吸氧方法。

7. 治疗前检查设备，确认系统正常运转，指导患者不可随意搬弄或扭动舱内仪表、阀门等设施。备好抢救药物及物品于舱内。

【操作中配合】

1. 加压开始应通知舱内人员做好相应准备，在高压氧治疗过程中，舱内外必须随时联系，密切配合。

2. 控制加压速度，加压初期以稍慢为宜。边加压边询问患者有无不适，如患者耳痛明显应减慢加压速度或暂停加压，督促患者做好调压动作，并向鼻内滴 1% 麻黄碱溶液，疼痛消除后方可继续加压，若经各种努力，调压仍不能成功，应减压出舱。

3. 加压过程中应注意观察血压、脉搏、呼吸的变化。如出现血压增高，心率、呼吸减慢，系正常加压反应，不必做特殊处理，告诉患者不要因此惊慌。若发现患者烦躁不安、颜面或口周肌肉抽搐、出冷汗或突然干咳、气急，或患者自诉四肢麻木、头昏、眼花、恶心、无力等症状时，可能为氧中毒，应立即报告医生，并摘除面罩、停止吸氧，改吸舱内空气；出现抽搐时，应防止外伤和咬伤。

4. 当舱内压力升到所需要的治疗压力并保持不变，称为稳压。稳压时指导患者戴好面罩吸氧，观察患者佩戴面罩及吸氧的方法是否正确，指导患者在安静和休息状态下吸氧，吸氧时不做深呼吸。吸氧时应随时观察患者有无氧中毒症状，若出现应立即摘除面罩停止吸氧，必要时医护人员应入舱处理或终止治疗减压出舱。

5. 稳压完毕，开始减压，减压过程中必须严格执行减压方案，不得随意缩减减压时间，减压前应告知舱内人员做好准备后才能开始减压。减压时应指导患者自主呼吸，绝对不能屏气，因为屏气时肺内膨胀的气体无法经呼吸道排出，造成肺气压伤。

6.减压完毕，待舱内压力完全消除，压力表降至"0"位时才能打开舱门，严禁舱内压力未解除便打开，以免发生危险。

【操作后护理】

1.减压出舱后，询问患者有无皮肤瘙痒、关节疼痛等不适。及早发现减压病症状，及时处理。

2.检查舱内各种装置是否完好，清理舱内各种物品，打扫舱内卫生，并进行消毒处理。

（赵淑艳）

码 9-7-1 神经系统
疾病患者的护理习题

内科护理实训 ▷▷▷

实训一 体位引流

【实训目标】

1. 能说出体位引流的目的及其护理要点。

2. 能依据病情正确安置患者的引流体位。

3. 操作中能关心、尊重患者，沟通有效，体现人文关怀。

【实训内容】

1. 操作目的 利用重力作用，排除呼吸道分泌物，保持呼吸道通畅，减少痰液淤积，避免并发症，减轻患者痛苦，促进疾病恢复。

2. 操作准备

（1）护士准备

①评估患者病情，包括患者的生命体征，排痰的量、颜色、气味，病变部位；向患者介绍体位引流的目的、方法和注意事项，取得患者合作。

②衣帽整洁，仪表端庄，态度友善，洗手，戴口罩。

（2）患者准备

①按医嘱进行胸部 X 射线检查，听诊肺部，明确病变部位。

②患者愿意接受体位引流，对体位引流有正确认识。

（3）用物准备 漱口水、清洁纱布、卫生纸或患者自用毛巾、痰盂。

（4）环境准备 清洁舒适、温 / 湿度适宜。

3. 操作过程

（1）核对解释 核对患者的姓名、床号、住院号，介绍体位引流的目的、方法及注意事项，做好引流前的准备工作。

（2）安置体位 根据病变部位及患者自身经验，采取相应的体位。原则上患肺在上，引流支气管开口向下，以借助重力作用使痰液排出。

（3）观察患者反应 引流中护士或家属协助患者，注意观察患者的反应，若患者出现面色苍白、发绀、心悸、呼吸困难等异常表现，应立即停止引流。

（4）拍背排痰 鼓励患者深呼吸有效咳嗽，护士手呈空心状，自下而上，由外向内迅速而有节律地叩击胸壁，震动气道，以利于痰液排出。

（5）判断引流效果 引流完毕，帮助患者漱口，保持口腔清洁，减少呼吸道感染。

再次听诊肺部，判断痰鸣音是否减弱。嘱患者注意休息。

（6）整理、记录

①整理用物。

②护士洗手，记录，签名。

4. 操作注意事项

（1）痰液黏稠不易咳出者，可先用生理盐水超声雾化吸入；亦可用祛痰药或支气管舒张剂，以提高引流效果。

（2）引流时间为饭前 1 小时或饭后 1 ～ 3 小时，以免诱发呕吐，每次引流 15 ～ 20 分钟，每日 1 ～ 3 次。

（3）嘱患者禁食刺激性食品，以免引起刺激性咳嗽。避免情绪激动、剧烈运动或过度劳累。

（4）记录排出痰液的颜色、性状和量，引流时患者反应等，必要时将痰液送检。痰液经消毒后弃去。

实训二　呼吸操

【实训目标】

1. 明确呼吸操的目的及其护理要点。

2. 能依据病情正确安置患者的体位。

3. 操作中体现出对患者的人文关怀。

【实训内容】

1. 操作目的　通过腹式呼吸训练，增加膈肌力量及膈肌与腹肌在呼吸运动中的协调性，从而增加潮气量和肺泡通气量，减少功能残气量。缩唇呼吸可增加呼气时的阻力，这种阻力可以传递到支气管，使支气管内保持一定的张力。从而使气道内压力提高，有利于肺内气体的排出。呼吸操可进一步改善肺功能，增加体力。

2. 操作准备

（1）护士准备

①评估患者病情，包括患者的生命体征，患者咳嗽、咳痰、呼吸困难等症状；向患者介绍操作的目的、方法和注意事项，取得患者合作。

②衣帽整洁，仪表端庄，态度友善，洗手，戴口罩。

（2）患者准备

①患者病情好转。

②患者充分认识到进行腹式呼吸、缩唇呼吸和呼吸操锻炼对病情恢复有好处。主动配合训练。

（3）用物准备　患者自用毛巾、痰盂。

（4）环境准备　清洁舒适、温 / 湿度适宜。

3. 操作过程

（1）核对解释　核对患者的姓名、床号、住院号，介绍腹式缩唇呼吸的目的、方法及注意事项，做好操作前的准备工作。

（2）练习呼吸操　患者取站立位，练习八节呼吸操。

①第一节深长呼吸　身体直立，全身肌肉放松，用鼻吸气，口呼气。先深长缩唇呼气，直到把气呼尽，然后自然吸气。

②第二节腹式呼吸　身体直立，一手放胸前，一手放腹部，做腹式呼吸。吸气时尽力挺腹，胸部不动，呼气时腹肌缓慢主动收缩，以增加腹内压力，有利于膈肌上提，将气缓缓呼出。呼吸应有节律。

③第三节动力呼吸　身体直立，随着吸气和呼气做两臂上举和放下。

④第四节抱胸呼吸　身体直立，两臂逐渐上举，扩张胸部，吸气；两臂在胸前交叉压紧胸部，身体前倾呼气。

⑤第五节压腹呼吸　身体直立位，双手叉腰，拇指朝后，其余 4 指压在上腹，两臂慢慢上抬吸气，身体前倾呼气。

⑥第六节抱胸呼吸　同第四节。

⑦第七节下蹲呼吸　身体直立，双足合拢，身体前倾下蹲，两手抱膝呼气，还原时吸气。

⑧第八节弯腰呼吸　取立位，双臂腹前交叉，向前弯腰时呼气，上身还原两臂向双侧分开时吸气。

（3）整理、记录

①整理用物。

②记录患者的反应。

4. 操作注意事项

（1）呼吸操每节练习自然呼吸 4 ～ 8 次，全套操每天做 10 ～ 20 次。

（2）呼气与吸气时间之比为 2∶1 或 3∶1，以不头晕为度，呼吸频率以每分钟 16 次左右为宜。

（3）在患者病情缓解期练习，练习时全身肌肉放松。

实训三　气雾剂的使用

【实训目标】

1. 能正确运用气雾剂实施治疗。

2. 能依据病情合理选择合适的气雾剂。

3. 操作中体现出对患者的关心爱护，能与患者有效沟通。

【实训内容】

1. 操作目的　练习正确给予气雾剂药物治疗，使药物发挥其最大药效，按需给药，避免气雾剂产生耐药性。

2. 操作准备

（1）护士准备

①评估患者病情，包括患者的生命体征，患者咳嗽、咳痰、喘息等症状；向患者介绍操作的目的、方法和注意事项，取得患者合作。

②衣帽整洁，仪表端庄，态度友善，洗手，戴口罩。

（2）患者准备

①患者能认识使用气雾剂的必要性和方法。

②患者取坐位或半坐位。

（3）用物准备 气雾剂、纱布。

（4）环境准备 清洁舒适、温/湿度适宜。

3. 操作过程

（1）核对解释 核对患者的姓名、床号、住院号，介绍气雾剂使用的目的、方法及注意事项。

（2）安置体位 患者取坐位或半坐位。

（3）摇匀药液 吸药前打开盖子，先摇匀药液。

（4）呼气 缓慢呼气至不能再呼时，将喷口放入口中，双唇含住喷口。

（5）吸气 缓慢吸气，在深吸气过程中按压驱动装置，喷雾与吸气同步。

（6）屏气 吸气后屏气 5～10 秒，使药物充分吸收。

（7）整理、记录

①整理用物。

②记录给药的时间、患者的反应。

4. 操作注意事项

（1）使用气雾剂之前要充分摇匀药物。

（2）长期给药会产生耐药性，因而气雾剂应按需给药。

实训四　结核菌素试验

【实训目标】

1. 能正确进行皮试操作，准确判断皮试结果。

2. 能说出皮试结果的意义。

3. 操作中体现出对患者的关心爱护，对患者的疑问能给予及时合理的解释。

【实训内容】

1. 操作目的

（1）为接种卡介苗提供依据 如结核菌素试验阳性时，表明体内已感染过结核菌，无需再接种卡介苗。阴性者是卡介苗的接种对象。

（2）为测定免疫效果提供依据 一般在接种卡介苗 3 个月以后，应做结核菌素试验，了解机体对卡介苗是否产生免疫力。假如结核菌素阳性，表示卡介苗接种成功，反之需重新再进行卡介苗接种。

（3）用于诊断与鉴别诊断　结核菌素试验对青少年、儿童及老年人的结核病的诊断和鉴别有重要作用，是普遍运用的辅助检查手段。

2. 操作准备

（1）护士准备

①评估患者病情、年龄、意识、合作情况、过敏史、注射部位皮肤情况和肢体活动情况，向患者介绍操作的目的、方法和注意事项、取得患者合作。

②衣帽整洁，仪表端庄，态度友善，洗手，戴口罩。

（2）患者准备

①患者能了解试验的必要性，乐意接受试验。

②患者取坐位或半坐位。

（3）用物准备　治疗盘、无菌治疗巾、结核菌素注射液 1 支（50IU/mL）、备用针头、75% 酒精（有酒精过敏者备 0.1% 洗必泰溶液）、弯盘、注射单、无菌棉签、砂轮、复合碘、棉签、抢救药品、1mL 注射器 2 支。

（4）环境准备　清洁舒适、温 / 湿度适宜。

3. 操作过程

（1）核对解释　核对患者的姓名、床号、住院号，介绍结核菌素试验的目的、方法及注意事项。

（2）安置体位　患者舒适体位。

（3）消毒皮肤　棉签蘸取酒精消毒皮肤。

（4）抽药　核对医嘱，用 1mL 注射器抽取纯蛋白衍生物（PPD）0.1mL（5IU）。

（5）选择注射部位　在左侧前臂屈侧中下 1/3 处做皮内注射，使局部形成皮丘。

（6）整理、观察　整理用物，观察患者反应，告知患者注意事项。

（7）测量硬结直径　经48 ～ 72 小时，测量皮肤硬结直径，即（横径 + 直径）/2。

（8）判断记录试验结果　硬结直径 ≤ 4mm 为阴性（-），5 ～ 9mm 为弱阳性（+），10 ～ 19mm 为阳性（++），≥ 20mm 或虽不足 20mm 但局部有水疱或坏死者为强阳性（+++），记录试验结果。

4. 操作注意事项

（1）严格执行无菌操作和查对制度。

（2）要求患者在注射后至测量结果出来之前不可在注射部位抓挠，也不可清洗注射部位。

（3）告知患者注射部位红、肿、热、痛是注射后的反应，在注射后48 ～ 72 小时观察注射结果。

（4）测量硬结直径时光线应充足，患者手臂肌肉充分放松。

实训五　采集动脉血气标本

【实训目标】

1. 能正确实施动脉血的采集。

2. 能说出动脉血气分析的目的及血气分析结果的意义。

3. 操作中无菌观念强，体现出对患者的关心爱护。

【实训内容】

1. 操作目的

（1）判断患者是否出现呼吸衰竭及其类型。

（2）判断患者的酸碱失衡情况。

2. 操作准备

（1）护士准备

①评估患者病情、生命体征、意识、穿刺部位皮肤情况和肢体活动情况，向患者介绍操作的目的、方法和注意事项，取得患者合作。

②衣帽整洁，仪表端庄，态度友善，洗手，戴口罩。

（2）患者准备

①患者能了解采集动脉血的必要性，乐意接受试验。

②患者取坐位或半坐位。

（3）用物准备　治疗盘、无菌治疗巾、备用针头、弯盘、注射单、无菌棉签、复合碘、棉签、2mL 或 5mL 注射器、橡皮塞、肝素抗凝剂。

（4）环境准备　清洁舒适、温/湿度适宜。

3. 操作过程

（1）核对解释　核对患者的姓名、床号、住院号，介绍采取动脉血的目的、方法及注意事项，并测量患者体温。

（2）安置体位　协助患者取合适体位，桡动脉穿刺可取坐位或卧位，股动脉穿刺取仰卧位，下肢伸直略外展外旋。

（3）选择动脉　首选桡动脉，其次选择股动脉，暴露穿刺部位。

（4）肝素湿润注射器　用注射器抽取肝素液 0.5 ～ 1mL，使注射器内均匀附着肝素，推出多余液体及注射器内残留气泡。

（5）消毒患者皮肤和护士手指　选动脉穿刺部位（桡动脉或股动脉），触摸动脉搏动最明显处，用碘伏棉签消毒穿刺部位和术者左手示指和中指。

（6）穿刺采血　用左手示指和拇指固定动脉，右手持注射器与皮肤呈 45°～ 60°（桡动脉）穿刺，若取股动脉穿刺采血则垂直进针，穿刺成功则血自动流入针管内，采血 1 ～ 2mL 即可。

（7）拔针　取血后立即拔针，将针头斜面刺入橡皮塞内，以免空气进入影响结果。同时用无菌干棉球压迫穿刺点以止血，时间要大于 5 分钟，有凝血机制障碍者要适当延长按压时间，防止血肿形成。

（8）搓动混匀　将注射器用手搓动1分钟，使血液肝素充分混合，防止凝血，用无菌干棉签压迫穿刺点，力度以摸不到动脉搏动为准，按压10～15分钟。

（9）整理　整理床单位，交代注意事项，处理用物。

（10）记录、送检　填写血气分析申请单，要注明采血时间、体温、患者吸氧方法、氧浓度、氧流量、机械呼吸的各种参数，立即送检。

4. 操作注意事项

（1）严格执行无菌操作，消毒面积应较静脉穿刺部位大，压迫时间10～15分钟，直至不出血为止。

（2）采血量不宜过多，单查血气分析约需1mL，如血气分析加电解质、肾功、血糖等项目约需2mL。若血量过多则抗凝不足，将影响检验的准确性。

（3）采血后需立即排空气泡，再将针尖刺入橡皮塞封闭针孔，以免接触空气造成检验结果失真，并尽快送检，送检过程中，避免震荡，以免影响检查结果。

（4）标本送检时需附上患者实时的体温、吸氧浓度或吸氧流量（L/min）及最近的血红蛋白量等参数。

（5）附吸氧浓度计算公式：吸氧浓度% =21+4× 吸氧流量（L/min）。

实训六　心电监护

【实训目标】

1. 能说出心电监护的目的及其护理要点。

2. 能正确使用心电监护仪。

3. 能正确辨认常见心律失常的心电图。

4. 操作中动作熟练，能有效沟通，注意保护患者隐私，体现出对患者的关心爱护。

【实训内容】

1. 操作目的

（1）监测患者的心率、心律、血压、血氧饱和度、呼吸等。

（2）为评估患者病情、治疗及护理提供依据。

2. 操作准备

（1）护士准备

①评估患者病情、意识、皮肤情况、指甲情况、有无过敏史、有无安装起搏器，向患者介绍操作的目的、方法和注意事项，取得患者合作。

②衣帽整洁，仪表端庄，态度友善，洗手，戴口罩。

（2）患者准备

①对于清醒患者告知其心电监护的目的及注意事项，以取得其合作。

②患者取水平仰卧位，解开衣扣，暴露胸部。

③剃除电极安放处的体毛，清洁皮肤，保持干燥。

（3）用物准备　心电监护仪、导联线、电极片、配套血压计袖带、SpO_2 传感器、弯盘、棉签、75%乙醇、纱布、剃须刀、监护记录单等。

（4）环境准备　清洁舒适、温/湿度适宜、光照良好，无电磁波干扰，拉上屏风保护患者隐私。

3. 操作过程

（1）核对解释　核对患者的姓名、床号、住院号，向清醒患者解释操作的目的以取得合作。

（2）安置体位　患者取舒适的仰卧位。

（3）检查　连接监护仪电源，打开主机开关，检查监护仪功能是否完好。

（4）连接导联和插件　分别连接五电极心电导联线、血氧饱和度插件、血压计袖带。

（5）心电监测　暴露胸部，用75%乙醇清洁粘贴电极部位的皮肤，将电极片安装在导联线上，将导联线放置在胸部的正确部位。五导联电极粘贴位置分别是：右上（RA）：胸骨右缘锁骨中线第一肋间；左上（LA）：胸骨左缘锁骨中线第一肋间；右下（RL）：右锁骨中线剑突水处；左下（LL）：左锁骨中线剑突水平处；胸导（C）：胸骨左缘第四肋间。为患者系好衣扣，选择心电图波形显示较清晰的导联（常用Ⅱ导联），调节振幅到合适大小。

（6）血氧饱和度监测　用75%乙醇清洁局部皮肤及指（趾）甲，将 SpO_2 传感器正确放置于患者手指或足趾处（以示指最常用），测量 SpO_2 肢体应与测量血压肢体相反。为保证接触良好，注意将红外线感应区对准指（趾）甲。此时显示屏上会出现 SpO_2 值。

（7）血压监测　根据患者意愿和治疗的需要，选择合适的肢体测量血压。使被测肢体与心脏处于同一水平，伸肘并稍外展，将袖带平整地缠于上臂中部，袖带下缘应距肘窝 2～3cm，松紧以能放入一到两指为宜。按下测量键测量血压。

（8）设定参数　根据患者的病情，设定各监测数值报警界限，打开报警系统，遵医嘱记录各项监护参数。

（9）观察监护　连续观察患者的生命体征及心电图、血氧饱和度情况，直至病情稳定。

（10）停止监护　向患者解释监护完毕，停止监护。关闭心电监护仪，撤除 SpO_2 传感器、血压计袖带、导联线、电极片，清洁患者皮肤，协助其穿衣，取舒适卧位，整理床单位。

（11）终末处理　整理仪器，处理用物，洗手，脱下口罩并做好记录。

4. 操作注意事项

（1）心电监护时避免电磁波的干扰。

（2）应定期更换电极片安放位置，防止皮肤过敏、破溃等。

（3）对需要频繁测量血压的患者，应定时松解袖带片刻，必要时可更换测量部位，以避免频繁充气对测量侧肢体血液循环造成不良影响。

（4）观察局部皮肤及指（趾）甲情况，定时更换传感器位置。

（5）报警系统应始终保持开启状态，出现报警应及时正确处理。

（6）密切观察监测结果，发现异常应及时报告医生。

实训七　双气囊三腔管压迫止血术的护理

【实训目标】

1.能说出双气囊三腔管压迫止血的目的及护理要点。

2.能熟练配合医生完成压迫止血。

3.操作中动作熟练，能运用评判性思维分析病情，体现团队合作精神。

【实训内容】

1.操作目的　用双气囊三腔管的气囊压力直接压迫胃底和食管曲张破裂的静脉，达到止血的目的。

2.操作准备

（1）护士准备

①评估患者病情、生命体征、意识、消化道症状、出血情况，以及患者对双气囊三腔管压迫止血的认识度，向清醒患者介绍操作的目的、方法和注意事项，取得患者合作。

②衣帽整洁，仪表端庄，态度友善，洗手，戴口罩。

（2）患者准备

①术前12小时禁食；如有活动性义齿应取下，以免误咽。

②患者或家属在手术知情同意书上签字。

（3）用物准备　双气囊三腔管包（包括双气囊三腔管、治疗碗、治疗巾、纱布、手套、镊子、血管钳、50mL注射器2个），液状石蜡，棉签，胶布，弯盘，生理盐水1瓶，护理记录单，牵引用物（牵引架、滑轮、绷带、0.5kg牵引物），必要时备胃肠减压器等。

（4）环境准备　清洁舒适、温/湿度适宜。

3.操作过程

（1）核对检查　核对患者床号、姓名、住院号；检查双气囊三腔管性能：气囊是否漏气，气囊膨胀是否均匀，管道是否通畅。方法如下：用50mL注射器分别往胃气囊和食管气囊内充最大气量，观察双气囊三腔管是否通畅、气囊有无漏气、膨胀性是否良好，抽尽囊内气体，分别标记三个腔备用。

（2）安置体位　协助患者取半卧位，颌下铺治疗巾，取下义齿以免误咽。

（3）清洁鼻腔　用湿棉签为患者清洁插管侧鼻腔。

（4）插管　用液状石蜡润滑三腔管前端及气囊外部，由鼻腔缓慢插入三腔管（插管时嘱患者做深呼吸和吞咽动作），当插入50～65cm时，抽吸胃液检查确定已达胃内，可暂做固定。

（5）充气　向胃气囊注气 150 ～ 200mL，至囊内压约 50mmHg，封闭胃囊充气管，缓缓向外牵拉三腔管，当感到有阻力时，表明胃气囊已抵压于胃底部；如仍有出血，可再向食管气囊内注气约 100mL 至囊内压约 40mmHg，并封闭管口，以压迫食管下段曲张静脉。

（6）牵引　在距离三腔管末端 10 ～ 20cm 处用蜡绳扎紧，穿过牵引架上的滑轮吊上牵引物（0.5kg），进行持续性牵引（牵引角度为 40°角左右，牵引物距离地面约 30cm），在导管的鼻腔出口处做标记。如仍有出血，再向食管气囊充气 100 ～ 150mL，压力维持在 35 ～ 45mmHg 以压迫食管静脉。

（7）止血期护理

①密切观察止血效果、患者出血情况　压迫止血期间应经常抽吸胃内容物，避免胃膨胀引起呕吐，观察胃内容物的颜色、量，如见新鲜血液，说明止血效果不好，应检查牵引松紧或气囊压力并给予适当调整；若患者出现恶心、胸骨下不适或频发期前收缩，应检查是否为胃气囊进入食管下端挤压心脏所致，应给予适当调整：若提拉不慎或患者用力咳嗽，可将胃气囊拉出而阻塞咽喉部，引起呼吸困难或窒息，此时应立即将气囊口打开，放出气体。

②监测囊内压　压迫止血期间每 4 ～ 6 小时监测 1 次囊内压，囊内压降低时应抽尽囊内气体，重新注气。

③定时放气　三腔管放置 12 ～ 24 小时后，食管气囊应放气 15 ～ 30 分钟，同时放松牵引，并将三腔管向胃内送少许，以解除胃底贲门压力，然后再充气牵引，避免局部黏膜因受压过久而发生糜烂、坏死。

④鼻饲流食　出血停止后，定时从胃管腔内注入流质饮食，但必须确认为胃腔后再注入，以免误入气囊发生意外。

⑤口、鼻腔清洁　保持患者口、鼻腔清洁。嘱患者不要将唾液、痰液咽下，以免误入气管引起吸入性肺炎，每日 2 次向鼻腔滴入少量液状石蜡，以免三腔管黏附于鼻黏膜。

（8）拔管护理　出血停止后，可先放出食管气囊内的气体、放松牵引，继续观察 24 小时，未再出血可考虑拔管。拔管前，让患者吞服液状石蜡 20 ～ 30mL，以防气囊壁与黏膜粘连，缓慢拔出双气囊三腔管。24 小时内仍需严密观察，如发现出血征象，仍可用三腔管止血。气囊压迫一般以 3 ～ 4 天为限，继续出血者可适当延长。

（9）整理记录　插管或拔管后，应及时整理床单位和用物，用物消毒处理；护士洗手记录，记录内容为插管过程、患者反应及胃内容物的性质、颜色和量。

4. 操作注意事项

（1）插管动作轻柔，操作中避免因呕吐或胃内容物返流引起误吸甚至窒息的危险。

（2）掌握胃气囊和食道气囊的注气量，维持适当的气囊内压力，不宜过低或过高。

（3）如需经胃管灌注药物或流质食物，必须先确认胃管在胃腔内方可注入，避免误入气囊发生意外。

（4）加强置管期间的观察和护理，及时发现并处理异常状况，防止并发症。

实训八　末梢血糖检测技术

【实训目标】

1. 能熟练使用血糖仪来监测患者血糖。

2. 严格遵守无菌操作的原则，操作中动作熟练，体现出对患者的关心爱护。

【实训内容】

1. 操作目的

（1）测定血液中的血糖浓度，为诊断和治疗提供依据。

（2）指导患者掌握血糖仪的使用方法。

2. 操作准备

（1）护士准备

①评估患者病情、采血部位皮肤、是否进食，向患者介绍操作的目的、方法和注意事项，取得患者合作。

②衣帽整洁，仪表端庄，态度友善，洗手，戴口罩。

（2）患者准备

①温水洗手，擦拭干净。

②符合空腹要求（禁食禁水 8 ～ 12 小时）。

（3）用物准备　治疗盘、血糖仪、血糖试纸、采血笔及一次性采血针、75%酒精、无菌棉签、弯盘、记录单、签字笔。

（4）环境准备　清洁舒适、光线明亮、温 / 湿度适宜。

3. 操作过程

（1）核对解释　核对患者姓名、床号、住院号，告知患者操作的目的及过程，指导患者配合。

（2）检查　检查血糖仪功能是否正常，试纸是否过期，试纸代码是否与血糖仪相符。打开血糖仪器开关，安装试纸，采血针安装在采血笔内。

（3）选择穿刺部位　选择合适的穿刺手指，评估者穿刺部位的皮肤情况，通常采用指尖部末梢毛细血管血，适当揉搓准备采血的患者手指。

（4）消毒皮肤　用75%酒精消毒手指指腹，待干。

（5）采血　血糖仪显示屏出现滴血标志时，穿刺采血。将采血笔紧挨手指指腹，按动弹簧开关，针刺指腹。手指两侧取血最好，不要过分挤压。将一滴饱满血滴（或吸）到试纸测试区域后等待结果，不要追加血滴。

（6）按压止血　用棉棒按压采血手指30秒至不出血为止。

（7）整理记录　检测血糖值显示后进行记录，内容包括被测试者姓名、测定日期、时间、结果等，关机；检测完毕取出血糖试纸及采血针头，将采血针头戴上帽后妥善处理。

4. 操作注意事项

（1）采血前消毒皮肤不可使用碘酊、碘伏、安尔碘，以免影响检测结果。

（2）采血过程中不可过分挤压针刺处，以免组织液混入而使血糖值偏低。

（3）采血过程中不可追加血滴，会导致测试结果不准确。

（4）血糖试纸避免受潮，试纸须保存在原装试纸瓶中。取出试纸后随即盖紧瓶盖。试纸瓶放置在阴凉、干燥处。

（5）定期清洁血糖仪，使用蘸有清水和中性清洁剂的纱布轻轻擦拭血糖仪外部，不要使用酒精清洁血糖仪。不要让液体、灰尘、血液经测量口进入血糖仪。血糖仪显示屏上显示"低电量"时，及时更换电池。

实训九　肢体瘫痪早期康复训练

【实训目标】

1. 能说出肢体瘫痪早期康复训练的目的及其护理要点。

2. 能依据病情正确为患者实施康复训练。

3. 操作中能有效沟通，运用护士的爱心、细心，体现对患者的人文关怀。

【实训内容】

1. 操作目的

（1）预防皮肤、关节、肌肉及心、肺、泌尿系统并发症。

（2）有利于患者日常生活能力的恢复，提高其生活质量。

2. 操作准备

（1）护士准备

①评估患者病情，包括生命体征、意识状态、有无严重并发症及合作程度，患者对康复训练的认知度。

②衣帽整洁，仪表端庄，态度友善，洗手，戴口罩。

（2）患者准备　了解早期康复训练的目的及注意事项，神志清楚，病情稳定，愿意合作，有安全感。

（3）用物准备　软枕 1～2 个，软垫 3～4 个，毛巾 1～2 条，轮椅，移动桌等。

（4）环境准备　病室安静整洁舒适，光线明亮，温/湿度适宜。

3. 操作过程

（1）核对解释　核对患者姓名、床号、住院号，解释康复训练的目的、过程及注意事项，做好康复训练前的准备工作。

（2）安置体位　协助患者取正确卧位。

①仰卧位　头放正中位，在患肩下用毛巾垫高以防肩胛骨后缩。患侧上肢稍外展，肘伸展，手心向上，放在高于心脏的枕上。患侧臀下放一软枕，防髋部下沉。患侧下肢腘窝处放一软枕，防髋关节外旋，足底垫软枕，以防足下垂。

②健侧卧位　患侧上肢放在胸前枕头上，肩背部用靠垫支持。下肢屈髋、屈膝向前

并垫高，两腿不要过度靠拢。

③患侧卧位　身体稍向后，患肩稍向前，患肢伸展。肩背用靠垫支持。健腿屈曲向前并垫高。患腿髋关节伸展，膝关节微屈。尽量采取偏瘫侧上肢各关节伸展，下肢各关节屈曲体位。

（3）床上训练

①关节被动运动　护士帮助患者做患侧各个关节的全方位屈曲、伸展、旋转等被动运动，如肩、肘、腕、指、膝、踝等关节，有助于预防关节僵硬和畸形。

②上肢主动训练　护士指导患者将患手拇指放于健手拇指上方，十指交叉握手，将手上举过头顶，双肘关节伸展反复进行，每天多次练习，以充分保持肩关节无痛范围的活动。

③主动桥式运动　护士指导并协助患者仰卧、双腿屈曲，双腿支撑床面，抬臀离床，保持两侧臀部同高，放下后再抬，反复进行，为患者行走做准备。臀部抬高高度以患者最大能力为限，嘱患者不要过分用力、憋气等，保持平静呼吸。

④平移训练　护士指导患者以健手为着力点，健肢为支点在床上进行上下移行。健手握紧床头栏杆，健肢助患肢直立于床面，臀部抬离床面时顺势往上或往下做移动，即可自行完成床上的移动。

⑤翻身训练　向健侧翻身时，将健腿插入患腿下方，用健腿抬动患腿即可转向健侧，护士站在患者背侧轻扶患者臀部即可顺利翻身。向患侧翻身时，主要靠患者健侧用力，护士协助搬动患腿。

⑥坐起训练　从健侧坐起，将健腿伸于患腿下方，将患腿带至床侧，患者转至侧卧位并以健侧前臂支撑躯干，将头抬至直立位时，用健侧上肢推动支撑使躯干直立，坐于床边。从患侧坐起，健足推动患足，将小腿移动至床沿外，健手在患侧肩附近撑床坐起。正确坐姿：躯干直立（可以用靠垫支持），髋关节屈曲90°，上肢托起放置于移动桌上。

（4）恢复期康复训练　上肢主要采取运动疗法和作业疗法（如吃饭、洗脸、梳头、穿衣、抹桌等）相结合。下肢主要训练步态。同时可以进行针灸、理疗、按摩等辅助治疗。

（5）整理、记录　整理用物；护士洗手，记录，签名。

4. 操作注意事项

（1）患者的床垫不宜太软和太硬，太硬易使关节突出部位发生压疮，太软易使患者身体下陷，不易变换体位，易发生股关节屈曲挛缩。

（2）肢体按摩可促进血液循环及淋巴回流，每次康复训练之前进行，以激发其功能活动。

（3）应每隔2～3小时翻身1次，侧卧位时多向健侧卧位，防止患侧上肢及肩关节牵拉受压，防止关节挛缩、变形、痉挛。

（4）尽量避免在患者患侧肢体输液，以免影响其肢体活动。

（彭寅旭）

主要参考文献

1. 贾建平，陈生弟 . 神经病学［M］. 8 版 . 北京：人民卫生出版社，2019.

2. 褚青康 . 内科护理［M］. 北京：中国中医药出版社，2019.

3. 胡荣 . 2020 全国护士执业资格考试考点精编［M］. 北京：人民卫生出版社，2019.

4. 尤黎明，吴瑛 . 内科护理学［M］. 6 版 . 北京：人民卫生出版社，2018.

5. 葛均波，徐永建，王辰 . 内科学［M］. 9 版 . 北京：人民卫生出版社，2018.

6. 王美芝 . 内科护理［M］. 2 版 . 北京：中国中医药出版社，2018.

7. 孙建勋，郭茂华 . 内科护理［M］. 郑州：河南科学技术出版社，2017.

8. 沈翠珍 . 内科护理［M］. 北京：中国中医药出版社，2016.

9. 吴江，贾建平 . 神经病学［M］. 3 版 . 北京：人民卫生出版社，2015.

10. 张淑爱，王所荣 . 内科护理［M］. 郑州：军事医学科学出版社，2015.

11. 刘庆军，曾卓 . 内科护理［M］. 西安：第四军医大学出版社，2016.

12. 全国护士职业资格考试用书编写专家委员会 2019 全国护士执业资格考试指导［M］. 北京：人民卫生出版社，2018.

13. 王玉升，全国护士执业资格考试考点与试题精编［M］. 北京：人民卫生出版社，2017.